[FOURIERISTE]

Edition originale

NOTIONS

DE

PHRÉNOLOGIE

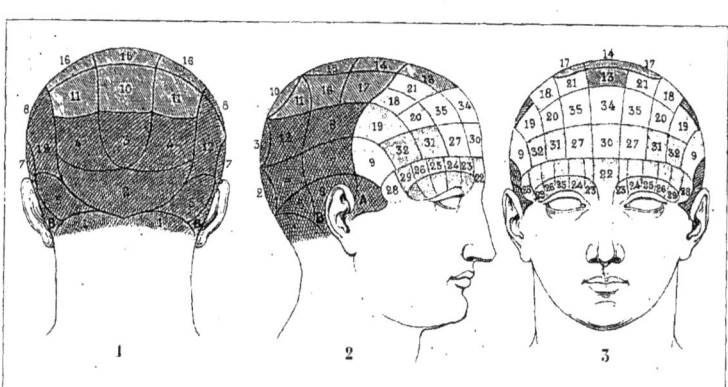

Hachures croisées. Penchants. — Hachures simples. Sentiments. — Teinte gris foncé. Perceptions simples. Teinte gris clair.
Perceptions composées. — Blanc. Organes réflectifs.

NOTIONS
DE
PHRÉNOLOGIE

PAR

JULIEN LE ROUSSEAU.

> La matière n'est que dépositaire des forces;
> la matière passe et les forces restent.
> G. CUVIER.

PARIS

A LA LIBRAIRIE PHALANSTÉRIENNE,
RUE DE BEAUNE, 2,
ET QUAI MALAQUAIS, 25;
J.-B. BAILLIÈRE, RUE DE L'ÉCOLE DE MÉDECINE, 17.

1847

Imprimerie d'E. Duverger, rue de Verneuil, n. 4.

AVIS INDISPENSABLE.

Nous prions les personnes qui daigneront jeter les yeux sur ces essais de les lire entièrement avant de les juger, car ils forment un ensemble qu'on ne saurait apprécier fragmentairement.

Bien que le but de l'ouvrage nous paraisse assez nettement déterminé dans le cours de son exposition, il ne sera peut-être pas inutile de le résumer ici en deux mots : *constitution* de la phrénologie en science fixe, *ralliement* de ses doctrines avec la psychologie dans une théorie supérieure, celle de *l'Unité universelle.*

Autour de ces deux idées fondamentales viennent se ranger, comme accessoires, une foule de considérations philosophiques d'un assez grand intérêt, tant par les lumières qu'elles jettent sur le principe des facultés et leurs tendances absolues, que par les solutions précieuses auxquelles elles conduisent.

Le seul fait de la publication de ce livre sous les auspices de l'École sociétaire prouve assez qu'un point de vue particulier et tout nouveau dans le domaine phrénologique a présidé à sa composition.

Les phrénologues et en général les partisans de la découverte de Gall sont trop éclairés, trop indépendants, trop exempts de préjugés surtout, pour condamner une tentative de cette nature sans l'avoir suffisamment examinée. Et d'ailleurs nous osons espérer qu'ils ne se méprendront pas plus sur la loyauté de nos intentions, le dévouement de nos efforts, que sur l'utilité de notre initiative pour leurs idées.

En effet, sans parler au nom de l'École sociétaire, sans nous décharger sur personne de la responsabilité de notre œuvre, ne nous est-il pas permis de croire, sans présomption, que notre exemple engagera au moins un certain nombre de Phalanstériens à étudier les doctrines de la phrénologie? Quel que soit le sort qui attend notre travail, nous pensons donc que l'École de Gall nous doit bon accueil, et nous y comptons.

Maintenant, disons un mot de la distribution et de la forme que nous avons adoptées.

Nous avons visé avant tout à être méthodique et clair; le lecteur jugera lui-même si nous y avons réussi. Cependant, comme nous avons désiré rendre notre exposition accessible au plus grand nombre, nous y avons rattaché une foule de faits et d'aperçus plus ou moins piquants. Cela en rend la lecture plus facile, en empêchant l'esprit de se fatiguer dans de trop longues dissertations abstraites.

Les personnes peu familiarisées avec la théorie de l'*Unité* trouveront peut-être que nous avons consacré trop d'espace au troisième chapitre de la première section traitant des *lois de la vie*, et que nous aurions pu glisser plus rapidement sur ces principes. Nous ne le pensons pas, car ils sont précisément la base sur laquelle nous établissons la nouvelle conception que nous présentons, et nous ne devions rien négliger pour les mettre en lumière et les rendre aussi évidents que possible.

Peut-être trouvera-t-on aussi que les chapitres et paragraphes, quoique logiquement enchaînés, n'offrent pas entre eux des transitions suffisamment adoucies. Cela vient des conditions dans lesquelles a été composé ce travail, écrit au milieu des mille préoccupations du journalisme et imprimé pour ainsi dire feuillet par feuillet.

Toutefois, désireux d'avoir sur ce livre, avant de le faire paraître, l'opinion d'hommes éclairés et consciencieux, nous avons prié quelques-uns de nos amis de vouloir bien le lire attentivement. L'un d'eux nous a fait alors d'excellentes et précieuses observations que nous avons tâché de mettre à profit dans un *Appendice*.

Cet *Appendice* contenant des rectifications ou des explications *indispensables*, on comprend que la première chose à faire par le lecteur est d'indiquer dans le texte les endroits où doivent s'adapter les renvois.

Même chose doit être faite préalablement pour l'*Errata*, sous peine de rencontrer des passages inintelligibles et des contre-sens, par suite de mots oubliés, travestis ou complétement changés.

Nous n'hésitons pas à dire, dès à présent, que nous avons omis à dessein beaucoup de détails justificatifs et confirmatifs de la doctrine qui fait le fond de cet ouvrage. Si le public daigne l'honorer de quelque attention, nous pourrons travailler à le compléter et à en fixer plus rigoureusement la théorie scientifique.

INTRODUCTION.

Les choses nouvelles commencent généralement, à leur apparition, par effrayer ou par exciter le rire. Les esprits hardis et indépendans osent seuls alors braver le ridicule ou la peur. Cependant lorsque les découvertes sont destinées, par leur valeur sérieuse, à demeurer dans le domaine des faits positifs et acquis, on voit bientôt s'augmenter le nombre de ceux qui les acceptent. Arrive enfin une époque où elles excitent une vive curiosité, souvent même un certain enthousiasme, et c'est alors un besoin pour chacun de les connaître.

Sans être encore très répandue, nous croyons que la Phrénologie inspire aujourd'hui assez d'intérêt pour rendre de quelque utilité sa vulgarisation. Il est bon, à cause du secours qu'elle prête aux opinions philosophiques les plus avancées, à cause des vives lumières qu'elle projette sur la psychologie et la science de l'homme, à cause de l'influence qu'elle peut exercer sur les tendances sociales de notre temps, il est bon, ce nous semble, de la faire arriver au plus grand nombre possible d'intelligences.

En effet, ce qui touche à la connaissance de l'être humain et tend à l'expliquer, n'est pas utile seulement au savant et au philosophe, mais aussi à tout le monde, du moins à tous ceux que leurs facultés mettent à même de le comprendre. C'est principalement cette conviction qui nous fait entreprendre ce travail, que nous nous efforcerons de rendre intelligible, même à la raison la moins cultivée, par la clarté des définitions et la précision de la méthode.

Depuis une cinquantaine d'années que la Phrénologie a été introduite en France par le docteur Gall, elle y a fait peu de progrès, bien que beaucoup d'hommes éminens s'en soient occupés et s'en occupent encore. Du reste, hâtons-nous de dire qu'elle est, depuis longtemps, riche en observations et que ses fondateurs ont pris sur eux d'accomplir la plus grande partie de la tâche. Néanmoins, elle marche lentement vers sa perfection. On dirait qu'elle attend que la philosophie se constitue sur des bases nouvelles et définitives, pour lui faire hommage de tout ce qu'elle renferme de fécond et d'important.

En publiant ces rapides essais qui présentent çà et là quelques aperçus qui n'ont pas encore été signalés, que nous sachions du moins, nous n'avons pas la prétention de faire faire un pas à la science; nous désirons seulement attirer, sur certains points, l'attention des gens du monde et aussi celle des hommes que leurs travaux habituels mettent mieux que nous à même de suivre de longues et difficiles observations dans cet ordre de faits. Nous serons suffisamment récompensés de nos efforts, si nous avons le bonheur de réussir.

Nous entrons en matière, sans de plus longs préambules. La distribution de notre sujet se présentera assez nettement aux yeux, sans qu'il nous soit nécessaire de l'indiquer à l'avance à nos lecteurs.

PREMIÈRE SECTION.

CONSIDÉRATIONS GÉNÉRALES ET PRINCIPES

CHAPITRE I.

DE L'HOMME EN GÉNÉRAL.

I.

Du Genre humain.

L'opinion de l'éternité des globes qui peuplent l'espace et, en particulier, l'opinion de l'éternité de notre terre, qui a été soutenue par quelques philosophes, est jugée aujourd'hui. Cette éternité d'un corps fini répugne autant au bon sens qu'elle est contraire à la science. La loi générale du mouvement ne nous montre que des êtres et des phénomènes qui ont une origine, une apogée, une fin. Pourquoi donc la chétive planète que nous habitons serait-elle en dehors de cette loi ? On ne saurait évidemment rien répondre de raisonnable à cette question.

Si notre terre a commencé, notre Espèce a conséquemment aussi son premier jour; un elle. Comment cette apparition de l'homme sur la terre a-t-elle eu lieu? Voilà un mystère que la science n'a pas encore percé et auquel seules ont répondu les révélations religieuses. La plus élevée d'entre elles, la tradition hébraïque, nous raconte que Dieu forma l'homme du limon de la création terrestre, qu'il l'anima de son souffle et le plaça dans un jardin de délices, afin qu'il fût éternellement heureux. D'après Moïse et d'après les chrétiens qui recueillirent plus tard sa parole, l'humanité aurait donc eu une seule tige; elle dériverait donc d'un seul individu, Adam.

La science et l'histoire naturelle ne s'accommodent point de cette version, et nous allons voir bientôt pourquoi. Il se pourrait bien d'ailleurs que le nom d'Adam ne fût autre chose que celui sous lequel Moïse désignait le Genre humain. Ce nom veut dire *né de la terre*. Ce qui indiquerait encore que, dans la pensée du Révélateur, il s'agissait de l'Espèce plutôt que d'un individu, c'est qu'il dit quelque part qu'Adam couvrait une partie de la terre, lorsqu'il se couchait. On peut trouver, en cherchant avec attention, un grand nombre de passages de la Genèse à l'appui de cette opinion.

Voyons maintenant quelles sont les raisons des savans pour refuser de croire à l'unité de race du Genre humain.

En rapprochant des individus de zônes éloignées, et dont l'aspect offrait des caractères tout-à-fait tranchés sous le rapport de la couleur et de l'organisation; en faisant toutes les expériences nécessaires pour s'assurer si les circonstances environnantes, du climat, de la forme sociale et des mœurs étaient les causes de ces différences de types, on a pu se convaincre qu'il existait positivement des races distinctes, séparées par des nuances impossibles à fondre. Chez tous ces individus on a bien reconnu l'homme, mais on n'a pu confondre les origines.

Les études sérieuses qui ont été faites dans cette direction, ne permettent plus de douter de la multiplicité des races. C'est maintenant un fait acquis que l'ignorance ou la mauvaise foi peut seule contester.

Nous ne voyons rien, pour nous, dans la multiplicité des races qui constituent l'Espèce, qui soit contraire à la sagesse et à la puissance de Dieu. La variété est une loi qui, dans l'ordre de la création, marche toujours de front avec celle de l'unité. L'unité ne peut même se conserver que par ce moyen. En même temps que la création simultanée ou successive de plusieurs races, présentait plus de garanties contre les chances de destruction que celle d'une souche unique, elle devait aussi servir ultérieurement à la conservation et à l'amélioration de l'Espèce tout entière, par le croisement. C'est même là la seule cause scientifique, providentielle, de cette multiplicité des types.

Les moindres notions de physiologie et d'histoire naturelle suffisent pour apprendre que le sang s'appauvrirait rapidement dans les familles, si elles ne se perpétuaient qu'entr'elles, et que les races d'animaux dégénèrent vite quand on n'a pas le soin de les soumettre au croisement. Un fait qui a été remarqué et qui tient certainement à la même cause, c'est l'extinction des familles aristocratiques ne se retrempant point dans un sang neuf et riche. La multiplicité des races qui n'est autre chose que la variété dans l'unité, la série des types constitutifs de la grande famille des humains, est donc encore une mesure de haute sagesse de la part du Créateur.

« Des créations diverses marquèrent les différens âges de la terre, dit M. Hombron dans un de ses mémoires à l'Académie des sciences sur l'*Australie et ses habitans* ; dans leur succession, on remarque le perfectionnement des types organisés ; l'humanité elle-même ne dut point faire exception. L'homme inférieur n'est qu'une transition. La présence d'espèces véritablement primitives prouve combien notre planète est jeune encore, comme globe dévolu à l'empire de l'intelligence. Que de devoirs notre supériorité nous impose, à nous autres, hommes civilisés !... C'est surtout par le croisement et la fusion des races qu'on doit espérer de rapides progrès vers la civilisation générale.... Aujourd'hui, plus que jamais, la colonisation est un devoir pour les Européens. »

Ce grand fait de la valeur et de l'utilité des races, nous fait songer aux ridicules préjugés qui, en certains pays, mettent entre elles des barrières sociales infranchissables. Que deviennent ces vanités, quand on examine les questions de haut et que l'on reconnaît que toutes choses partent d'une seule et même source divine ? Quels sont les plus dignes d'être plaints, de ceux qui sont exclus et avilis; ou de ceux qui avilissent et ont la sottise de se croire de petits Dieux? En vérité, si les premiers ont droit à notre commisération, les seconds n'en ont pas de moins fondés à notre pitié.

Il y a incontestablement hiérarchie parmi les races, comme chez toutes les espèces. Toutes ne sont pas également belles et intelligentes; mais est-ce là ce qui a donné lieu au mépris des uns pour les autres ? Nullement. La nature ne crée pas d'antipathies entre les variétés d'une même espèce. Rien ne le prouve mieux que l'innombrable quantité de bâtards qui dérivent du rapprochement des colons avec leurs esclaves. Le cruel et stupide mépris des Blancs pour les Noirs, dans nos colonies, provient d'un préjugé social, d'un égoïsme de propriétaire, et n'a pas d'autre principe. Le Nègre est l'instrument du chef d'habitation et doit, comme tel, demeurer passif sous sa main. Du moment où l'on relèverait quelque peu sa dignité d'homme, où l'on semblerait y croire à l'égard même des enfans de sang mêlé, l'état social qui repose sur l'esclavage serait mortellement menacé ; c'en serait fait de cette autorité souveraine du maître sur l'esclave ; le colon qui, dans ses domaines, est plus qu'un roi absolu, se verrait immédiatement détrôné et retomberait dans ce monde prosaïque des sociétés européennes, où le riche ne diffère du pauvre que parce qu'il jouit davantage, sous tous les rapports.

Cependant, les partisans de l'esclavage éternel ne doivent point se dissimuler que leurs préjugés sont plus en danger que jamais. L'association des nations civilisées pour l'abolition de la traite leur porte un coup qu'ils ne pareront point. Avant qu'il soit longtemps, les travaux des colonies s'exécuteront par des hommes libres et le fol orgueil des Blancs qui y ont des habitations s'évanouira peu à peu.

Les races ont chacune leurs qualités particulières qui

les distinguent ; ce sont les membres d'une seule et même famille, faits pour travailler ensemble à l'accomplissement d'une tâche commune. C'est se conduire avec autant de cruauté que d'inéptie, que d'avilir les unes pour rehausser les autres.

Avant que de passer à l'examen des différentes races humaines, disons que chacune d'elles a dû éclore, pour ainsi dire, dans les contrées les mieux appropriées aux conditions de son existence. L'Espèce humaine qui est chargée de représenter Dieu sur chaque globe, en y faisant régner l'ordre, l'harmonie et le bonheur, doit évidemment se manifester par groupes de ses diverses variétés dans les circonstances les plus favorables, à certaines époques. Si mystérieux et si incompréhensible qu'il paraisse d'abord, c'est là un fait qu'il faut bien admettre; à moins, encore une fois, qu'on ne tombe dans l'absurdité de l'éternité de notre planète. Du reste, pour poser en principe que notre monde commence dans le temps, ainsi que notre Espèce, cela ne veut pas dire que nous niions la double éternité de l'homme et des créatures d'ordre supérieur. Nous entendons seulement affirmer que toute manifestation sensible de la vie doit subir les phases successives du mouvement et passer par la naissance, par la maturité et par la mort.

II.

Des Races humaines.

C'est à la couleur de la peau, à la conformation de la tête, aux traits du visage, que se reconnaissent principalement les différens types de notre Espèce.

Les auteurs sont fort peu d'accord sur la question des races. Les uns n'en admettent qu'une, d'autres en admettent trois, quatre, cinq, six, etc. Desmoulins et Bory-Saint-Vincent en élèvent le nombre jusqu'à quinze et seize. Fourier affirme même, en se fondant sur des calculs d'analogie, que le Genre humain renferme trente-deux espèces. Ce nombre dérive, en effet, forcément des données du système de ce grand homme, et il est à croire que l'observation le confirmera un jour.

Du reste, il serait impossible, quant à présent, de démontrer avec évidence la vérité de cette dernière opinion. Les croisemens et les migrations s'étant opérés au hasard, ont dû nécessairement amener chez les types primitifs de profondes altérations. Ces altérations rendent aujourd'hui l'étude et le classement régulier des variétés beaucoup plus difficiles et exposent naturellement à toutes sortes d'erreurs.

Tout en acceptant comme certain que le Genre humain est distribué en série mesurée à trente-deux touches, puisque l'homme, le plus élevé des êtres dans l'échelle de la création, ne peut pas se trouver hors d'unité dans la marche sériaire adoptée par le Grand Architecte ; tout en acceptant cela comme certain, nous ne nous arrêterons cependant qu'aux principaux types, qu'aux races les plus tranchées et qui forment en quelque sorte les pivots autour desquels viennent se ranger les variétés qui leur sont plus ou moins analogues.

Nous partirons donc des quatre races les plus nettement différenciées, la Blanche, la Jaune, la Rouge et la Noire. La première est incontestablement supérieure aux autres, car c'est celle qui possède le beau type caucasique, le plus riche sous le rapport de la forme générale et de l'organisation phrénologique. La race originaire du Caucase, qui est la plus parfaite, est celle dont nous sortons. Elle paraît s'être disséminée sur tout le globe, dès les temps les plus anciens.

C'est, sauf exception, chez les races blanches, et surtout chez la caucasienne, que les parties antérieure et supérieure de la tête (facultés de perception, de réflexion et sentimens) se trouvent le mieux développées, et c'est conséquemment aussi chez elle qu'ont dû s'accomplir les plus grands progrès.

La race jaune ou brune, que le type mongolique résume, présente, comme caractères principaux, une saillie énorme des pommettes, l'aplatissement du nez, la dépression du front et de la partie supérieure de la tête. Les habitans de l'Asie Orientale et d'une grande partie de l'Amérique forment le sommet de cette race. L'habitant de la nouvelle Hollande qui peut être considéré comme appartenant à son degré le plus inférieur, (1) est d'une organisation si déplorable qu'il ne sait pas même se protéger contre les intempéries en se construisant une cabane. L'absence des facultés affectives et intellectuelles en fait un véritable idiot, réduit aux simples instincts de la bête.

« Au milieu de matériaux propres à construire des abris et des pirogues, dit le docteur Hombron dans son mémoire sur l'Australie, mémoire que nous avons déjà cité, l'idée ne vient pas aux habitans de ces contrées d'en tirer parti pour améliorer leur sort. Ils s'abritent, la nuit, derrière quelques branches entrelacées, vivant toutefois en famille, mais sans aucune prévoyance de l'avenir. Leur chevelure retombe en longues mèches tournées en tirbouchon, ce qui leur donne un peu l'aspect de ces têtes de Fleuves, couvertes de conferves, qui ornent les bassins de nos parcs. Leur seule toilette consiste à se barbouiller de chaux, en traçant sur leur peau noire des lignes dénuées d'ordonnance et de symétrie.

» Leurs membres grêles et longs, leurs pieds plats, rappellent la conformation du singe. Leur gros ventre, flasque et pendant, ajoute à la laideur de l'ensemble. Leurs grands yeux injectés ont le regard de la brute ; leurs grosses pommettes, leur front fuyant, la saillie énorme du maxillaire supérieur, leur barbe crépue, leur bouche grande, les rides épaisses qui sillonnent leur face, tout cela forme un masque repoussant. »

Les Nègres les plus grossiers de la côte d'Afrique sont, au jugement de M. Hombron, des êtres raffinés auprès des malheureux Australiens. Ceux-ci ne sont que matière. Uniquement occupés à chercher leur nourriture, ils mangent les choses les plus grossières et les plus répugnantes.

---

(1) La couleur foncée de la peau des Nouveaux Hollandais les a fait ranger dans la race Noire par plusieurs savans; mais nous croyons que les caractères principaux qui les distinguent, particulièrement les cheveux et l'applatissement de la partie supérieure de la tête, suffisent pour établir qu'ils n'y appartiennent pas.

Leur plus grand plaisir consiste dans l'imitation des animaux.

Les Peaux rouges ou Caraïbes du Haut-Pérou et de certaines autres régions de l'Amérique, offrent d'assez nombreux rapports avec l'organisation que nous venons d'esquisser; mais ils sont cependant supérieurs en adresse et en intelligence aux Nouveaux Hollandais. Ce qui ferait croire d'ailleurs que la Nature les a plus favorisés que les peuplades dont nous venons de parler, c'est que la dépression effrayante de leur front n'est chez eux que le résultat d'une coutume à laquelle ils soumettent leurs enfans. Les organes de la réflexion se trouvant arrêtés dans leur développement au profit des parties latérales et postérieures de la tête, il est probable que l'extrême cruauté des Caraïbes, dans de certaines circonstances, n'a pas d'autres causes.

Il y a des savants qui prétendent que la race rouge, dite sous-Américaine, n'existe point comme type. Ce qu'il y a de certain cependant, c'est que sa couleur ne tient pas aux conditions du pays qu'elle habite, puisque l'Amérique possède d'autres races différentes qui se trouvent à peu près dans les mêmes circonstances extérieures.

La race noire, qui possède plusieurs sous-espèces, se fait remarquer par un rétrécissement considérable du crâne, par la dépression du front et par un avancement très prononcé des mâchoires, ce qui lui donne une certaine ressemblance avec l'Orang-Outang. Mais ce qu'on rencontre très développé chez toutes les variétés de Nègres, ce sont les sentimens affectueux. Ce caractère distingue profondément la race noire des deux précédentes et lui assure une incontestable supériorité sociale. Le Nègre manque généralement d'intelligence, mais son dévouement y supplée souvent.

Il faudrait de longues pages pour traiter convenablement cette immense question des races, encore si obscure et si peu avancée. Le cadre restreint de ce travail ne nous permet pas de nous y arrêter plus longtemps. Nous n'avons d'ailleurs qu'une conséquence à déduire de ce qui précède, c'est que l'organisation générale des peuples est en parfait rapport avec leur état social, et que la Phrénologie joint à son utilité particulière une haute valeur comme méthode ou plutôt comme levier historique. Cette valeur va être mieux sentie par un exemple à la portée de tout le monde. Les conditions géographiques, industrielles et sociales ont une telle influence modificative sur l'organisation humaine qu'elle ne présente pas seulement des caractères assez uniformes chez les peuples éloignés; mais encore dans un même peuple et aussi de province à province Les facultés de l'homme s'approprient toujours, dans un intervalle plus ou moins long, au milieu dans lequel il vit. Ainsi, voyez les montagnards pyrénéens, les Béarnais et les Basques, ils ont assez communément la partie inférieure du front, siège des facultés d'observation, très développée, comme pour mieux jouir de la beauté de leur pays. Les Bretons, qui occupent au contraire des régions brumeuses et d'un pittoresque mélancolique, ont les facultés réflectives et l'idéalité plus fortes que les facultés perceptives, aussi sont-ils rêveurs et passionnés pour les vieilles légendes. Le Limousin qui vit sur une terre pauvre, mais quelque peu voisine cependant de la partie méridionale de la France, est plein d'opiniâtreté, d'ordre et de persévérance. Ces caractères sont indiqués sur sa tête par l'élargissement du crâne à l'extrémité des sourcils et par l'élévation postérieure de la tête, ce qui la fait paraître pointue.

On pourrait faire des remarques de même nature sur la population des diverses provinces du royaume, à plus forte raison sur celles des différens Etats qui se partagent le monde. Bornons-nous à classer en masse, suivant les analogies plus ou moins frappantes qu'elles offrent, les variétés auxquelles les quatre races que nous avons indiquées semblent pouvoir servir de pivots.

Les peuples de l'Europe, de l'Asie-Occidentale, de la partie septentrionale de l'Afrique, et une partie de ceux de l'Amérique, composent la première race et ses variétés.

Les peuples de la partie orientale de l'Asie, de l'Océanie et la majorité des Américains appartiennent à la seconde.

On a vu dans quelles contrées se trouvent particulièrement les Peaux rouges.

Enfin on peut rapporter à la race Noire ou Éthiopienne, qu'on retrouve au Malabar et qui est originaire du sud de l'Afrique, du Sénégal, les peuples de l'Abyssinie, de la Polynésie et les Tesmaniens.

III.

De l'homme.

Sans aborder pour le moment l'analyse des facultés humaines, on peut dire que l'homme est l'être supérieur de toute la Création, celui à qui a été incontestablement départie a royauté du globe et qui en porte sur son front le signe ineffaçable.

L'omme est-il seulement un animal plus parfait que les autres? Non, sa sociabilité, sa raison, son intelligence et ses divers sentimens, prouvent, d'une manière irrécusable, que sa destinée est toute autre que celle que la nature a réservée à la brute.

Sans entrer ici dans un débat philosophique pour savoir si l'homme a, ou non, une âme immortelle, et en quoi consiste le principe qui l'anime, nous nous bornons à poser cette formule générale, sauf à la justifier plus tard par l'analyse : L'homme, dans son essence, est un système harmonique de forces intellectuelles, affectives et instinctuelles. Cet ensemble de forces s'applique à une certaine fraction de la matière, et la moule, la dispose de manière à se former un organisme matériel correspondant. Le phénomène de la génération nous semble n'être que l'occasion de l'application de l'âme au corps. Les différentes phases par lesquelles passe l'enfant, depuis sa conception jusqu'à l'âge où il devient raisonnable, prouvent assez le travail successif des forces qui le constituent essentiellement, lesquelles développent la matière à leur convenance.

Nous définissons donc l'Etre humain : Un ensemble de forces harmoniques, manifesté par un organisme correspondant.

Comme ce sont les instincts, les tendances et les facultés d'un être quelconque qui révèlent sa destinée, nous allons examiner comment l'homme a été doué par la nature, afin de déterminer ensuite les vues qu'elle a pu avoir sur lui.

IV.

Analyse générale de l'homme.

Toute l'activité de l'homme se concentre à des degrés différens dans trois sphères, celle des instincts ou appétits sensuels, celle des affections ou sentimens moraux, et celle de l'intellect ou des appréciations et des connaissances. Les diverses forces constitutives de ces trois sphères sont les passions et les facultés, ainsi que nous le démontrerons.

Les facultés humaines sollicitent l'homme au travail dans l'ordre scientifique, artistique ou industriel, et en font ainsi un être sociable, c'est-à-dire, appelé pour accroître la somme de ses jouissances, à mettre en commun avec ses semblables les connaissances qu'il a acquises et les talens qu'il peut posséder.

Le besoin impérieux, pour l'homme, de jouir dans toutes ses facultés et de perfectionner de plus en plus les objets de ses jouissances, indique tout d'abord la destinée générale de l'humanité qui ne peut qu'être d'établir sur son globe l'ordre, la beauté, l'abondance et le bonheur.

V.

Destinée de l'homme.

Si la destinée de l'Espèce humaine est ce que nous venons de dire, la destinée particulière de l'individu appelé à concourir pour sa part à l'établissement de l'ordre général, est nécessairement de jouer, dans le grand concert, le rôle qui convient le mieux à sa nature et aux aptitudes dont il a été plus spécialement doué. Au point de vue philosophique, les droits de chacun de nous sont donc inscrits d'une manière indestructible dans notre être. Nous venons dans le monde, chargés d'y remplir chacun notre tâche et pourvus des facultés propres à l'accomplissement de notre mission particulière. Comme rien dans l'univers, n'est abandonné au hasard, les rôles sont distribués de manière à ce que toutes les fonctions soient remplies, et Dieu a certainement voulu que chacun de nous fût content de son emploi. Toutes les incapacités qui nous frapppent, les dégoûts qui se manifestent à tout moment, les nonchalances, la paresse, etc., ne sont que la preuve évidente de l'imprévoyance et de la subversion de nos sociétés. C'est par pure exception qu'un homme aujourd'hui se trouve dans sa vocation ; et certes, nul d'entre nous n'est borné à une seule. Qu'on juge du supplice de la presque totalité des êtres !

La destinée particulière de l'individu étant liée indissolublement à celle de l'Espèce, nul d'entre nous n'arrivera à un bonheur complet qu'autant qu'il y aura association et solidarité entre tous. Cet état de choses, en mettant chacun à sa place, lui donnera sa plus grande valeur possible, et en même temps sa plus chère récompense, son entier bien-être, puisqu'il ne peut y avoir association et solidarité entre une masse d'individus sans que la répartition proportionnelle aux œuvres, la justice, règne parmi eux.

Toute la destinée de l'homme ici-bas est de rendre de plus en plus intime sa communion avec la Nature, avec l'Humanité et avec Dieu. Féconder et embellir son globe par le travail, établir des liens affectueux et d'ambition avec ses semblables, s'élever, par l'étude et l'obéissance à ses impulsions, dans un milieu bien ordonné, jusqu'à l'intelligence des volontés de Dieu, quant à la création, voilà le triple but vers lequel gravite incessamment l'homme, aux époques même où il en a le moins conscience.

En partant de ces principes, l'homme ne doit plus se mutiler, comme on l'a enseigné jusqu'à présent et comme on l'enseigne encore, pour s'ajuster en quelque sorte aux prescriptions d'une morale plus ou moins étroite qui raisonne et agit en vue d'un type unique et difforme ;

mais il doit écouter religieusement les voix intérieures que la nature a placées en lui ; il doit, loin de les étouffer, développer et équilibrer tous ses penchans primitifs, ne briser aucune des cordes qui font de son âme un instrument aussi riche qu'harmonique. Cependant déclarons, avant d'aller plus loin, et afin que notre pensée ne soit pas mal interprétée par les partisans de nos morales transitoires, que l'essor de toutes nos facultés et passions suppose une société plus savamment organisée et plus parfaite que la nôtre, et qu'il est indispensable, jusqu'à ce que nous y soyons parvenus, d'absorber ceux de nos penchans qui ne peuvent aujourd'hui avoir leur légitime emploi, sans amener quelques désordres, soit pour nous, soit pour les autres.

Mais de ce que les diverses morales qui régissent, tant bien que mal, le mouvement des âmes humaines de nos différentes sociétés, ont actuellement une haute utilité, sont même, si l'on veut indispensables, il ne s'ensuit pas qu'elles soient éternelles et qu'il faille toujours que l'homme exerce sur lui-même une dure et souvent impossible répression. Une pareille affirmation équivaudrait à dire que Dieu a créé sans sagesse le roi de la terre, ou qu'il ne veut pas qu'il arrive jamais à mettre ses formes sociales en rapport avec sa nature, ce qui serait à la fois blasphématoire et absurde.

Les chrétiens arriérés qui croient que les traditions saintes ont été complètement comprises et que l'intelligence humaine n'a plus de progrès à faire dans le domaine de l'exégèse, prétendent, il est vrai, que cette discordance perpétuelle entre les passions et le devoir, entre notre nature et l'ordre nécessaire à nos sociétés, a sa cause et sa raison dans la chute originelle. Cette opinion est au moins une espèce de justification des œuvres de Dieu, lesquelles avaient été faites primitivement pour l'harmonie; mais ces esprits, faussement religieux, ne comprennent pas que s'ils rendent ainsi, par cet aveu, hommage à la sagesse du Créateur, ils portent atteinte à son amour, en le rendant implacable dans son châtiment sans terme.

D'ailleurs, s'il est rationnel de penser que notre Espèce n'est pas véritablement maudite pour tout le temps qu'elle doit passer sur la terre, il pourrait bien se faire aussi que cette opinion d'un retour aux harmonies primitives, rencontrât sa justification dans les traditions sacrées: Moïse et les prophètes ne cessent d'entretenir les Hébreux des félicités qui les attendent dans la terre promise, Jésus-Christ annonce le règne de Dieu sur la terre et assure formellement que les hommes seront heureux ici-bas dès qu'ils sauront y établir la justice. Rien ne serait plus facile que d'entasser une foule de textes pour appuyer notre espérance de la possibilité d'une société heureuse, d'un monde social aussi parfait que le comportent notre nature, les richesse de la création et les vues de la Providence.

Pour éclaircir davantage cette question de la réhabilitation terrestre de l'homme, il serait utile d'entrer dans quelques détails sur la chute d'Adam (l'Espèce primitive) et sur le principe du mal. On a, sur ces matières, écrit des volumes qui n'ont point tranché le débat. Nous allons voir s'il ne serait pas possible, en peu de mots, de jeter quelques lumières sur ces graves questions. En attendant, fixons bien nettement nos idées sur la destinée de l'homme.

En considérant l'âme humaine comme composée de forces essentiellement bonnes et utiles, sauf les altérations et déviations qui peuvent avoir lieu dans les sociétés anormales; en considérant ces forces comme absolument bonnes, nous devons conclure que la destinée naturelle de l'être qu'elles constituent, doit vouloir qu'elles fonctionnent en vue de leur satisfaction; et comme Dieu a attaché une jouissance à l'exercice libre de toute faculté, la destinée de l'homme est donc d'être heureux par l'emploi convenablement réglé de son activité.

Et maintenant, comme les forces qui nous constituent ce que nous sommes sont distribuées harmoniquement par Dieu, ainsi que nous le reconnaîtrons plus tard, il en résulte que la règle de notre activité est en nous-mêmes, et que l'homme peut lire, en se repliant sur lui-même, non-seulement sa destinée particulière, mais encore l'enseignement des principes propres à édifier normalement ses sociétés et, par suite, l'unité complète de la famille humaine.

Cultiver et développer intégralement toutes ses aptitudes, toutes ses facultés, toutes ses passions (nous verrons ce que nous entendons par passions et quel en est le nombre); unir son activité à celle de ses semblables en la fortifiant de tous les liens d'affection et de hiérarchie; jouir dans tous ses travaux et dans tous ses rapports avec la société et le monde extérieur, voilà ce qui résume toute la destinée de l'homme.

VI.

Chute et Rédemption.

Toutes les religions déclarent que l'homme a été fait originairement bon, et que l'état dans lequel nous le voyons aujourd'hui est une conséquence de sa chute. On donne pour cause à cette déchéance la violation des ordres de la Divinité. La dégradation qui pèse depuis plusieurs milliers d'années sur l'Espèce ne serait donc autre chose, d'après les traditions religieuses, qu'une déviation de la destinée providentielle, qu'un abus d'ignorance, d'égoïsme, de la part de l'Espèce primitive, symbolisée par Adam, dans la version hébraïque.

Il y a certainement quelque chose de vrai au fond de ce sentiment unanime des religions, c'est que, en effet, l'homme a failli dans son intelligence et dans sa justice.

L'interprétation du texte de la Génèse, qui sert de base à tout l'édifice catholique, est plus simple qu'on ne le croirait d'abord. Tout consiste à préciser la valeur des personnages et des objets qui jouent un rôle dans ce drame antique, c'est-à-dire à savoir ce que signifient l'homme, la femme, le serpent, l'arbre de la science du bien et du mal, le fruit de cet arbre. On pense bien que nous ne pouvons donner ici tous les éclaircissemens nécessaires à l'autorité de notre explication. Les gens instruits sauront bien où les trouver.

L'homme, dans la langue symbolique, signifie *l'entendement* ou *l'intelligence;* la femme représente *l'affection* ou *la volonté.* Adam et Eve sont donc *l'intelligence* et la *volonté* dans le Genre humain.

L'arbre de la science du bien et du mal, c'est *la source* encore inconnue de toute amélioration positive, de toute jouissance, source qu'on ne peut découvrir que par l'étude et un travail persévérant et non par la violence. Le fruit de l'arbre, c'est la *richesse* à laquelle tous ont droit, mais moyennant qu'ils la fécondent. Le serpent tentateur, c'est l'*égoïsme* qui sollicite d'autant plus puissamment l'homme que celui-ci est plus ignorant et plus esclave de ses instincts.

La défense faite à l'homme par Dieu de s'emparer frauduleusement du fruit de l'arbre de la science du bien et du mal, n'est autre chose que la révélation de la sagesse, laquelle veut que l'homme soit laborieux et prévoyant ; qu'il augmente son bien-être et arrive au bonheur par le développement et l'application de toutes ses facultés et non pas seulement par un acte d'appropriation purement matérielle. Ce dernier acte conduit, en effet, à l'épuisement et conséquemment à toutes les souffrances. Dieu veut que l'homme soit en même temps créateur et consommateur, qu'il produise, qu'il multiplie, de manière à satisfaire toujours à tous les besoins.

Voyons maintenant l'application de ces principes :

L'égoïsme est un mal qui s'attaque d'abord au cœur et qui ne gagne l'esprit que lorsque celui-là est corrompu. Le serpent, représenté par l'animal qui s'éloigne le plus, par sa position horizontale, de la forme humaine, s'adresse effectivement à Eve ou à la volonté qui, à son tour, séduit l'entendement. Le but de cette séduction n'est autre que l'appropriation du fruit ou de la richesse, sans travail et sans effort, en demeurant dans l'ignorance et dans la paresse, c'est-à-dire, en violant les lois de la nature, qui veulent que chaque être marche à l'accomplissement de sa destinée par l'exercice intégral de ses facultés.

Cet acte, déterminé par l'aveuglement de l'égoïsme, est une dégradation de la créature humaine qui refuse ainsi de développer, en les employant, ses facultés industrielles, scientifiques et artistiques ; mais il doit amener à sa suite bien d'autres fâcheuses conséquences, telles que le ravage des productions naturelles, leur insuffisance progressive, l'inégalité parmi les membres de la grande famille, l'établissement de fausses hiérarchies, l'exploitation de la masse par les plus forts ou les plus rusés, une vicieuse constitution de la propriété, la fourberie, le vol, la violence, le meurtre, les guerres, etc., etc.

La déviation de l'Espèce humaine que toutes les théogonies ont appelée chute et que le catholicisme a nommée péché originel, n'est donc, à son principe, qu'une protestation de l'homme contre le travail et l'industrie, qu'un refus énergique de consacrer son activité à la fécondation de la richesse, qu'une éclatante violation des lois de Dieu qui veut que tout se maintienne et se conserve par le mouvement intelligent.

Cette crise du passage de la race primitive à une période sociale où elle dut exercer une industrie quelconque pour vivre, ayant mal tourné, il y eut chute en sauvagerie, échelon inférieur à l'état que les poètes nous ont désigné sous le nom d'Eden ou d'âge d'or. La sauvagerie est le premier degré de cette longue suite de phases malheureuses que l'humanité a parcourues depuis la faute originelle jusqu'à notre civilisation. Si pendant toute cette durée de désastres les connaissances se sont élargies, on peut affirmer que le cœur n'a fait que se corrompre de plus en plus. Sans être matériellement aussi cruels que le sauvage, nous sommes assurément beaucoup plus raffinés dans la perversité. Il n'y a pas un seul sentiment qui n'ait tristement fait naufrage dans nos sociétés si vantées. Le sauvage est égoïste comme la brute et pas autrement; quant à nous, nous pouvons offrir toutes les variétés du genre.

Beaucoup de philosophes ont pensé que l'état sauvage était le premier par lequel avait passé l'homme à son avènement sur notre globe. C'est une erreur. L'homme n'est pas sorti des mains de Dieu avec des instincts féroces; la nécessité de subvenir à ses appétits a pu seule le rendre cruel et sanguinaire. La première loi est de vivre et de se conserver. Adam, chassé du paradis, c'est-à-dire les hordes primitives disséminées par la disette, forcées de chercher dans le règne animal une alimentation que les arbres ne leur fournissaient plus en quantité suffisante, à cause de la pullulation de l'Espèce ; les hordes primitives, jetées dans la privation par l'absence de culture, se trouvèrent obligées de recourir à la chasse et à la pêche et souvent même de se battre et de se détruire entre elles, quand ces ressources devinrent trop rares.

Une fois que l'homme a trempé ses mains dans le sang de son semblable, ses mœurs deviennent bien vite farouches. La nécessité justifie d'ailleurs et même glorifie tout. Cela explique les coutumes féroces que nous connaissons à la plupart des peuplades sauvages ; mais ce qui prouve qu'on aurait tort de les croire inhérentes à la nature humaine, c'est que nous ne les rencontrons point chez les nations vierges de tous rapports avec les barbares ou civilisés. Ainsi, par exemple, les premiers navigateurs qui ont abordé aux îles de Taïti, ont trouvé leurs habitans d'une douceur et d'une bienveillance parfaites. Ces bons sauvages encore peu nombreux, abondamment approvisionnés par les productions naturelles du pays, protégés par un climat délicieux, reçurent leurs premiers visiteurs avec une joie et un empressement extraordinaires. Ils étaient heureux et pleins d'insouciance pour l'avenir, pourquoi auraient-ils été méchans? Il a fallu les intrigues de l'Angleterre et les prédications fanatiques de Pritchard pour leur mettre les armes à la main contre nous. Non, encore une fois, c'est calomnier l'homme que de prétendre que la nature l'a comblé de mauvais penchans. Ce qui fait que les esprits superficiels le jugent avec tant de sévérité, c'est que sa réaction, quand il souffre ou qu'il est menacé, est d'autant plus terrible qu'il est plus supérieur aux autres animaux.

Si nous avons indiqué les véritables causes et le caractère de la chute originelle, n'avons-nous pas dû, par là même, mettre sur la voie des moyens à employer pour la réparer? Un mal n'est difficile à guérir que lorsqu'on en ignore le principe. Voyons donc comment il faut entendre la rédemption.

Nous avons dit que la faute de l'homme avait été une protestation contre le travail personnel et isolé, un mouvement de paresse ignorante et d'égoïsme qui avait entraîné à sa suite tous les fléaux qui désolent encore aujourd'hui nos sociétés. La réparation du péché d'Adam consiste donc dans l'organisation du travail associé, lequel créera tous les élémens du bonheur auquel a droit notre Espèce ici-bas. En réunissant et en combinant leurs efforts, d'après les lois de la science, qui ne sont autres que les lois de Dieu même, les hommes créeront ici-bas l'abondance, la richesse générale et graduée, ils ramèneront le règne de l'égalité proportionnelle, de la liberté, de la fraternité ; ils détermineront la participation de tous au travail et aux immenses jouissances auxquelles il donnera droit. Les vraies conditions de l'activité humaine et de l'emploi des innombrables aptitudes que Dieu a répandues pour la réalisation de ses plans éternels, ces conditions une fois bien établies, le vieil Adam opérera avec rapidité sa brillante transfiguration, car il aura commencé l'édification, sur la terre, du royaume de Dieu et de sa justice.

Pour entrer dans cette phase de réintégration en véritable destinée humanitaire, il faut à la fois se défendre des deux vices qui ont principalement occasioné la chute, l'ignorance et l'égoïsme ; il faut aimer le bien, l'ordre, la justice et chercher avec ardeur les moyens de les faire triompher dans notre monde social ; il faut suivre les préceptes du Christ, cet astre qui domine toutes les régions intellectuelles, mais les suivre dans leur plus haute généralité pour le salut collectif, au lieu de ne les appliquer qu'à sa personne, ainsi que le recommandent les catholiques inintelligens.

Toute la rédemption est dans cette double tâche de recherche intellectuelle et d'application, car le monde doit se relever par là où il est tombé.

Quelques esprits se croiront peut-être très philosophiques en traitant de puérilité notre interprétation du péché originel. Ils trouveront plus simple et plus raisonnable de nier cette grande affirmation traditionnelle que de chercher à l'expliquer. Libre à eux ; mais ils sauront du moins qu'on peut admettre la tradition sans se rendre esclave d'une crédulité superstitieuse. Lors même, en effet, que l'examen attentif des choses du monde, que les désordres de toutes sortes, que la subversion générale, ne suffiraient pas pour rendre évident le fait d'un bouleversement, perdu dans les ténèbres de l'antiquité, il nous suffirait de la loi immuable de l'analogie pour nous convaincre de l'existence d'une crise originelle. Tout être qui sort des mains de la Nature a diverses phases à subir durant sa carrière, mais surtout une, dans l'enfance, plus apparente et plus dangereuse que les autres. Selon que cette crise s'accomplit avec bonheur ou malheureusement, l'individu est plus ou moins de temps à rasseoir sa vitalité. L'humanité fut donc pure, innocente et heureuse en apparaissant sur la terre; puis rendue à une certaine époque de son développement, au moment de produire son premier enfantement industriel, elle manqua de force et de génie. Cet avortement du premier âge de fécondité de l'Espèce humaine correspond à la dentition que nous subissons dans l'extrême jeunesse.

A présent que nous avons établi, en deux mots, l'indispensabilité de la chute, ou crise de première création intellectuelle dans l'humanité, voyons si Dieu est justifiable d'imposer à ses créatures une loi si pénible.

Tout être, dans l'Univers, est un organe chargé de remplir une fonction qui constitue sa destinée particulière. On conçoit que les animaux soient guidés vers ce but par l'instinct pur et simple; mais l'homme à qui l'intelligence a été donnée, doit comprendre la fin que Dieu lui assigne. C'est là le cachet de sa royauté sur le globe qu'il habite, et son plus beau titre de gloire; c'est là aussi ce qui le constitue libre et responsable. La découverte des lois de l'ordre, l'élévation de l'amour de l'homme jusqu'à la connaissance nette et précise de sa mission, la conciliation de la volonté humaine avec la volonté divine, voilà les différens buts que doit atteindre l'humanité dans sa carrière terrestre. Du moment que la Providence révélerait successivement aux générations ce qui leur serait nécessaire pour arriver à la perfection de leurs sociétés, il est évident que les facultés d'observation et d'invention seraient frappées de stérilité. A quoi donc servirait le génie que Dieu distribue à ses enfans, sinon à leur apprendre qu'ils doivent l'imiter dans ses œuvres admirables? Non, les facultés de l'intelligence, celles qui nous rendent surtout semblables à notre Créateur, ne nous ont point été données pour les laisser sommeiller. Si les choses les plus infimes ne sont pas inutiles, à plus forte raison les plus grandes et les plus nobles.

La Providence peut aider et aide en effet l'humanité dans l'accomplissement de sa destinée, mais elle ne se charge jamais complètement de la tâche qui lui est dévolue, car ce serait, encore une fois, faire déchoir l'homme de son rang, le frapper dans son génie et dans sa liberté, le condamner à tourner, comme la brute, dans le cercle étroit de l'instinct, le dépouiller de ce caractère divin d'unité qui en fait le premier agent de l'ordre, l'associé du grand Architecte.

CHAPITRE II.

DE LA PHRÉNOLOGIE.

I.

Du siège des facultés humaines.

On sait aujourd'hui d'une manière certaine que l'encéphale est le siége de tout mouvement, aussi bien de celui qui nous fait penser que de ceux qui nous font aimer et agir. Ainsi, des expériences établissent d'une manière positive que le cerveau proprement dit est le réceptacle des sensations, que le cervelet, en même temps qu'il donne l'impulsion aux organes génitaux, sert aussi à régulariser la locomotion, et, enfin, que la moëlle allongée est l'agent de l'irritation des muscles. La masse encéphalique est donc bien évidemment l'organe central et essentiel de la vie, le foyer d'où rayonnent toutes les facultés.

On peut dire, suivant la belle expression de G. Cuvier, que c'est la masse nerveuse contenue dans le crâne et dans les vertèbres qui est principalement dépositaire de la force qui constitue la vie.

Il n'y a pas le moindre matérialisme à considérer l'encéphale comme le siége des facultés humaines, puisque la structure de l'homme doit être en parfaite analogie avec l'ordre général de la nature et que ce dernier présente toujours manifestement la disposition sériaire, c'est-à-dire la distribution systématique des êtres ou organes, se rattachant, suivant leurs espèces ou classes, à un centre ou pivot. Toutes nos fonctions intellectuelles, affectives, intellectuelles, même celles de sensation et de mouvement, se rattachent donc au cerveau, au cervelet et à la moëlle épinière. Il n'y a que les fonctions purement physiologiques qui en paraissent indépendantes.

II.

Caractère de la Phrénologie.

Si au point de vue exclusivement expérimental, la Phrénologie n'est que la physiologie du cerveau, on peut dire qu'elle est, au point de vue philosophique et social, la science qui sert à déterminer les facultés que chaque être humain apporte dans le monde. Elle est, sous ce rapport, un bien redoutable contrôle pour le classement qu'établissent les circonstances sociales. Que de grands noms, que de hauts fonctionnaires, que de gens qui jouent un rôle important, et que la Nature a pourtant jetés dans un moule inférieur! Que de pauvres, au contraire, qui ne sortiront jamais de leur obscurité et qui, cependant, possèdent une riche et féconde organisation! S'il fallait constater tous les déclassemens qui affligent les regards de l'observateur, on n'en finirait pas, car ils forment aujourd'hui le fait général, tandis que l'élévation du vrai mérite n'est qu'une très rare exception.

Chacun ici-bas porte dans sa personne ses titres de noblesse et les insignes du rang qui lui appartient, et ces caractères distinctifs seraient bien plus frappans si l'éducation était la même pour tous. N'arrive-t-il pas souvent, en effet, que de grands seigneurs conservent toute leur vie des manières communes, des goûts peu relevés, une intelligence grossière, tandis qu'on voit de simples artisans pleins de génie et de noblesse? Non, la Nature ne ratifie pas toujours, bien s'en faut, les fortunes que nos sociétés élèvent; ajoutons même qu'elle se plaît souvent à protester contre les usurpations du hasard de la naissance, de la ruse ou du savoir faire.

Les élémens de la Phrénologie sont enseignés en Angleterre dans les écoles. Cela suffirait presque seul à la justifier des accusations de matérialisme que certains esprits superficiels font peser sur elle; mais elle a, comme nous le verrons plus tard, bien d'autres moyens de se défendre. Rien n'est plus favorable, ce nous semble, que l'étude de cette science pour développer chez l'homme le sens philosophique.

Ce nom de science que nous venons de donner à la Phrénologie est vivement contesté par ses adversaires, et la suite nous prouvera si c'est avec raison. Bornons-nous, quant à présent, à constater qu'elle n'a jamais rencontré une opposition vraiment sérieuse. La plupart de ceux qui ont voulu la discuter et lui opposer quelques raisons ne l'ont connue qu'imparfaitement et toujours, en outre, en se plaçant au point de vue d'une préoccupation quelconque. Ainsi, par exemple, M. Flourens s'étant imaginé qu'elle tendait au renversement du spiritualisme et de la bonne philosophie, ne l'a abordée qu'avec le parti pris de voir partout en elle le danger qu'il lui avait attribué *à priori*. Telle est souvent l'infirmité de notre esprit que nous n'apercevons que ce que nous poursuivons dans notre imagination, et que les vérités s'altèrent et se dénaturent pour nous paraître des erreurs, quand nous avons résolu d'avance qu'il en devra être ainsi. Nos affections réelles ou factices sont autant de prismes qui modifient, en les colorant, les diverses opinions qui s'offrent à nous; aussi, les meilleurs esprits sont-ils ceux qui savent toujours se placer sur un terrain neutre, quand ils sont appelés à porter un jugement.

Pour combattre une doctrine il ne suffit pas de la nier ou de lui faire dire ce qu'elle ne dit pas. Le procédé serait trop commode. Quand cette doctrine repose sur une masse considérable de faits et d'observations répétées par des hommes habiles, la simple négation serait du dernier ridicule et tout-à-fait stupide. Ce qu'il y a à faire en pareil cas, si les principes ne paraissent pas suffisamment certains et si les conclusions semblent aussi défectueuses, c'est de se livrer contradictoirement à des expériences en se mettant dans les conditions nécessaires pour qu'elle soient aussi exactes que possible; c'est de classer ces nouvelles observations et de les multiplier de manière à les rendre concluantes contre le système que l'on veut renverser. Car, on conçoit que quelques faits isolés, seraient-ils tout-à-fait contraires aux faits acquis à la science, n'auraient qu'une simple valeur d'exception. Ces exceptions demeureraient à expliquer, voilà tout.

Les adversaires de la Phrénologie peuvent donc se réduire à trois classes : 1º ceux qui ignorent les travaux qui traitent de la matière, et avec lesquels il faut bien se garder de discuter, à moins qu'on n'ait du temps à perdre et qu'on n'aime à écouter des sottises; 2º ceux qui n'ont étudié que dans le but de justifier une prévention antérieure; 3º enfin, ceux qui, de bonne foi, croient avoir par devers eux des faits qui contredisent la science. Tout consiste pour ceux-ci dans la valeur et l'explication des faits qu'ils ont observés ; quant à ceux de la seconde catégorie, c'est leur point de départ qu'il faut justifier.

La Phrénologie ne saurait avoir aujourd'hui une immense portée sociale; on ne saurait même tenter d'en faire des applications de cette nature sans risquer de tomber dans l'arbitraire. La Phrénologie ne peut être encore que du domaine de la spéculation philosophique, qu'une étude de pur attrait, réellement féconde que pour les intelligences quelque peu élevées. Plus tard, il en sera autrement; elle aura sa place, son rang et son utilité.

Les privilégiés auraient tort de faire à la Phrénologie un crime d'indiquer les différentes supériorités de nature. Ce résultat de la Phrénologie ne peut être blessant que pour ceux qui ont la faiblesse de se croire d'un limon plus pur que les autres, pour peu qu'ils aient dans leur poche quelque vieux parchemin ou dans leur caisse quelques écus. Quant à ceux qui sont partis de bas et se sont distingués par leur mérite, nous ne voyons pas ce qui pourrait les justifier de prendre de grands airs. Il faut laisser ces manières de mauvais goût à ceux qui n'ont autre chose qu'un titre ou à ceux qui sentent qu'ils doivent dissimuler leur nullité au sein de leur splendeur. En tout état de cause, s'il y a indiscrétion de la part de la science, il faut s'en prendre à Dieu qui est le premier et le seul coupable.

Qu'on se rassure, d'ailleurs, ce n'est pas la Phrénologie qui a mission de refaire le monde et de réparer toutes les injustices ou toutes les bévues du sort. Elle ne veut ni ne peut déranger les intérêts actuels ; elle ne fera jamais de révolution ; elle ne demande pas mieux que de voir les hommes vivre en paix. En reconnaissant les avantages de l'éducation, elle laisse aux riches un assez bel espoir de se maintenir en bonne position ; en proclamant que l'élévation et l'énergie des sentimens sont un puissant auxiliaire des facultés intellectuelles, elle console suffisamment, ce nous semble, ceux auxquels elle ne veut pas accorder le génie. Au surplus, n'en serait-il pas ainsi qu'il faudrait bien encore s'en arranger jusqu'à ce qu'une meilleure organisation sociale vînt faire régner la justice et l'ordre parmi nous.

III.

Historique de la Phrénologie.

Pour des esprits exacts, le principe général et les observations qui servent de bases à la Phrénologie suffisent certainement pour en établir la vérité et la valeur. Cependant comme la Nature n'est jamais avare de moyens de confirmation, comme surtout ses œuvres sont toujours marquées sur toutes leurs faces du sceau de sa sagesse, nous trouvons dans les classemens des organes du cerveau la méthode la plus logique et la plus rigoureuse. Ainsi, ces organes ne sont pas jetés pêle-mêle dans la boite osseuse, mais ils y sont distribués conformément au rôle qu'ils ont à jouer dans les opérations de l'esprit, de manière à ce que ces opérations s'exécutent le plus facilement et le plus rapidement possible. L'organisation cérébrale est un admirable mécanisme où toutes les facultés engrènent les unes dans les autres et déterminent un mouvement unitaire et harmonique ; chaque ressort a son utilité relative et donne, dans la limite de sa puissance, selon l'exigeance de la volonté dans tel ou tel moment.

Nous reviendrons sur cet important sujet ; mais en attendant, constatons que l'ordre adopté par la Nature dans l'application des facultés à la masse nerveuse contenue dans le crâne humain, est une preuve de plus en faveur de la science phrénologique.

Arrivons de suite à son histoire.

Les Anciens se sont généralement accordés pour placer l'âme rationnelle dans la tête, ainsi qu'on le voit dans Pythagore, Démocrite et Platon. S'ils attribuaient une vie particulière aux autres parties du corps, s'ils croyaient, surtout le dernier de ces philosophes, que les passions avaient principalement leur siége dans les viscères, c'est tous au cerveau qu'ils établissaient le centre de la direction intellectuelle.

« Aristote, dont la plupart des théories scientifiques sont émanées, considérait le ventricule antérieur du cerveau, qu'il supposait correspondre au front, comme étant le siége du sens commun, les nerfs des cinq sens prenant leur origine sur ce lieu. Il plaçait ensuite l'imagination, le jugement et la réflexion dans le second ventricule, lequel communique avec le premier par une petite ouverture donnant passage, suivant lui, aux impressions transmises par les cinq sens. Le troisième ventricule était destiné à la mémoire; c'était une sorte de magasin où les conceptions de l'esprit, produites dans le second ventricule, demeuraient en réserve. Ces notions furent reproduites ensuite par plusieurs auteurs, sans être ni étendues ni perfectionnées. » (1)

L'École d'Alexandrie accepta ces opinions qui annonçaient déjà une certaine tendance à la localisation. Mais c'est surtout pour les artistes de l'ancienne Grèce que les observations cranioscopiques avaient une valeur absolue: Habitués à étudier la nature, ils ne se trompaient jamais sur la forme à donner à la tête de leurs chefs-d'œuvre. Voulaient-ils représenter le génie dans leurs Dieux ou leurs Grands-Prêtres? Ils ne manquaient jamais de leur faire des fronts préominans et de belle proportion. Etait-ce au contraire la force musculaire qu'ils avaient à mettre en relief? Ils réduisaient le volume de la tête et déprimaient presque toujours le front.

L'expérience prouve aujourd'hui que les individus dont les muscles sont très développés ont ordinairement la tête peu volumineuse, ce qui annonce que le plus grand exercice ne s'est pas fait de ce côté. Ceux qui sont au contraire d'une constitution rachitique ont généralement le cerveau assez amplement développé et, par suite, de l'intelligence,

---

(1) Extrait du journal d'Edimbourg.—Cours de Broussais; p. 95.

à moins qu'ils ne soient atteints d'hydropisie, d'un mal quelconque, ou abrutis par des excès.

Les poètes de l'antiquité n'étaient pas plus étrangers aux notions phrénologiques telles que la science les pouvait faire alors, que les artistes et les philosophes. C'est ce qui résulte d'un passage des Argonautiques d'Apollonius de Rhodes, cité par Gall, et où il est dit que lorsque Médée était éprise d'amour pour Jason, elle souffrait dans la région du cervelet.

Le moyen-âge, loin d'abandonner les recherches des Anciens relativement à la philosophie touchant le cerveau et l'intellect, les continua au contraire avec ardeur; et il n'est pas jusqu'à St-Thomas-d'Aquin, l'une des plus belles gloires du Catholicisme, qui n'ait essayé de localiser les facultés, en marchant sur les traces d'Albert-le-Grand, son maître.

Huarte publia, en 1580, un livre intitulé : *Examen des esprits dans leur aptitude aux sciences*. La conclusion de cet ouvrage est que chaque homme naît avec son genre d'esprit; que chaque genre d'esprit et d'aptitude correspond à une forme de tête. Assurément il était impossible d'accuser plus franchement l'opinion fondamentale de la Phrénologie.

Seize ans plus tard, Porta publiait, à Vico, un traité sur la physionomie humaine, dans lequel se trouvent des notions qui se rattachent à la découverte de Lavater et à celle de Gall, ainsi que les opinions d'Aristote, d'Adamantius, médecin grec du 5e siècle, de Rhasis ou Rhazès, et de différens philosophes grecs. « Ce livre, dit Broussais, contient des vues beaucoup plus philosophiques qu'on ne saurait en supposer dans ce temps éloigné. Vers la page 14, on trouve un catalogue curieux des instincts que l'homme partage avec les animaux. Il y a beaucoup de têtes humaines comparées à celles d'animaux; celle de Vitellius César est en regard de celle d'un hibou; celle de Platon de celle d'un chien épagneul; celle d'un idiot est comparée à celle d'une truie, etc. Il nous informe que Rhazès considérait une tête d'un volume modéré et d'une forme arrondie, s'élevant postérieurement, et comprimée latéralement ; comme étant la meilleure conformation.

Albertus regardait une tête oblongue, en avant et en arrière, comme l'indice de la prévision et de la circonspection : Périclès avait, dit-il, une semblable tête et il fut très estimé des Athéniens; suivant lui, la rotondité de la tête est le signe d'un manque de mémoire et de sagesse ; le peu de volume de cette partie comporte peu d'esprit ; si la portion antérieure est aplatie, la perception et l'imagination sont faibles; si c'est la portion postérieure, il y a peu de mémoire et d'énergie;—si c'est la portion moyenne, la raison et la réflexion sont peu marquées. »

Toutes ces remarques sont, comme on le voit, fort intéressantes et plusieurs prouvent une grande sagacité d'observation. Dirigées avec méthode et avec suite, au lieu d'être abandonnées aux incertitudes de l'instinct et du sentiment, elles auraient sans nul doute hâté considérablement la découverte du système de Gall.

Plusieurs hommes très distingués s'occupèrent aussi dans les temps modernes d'essais de localisation des facultés dans le cerveau. Ce furent : en 1770, Charles Bonnet, qui pressentit en quelque sorte les découvertes de notre époque ; Herder, en 1775, qui exprima l'opinion que l'on parviendrait à découvrir la fonction de chacune des parties du cerveau; Willich qui soutint, en 1791, que les facultés de l'homme ont chacune leur siége dans cet organe; enfin, le marquis de Mascardi, chef de la police criminelle à Naples, qui fit un grand nombre d'observations sur la tête des condamnés, de 1778 à 1782, d'après l'ouvrage de Porta et la physiologie de Cabanis (publiée en 1781.)

Gall, doué d'un génie précoce, remarqua fort jeune que ceux de ses camarades qui apprenaient facilement leurs leçons, avaient de gros yeux, tandis que ceux qui se trouvaient dans une situation contraire avaient une conformation opposée. Cette observation, ainsi que plusieurs autres, n'était en quelque sorte qu'une distraction chez l'écolier-philosophe qui ne songeait nullement alors à en tirer parti. Ce ne fut que plus tard en se livrant à l'étude de l'anatomie que Gall constata qu'il existait un rapport entre les saillies de la surface du crâne et celles de la substance cérébrale. Pour un homme entraîné par sa nature à la recherche des causes, il y avait là un vaste champ d'expérimentation. La Nature pouvait-elle avoir modifié à l'infini la forme des crânes, par le seul effet du hasard? Un esprit profond et réfléchi ne pouvait l'admettre. D'ailleurs les souvenirs du jeune âge revinrent au studieux observateur. Ses travaux dans cette voie ne tardèrent pas à lui faire entrevoir une méthode toute nouvelle et positive pour établir la théorie des facultés intellectuelles et morales; il vit d'un coup-d'œil toute la fécondité de sa conquête, et c'est alors qu'il entreprit de la systématiser; mais il n'avança qu'avec la plus grande prudence.

Une fois que Gall fut en possession d'une masse de faits suffisante et qu'il les eût coordonnés, il songea à répandre sa découverte. L'originalité des observations qu'il apportait produisit d'abord une vive sensation; la curiosité fut singulièrement excitée; tout ce qu'il y avait d'éminent sous l'Empire faisait groupe autour de lui pour profiter de ses enseignemens. Cependant Napoléon qui, malgré son génie, aimait peu les choses nouvelles et qui surtout détestait tout ce qui touche à la philosophie; Napoléon, qui confirmait si merveilleusement par son organisation la science de Gall, fit comprendre que les théories du savant allemand n'obtenaient point sa faveur. Aussitôt les courtisans firent le vide autour du professeur de Phrénologie, qui se vit forcé de porter ses idées en Angleterre où elles devaient rencontrer un accueil plus bienveillant. Cuvier lui-même qui, dès le principe, avait accepté les doctrines de Gall, changea de tactique lorsqu'il vit qu'elles n'avaient point pour elles le vent du pouvoir. Quelle honte pour notre époque que les plus vastes intelligences abdiquent leur indépendance et leur dignité, sitôt que l'intérêt le leur commande! Comme si une volonté tyrannique devait durer plus longtemps que la vérité!

La Phrénologie a fait de plus grands progrès dans la plupart des pays où elle fût importée que chez nous. Elle est très connue en Angleterre, en Suède, en Danemarck; généralement en Allemagne et en Amérique. Les sarcasmes de Napoléon l'ont empêchée de devenir populaire en France; et si elle n'a cessé d'y être étudiée, c'est seulement par un assez petit nombre d'hommes instruits et sans préjugés.

Spurzheim, que Gall s'était associé, rendit d'importans services à la science en découvrant quelques nouveaux organes, mais surtout en modifiant la nomenclature primitivement adoptée par l'inventeur.

Croirait-on cependant que malgré cette rectification qui date déjà de longues années, beaucoup de personnes viennent encore vous parler de *la bosse du meurtre*, de celle *du vol*, etc.? Ce sont là évidemment des gens prédestinés à donner dans toutes les bosses. Ne serait-on pas tenté de créer en leur faveur celle de l'ignorance et de l'anachronisme!

Spurzheim s'appliqua donc à donner aux organes un nom qui exprimât leur caractère le plus général et non pas une de leurs applications. C'est ainsi qu'il appela *acquisivité, destructivité, bienveillance*, etc., les organes destinés à servir nos besoins d'acquérir et de posséder, de détruire, d'être favorablement disposé à l'égard de nos semblables, et que Gall avait désignés sous les noms inexacts d'organes *du vol*, *du meurtre* ou *de l'assassinat*, et de *la bonté*. Ces dernières dénominations qui n'indiquent qu'une application de la faculté à un moment donné, prouvent, du reste, que leur auteur avait procédé, dans le principe, d'une manière exclusivement empirique, ce qui ajoute beaucoup à la valeur de ses observations.

Gall avait bien posé en principe l'innocuité des facultés, mais sa nomenclature contrariait en apparence cette affirmation, car on se demandait comment l'organe *de l'assassinat* pouvait n'être pas mauvais en lui-même. Spurzheim en donnant aux facultés leur véritable nom, enleva aux esprits légers le prétexte d'une foule d'objections sans importance. Rien ne lui fut plus facile que de justifier le sentiment si naturel de la propriété, ainsi que le penchant à la rixe et l'énergie propre à la destruction, qui sont la source du courage et de tant d'actions d'éclat.

Spurzheim réforma encore beaucoup d'autres mots dont le caractère n'était point scientifique et qui donnaient à la Phrénologie une physionomie singulièrement fataliste. Nous les signalerons quand nous en serons à la description des organes.

On conçoit que la nomenclature primitive ne pouvait être différente de ce qu'elle a été, car Gall devait naturellement surprendre les organes et leur propriété dans leurs applications les plus énergiques et les plus exagérées. Les vices de cette première nomenclature sont à nos yeux les signes frappants de la certitude et de la vérité des expériences qui ont servi de fondement au système.

Depuis Spurzheim, deux hommes ont principalement marqué dans la science, ce sont Fossati et Broussais. Le premier a publié une traduction du manuel de George Combe, remplie d'aperçus fort ingénieux ; le second a publié un cours remarquable, fait à une hauteur de vue dont lui seul était capable. Ce beau livre renferme à lui seul plus de vraie philosophie que toutes les palabres que nous ont values l'Eclectisme et ses adversaires. Depuis cette époque, c'est à dire depuis bientôt dix ans, il n'a été publié rien de bien sérieux sur le sujet qui nous occupe. Les écrivains qui ont essayé de combattre la Phrénologie l'ont fait sans connaissance de cause et ceux qui l'ont servie n'ont rien produit de monumental.

IV.

La Phrénologie repose sur l'observation.

L'un des caractères scientifiques de la Phrénologie, c'est de reposer toute entière sur l'observation.

Les formes de têtes sont diverses, voilà qui est incontestable. Eh bien ! si l'on remarque des tendances communes chez les individus dont l'organisation est analogue, ne faut-il pas en conclure que certaines facultés spéciales sont indiquées par des conformations particulières ? Si vous voyez, sauf de rares exceptions, faciles d'ailleurs à expliquer, les sentimens élevés et l'intelligence, dominer chez les individus dont les parties antérieure et supérieure du crâne sont fortement développées, tandis que les parties postérieure et latérales inférieures sont faibles, ne conviendrez-vous pas qu'il y a des indices certains de l'état des facultés intérieures de l'homme ? Et si, descendant aux détails, vous arrivez à constater des observations, mille et mille fois répétées, des signes indicateurs d'aptitudes tout-à-fait spéciales, telles que celles qui consistent à saisir les formes, à apprécier les distances, à analyser les tons, à classer les objets, à s'orienter rapidement, à comparer, à rechercher les causes, etc., etc., n'est-il pas évident que vous n'aurez point à combattre la science qui dérivera de ces opérations, mais uniquement à les vérifier et à les contrôler pour voir si elles ont été bien faites et si elles sont justes ?

Non, quand une doctrine se présente appuyée sur une série de faits, il n'y a pas à ergoter *à priori* sur son plus ou moins de valeur ou sur sa fausseté, car ce serait là de la puérilité, de la niaiserie; il n'y a qu'une chose à faire, c'est d'examiner attentivement si les observations qu'elle produit sont exactes. Toute manière différente de procéder doit être considérée comme non à venue, puisqu'elle prend son point d'appui dans des préjugés extérieurs, considérés, à tort, comme des principes absolus.

Il appartient aux faits bien observés de rectifier les idées et non pas aux idées préconçues de détruire les faits ou d'en atténuer la valeur.

V.

De la Phrénologie comparée.

Si la Phrénologie est vraie, il faut qu'elle soit universelle et conséquemment applicable aux animaux aussi bien qu'à l'homme. C'est effectivement ce qui a lieu, et les observations faites sur tous les degrés de l'échelle zoologique qui le permettent, confirment pleinement celles qui sont résultées de l'examen de l'encéphale du règne hominal. La Phrénologie comparée fournit donc aussi son contingent de vérités et de preuves, et serait-elle seule, pour appuyer la découverte de Gall, elle suffirait et au delà.

La Phrénologie comparée n'établit pas seulement avec évidence la valeur de la localisation par masse, mais encore, dans un grand nombre de circonstances, celle de la localisation des facultés. Bornons-nous à quelques faits généraux.

Tous les animaux dont la tête est latéralement très développée sont généralement carnassiers et très enclins à la destruction. On remarque qu'ils sont en même temps fort rusés, traîtres, nerveux, souples et adroits. Tels sont par exemple les félins, (chats, tigres, panthères, etc., etc.) Le tigre, comme on sait, détruit pour obéir à sa nature et pas toujours pour satisfaire à ses besoins. Les individus humains qui présentent une organisation analogue possèdent exactement les mêmes facultés, ainsi que nous le verrons par la suite.

Au contraire, les animaux qui ont le crâne allongé et étroit, se distinguent par leur douceur ou tout au moins par leurs mœurs inoffensives. Tels sont le chien, le cheval, le mouton, la chèvre, etc., etc. Les personnes qui ont également la tête aplatie sur les côtés, sont en général incapables d'une action cruelle et se montrent presque toujours bienveillantes, affectueuses et dévouées. On ne rencontre que bien rarement, peut-être même jamais, l'abnégation avec une tête élargie à sa base, tandis qu'elle est assez commune avec une organisation opposée.

Le développement latérale de la tête est un signe si caractéristique et à la fois si sûr pour indiquer les instincts que les Indiens de l'Asie, qui l'ont extrêmement déprimée dans ces parties, ne vivent guère que de végétaux et répugnent beaucoup au meurtre et à la destruction, tandis que les Calmouks, organisés d'une manière toute différente, ont aussi des mœurs tout opposées.

Une autre remarque qui prouve jusqu'à quel point est exacte la science qui nous occupe, c'est que l'intelligence des animaux s'élève en même temps que la partie antérieure de la tête devient plus proéminante. Le singe, l'éléphant et le chien sont de tous les animaux ceux qui rendent cette assertion plus sensible, car en même temps qu'ils sont véritablement supérieurs aux autres, ils présentent aussi le développement le plus considérable de la partie antérieure et supérieure, et plus ils se distinguent dans leurs espèces, plus cette partie est élevée. Voyez l'éléphant, il possède deux lobes antérieurs très considérables qui dominent ses yeux. L'orang-outang a une esquisse très prononcée des facultés intellectuelles; on sait qu'il accomplit des prodiges de ruse et d'adresse.

On assure que le singe possède à un haut degré le sentiment de la propriété et que c'est de ce sentiment qu'on profite pour s'emparer de lui. A l'appui de cette opinion, voici ce que racontait un colon : Le singe ne lâchant plus ce qu'il tient, surtout lorsqu'il s'agit d'un objet dont il est friand, ceux qui veulent le prendre percent un coco aux deux extrémités. L'une permet seulement à l'animal d'introduire sa patte ouverte ; l'autre sert à donner passage à l'appât qu'on a soin de fixer à un arbre ou à un mur avec une corde. Cet appât se trouve ainsi retenu solidement au fond du coco. Le singe qui ignore la perfidie du piége, arrive et fourre sa patte pour saisir l'objet de sa convoitise. Comme il ne peut plus la retirer sans l'ouvrir et qu'il ne veut cependant pas lâcher sa proie, il tombe ainsi dans les mains de son ennemi.

C'est une erreur, ce nous semble, d'attribuer ce fait au sentiment que l'animal peut avoir de la possession. Nous croyons qu'il est plutôt, dans ce cas, victime de son ignorance et de son trouble qui ne lui permettent plus d'employer, pour retirer sa patte, le même moyen qui lui a servi pour l'introduire dans le coco. Ce trouble amène les mêmes résultats chez l'enfant qui se trouve dans une situation analogue. Ainsi, un marmot passe sa tête entre deux barreaux, mais il entend du bruit ou aperçoit quelqu'un qui l'oblige à la retraite. Dans sa précipitation, il ne saura plus se débarrasser, malgré des efforts inouïs, et il faudra qu'on le délivre du piége où il s'est volontairement jeté lui-même.

Un fait de Phrénologie comparée bien frappant se rencontre dans l'espèce si riche et si variée du chien. Le Caniche qui est celui de toutes les variétés canines qui montre le plus d'intelligence et d'attachement, est aussi celui qui a la partie supérieure de la tête la plus élevée. Le Caniche est très éducable et d'une fidélité à toute épreuve ; docile, et comprenant les moindres gestes de son maître, il n'hésite pas à mourir pour sa défense et succombe même souvent à ses regrets, lorsqu'il l'a perdu. Le chien Munito, si connu pour ses exercices savants, avait la tête très proéminante à la partie antérieure.

Voici maintenant une variété toute différente, c'est le Boule-dogue, ayant la tête large, ramassée, le museau court, le col énorme, le poitrail puissant. Ce chien est rusé, assez caressant, plein de courage pour la défense, mais facile à se laisssr emporter à ses instincts carnassiers et destructeurs. Le combat l'énivre et le rend furieux. La faculté de la résistance étant énergique en lui, il lui arrive de se révolter même contre son maître et de le traiter en ennemi. Son organisation est tellement impérieuse qu'il ne lui est pas toujours possible de lui résister. Et cependant le Boule-dogue est un chien fort intelligent et très précieux pour la garde et la défense. Cette race a été jugée si dangereuse qu'on l'a complètement défendue à Paris où un grand nombre de malheurs sont arrivés à cause d'elle.

On pourrait multiplier beaucoup les observations que présente la Phrénologie comparée ; mais ces quelques faits généraux paraîtront sans doute suffisans pour établir le caractère d'universalité auquel a droit la science.

Constater que la supériorité des êtres est en raison directe de la perfection de l'encéphale, c'est prouver toute la distance qui sépare l'homme des animaux, même les plus élevés. Une semblable vérité, peut à la rigueur se passer ici de démonstration. Si nous ne nous sommes point arrêtés à établir les différences organiques et physiologiques qui font de l'Espèce humaine un règne véritablement distinct, c'est parce que ces études regardent plus particulièrement l'histoire naturelle que la Phrénologie. Cependant on ne nous saura peut-être pas mauvais gré de consacrer quelques lignes à cette importante question, en terminant ce paragraphe.

Depuis l'instant de sa conception jusqu'à celui de sa maturité, l'homme traverse successivement tous les échelons de l'échelle zoologique. A l'état d'embryon ; il commence d'abord sous l'empire des lois de la chimie organique, ne possédant, pour ainsi dire, la vie qu'en germe. Le cerveau étant le premier organe qui se forme, on peut dire que la conception n'est autre autre chose que l'application d'un système de forces à une certaine quantité de matière nerveuse, lesquelles forces développent par un travail continu les autres organes et donnent lieu, par l'assimilation, au phénomène de la croissance. Bientôt l'enfant passe à la vie bornée des animaux infusoires et des zoophites, et ses organes se développant progressivement, les instincts ne tardent pas à naître et, après eux, les sentimens. Plus tard se manifeste l'intelligence, sous l'influence des impressions intérieures et extérieures. Enfin, rendu à son apogée, l'homme est à un si haut degré de perfectionnement de l'animalité, qu'on peut dire, encore une fois, qu'il forme tout-à-fait un règne à part.

« En quoi l'homme est-il supérieur aux animaux? se
» demande Broussais, dans son cours de Phrénologie. Les
» surpasse-t-il par des organes sensoriaux plus parfaits?
» Non; l'avantage sous ce rapport n'est pas pour lui.
» L'aigle a de meilleurs yeux; le chien, l'animal herbi-
» vore, etc., ont un appareil olfactif bien plus puissant.
» La nature s'est montrée beaucoup plus libérale envers
» eux qu'envers nous sous ce rapport, comme sous celui
» du développement de la partie du cerveau qui corres-
» pond aux organes des sens. Ce n'est pas là que gît la
» cause de notre supériorité. La trouve-t-on dans les ins-
» tincts? Pas davantage : les instincts des animaux sont
» plus prononcés que ceux de l'homme, car les besoins
» qui en sont l'expression se manifestent plus clairement
» et sont satisfaits par des actes plus énergiques. C'est
» par des sentimens plus élevés, par une intelligence
» plus étendue, par des abstractions d'un ordre supé-
» rieur, par le besoin et le pouvoir de nous comparer
» avec tous les autres corps, et de comparer entre elles
» nos différentes facultés; c'est aussi par la faculté de
» créer des signes, c'est-à-dire, de rattacher nos sen-
» sations, nos perceptions, nos jugemens, nos sentimens,
» nos instincts à des sons, à des formes, à des couleurs,
» et de nous les transmettre; en un mot, de faire sentir
» et penser les autres avec nous que nous l'emportons sur
» les animaux.

« Comme vous le voyez, continue-t-il un peu plus bas,

» c'est surtout par l'intelligence que l'homme s'élève si
» haut au dessus des animaux ; car la faculté de produire
» et de concerter des signes fait évidemment partie de l'in-
» telligence ; c'est une ampliation des facultés intellec-
» tuelles qui ne se présente que chez nous. Mais tous
» ces phénomènes ont des instrumens différens ; d'où il
» suit qu'aucun d'eux ne peut s'expliquer par un autre.
» Ce grand fait, qui ne pouvait être démontré que par
» l'étude anatomique et physiologique du cerveau, c'est-
» à-dire par la méthode fondée par Gall, est bien digne
» de votre attention. »

On remarque dans l'organisme de l'homme une justesse admirable dans les proportions et les rapports des difrents systèmes dont il est composé. Sa charpente, la partie osseuse de son corps, est d'une architecture savante et supérieure à celle des animaux les plus majestueux ; son système nerveux, si fécond en phénomènes magnétiques atteint un degré de perfection, dont celui du singe est fort éloigné encore. L'homme avec les nerfs les plus fins et les plus déliés a reçu de la Nature le cerveau le plus grand, et c'est là qu'il faut chercher la cause de la supériorité de son intelligence. Les naturalistes ont remarqué que le cerveau, chez les mammifères, est six fois plus grand que le cervelet, tandis que chez l'homme il l'est neuf fois plus. C'est là ce qui donne à la tête humaine un développement beaucoup plus considérable du crâne et du front, et au visage un air de noblesse que ne peuvent avoir les animaux les plus élevés. Mais l'homme possède encore une organisation qui lui est particulière pour le langage. Aucun animal n'offre une combinaison d'os et de muscles pareille à celle que présentent les organes de notre voix. Si , comme le fait judicieusement observer Broussais, il y a des animaux qui ont certains sens plus puissans que les mêmes sens chez l'homme, aucun ne les possède, comme lui, d'une manière si complète et dans une si riche proportionnalité.

Le visage de l'homme n'étant pas obscurci dans les parties les plus mobiles, telles que les yeux, le nez, les lèvres, le front, par un masque velu, l'état de son âme peut se transmettre à l'extérieur, et c'est là ce qui lu donne un caractère vraiment divin. Cette rapidité avec laquelle se reproduisent au dehors les émotions dont son esprit est agité, est un signe frappant de la place éminente qu'occupe l'homme dans l'univers. Il faut donc le dire, l'homme est le chef-d'œuvre de la Nature : elle a déployé, pour sa formation, toute la richesse de ses ressources, et les formes géométriques les plus élevées attestent suffisamment sa science profonde et la perfection de son œuvre. Tout, dans la Nature, est dans une continuelle progression ; et depuis la forme rectiligne du cristal, jusqu'à la forme onduleuse et ovale de l'homme, tout se succède et s'enchaîne dans une vaste série, selon la loi immuable du progrès.

VI.

La Phrénologie est-elle constituée ?

Les Phrénologues ne se sont occupés jusque aujourd'hui que de la recherche des organes, de la valeur des observations, de la propagation des faits découverts, enfin, que des conséquences philosophiques à tirer de l'organologie du cerveau. Il fallait, avant de songer à ériger la Phrénologie en science positive, qu'elle fût assez riche en observations et qu'elle possédât un nombre suffisant de faits indestructibles, pour lui servir de base.

Les Phrénologues avaient encore une autre tâche à remplir, c'était de répondre aux attaques dont ils étaient l'objet, de justifier leurs prétentions à fonder une doctrine et d'établir la supériorité de leurs études des facultés humaines, sur celle de la Psychologie, ne procédant que par voie d'investigation intérieure et purement intellectuelle.

Tous ces travaux préparatoires indispensables ont été faits avec intelligence et dévouement. La Phrénologie, sans être encore constituée comme science, est forte et puissante maintenant. Elle a une série d'observations incontestables, elle a des livres, des journaux, des défenseurs qui actifs poussent à son triomphe en la discutant avec ses contradicteurs. En un mot, la Phrénologie est toute prête à passer de l'analyse à la synthèse, à l'unité scientifique.

La méthode usitée chez les Phrénologues est excellente ; elle consiste à aller du connu à l'inconnu, par la voie exclusivement expérimentale et en ayant soin de soumettre chaque observation matérielle au contrôle de la raison philosophique ; elle consiste encore à partir des données psychologiques universellement admises, lesquelles reconnaissent dans l'homme trois sphères d'activité, celle des instincts, celle des affections et celle de l'intelligence. Ces trois sphères ayant chacune leur siége dans le cerveau, et leur localisation logique générale étant pour ainsi dire forcément acceptée, il ne reste plus qu'à prouver l'exactitude et la vérité des subdivisions des trois masses principales en organes de facultés distinctes. C'est là encore, comme on le voit, une affaire d'observation. Tout consiste donc à savoir : 1° si les facultés signalées par les Phrénologues existent bien réellement, 2° si ces facultés, reconnues existantes, ont des organes apparens pour les servir ; 3° si ces organes sont bien ceux qu'indique la science.

Une bonne classification élémentaire des passions de l'homme aurait été d'un puissant secours à la Phrénologie, ainsi que nous le verrons par la suite.

Pour nous résumer, nous dirons que si la Phrénologie n'a pu s'élever jusqu'à présent à l'état de science fixe, le moment en est enfin venu pour elle. Le principe en vertu duquel elle peut se constituer définitivement est celui de la proportionnalité qui existe entre l'énergie des forces qui composent l'âme humaine, la qualité, l'étendue et l'harmonie des organes qui lui servent d'instrumens de manifestation. Ainsi donc, en principe général :

Tout organe est proportionnel à l'énergie de la faculté à laquelle il sert d'instrument ;

Toute manifestation de faculté est proportionnelle :
1° A l'étendue,
2° A la qualité constitutive,
3° A la situation relative de son organe propre.

Le volume et la qualité donnent la puissance ; l'harmonie générale donne la variété des aptitudes et l'unité, avantage qui compense quelquefois et au delà celui de la masse.

Nous ferons voir que ces lois sont d'une exactitude absolue et d'une application facile.

VII.

Du principe de la Phrénologie.

Si la Phrénologie est une science, elle doit avoir un principe fondamental propre à expliquer tous les faits qu'elle peut embrasser.

Ce principe n'a pas encore été indiqué, au moins que nous sachions. Quel est-il donc? et voyons si nous le possédons bien réellement.

Le cerveau ne peut pas évidemment se trouver en dehors de la loi générale qui fait que les êtres se développent et acquièrent progressivement leur plus grande croissance. Cette force qui moule et étend la matière à sa convenance, n'est autre chose que l'attraction, unique fondement de l'univers et de tous les êtres qu'il renferme.

L'Homme est une série complète de forces ou attractions, unitairement combinées, de manière à correspondre aux trois sphères principales qu'embrasse la vie, à savoir : la sphère matérielle, la sphère affective et la sphère intellectuelle. Il ne saurait en être autrement, puisque l'Homme est image de l'univers et doit en conséquence se trouver en rapport direct avec les faits de différens ordres qui le constituent. Les forces qui composent l'âme humaine, et par lesquelles elle est en analogie avec le Créateur, sont sollicitées, suivant leur degré respectif d'énergie, par leurs affinités extérieures. Lorsque cette sollicitation est favorisée par d'heureuses circonstances, l'énergie des forces passionnelles s'accroît, l'individu se perfectionne.

Maintenant, comme toute faculté, ou force spirituelle quelconque, est obligée d'emprunter la matière pour se faire un instrument de manifestation, on conçoit que cette manifestation est d'autant plus complète et puissante que l'instrument dont elle se sert est plus parfait et plus puissant lui-même. Les organes cérébraux dont le but est de fournir un point d'application et un instrument aux facultés, ont donc nécessairement un arrangement et une dimension proportionnels à l'énergie de ces facultés, du moins dans la généralité des cas.

Bien que la proportionnalité entre le volume de la tête et la puissance du système passionnel de l'homme, soit une loi fixe, elle ne laisse pas que d'avoir un assez grand nombre d'exceptions, surtout dans nos conditions sociales actuelles. En effet, l'éducation n'est presque jamais en rapport avec notre nature et la contrarie même presque toujours. D'un autre côté, l'individu est exposé à mille chances de déviation et d'abrutissement qui ôtent aux signes extérieurs de l'organisation toute certitude, du moins pour le moment. Le tempérament, l'alimentation, le régime hygiénique, les maladies viennent encore opposer des difficultés très sérieuses aux appréciations phrénologiques et les rendre extrêmement délicates.

Nous verrons plus tard, en son lieu, quelles sont les principales circonstances dont l'observateur phrénologue doit tenir compte pour commettre le moins d'erreurs possibles. Quant à présent, c'est du principe fondamental de la science que nous devons nous occuper exclusivement.

Ce principe est donc, comme nous l'avons dit, l'Attraction, non pas une attraction brute telle que celle qui tient réunies les molécules d'un corps, mais une attraction rendue à son plus haut degré de richesse et de puissance par les variétés de son unité harmonique; une attraction dont les élémens, distribués en série, correspondent analogiquement à l'ordre si admirablement gradué de l'univers; une attraction enfin, véritable foyer de forces vivantes, lesquelles font en même temps de l'homme, le fils de Dieu, l'image du monde et le roi de la création.

Comme foyer de vie, comme principe de l'âme, nos forces essentielles composent une unité dont le centre d'action est notre tête. C'est de là que part l'impulsion, le commandement de tous les actes que nous accomplissons, soit dans la sphère des instincts, soit dans celle des affections, soit dans celle de l'intelligence. L'ensemble de nos facultés formant une unité parfaite, l'organe qui leur sert de moyen de manifestation doit être également un et multiple, et sa multiplicité doit même s'envelopper d'une espèce de mystère, ce qui a lieu effectivement puisque le cerveau peut se dérouler en une seule nappe et faire disparaître ainsi toute trace du siège particulier des organes.

Ce fait physiologique a paru à plusieurs un argument contre la diversité des organes, admise par la phrénologie; mais cette erreur venait d'un défaut de réflexion et de mauvaises données psychologiques.

Les deux lois qui régissent l'organisation du cerveau, comme l'organisation du corps, comme celle de tous les êtres, comme celle de la création tout entière, sont donc *l'Attraction* et *la Série*, la force essentielle, primitive, éternelle, et les nuances régulièrement échelonnées, harmoniquement combinées en gamme, soumises à une immuable distribution.

Maintenant la formule du principe sera fort simple et nous dirons :

1° La somme des facultés est, sauf exception, proportionnelle à la masse totale du cerveau.

2° La faculté est, sauf exception, proportionnelle au développement de la partie ou de l'organe qui lui correspond.

3° L'unité des facultés, leur équilibre, est proportionnel, toujours sauf exception, à la disposition régulière et harmoniquement symétrique de la masse des organes contenus dans le crâne.

Ces trois principes qui, en réalité, n'en forment qu'un seul et général, nous serviront, ainsi qu'on le verra, lorsque nous arriverons aux applications, à expliquer tous les phénomènes phrénologiques.

CHAPITRE III.

DES LOIS DE LA VIE.

Considérations préliminaires.

Tous les phénomènes de la vie univervelle sont donc régis par deux lois, celle de l'Attraction et celle de la Série ; la première qui distribue les rôles, marque les destinées, la seconde qui distribue les harmonies; toutes deux constituent la grande unité de la création éternelle.

La connaissance des deux lois que nous venons d'indiquer conduit à l'explication de tous les mystères, en quelque sorte, à l'initiation des plans de Dieu. Si l'univers n'a pas d'autre fondement que ces deux principes éternels, l'homme ne saurait non plus avoir d'autres lois, puisqu'il est, de l'aveu de toutes les générations, le *microcosme* ou petit monde. Comment donc alors pénétrer cette synthèse vivante de l'ordre universel, autrement qu'à l'aide des deux clés qui ouvrent la science divine ? Comment donc se diriger dans les innombrables replis du cœur humain sans le secours de ce fil conducteur? Aussi, avons-nous vu, jusqu'aujourd'hui, tous les philosophes et tous les docteurs proclamer que l'âme humaine était insondable, tout en reconnaissant cependant que l'homme était fait à l'image du monde. C'est que ces fausses lumières des nations ne possédaient pas encore le principe de la vraie science, c'est qu'elles ne connaissaient pas encore le mot de l'énigme.

Maintenant que l'esprit humain arrive à grands pas à la croyance de l'unité de système dans l'univers et, conséquemment, à l'application intégrale des lois qui lui ont déjà servi à expliquer l'ordre physique, le redoutable problême de la destinée et tous les petits problèmes moraux accessoires vont recevoir leur solution.

La science positive, par son représentant le plus éminent, M. Cauchy, de l'Institut, vient de faire son entrée sur ce terrain tout neuf encore. Cet illustre mathématicien, cet infatigable savant vient d'annoncer, dans un mémoire récemment lu à l'Académie, qu'il considérait comme possible l'application du calcul à la mécanique passionnelle. Cette théorie qui le conduit nécessairement à déterminer les forces d'impulsion de l'âme humaine, ne saurait avoir d'autre résultat logique que le calcul même de l'attraction et la solution du problème de la destinée. La théorie d'association de Ch. Fourier n'a pas d'autre base que les données nettement formulées que commence à entrevoir M. Cauchy.

Le travail dont nous parlons, et qui a été lu à l'Académie des sciences, dans la séance du 14 juillet dernier, nous paraît tellement important que nous croyons ne pouvoir nous dispenser d'en donner au moins une analyse rapide. Nous empruntons cette analyse à la *Démocratie pacifique*.

Selon M. Cauchy, il n'est aucune sorte de phénomènes, aucune sorte de questions où l'intervention des sciences mathématiques ne puisse devenir d'une extrême utilité. Il déplore que la science des nombres ne soit pas plus employée qu'elle ne l'est dans l'étude des phénomènes intellectuels et moraux. La statistique et le calcul des probabilités sont les seules applications qui aient été faites des sciences exactes à ce monde de faits qu'on croit faussement en dehors de l'algèbre. Il espère que les applications se multiplieront, et quant à lui, il tente une nouvelle application, celle de la MÉCANIQUE au domaine de la philosophie.

« Ce qui caractérise, dit-il, la Mécanique, ce qui la distingue plus nettement des autres sciences, c'est l'étude de la *Force*? Mais qu'est-ce que la Force? Est-ce un être ou l'attribut d'un être? La Force est-elle matérielle ou immatérielle? Si, comme on l'admet généralement, la force dirige et modifie le mouvement de la matière, ne serait-il pas absurde de croire qu'elle est matérielle ; et si elle est immatérielle, comment peut-on la mesurer, la calculer, la représenter par des nombres ? Enfin, les forces que l'on considère en Mécanique rationnelle sont-elles distinctes de celles que l'on considère dans les sciences physiques et naturelles, dans les sciences morales elles-mêmes ? Sont-elles distinctes, en particulier, de la force qu'on nomme force vitale? »

Telles sont les premières questions que se propose d'étudier M. Cauchy; il pense qu'elles sont dignes de l'attention, non seulement des amis d'une saine et haute philosophie, mais encore des géomètres, des chimistes et des physiciens, parce qu'une telle étude, en éclairant les bases sur lesquelles reposent les sciences mathématiques, contribuera, d'une part, à rendre plus facile l'enseignement de ces sciences, et, d'autre part à détruire des objections spécieuses élevées contre elles avec une apparence de raison. « Des esprits timides et irréfléchis, dit-il, se scandalisent peut-être de voir l'analyse mathématique entreprendre de soumettre à ses calculs, non seulement les objets sensibles, non seulement la matière et ses attributs, mais aussi ce qui paraît immatériel, et en particulier la force elle-même.» Mais il ne craint pas l'objection que ces personnes lui feront, et qui consistera à dire que la force doit être considérée comme l'expression d'une volonté, comme le produit, l'émanation de l'intelligence, et qu'attacher la force à une matière inerte, la clouer, pour ainsi dire, à un point matériel, c'est vouloir matérialiser l'intelligence. Il ne craint pas cette objection, car il va démontrer que la Force est une loi venant de l'Etre souverain, et à laquelle obéissent tous les êtres sans le savoir. La Force, ce n'est pour lui, ni un être matériel, ni un être spirituel, c'est une obligation imposée par la volonté suprême.

Pour suivre la démonstration un peu mystique de M. Cauchy, il faut savoir les définitions des trois sortes de forces qu'il admet, forces physiques, forces intellectuelles, forces morales. « Les forces physiques, dit-il, sont celles qui dans un système de points en repos se manifestent par des pressions, par une tendance du système au mouvement, et qui, dans le cas où le système vient à se mouvoir, modifient sans cesse les vitesses acquises par les différents points.

» Les forces intellectuelles sont, par exemple, celles que Képler à su appliquer à la démonstration des lois qui portent son nom, et Newton à la découverte du principe de la gravitation universelle.

» Enfin les forces morales sont celles d'une jeune fille qui, née souvent au sein de l'opulence et dans un rang élevé, mais dévorée d'une ambition que la terre a peine à comprendre, embrasse volontairement la pauvreté pour devenir la servante des indigents, et s'empresse d'échanger les fêtes, les honneurs, les plaisirs qui l'attendaient dans le monde, contre une vie de labeur, de dévouement et de sacrifice. »

Ces définitions posées, M. Cauchy s'occupe spécialement des forces physiques. Il remarque que les unes sont permanentes, indépendantes de notre volonté, comme la gravitation universelle : nous ne pouvons empêcher la terre de tourner, ni arrêter le soleil dans sa course à travers les espaces infinis. D'autres forces, que nous créons nous-mêmes, naissent et s'éteignent à notre volonté, par exemple, les forces par lesquelles nous donnons la locomotion aux différentes parties de notre corps. Enfin, d'autres sont indépendantes de notre volonté ; nous ne les créons pas, nous ne les faisons pas agir ; mais cependant elles sont variables avec notre âge, avec notre santé : ce sont les forces physiques appliquées à la digestion, à l'assimilation, à la nutrition.

Eh bien ! toutes ces forces, évidemment, ne sont que prêtées momentanément aux êtres auxquels elles sont appliquées. Elles ne viennent pas de lui. Un point matériel est inerte ; il n'est point la cause de sa gravitation : si on coupe un bras à un homme, il ne dépend plus de lui de le faire mouvoir ; on ne peut rendre leur fonction aux organes vitaux quand l'heure de la mort a sonné. Il est donc vrai que les forces existent à la manière des lois dont elles sont l'expression la plus simple ; de même que, dans la vie sociale, le législateur promulgue des lois qui font agir la société, qui s'expriment par des forces, causes des phénomènes sociaux, de même, dans le monde universel, les forces sont l'expression des lois promulguées par la volonté du législateur souverain, de l'Etre suprême, unique. Telle est l'idée émise par M. Cauchy.

» Une force, poursuit l'illustre géomètre, appliquée à un corps, à un être matériel, est la puissance que confère à cet être une loi établie par le Créateur. C'est l'obligation qui lui est imposée d'obéir constamment et invariablement à la loi dont il s'agit.

» Si l'on objectait qu'il n'est pas naturel d attribuer à un être purement matériel le pouvoir de se porter spontanément dans une direction plutôt que dans une autre, et de choisir lui-même son chemin, nous répondrions que le choix a été fait à l'avance, à l'insu de cet être. Sans doute, la matière est inintelligente, mais elle obéit, sans le savoir, à une intelligence souveraine; sans doute, cette obéissance passive est pour nous un mystère, mais un mystère analogue se trouve dans ce qu'on appelle l'instinct chez les animaux, chez l'homme lui-même. Cet instinct n'est-il pas l'obéissance passive par laquelle ils concourent, même sans le savoir, à l'exécution des lois établies par le souverain législateur? Cette obéissance est subie par les êtres organisés et les êtres organiques, par les animaux, les végétaux, les pierres elles-même. C'est la MÉCANIQUE PASSIONNELLE. »

Malgré l'élévation et l'autorité de M. Cauchy dans la science, nos corps savans hésiteront très certainement à reconnaître la fécondité des tentatives actuelles de l'illustre académicien, et ne manqueront pas de les comparer à celles d'ordre à peu près analogue qui ont été infructueusement faites par plusieurs génies éminens. Les corps savans sont ordinairement en retard lorsqu'il s'agit de découvertes importantes tout-à-fait en dehors de leurs travaux habituels. Il ne faudrait donc pas s'étonner de les voir prendre parti contre M. Cauchy et chercher à déverser le ridicule sur ses ingénieux essais. Mais cette opposition, si elle pouvait avoir lieu, serait inutile, car ce que les corps savans repousseraient de leur sanctuaire a déjà conquis son droit de cité dans le monde profane et est désormais indestructible; M. Cauchy ne fait, en ce moment, et avec les procédés qui lui sont personnels, qu'ouvrir les portes de l'Institut à la théorie de l'Attraction passionnelle, découverte par Fourier.

Puisque nous acceptons comme les seuls principes fixes de la science de l'homme, aussi bien que de toutes les autres connaissances, les lois de l'Attraction et de la Série, on conçoit qu'il est indispensable que nous nous arrêtions à les examiner et à les définir et que nous leur consacrions un chapitre spécial. Ce travail est d'autant plus nécessaire qu'il fera mieux comprendre ce que nous avons dit trop succinctement sur les principes fondamentaux de la Phrénologie et qu'il servira aussi de *criterium* pour apprécier les applications que nous ferons par la suite. Ces avantages suffiront, nous l'espérons, pour faire surmonter au lecteur quelques pages d'étude un peu sérieuse.

L'ATTRACTION.

I.

De l'Attraction en général.

Comme il est important, avant d'aller plus loin, de bien fixer l'esprit sur le principe général que nous avons posé plus haut, nous allons traiter spécialement de l'Attraction.

L'observation découvre chez tous les êtres et même dans tous les corps inorganiques une force occulte qui réunit les différentes molécules dont ils se composent et détermine ainsi leur unité matérielle. Cette même force agit aussi extérieurement et pousse les corps l'un vers l'autre avec une puissance et une vitesse relatives aux conditions dans lesquelles ils se trouvent placés. Cette force mystérieuse qui se rencontre partout a reçu des noms divers, selon le caractère particulier qu'elle revêt. Ainsi, on l'a appelée affinité, cohésion, pesanteur, gravitation, attraction, instinct, affection, passion, suivant le mode de ses manifestations dans tel être ou dans tel corps. Comme nous ne voyons pas la nécessité de donner un si grand nombre de noms au même phénomène et que ce serait établir une complication gênante, nous le désignerons par le mot générique d'attraction qui nous paraît le mieux exprimer l'action produite; et comme l'attraction offre un caractère tout particulier lorsqu'elle se manifeste chez l'Etre humain, nous déterminerons alors son sens par l'adjectif *passionnelle*.

On saura donc, lorsque nous parlerons de *l'Attraction passionnelle*, que nous entendons par là la force indestructible qui constitue la vie essentielle de l'homme.

La propriété la plus générale de l'Attraction est de réunir, d'aglomérer, de grouper, de tendre à tout confondre dans une unité totale.

Jusqu'à Ch. Fourier, les physiciens, naturalistes, philosophes et psychologues ne s'étaient pas douté le moins du monde que l'Attraction s'étendît à tous les règnes indistinctement et qu'elle eût son siége dans l'universalité des êtres, avec des modifications correspondantes à leurs destinations respectives. On n'avait pas encore eu le génie de s'élever à la conception d'une loi unique, pour le monde physique et le monde moral, ou du moins si un homme l'avait fait, il n'avait pas songé ou peut-être même pas osé en proposer l'application aux sociétés terrestres. Et d'ailleurs cette puissance mystérieuse de l'attrait n'avait pas reçu de lui la dénomination scientifique qui lui convient, pas plus qu'elle n'avait été soumise au calcul. *L'amour dominant* de Swedemborg était resté une notion de pur sentiment, une simple donnée psychologique, mais il n'avait pas pris sa place dans la science.

Sans doute, on avait reconnu que l'homme, aussi bien que l'animal et la plante, tendait de toutes ses forces vers les objets susceptibles de lui procurer des jouissances; mais si on avait trouvé légitimes les tendances sensitives et instinctives de la brute et du végétal, on condamnait, impitoyablement celles de l'homme comme devant l'égarer et le perdre. Le génie qui devait analyser ces tendances, prouver leur innocuité, bien plus, leur haute valeur; le génie qui devait les satisfaire en les plaçant dans leur milieu naturel, n'était pas encore venu.

II.

L'Attraction, loi unique.

Si l'Attraction n'était pas le ressort unique dans la Nature, il n'y aurait ni simplicité, ni unité, ni économie, ni sagesse. Plusieurs agents seraient employés là où un seul peut suffire ; il y aurait une complication dont rien ne saurait justifier l'existence ; des mouvemens confus ou opposés tendraient à se nuire ou à se paralyser ; enfin, il serait absurde que l'attrait qui fait exécuter les choses par le seul stimulant du plaisir, fût insuffisant et que la Nature eût dû recourir à des ressorts de contrainte, toujours pénibles et douloureux pour ceux qui devraient en subir l'action. Cette seule hypothèse serait une accusation d'inintelligence, de cruauté ou d'impuissance contre l'Auteur des choses.

Il y a donc une seule loi qui règle tous les mouvemens, aussi bien celui des âmes que celui des corps bruts ; seulement cette loi est composée, pleine de richesse, d'unité et d'harmonie chez l'homme, tandis qu'elle est simple et rudimentaire dans le caillou qui se forme dans les entrailles du globe.

C'est en obéissant avec intelligence et docilité à cette loi unique et universelle que l'humanité accomplira, sans effort et avec bonheur, sa destinée, comme nous voyons se mouvoir harmoniquement dans l'espace tous les êtres, depuis les sphères célestes jusqu'aux insectes qui vivent en société.

L'attrait, c'est l'amour conservateur qui pénètre tout ; c'est la cause même de la manifestation de la vie, car dès qu'il se retire, l'existence demeure suspendue.

III.

L'Attraction, attribut de la vie.

L'Attraction est en réalité l'attribut fondamental de la vie. Elle est la manifestation la plus éclatante de l'amour divin pour toutes les créatures, ou plutôt, c'est le foyer éternel qui échauffe et anime tout ce qui vit ; et , dans chaque être , l'étincelle dérobée à ce foyer est d'autant plus brillante que son réceptacle se trouve plus ou moins favorable, plus ou moins parfait. Chez l'être inférieur, l'Attraction est monotone et languissante ; chez l'homme, elle a mille facettes richement colorées , surtout quand il se trouve placé dans l'état qui convient à sa nature. C'est ainsi, par exemple, que les passions s'élèvent, se raffinent, s'épurent, s'ennoblissent par une bonne direction, tandis qu'elles perdent leur caractère et leur bonté, si on les comprime ou qu'on les abandonne à l'empire des appétits grossiers.

IV.

L'Attraction, levier divin.

Entre les mains de Dieu , l'Attraction est un charme tout puissant qui porte ses créatures à obéir avec ivresse, c'est-à-dire , à concilier leur libre arbitre avec sa volonté. Elle est un stimulant qui pousse incessamment l'être dans la voie de sa destinée et du bonheur ; et toutes les fois qu'il souffre, il devrait comprendre qu'il s'éloigne de son but, qu'il abuse de sa liberté.

Mais, si l'Attraction ramène les êtres à leur destinée par le plaisir, elle sert aussi à les y confirmer par la même influence.

Où donc est-il cet homme si fier de sa raison, de ses merveilleuses facultés et qui cependant montre moins de véritable sagesse que l'animal qui fuit avec empressement à l'approche de la souffrance ? O philosophes et docteurs , vous avez épuisé bien des efforts et bien des siècles pour devenir plus ingénieux dans votre résistance aux impulsions de la Divinité !

Qu'elle preuve plus éclatante pouviez-vous donner de l'insuffisance de la sagesse humaine ! Hélas ! cette sagesse n'est, devant Dieu, que la plus misérable des folies, quand elle ne se rallie pas aux vues providentielles. Grands hommes que les générations ont admirés, vous portiez en vous-mêmes le flambeau de la révélation, vous profitiez de sa lumière pour suivre les carrières qui vous étaient assignées et accomplir les nobles travaux qui vous passionnaient ; et quand il s'est agi de montrer le chemin à vos semblables, vous avez éteint ce flambeau et les avez conduits dans les ténèbres. L'orgueil vous a perdus, en vous laissant croire que vous étiez d'une nature plus excellente que les autres, qu'à vous seuls il était permis de suivre une vocation de plaisir et d'attrait, tandis que le vulgaire devait éternellement demeurer enchaîné à la contrainte et à l'ennui. Il y avait sans doute dans vos cœurs de généreuses sympathies pour les douleurs de vos frères, et votre plus grande joie et votre plus beau triomphe eussent été d'y rémédier ; mais il vous aurait alors fallu plus d'humilité dans vos recherches. Vous avez trop mis votre foi et votre espérance en vous-mêmes. Vous avez eu l'orgueil de croire suppléer aux œuvres de Dieu en comblant ses lacunes et réparant ses fautes, et votre génie a été frappé de stérilité ! Mais réjouissez-vous aujourd'hui : le rayon du bonheur revient caresser nos fronts abattus, la révélation divine s'élargit et se complète, l'Evangile du salut va être dévoilé dans son sens interne et annoncé de nouveau à la terre. L'amour va recevoir une application définitive et une consécration nouvelle.

V.

L'Attraction, boussole sociale.

Puisque l'Attraction, comme principal attribut de la vie, est une loi universelle qui embrasse nécessairement tous les faits, elle doit être, en même temps qu'un guide certain pour connaître la destinée, l'interprète de Dieu relativement à l'organisation des sociétés humaines. C'est par elle, en effet, que l'on peut obtenir une confirmation de la valeur des procédés employés pour régir l'Espèce ; c'est elle qui doit faire savoir si ces procédés sont bons ou mauvais. Si les attraits naturels n'éprouvent, dans chacun de nous, aucun froissement ; si , au contraire , ils se trouvent satisfaits par la forme sociale, c'est que cette forme est en rapport avec notre nature et conséquemment bonne; nous vivons alors sous une véritable loi d'amour et de grâce. Mais si nos attraits sont douloureusement comprimés, nous subissons le joug de l'homme, nous sommes esclaves et malheureux, et nous devons chercher les moyens de nous affranchir ; c'est-à-dire , de constituer un milieu dans lequel nous puissions trouver une garantie à l'expansion régulière et harmonique de tous nos penchants légitimes. Ce milieu, c'est la société humaine aussi parfaite qu'elle peut l'être. Contester la possibilité de cette société, c'est rejeter complètement l'idée d'une destinée heureuse ; c'est détruire la liberté de l'homme en affirmant qu'il ne pourra jamais réaliser son but ; c'est nier aussi une sagesse ordonnatrice dans l'univers et tomber dans l'athéisme ; ce dernier mot de l'impuissance à s'élever au calcul des causes et des fins.

VI.

L'Attraction passionnelle.

Comme notre but ici est seulement de développer les principes de la science de l'homme , il importe surtout d'étudier cet agent vivant sans lequel les destinées générales ne sauraient s'accomplir.

L'étude de l'homme n'a été faite jusqu'aujourd'hui que d'une manière tout-à-fait incomplète. On est parti du point de vue d'une morale répressive et sans caractère absolu de vérité ; on a admis comme faculté de l'homme tout ce qui paraissait rentrer dans ce cadre étroit, et on a proscrit , comme le fruit de la déchéance, du péché, de la dégradation, tout ce qu'il ne pouvait contenir. Il n'est pas même venu à l'esprit des philosophes de suspecter la morale et la société. Ils ont mieux aimé accuser la nature humaine, fille immortelle de Dieu, plutôt que les enfautemens de leur imagination en délire. Ou bien, si quelques-uns d'entre eux ont été assez hardis pour proclamer la bonté native de l'homme et la malfaisance de nos civilisations qui le déforment et le vicient, ce ne fut pas pour s'élever à un échelon supérieur de société, mais au contraire pour rétrograder jusqu'à la sauvagerie, comme le voulait Jean Jacques.

Seuls dans les temps modernes, Ch. Fourier et Gall reconnurent et proclamèrent l'innocuité des facultés; mais c'était surtout au premier qu'était réservé l'honneur de donner dans son entier la constitution passionnelle de l'homme; c'est lui qui devait indiquer scientifiquement la tendance et le but social de chacune des trois sphères de notre activité.

« L'Attraction passionnelle, dit Fourier, est l'impulsion donnée par la Nature antérieurement à la réflexion, et persistante malgré l'opposition de la raison, du devoir et du préjugé. » Toute résumée qu'est cette définition, elle indique assez quelles sont les propriétés et les caractères généraux de l'Attraction humaine. On voit, en effet, qu'elle est souverainement impérieuse, qu'elle ne souffre de résistance que celle qu'elle ne peut surmonter. Elle récompense d'ailleurs par la joie, la santé et le bonheur la docilité à ses lois, tandis qu'elle châtie impitoyablement la désobéissance opiniâtre.

VII.

Caractères principaux de l'Attraction.

L'Attraction passionnelle a trois caractères principaux: le premier, c'est de tendre invinciblement à réunir les objets; le deuxième, d'être invariable dans ses impulsions; le troisième, de servir de *criterium* à la raison pour la mettre à même de s'assurer si vraiment elle se trouve en bonne voie.

La raison se trompe souvent quand elle agit seule; mais si elle peut avoir une boussole, un instrument pour se guider, elle devient alors infaillible. Eh bien! l'Attraction est cette boussole divine qui lui permet de se diriger dans la vie. Pourvu qu'elle sache se servir de cet instrument, elle n'a plus le moindre prétexte de se plaindre de la Providence, car elle peut atteindre à la certitude absolue, objet de tous ses vœux. Il est inutile d'observer que cette boussole n'acquiert sa valeur complète, absolue, qu'autant qu'elle fonctionne dans les conditions nécessaires, c'est-à-dire, dans un milieu où les passions ne peuvent dévier, bien que ces déviations ne soient pas moins une preuve de l'indestructibilité et de l'invariabilité de l'Attraction. Effectivement, quelles que soient les conditions sociales dans lesquelles se trouve l'homme, vous avez toujours le même fonds passionnel; seulement les résultats produits diffèrent suivant les obstacles que rencontrent les forces primitives ou les circonstances qui en favorisent l'essor. La passion qui se trouve arrêtée dans son mouvement naturel produira inévitablement des effets très différents de ceux qu'elle aurait amenés en suivant une marche régulière et coordonnée à la direction générale des autres impulsions. La force passionnelle peut se déplacer et suivre des voies indirectes, mais elle ne se détruit jamais.

VIII.

Buts généraux de l'Attraction.

L'Attraction passionnelle a deux buts généraux, le premier d'utilité, le second d'agrément. Celui d'utilité est de conduire à la détermination d'un état social conforme aux lois de la Nature en faisant connaître la place et le rôle de chacun des élémens sociaux. Le but d'agrément est de diriger dans l'étude de l'Analogie et des causes. Sous le rapport de la connaissance des causes, il est évident que c'est l'Attraction qui en donne la clé, puisque c'est par elle que nous concevons que toutes les créations doivent avoir des propriétés et des formes corrélatives et proportionnelles à leurs tendances et à leur destinée.

Puisque nous en sommes sur ce sujet, on nous saura gré d'emprunter quelques lignes intéressantes à M. A. Toussenel. Nous aurions désiré reproduire plusieurs de ses ingénieuses applications ; mais nous n'avons pas ici pour but d'édifier pleinement nos lecteurs sur la réalité de la science des correspondances symboliques, et nous n'en parlons que parce que l'Attraction lui sert de principe. Toutefois, ce que nous allons citer suffira pour faire comprendre tout ce qu'il y a de piquant dans ces études analogiques qui ouvrent à l'esprit humain une carrière pour ainsi dire entièrement neuve.

« La dualité d'essor, dit M. Toussenel, est un des caractères du mouvement universel. La puissance d'expansion fait équilibre à celle d'attraction ; le mal est à côté du bien ; il y a le monde harmonique et le monde subversif, comme il y a le socialiste intelligent et le conservateur borne.

» Tous les êtres créés, dans quelque règne de la vie qu'on les prenne, reflètent les passions de l'homme, roi de la terre, qui, lui-même, est miroir de Dieu. Par conséquent, toutes les familles animales et végétales reproduisent le double caractère du mouvement.

» Il y a des séries de bêtes et de plantes qui symbolisent presque exclusivement l'essor subversif de l'humanité ; ainsi, les félins et les serpents chez les bêtes, et les plantes parasites dans le règne végétal. Cependant, Dieu n'a pas permis à une seule de ces séries rebelles d'être en scission absolue avec l'homme. La redoutable famille des félins se rallie à l'homme par le chat domestique ; celle des serpents par la couleuvre à collier ; les plantes vénéneuses ont presque toutes un emploi utile en pharmacie.

» On rencontre bien aussi par-ci, par-là, et de temps à autre, quelque famille honnête exclusivement symbolique d'harmonie ; mais, il est inutile de le dissimuler, les images de subversion l'emportent affreusement par le nombre sur celles d'harmonie et de félicité dans la création actuelle : le mal y est la règle générale, le bien l'exception. Quel tableau désolant nous offre aujourd'hui l'étude de la Nature ! toujours et partout des emblèmes d'oppression, d'iniquité triomphante et de parasitisme ! Le chien, le cheval, l'âne, le bœuf, le porc sont presque seuls pour tenir tête à ces innombrables tribus d'animaux sauvages ennemies de l'homme et de ses cultures.

» L'analogie qui est la science des rapports des bêtes

et des plantes avec l'homme, obéit aux lois de la Série qui distribue les harmonies dans tous les règnes.

» Une des lois les plus saisissantes de la Série, c'est l'accord de contraste. Voulez-vous vous assurer de l'exactitude d'une analogie, cherchez-lui premièrement ses accords de contraste. Ces accords trouvés vous donneront à leur tour la série complète des analogies de la famille. Exemple :

» Vous êtes au milieu d'une société de gens de lettres ; une dame curieuse vous prie de lui apprendre l'analogie du chardon. Vous êtes pris à l'improviste, mais vous avez lu Fourier ; vous considérez que le chardon est *la pâture des ânes* ; vous répondez hardiment : le chardon est l'emblème du journal civilisé... car il ne peut pas y avoir de doute sur la chose. Cette réponse, si facile, vous a concilié immédiatement les suffrages de l'honorable assemblée. Encouragé par le murmure flatteur qui a accueilli vos prémisses, vous poursuivez l'analyse du végétal ; vous découvrez dans la tige hérissée de piquants venimeux, aussi bien que les feuilles, l'emblème de l'aménité de la polémique littéraire et parlementaire. Mais vous portez le dernier degré de la conviction dans tous les esprits de l'auditoire, quand vous en arrivez à la description de la graine, de la graine qui ne peut servir à rien, et qui a des ailes comme la renommée, et qui vole avec la rapidité du vent pour empoisonner les plus lointains pays, en dépit de la censure et de la douane.

» Creusez toujours, pénétrez au fond de la question. Vous savez déjà que le chardon est l'emblème générique du journal civilisé ; mais il y a de bons et de mauvais journaux : il doit donc y avoir de bons et de mauvais chardons. — Certainement. — Mais qui nous apprendra à les distinguer ? — Eh! mon Dieu! l'observation la plus simple, l'étude de leurs habitudes, de leurs odeurs, de leurs vices secrets. Coupez cette tige d'artichaut, plante indigeste et gourmande qui ne peut vivre qu'en plein fumier. Voyez cette matière noirâtre, sanguinolente et fétide qui découle de la plaie ; elle vous a souillé la main et la tache demeure, tenace comme de l'encre. C'est qu'il y a un vice de corruption là-dessous. *Cœur* d'*artichaut*, *cœur banal*, dit le peuple; et, en effet, l'artichaut symbolyse la feuille mercantille, qui vit de l'anarchie commerciale, fumier de la civilisation, la feuille prostituée, viciée de grangrène morale, qui a des convictions et des réclames pour tous ceux qui la soldent. Les civilisés font grand cas de l'artichaut. Voici, dans le cardon, l'analogie contraire, une plante modeste, honnête, candide, qui n'est pas imbue de sucs fétides comme l'autre, qui ne vend pas son âme comme l'autre, et qui fournit à l'homme un aliment délicat et léger dans les nervures de ses feuilles, emblèmes du travail utile comme celui de l'écrivain socialiste, du journaliste consciencieux, voué à la défense de la cause de l'humanité. Marchons toujours et nous allons trouver à la suite les unes des autres toutes les analogies de la série du journal. Revue de l'architecture, journal des beaux-arts (*Acanthe*) journal de l'industrie et des machines (Cardère, chardon-bénitier), etc., etc. »

La Nature est donc un tableau dans lequel la composition n'a rien d'arbitraire : tous les objets qu'elle présente sont les images, les emblèmes, les correspondances parfaites du jeu des passions humaines. C'est donc l'Attraction qui indique la cause de tous les phénomènes qui se produisent dans notre monde sensible. La matière sert à Dieu pour former les signes vivants au moyen desquels il s'exprime. Rien ne peut avoir lieu dans le domaine intellectuel qui n'ait aussitôt sa manifestation matérielle.

IX.

Causes et fins.

Mais l'Attraction ne sert pas seulement à faire comprendre ce livre sublime de la Nature, dont tous les sages ont exalté la beauté pour l'avoir mieux sentie que comprise; elle s'étend plus loin encore; notre monde sensible n'est pas assez vaste pour elle, elle en franchit les limites et va plonger sa lumière dans les régions de nos destinées futures. Comme une étoile miraculeuse, elle se lève sur nos têtes et nous invite à la suivre dans les voies éthérées, son séjour habituel. Et en effet, l'Attraction est la seule base solide de la théorie de l'immortalité. Celle-ci appuyée sur un semblable fondement devient une vérité mathématique, car il faudrait pour la détruire prouver à la fois que l'Attraction et l'unité de système dans l'univers sont des chimères, ce qui renverserait toutes nos observations sérieuses, toutes nos données scientifiques et nous rendrait pour jamais incapables de trouver un sens à la création. Ainsi, que de trésors nous découvre l'Attraction! En voyant son inépuisable fécondité, veut-on d'autre preuve qu'elle est bien réellement la loi fondamentale de la vie?

X.

Mouvement passionnel.

Nous avons dit que l'Attraction, suivant le siége qu'elle occupe dans les divers êtres, suivant ses récipients particuliers, avait des manifestations plus ou moins élevées sur notre petit globe. C'est dans l'homme qu'elle acquiert tout naturellement sa plus haute richesse, parce que l'homme, créature pivotale, image de Dieu et de l'univers, en est la synthèse fidèle. Chez l'homme, l'Attraction passionnelle est l'ensemble des attraits naturels qui agissent en lui : ce sont ses passions primitives, ses penchans naïfs, en un mot, c'est l'essence même de son être, car l'homme n'est que passion; sa vie est une série d'affections. Le mouvement passionnel constitue le règne hominal proprement dit, seul complet en accords brillants et en harmonie, relativement aux règnes inférieurs qui composent la Nature. C'est donc par l'Attraction que l'on arrive à savoir que tous les faits doivent être coordonnés au mouvement passionnel.

XI.

Etude de l'Attraction passionnelle.

L'Attraction passionnelle demande à être étudiée simultanément par voie d'analyse et de synthèse.

La méthode analytique consiste à décomposer l'homme en autant de passions que l'on trouve de tendances principales et importantes en lui, et en assignant à chacune de ses tendances son rang et son nom. On conçoit que pour faire de l'homme une analyse passsionnelle vraie, il est urgent de se dégager de tous préjugés philosophiques anciens ou modernes, afin de ne pas laisser de côté des attractions qui, pour n'être pas approuvées aujourd'hui, n'en sont pas moins réelles.

Avec la plupart des préjugés moraux répandus encore dans le monde, il serait impossible de faire une étude complète de l'homme.

On reconnaît que l'analyse passionnelle est bien faite, quand les forces découvertes et classées correspondent à toutes les nécessités de la vie sociale, sous le triple rapport des besoins sensuels, affectifs et intellectuels.

La méthode synthétique est opposée à celle que nous venons d'esquisser. Elle s'appuie sur le plan qu'à dû suivre Dieu dans ses œuvres, c'est à dire, sur l'analogie générale, l'unité de système et d'action. Ainsi, en admettant que Dieu se soit réellement peint dans l'univers (et sans cela, quel sens pourrait avoir ce dernier?), si l'homme, à son tour, est l'image de cet univers et par suite celle de Dieu, et s'il y a unité d'action pour but du mouvement universel, il faut bien reconnaître que l'homme a, de toute nécessité, une destination à remplir. Et cette destination ne saurait qu'être heureuse, puisqu'elle se trouve en analogie avec celle du grand Etre. Mais des fonctions ne s'accomplissent pas sans instrumens; il faut donc que Dieu nous en ait départi; et comme le but doit être invariable, il faut que les forces qui nous y poussent soient indestructibles. Or, ces tendances, parfaitement légitimes, puisqu'elles nous sont données pour concourir à la réalisation d'un plan conçu de toute éternité, ces tendances constituent l'Attraction passionnelle.

XII.

Ressorts de l'Attraction passionnelle.

L'Attraction a plusieurs ressorts principaux qui ne sont

autre chose que les passions proprement dites et leurs nuances, données par les facultés particulières et les résultats de leurs diverses combinaisons.

Nous étudierons ces ressorts de l'Attraction passionnelle en temps et lieu. Nous avons encore beaucoup de choses à voir auparavant, notamment la loi modificatrice de l'Attraction ou plutôt la forme que revêt celle-ci dans son mouvement combiné.

Toutefois, les considérations que nous venons d'émettre sont déjà suffisantes, ce nous semble, pour convaincre que l'organisation et les fonctions du cerveau ne sauraient dépendre d'une autre loi que de celle dont nous nous sommes occupés dans les pages précédentes.

LA LOI SÉRIAIRE.

I.

Variété dans l'unité.

Il suffit de regarder autour de soi pour se convaincre de l'immense variété qui existe dans l'univers. Cette diversité n'est assurément pas un effet du hasard, puisque l'esprit humain peut, jusqu'à un certain point, en saisir l'ordre général, en suivre l'enchaînement sans même se trouver en possession de méthodes supérieures. Et d'ailleurs, qu'est-le hasard ? La science depuis longtemps a fait justice de ce mot vide de sens, en prouvant qu'elle préside à tous les mouvemens. La confusion n'est donc point au sein de la variété; il y a au contraire un classement régulier, une suite admirable entre les différens termes dont elle se compose; et si des accidens ont laissé quelques lacunes, au moins peut-on les déterminer, ce qui prouve irrécusablement un ordre préétabli.

II.

La Série, loi ordonnatrice.

C'est la loi sériaire qui donne à la vie mille physionomies en lui faisant parcourir une vaste succession d'états, depuis le corps le plus simple jusqu'à l'être le plus composé, le plus riche, jusqu'à l'homme. Cette loi n'est cependant pas celle d'un prétendu progrès indéfini qui ne voit dans l'homme qu'un minéral transformé. Cette doctrine du *progrès continu*, formulée d'abord par Condorcet, puis acceptée par les St-Simoniens, n'est qu'une vue incomplète des choses et n'a jamais, tant s'en faut, constitué une loi fixe. Les êtres ne se confondent point les uns dans les autres en montrant une suite non interrompue d'états de plus en plus composés, de plus en plus parfaits. Tous, au contraire, demeurent comme types en la place que leur a assignée la Nature ; et la loi immortelle qui échelonne la vie, fait de chacun d'eux un individu parfaitement distinct, une unité, un point éternel qui ne s'efface plus dans la ligne tracée par la main du suprême Ordonnateur.

La Nature opère toujours mathématiquement ; elle ajoute, divise, multiplie, combine de mille façons. Les êtres ne se confondent, ne s'absorbent donc point, bien qu'ils se résument tous dans l'anneau supérieur de la chaîne vivante, dans l'homme. Ainsi la loi sériaire, loin d'être une loi de continuité confuse et absorbante, est au contraire une loi de continuité régulatrice, une loi d'ordre, mais aussi de stabilité, quand elle a pour objet les différens êtres. Elle ne revêt l'aspect de la mobilité que lorsqu'elle mesure les phases successives de la carrière d'un individu quelconque ; mais on comprend alors que c'est, dans ce cas, un de ses modes particuliers et que le nom de loi du mouvement est plutôt celui qui lui convient.

Si l'on considère analogiquement les créations, la loi sériaire n'est que le résultat sensible, matérialisé du jeu de l'Attraction passionnelle. Envisagée abstractivement de sa cause, la loi sériaire est une loi de mesure, de distribution régulière et harmonique, en même temps que de fixité dans cette distribution.

III.

Image de la Série.

On comprendra miéux la Série par le moyen d'un tableau que par toutes les définitions possibles. Elle est une succession de termes, partagée en trois parties et formant une unité complexe. La première partie se nomme *aile ascendante*, faisant équilibre à la troisième qu'on appelle *aile descendante*; la seconde, qui tient le milieu, est le centre ou *apogée*.

Voici un cadre qui suffira pour indiquer le type de la Série :

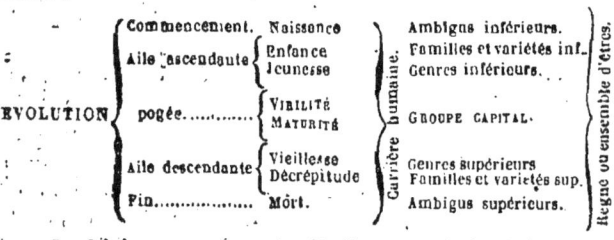

« La Série nous apparaît, dit l'Auteur de la *défense du Fouriérisme*, comme le procédé constitutif de l'ordre général depuis la molécule jusqu'a Dieu ; comme le *moule unique* du développement successif de la vie, et à la fois comme *le cadre* qui réunit sous un même point de vue ses faces si diverses. C'est elle qui préside à toutes les apparitions individuelles, qui les jette simultanément et tour à tour sur le clavier de l'espace et du temps comme les notes de l'universelle harmonie. Loi de contraste, d'ensemble et de hiérarchie marquant la place et le rôle du plus faible des êtres, et brisant quand son heure sonne, les plus immenses individualités comme des atomes : rhythme éternel des créations, qu'on ne saurait mieux résumer que par ces paroles du savant qui le premier en a révélé au monde la magnificence : « Double vibration ascendante et descendante de l'infiniment petit à l'infiniment grand, et de l'infiniment grand à l'infiniment petit. » (1)

IV.

Universalité de la loi sériaire.

« La Nature, dit Fourier, emploie les séries de groupes dans toute la distribution de l'univers : les trois règnes, animal, végétal et minéral, ne présentent que des séries de groupes. Les planètes même sont une série d'ordre plus parfait que celui des règnes : les règnes sont distribués en séries simples ou libres (le mot *libres* signifie que le nombre de leurs groupes est indéterminé) ; les planètes sont disposées en séries composées ou mesurées; cet ordre, plus parfait que le simple, est inconnu des astronomes et géomètres; de là vient qu'ils ne peuvent pas expliquer les causes de la distribution des astres, dire pourquoi Dieu a donné plus ou moins de satellites à telles planètes, pourquoi un anneau à l'une et point à l'autre, etc.

Puisque cette loi est universelle et qu'il serait impossible de concevoir l'unité et la variété sans l'admettre, il faut nécessairement conclure que l'homme doit y être soumis dans toute son organisation, comme dans la distribution de ses facultés, comme aussi dans ses œuvres. Forcé d'ailleurs d'agir sur les objets du monde extérieur pour se conserver et se développer, peut-il suivre une marche opposée à celle généralement adoptée dans la création? Mais alors sa mission serait donc de déranger, de désorganiser, de jeter partout la confusion? Le monde extérieur ne lui offrirait donc à chaque pas que des obstacles douloureux ? L'hypothèse de cette opposition constante ne peut s'admettre un seul instant, puisque ce serait rejeter l'homme hors de l'unité générale en supposant que les choses auraient été mal disposées autour de lui, ou

---

(1) Notions élémentaires de la science sociale de Fourier, librairie de l'Ecole sociétaire rue de Seine, 10, à Paris.

que lui-même n'aurait pas été créé pour agir sur elles conformément à l'ordre qui leur est naturel. Il faut donc, non seulement que l'homme obéisse à cette loi qui différencie et harmonise les êtres autour de lui, mais il faut encore qu'il soit lui-même organisé selon cette loi, et c'est en effet ce que prouve de la manière la plus évidente l'analyse passionnelle, qui nous montre les ressorts de l'âme humaine assujétis à la même distribution que celle des règnes de la création.

Voici encore d'autres preuves de l'universalité de la loi dont il s'agit. Nous les empruntons à M. A. Colin dans un travail bibliographique publié par la *Phalange*. (1)

« Avant de posséder la connaissance raisonnée de la loi sériaire, l'esprit humain en avait la notion instinctive. Dans l'antiquité, les artistes, guidés par le sentiment, firent une application fréquente de cette grande loi. Les architectes, les sculpteurs, les peintres, les musiciens, les orateurs suivirent, sans en avoir conscience, les inspirations de la loi sériaire. Les architectes donnèrent à leurs constructions un centre et des ailes ; dans la distribution, dans l'ornementation intérieure ou extérieure des monumens, la Série fut constamment leur guide. Le poète et le musicien, à leur insu, rendirent hommage à la même loi, par le nombre, le rhythme, la strophe et toutes les formes symétriques de la poésie et de la musique. L'orateur, et, plus tard, le rhéteur et le grammairien, qui analysèrent et perfectionnèrent les formes du langage, se conformèrent au même principe, par la construction de la période et l'enchaînement de toutes les parties du discours. La dialectique, cet art que les anciens avaient poussé si loin, la logique d'Aristote, si prisée dans le moyen âge, ne sont-elles pas l'expression fidèle de la Série, sinon dans les idées elles-mêmes, du moins dans le jeu, dans le mécanisme du raisonnement ? Enfin, quand la nécessité de se défendre ou d'attaquer eut fait de la guerre un art, une combinaison, une science ayant ses règles et sa théorie, ce fut la loi sériaire que l'on appliqua instinctivement à toutes les organisations et à toutes les opérations militaires.

Mars-Avril 1845;

» C'est qu'en effet il est impossible de produire une création quelconque, sans que la loi sériaire y soit plus ou moins empreinte. Quand l'homme voulut être créateur, il ne put s'empêcher d'imiter les procédés de la nature, il sentit que la beauté, la solidité, l'élégance, la force, la perfection en un mot, résultent partout et toujours de la distribution harmonique de toutes les parties qui composent l'objet créé. Ce sentiment exista surtout à un haut degré chez le peuple grec, le plus artiste des peuples de la terre. Les mots *d'harmonie* et de *symétrie*, que la langue française emploie aujourd'hui pour exprimer ce sentiment, qui est devenu, grâce à la doctrine de Fourier, une idée précise, une connaissance raisonnée, ces mots existent depuis vingt-cinq siècles dans la langue grecque. »

La distribution harmonique ou mesurée, la disposition sériaire est un fait tellement général que la chimie vient de déclarer, par la bouche de M. Laurent, que « *le nombre, la forme et l'arrangement sont aussi importants*, si non plus importans que la matière. »

Il y a tels prétendus philosophes de par le monde qui s'empresseraient de voir, dans cette déclaration, de la magie et de la kabale. Les esprits sains et consciencieux n'y verront que le résultat de nombreuses et savantes observations.

V.

Propriétés principales de la Série.

Cette importante loi sériaire est si manifeste dans l'univers, qu'il suffit de l'indiquer pour qu'on la reconnaisse et qu'on en saisisse aussitôt les précieuses propriétés. Sans elle, il n'y a plus de lien, plus d'unité ; il n'y a non plus ni nuances, ni mesure, ni proportions. La vie, si l'on pouvait la concevoir indépendamment de la loi sériaire, prendrait des développements irréguliers et monstrueux; ou s'étoufferait elle-même sous le poids de ses manifestations confuses. Supprimez cette loi, il ne reste plus qu'une incohérence affreuse : à la place de la création, vous n'avez plus que le chaos. La loi sériaire rapproche et groupe, sans les confondre, les identités et les constrastes; elle crée les dissonnances de contiguité pour obtenir les accords de divers intervalles ; elle établit des dégrés pour avoir des différences de valeur et composer ainsi des ensembles plus ou moins riches; en un mot, elle distribue les harmonies dans toutes les branches du mouvement universel. La loi sériaire est la sagesse qui dispose si admirablement tous les hyéroglyphes dont se sert Dieu pour nous parler et nous instruire; elle est le verbe divin chargé de glorifier le principe suprême, car c'est elle qui chante sans cesse les harmonies éternellement vivantes de l'univers.

Tout étant lié dans le mouvement de manière à ce qu'il y ait incessamment variété dans la création et non juxtaposition d'êtres identiques, il est nécessaire qu'il y ait des transitions qui adoucissent en quelque sorte le passage d'une classe d'êtres à une autre et servent ainsi d'anneaux pour empêcher les séparations brusques, les ruptures. La Nature ne procède pas par sauts et par bonds, ne saccade et n'interromp pas son œuvre ; elle suit une progression douce et insensible; quand elle passe d'un fait à un autre, elle a soin de créer des liens, afin que rien ne soit discordant et brisé dans ses ouvrages. Ce procédé souverainement sage qui indique à l'homme qu'il tient à toutes choses par des liens infinis, lui montre aussi que son rôle est de veiller à l'établissement de l'ordre dans son domaine.

Les liens de transition se désignent généralement sous le nom d'*ambigus*, ainsi qu'on l'a vu par le tableau ci-dessus pour le mouvement des règnes, et pour exprimer le double caractère de ces liens, leur participation aux deux classes qu'ils servent à unir. Chaque série vivante, comme chaque groupe, est escortée à ses extrémités d'une transition. Cette transition se retrouve partout, en vertu de l'unité de système qui préside à l'ensemble de l'univers, aussi bien dans le règne passionnel que dans les autres. Ce sont les passions extraordinaires, les facultés étonnantes, les goûts bizarres et hétérogènes qui constituent les ambigus du monde intellectuel et moral.

En général les ambigus, comme produits de la création ou ressorts passionnels, sont peu attrayans en eux-mêmes, sauf exception. Plusieurs sont ridicules, quelques-uns même odieux. On ne peut cependant contester leur indispensabilité dans le mouvement sériaire : ce sont les deux coussinets qui supportent les extrémités de l'axe ou pivot. Retranchez-les, il n'y a plus de mouvement possible, car il ne peut plus y avoir d'impulsion.

VI.

Division générale des séries.

Il y a deux classes de séries, les libres ou simples, les composées ou mesurées. Les êtres qui composent les règnes inférieurs à l'homme sont distribuées, comme nous nous l'avons dit, en séries libres ; mais l'homme, jouissant, ainsi que nous le verrons plus loin, du clavier complet des passions, en sa qualité d'être harmonique, doit former des séries mesurées et établir un jour, dans son espèce, les plus hauts accords.

Les organes cérébraux qui sont le siége des passions et facultés et qui constituent l'homme matériel tout entier, doivent être nécessairement, d'après ce qui précède, distribués aussi en série mesurée. Cette conséquence nous paraît tellement forcée qu'il nous importe peu, quant à présent, de savoir si le nombre des organes découverts par les phrénologues y correspond ou non.

VII.

Base de la théorie de l'unité.

L'Attraction et la Série sont l'unique base de la théorie de l'unité universelle découverte et constituée par Fourier. C'est par l'application de ces deux lois qui, au fond, n'en forment qu'une seule, c'est par l'application de ces deux lois à tous les ordres de faits qu'on créera le mécanisme naturel des sociétés humaines. Tout le secret de la régénération sociale si longtemps cherchée et si impatiemment attendue, est là.

L'élément primitif de l'association des individus, des nations et des races dans l'Espèce, c'est le groupe sériaire. Le groupe est le produit des deux lois que nous avons cherché à définir aussi nettement que possible dans ce chapitre, l'une réunissant, l'autre classant les objets réunis. Rien n'est forcé, ni compliqué dans les opérations de la Nature. Les plus grandes choses lui sont aussi faciles à exécuter que les plus petites ; les plus riches harmonies s'échappent de son vaste sein et se déroulent, s'engendrant comme d'elles-mêmes. Et, en effet, l'Attraction que Dieu distribue en dose proportionnelle à tous les êtres et qui les pousse vers l'accomplissement de leurs destinées respectives, donne à chacun d'eux une certaine liberté qui lui permet de faire lui-même son état tout en obéissant néanmoins aux desseins du souverain maître des mondes. Autour de l'homme, la vie s'étend avec liberté; mais c'est à l'homme, le plus libre d'entre toutes les créatures, à veiller à ce que toutes les existences se combinent harmoniquement et ne s'entravent pas les unes les autres.

Cependant la loi sériaire, étayée de l'Analogie, ne se borne pas à diriger l'intelligence de l'homme dans le temps et dans l'espace où il vit aujourd'hui ; elle le guide et l'éclaire aussi dans son retour sur les siècles passés ; elle lui dévoile les mystères de la création, les plus importants secrets de la cosmogonie, et lui donne ainsi la clé de la tradition, si obscure pour ceux qui l'étudient au hasard avec les seuls secours de l'histoire et de la raison. Mais elle fait plus encore pour cette intelligence privilégiée, elle l'emporte à travers l'étendue et les siècles et la fait assister à la formation et au mouvement de ces tourbillons immenses qui brillent sur nos têtes. Balancé sur les ailes de cette glorieuse messagère de la Divinité, notre esprit contemple sans vertige la marche silencieuse des mondes et les harmonies resplendissantes qu'ils suspendent à la coupole éternelle et sans bornes.

Considérations rétrospectives.

Si les deux lois de l'Attraction et de la Série sont universelles, et nous croyons l'avoir démontré pour les esprits non prévenus, elles régissent nécessairement l'organisation et les fonctions du cerveau. Cela explique pourquoi nous leur avons consacré les développemens qu'on vient de lire.

Les observations ultérieures que nous aurons l'occasion de faire dans la suite de ces études, prouveront si nous avons bien réellement rencontré les vrais principes de la science, propres à déterminer sa constitution définitive. Cela ne saurait faire, pour nous, l'objet du moindre doute. Nous verrons d'ailleurs, en traitant spécialement des passions et facultés humaines, que l'organisme cérébral, qui constitue l'homme tout entier, est disposé de manière à leur correspondre; nous verrons que ces grandes lois que nous avons définies et analysées, président à l'arrangement des diverses parties du cerveau, à la distribution des organes, à leur développement, à leur exercice, à l'unité de leurs fonctions; nous verrons que le mouvement passionnel est en pleine analogie avec le mouvement qui s'accomplit dans l'univers, dans les règnes et dans tous les êtres qui les composent; nous verrons enfin que tous les phénomènes cérébraux peuvent être expliqués clairement, avec évidence, au moyen du principe général de l'Attraction dont la Série n'est que le mode.

Maintenant que nous avons justifié les quelques pages d'étude un peu aride que nous avons imposées aux lecteurs, passons à des questions qui semblent toucher plus immédiatement à notre sujet.

CHAPITRE IV.

DES FACULTÉS HUMAINES.

I.

Les trois sphères d'activité.

Comme nous l'avons vu plus haut, en traitant de l'homme, l'être humain se compose de trois sphères distinctes au moyen desquelles il sent, aime et pense. Tous les actes de la vie se trouvent effectivement compris dans ces trois opérations. La combinaison bien équilibrée des penchants, des sentimens et de l'intelligence, constitue la perfection relative de l'organisme cérébral et donnerait les meilleurs résultats possibles dans un milieu favorable à la libre expansion des facultés que Dieu a mises en nous.

L'homme résumant la création et devant en conséquence se trouver en unité avec elle, ne saurait se passer des trois sphères dont nous venons de parler. L'une le met en rapport avec les phénomènes de la Nature, avec le monde extérieur, c'est celle des instincts ou penchans ; l'autre le rattache à ses semblables et lui fait aimer le bien, c'est celle des sentimens ; enfin, la troisième lui découvre les lois de l'ordre, les vues de la Providence, lui fait apercevoir et comprendre l'économie des choses créées, c'est celle de l'intelligence.

Ces trois sphères, différentes par le rôle qu'elles jouent et par le but qu'elles atteignent, sont identiques quant à leur essence, c'est-à-dire qu'elles se composent d'un ensemble de forces hiérarchisées, d'une série harmoniquement graduée d'attractions. Ces attractions ou forces primitives, qui constituent le mystère de la vie, sont servies par des organes, de manière à ce que chaque individu puisse accomplir ici bas sa destinée.

L'observation ayant conduit à conclure que telle partie du cerveau correspond à tel ordre de facultés, et que telle protubérance particulière correspond à telle aptitude, il en est resulté que les phrénologues ont dû nécessairement considérer ces protubérances comme des organes et appeler indistinctement du mot générique de faculté les énergies diverses auxquelles ils doivent leur développement.

Toute force propre à déterminer en nous une sensation, un désir, une affection ou une pensée, est donc une faculté de premier, de second ou de troisième ordre, c'est-à-dire, appartenant aux instincts, aux sentimens ou à l'intelligence. Nous verrons par la suite que les organes qui servent d'instrumens à ces facultés sont aussi hiérarchiquement et logiquement classés.

II.

De la faculté en elle-même.

Il est temps d'examiner et de définir la force invisible que nous appelons faculté. Ce n'est autre chose qu'un attrait spécial dans l'une des trois sphères d'activité de l'homme.

Les facultés sont les forces vives destinées à mettre en rapport l'univers et l'homme, qui le résume; elles servent de points de départ aux liens, aux filets spirituels, aux courants, en quelque sorte magnétiques, qui unissent nos organes constitutifs avec les phénomènes qui nous entourent.

La faculté est une des pièces de ce mécanisme admirable qui réfléchit le monde et Dieu. L'être privilégié qui les possède toutes dans une bonne proportion est en réalité le plus parfait, puisqu'il se rapproche plus qu'aucun autre de l'idéal humain.

Les facultés ne sont pas à proprement parler les passions, mais elle se groupent pour les former. La passion est une puissante impulsion qui domine et entratne l'homme, tandis que la faculté, qui n'est qu'un de ses élémens, se borne à le solliciter d'une manière souvent imperceptible. Les facultés ont besoin de se réunir, du moins celles qui appartiennent à l'intelligence, pour exercer un certain empire et déterminer la volonté. Cette nécessité de combinaison devient moins impérieuse pour les sentimens, et, enfin, les instincts se sentent disposés, en général, à agir isolément. Mais il est bon de remarquer que les instincts qui fonctionnent seuls ne constituent pas de véritables passions, dans l'acception que nous donnons à ce mot. Il faut aussi remarquer que tout besoin matériel, en même temps qu'il tient à la conservation, a pour le diriger et le dompter, dans le cas où il est trop énergique, les facultés intellectuelles et affectives. Et puis d'ailleurs on comprend que les instincts dont la fonction est de conduire directement à la satisfaction d'un appétit quelconque, n'aient pas lieu à se grouper pour déterminer les impulsions nécessaires. Ce phénomène ne se produit que dès qu'il s'agit d'employer les moyens d'exécution.

C'est par la double observation psychologique et organologique qu'on arrive à la découverte et à la certitude de l'existence des facultés. Une faculté est reconnue réelle, incontestable, primitive, par les phrénologues, quand elle réunit les caractères suivants :

1° Lorsqu'elle existe dans une espèce et non dans une autre, parmi les animaux ;

2° Lorsqu'elle varie dans les deux sexes de la même espèce ;

3° Lorsqu'elle n'est pas proportionnée aux autres facultés du même individu ;

4° Lorsqu'elle ne se manifeste pas simultanément avec les autres facultés ; c'est-à-dire, lorsqu'elle apparaît ou disparaît de meilleure heure ou plus tard que les autres facultés ;

5° Lorsqu'elle peut agir ou se reposer séparément ;

6° Lorsqu'elle se transmet des pères aux enfans ;

7° Enfin, lorsqu'elle peut conserver séparément son état propre de santé ou de maladie.

Nous pourrions ajouter que la faculté se reconnaît surtout à un acte simple de perception, de réflexion, d'affection ou d'appétit, en un mot, à une tendance nettement déterminée dans l'une quelconque des trois sphères.

La faculté est donc une force spirituelle élémentaire, simple, irréductible, qui dispose et arrange, à sa convenance, la matière qui lui sert de moyen de manifestation dans notre monde sensible. Cette opinion a été celle de toute l'antiquité et se retrouve tout entière dans le Christianisme lui-même. Les Anciens croyaient à une âme universelle qui donnait la vie et le mouvement à toute la Nature. Puis, ce réservoir commun fournissait au cerveau et aux sens un élément d'activité, une sorte d'étincelle imperceptible, mais d'une prodigieuse puissance. Cette espèce d'*Aura*, qui habitait exclusivement le cerveau était le principe de tous les phénomènes de l'intelligence.

Les chrétiens croient que l'âme humaine est une émation de la Divinité, une parcelle de l'intelligence et de l'amour souverains, appliquée à de la matière terrestre. On voit que ces opinions ne sont pas aussi éloignées qu'on pourrait le supposer. Elles n'ont évidemment pas traversé tant de siècles sans être plus ou moins près de la vérité. De tout temps, les esprits élevés ont compris que nos affections et nos idées n'étaient pas que le résultat d'une sensibilité purement physique, mais qu'elles prouvaient l'existence de certaines forces spirituelles mettant en activité des organes. Ces forces ou facultés échappant complétement au contrôle des sens et ne révélant leur existence que par des effets plus ou moins merveilleux, plusieurs philosophes se sont crus en droit de les nier. Il n'était cependant pas difficile de comprendre que tous les êtres, empruntant au globe leurs élémens matériels, doivent nécessairement renfermer chacun un principe particulier puisqu'ils diffèrent entre eux de formes et de facultés. Si la matière était douée d'une propriété de vie unique, comment donc y aurait-il cette infinie variété parmi les phénomènes? Ne faut-il pas admettre au moins, d'après l'échelle immense des êtres, que la vie universelle se compose d'une série correspondante de types reliés entre eux dans une radieuse unité? Et ces types, éternels dans leur essence, passagers dans leurs manifestations, ne doivent-ils pas se revêtir dans le temps des élémens propres à les rendre visibles et agissant?

L'âme humaine qui n'est pas seulement du domaine étroit de notre vie terrestre, mais aussi de celui de l'éternité, est obligée, comme toutes les créatures qui lui sont inférieurs, de prendre dans la matière son point d'application. La mort, transition ascendante qui nous fait passer dans un mode de manifestation supérieur à celui-ci, n'est que la rupture de l'association de l'âme avec le corps qu'elle s'est approprié. Sans cette succession d'application des forces qui constituent l'âme, la vie ni sa perpétuité ne seraient possibles. Ces forces ne pourraient s'exercer ni se manifester, puisqu'elles manqueraient d'instrumens ; le mouvement n'aurait pas lieu.

Si l'âme se fait obéir dans toute l'économie, elle n'en a pas moins son siége principal dans la matière nerveuse; c'est de là q'uelle dirige tous les actes qu'elle juge utiles en opérant sur son propre corps par les mêmes lois qui ui sont imposées pour agir sur le monde extérieur. Il en résulte q'uelle a dans le cerveau des organes destinés à transmettre ses volontés aux membres.

Les facultés en agissant en quelque sorte par voie de rayonnement sur la matière qui leur sert de point d'application se créent et développent leurs organes, lesquels leur servent à leur tour à se manifester au dehors avec une puissance plus ou moins considérable. Les organes ne sont donc pas causes, répétons-le, mais simplement effets et signes, d'où il faut conclure que la Phrénologie ne conduit pas le moins du monde au matérialisme, ainsi que l'ont cru ceux qui ne l'ont pas comprise et notamment, parmi eux, M. Flourens, de l'Institut, qui a pris la peine de faire un assez méchant livre pour soutenir cette fausse opinion.

« La matière, dit G. Cuvier, n'est que *dépositaire* des forces. La matière actuelle ne les a qu'en dépôt ; elle les a reçues de la matière qui l'a précédée, et ne les a reçues de cette matière qui l'a précédée que pour les transmettre à celle qui doit la remplacer elle-même

» Ainsi donc la matière passe et les forces restent..

» Or, ce sont ces forces qui donnent aux êtres le mouvement et la forme.

» La physiologie, bien vue, est proprement l'étude des forces. »

En effet, l'observation la plus vulgaire suffit à prouver que la matière n'est point stable, ne s'organise point non plus d'elle-même et qu'elle a besoin, pour accomplir son mouvement et ses mutations, d'une force persistante qui lui impose des lois et des formes. C'est en vain que les matérialistes signalent la vie et le mouvement dans toute la Nature, cela prouve seulement qu'il ne saurait exister de matière isolée et indépendante, pas plus qu'il ne saurait exister à nos yeux de forces sans point d'application, c'est-à-dire sans matière qui reçoive son action.

La Phrénologie ne conduit donc pas plus au matérialisme que la physiologie et le mécanique. Il n'est ni plus matérialiste, ni plus dangereux de soutenir que les facultés intellectuelles et affectives ont besoin d'organes dans le cerveau, pour se manifester, qu'il ne l'est de dire que l'homme ne peut se passer de nerfs et de muscles pour se mouvoir et soulever des fardeaux.

La création tout entière est un vaste ensemble de fonctions qui ne sauraient évidemment avoir lieu sans qu'il y eût des forces, et des instrumens de ces forces pour les accomplir. Que les spiritualistes se rassurent donc, les organes peuvent être détruits, mais les facultés demeurent. L'immortalité n'a rien à craindre de la Phrénologie qui n'a jamais songé à la détrôner. Seulement, que les spiritualistes nous accordent à leur tour, conformément à l'opinion de St-Paul lui-même qui dit que l'âme du défunt revêt un corps glorieux, qu'il n'y a pas de fonctions possibles sans organes. C'est là tout ce que nous leur demandons.

III.
De l'Instinct.

L'instinct est une impulsion d'ordre inférieur qui pousse impérieusement l'être, animal ou homme, à sa conservation et à la reproduction de son espèce. L'homme partage les instincts, du moins la plupart, avec tous les animaux, avec cette différence, toutefois, qu'ils ne sont pas pour lui une loi souveraine comme pour ces derniers qui ne possèdent point d'autres guides.

De sa nature, l'instinct est aveugle et irréfléchi. Il ne connaît qu'une seule chose, la satisfaction, et il la poursuit brutalement sans se détourner. La jouissance et le triomphe matériel, voilà ce qu'il lui faut et ce qu'il sait obtenir, à moins qu'un obstacle plus puissant que lui ne l'en empêche.

Comme l'instinct n'est destiné qu'à agir sur la matière et que son rôle est de rapporter tout à soi, il entraîne naturellement vers l'égoïsme. Tous les instincts tendent donc à fixer l'individu à la terre, à attirer à lui les objets nécessaires à la satisfaction de ses besoins, à ramener à lui tout son amour et à lui faire oublier les autres, du moins quand ses désirs commandent. Bien que ce soit là la tendance générale des instincts, il ne faut cependant pas donner une extension absolue à ce que nous venons de dire, car nous verrons que certains d'entre eux peuvent produire le dévoûment. Quoiqu'il en soit, les instincts constituent la sphère inférieure, la vie purement animale. S'ils sont supérieurs chez l'homme, cela tient à ce qu'ils sont mieux dirigés que chez la brute, et voilà tout.

IV.

Du Sentiment.

Le sentiment est un attrait de l'âme, une espèce d'instinct supérieur, une affection qui entraîne l'homme vers les jouissances spirituelles. Les sentimens ont leur hiérarchie comme les instincts. La faculté désignée sous ce nom en Phrénologie porte en elle un certain caractère de généralité et a conséquemment des applications multiples. Les animaux possèdent une esquisse des sentimens; plusieurs même se trouvent assez développés chez quelques-uns d'entre eux. Le cheval est naturellement fier et s'associe volontiers à l'ambition de celui qui le monte. Le chien est carressant avec tous ceux qu'il sent animés de bienveillance, et plein de vénération pour son maître. Le coq est rempli d'orgueil et ne souffre pas le partage de sa domination. Les tourtereaux éprouvent les jouissances de la galanterie et de l'amour sentimental. En un mot, les divers sentimens qui se trouvent dans l'homme se rencontrent aussi épars chez les animaux supérieurs, qui ne sont que les degrés les plus élevés de la vaste série des créations de notre monde.

Si les instincts tendent à nous lier étroitement à la matière, les sentimens tendent, au contraire à nous en détacher pour nous élever vers les régions plus pures et plus brillantes des affections généreuses. C'est par le moyen des sentimens que nous arrivons à l'amour du bien, du juste et du beau moral; c'est par eux que nos actes prennent un caractère tout différent de ceux de l'animal, et que nous atteignons à ce qu'on nomme la dignité humaine.

Le sentiment dirige et domine l'instinct ; il réussit même parfois à lui imposer une inertie absolue. Le suicide prouve que dans certains cas, l'homme peut aller jusqu'à faire taire l'instinct si puissant de la conservation. Du reste, le triomphe des sentimens moraux sur les impulsions physiques, qu'on appelle vertu, n'est que la détermination de l'individu en faveur de ce qui lui semble préférable. Ce n'est autre chose qu'une concession courageuse, faite à la manière de comprendre et de sentir et aux conditions sociales. Cette option de la volonté, qui résulte d'une lutte intérieure, prouve simplement que celui qui la subit n'est point en position d'établir l'unité en lui-même par suite des circonstances qui l'environnent. Or, ceci n'est qu'un accident dans la carrière de l'humanité, car on ne saurait admettre que nos facultés de différens ordres nous ont été données par Dieu pour constituer en nous un chaos permanent, une source éternelle de combats et de souffrances.

Si les forces qui composent notre sphère affective sont faites pour régulariser les forces de la sphère inférieure, ce n'est donc pas dans un but d'oppression douloureuse et de guerre incessante ; c'est uniquement dans un but d'équilibre, de perfectionnement, d'épurement et de jouissance supérieure.

C'est principalement par les sentimens que s'établissent nos relations sociales. Doués seulement d'instincts, nous vivrions à la manière des brutes, dans l'état où se trouvent encore les peuplades de la nouvelle Hollande. Pourvus de facultés affectives, nous sommes animés de bienveillance pour nos semblables, poussés à former des groupes d'amitié, de famille, d'amour et d'ambition, entraînés à sortir de la vie individuelle pour entrer dans la vie sociale, disposés à faire descendre de plus en plus la justice dans nos institutions. Retranchez à l'homme la partie supérieure de sa tête, cette couronne de sentimens élevés qui en fait un être moral susceptible d'avoir l'énergie du bien, et il devient aussitôt un animal indomptable s'il manque d'intelligence, un démon des plus dangereux, s'il en a.

L'absence des sentimens nobles et les difficultés de satisfaire une ambition légitime, sont, de nos jours, les causes de toutes les immoralités qui ont détruit la foi politique. Pour peu qu'un homme de talent soit passionné pour les grandeurs et pour les jouissances du luxe, ne lui faudra-t-il pas, en supposant qu'il soit né pauvre et sans protecteurs, une immense force de caractère pour résister aux sollicitations de la corruption ? Dans cette lutte que se livreront ses passions et ses instincts d'honneur et de délicatesse, n'est-il pas probable qu'il succombera aux tentations du mal qui conduit infailliblement à la fortune sous notre régime actuel, et qu'il abandonnera la vertu austère qui ne mène qu'au ridicule et à l'hôpital ?

Mais les sentimens ne portent pas seulement l'Etre humain aux affections douces, à la formation des groupes avec ses semblables, à la sociabilité, à la bienveillance, à la justice, au sacrifice et au dévoûment, ils ont encore aussi pour résultat d'élever son âme vers l'Auteur des choses, de la prédisposer à recevoir des croyances religieuses, seules capables de développer ce besoin d'unité qui distingue les natures d'élite ; en un mot, les sentimens rattachent l'homme à l'humanité et à Dieu : c'est assez dire quel rôle important ils ont à remplir dans la vie de chacun de nous.

Si parmi les instincts, quelques-uns, pris isolément et développés outre mesure, peuvent amener des effets fâcheux et même déplorables ; si, fonctionnant dans des conditions anormales, ils peuvent alors conduire à l'abrutissement, au crime, à la mort, il n'en est presque jamais ainsi des sentimens, à moins qu'ils ne soient exaltés jusqu'à la folie; mais on remarquera que, dans ces cas assez rares, ils ne dégradent au moins jamais l'individu. En effet, on peut être fou d'orgueil, d'espérance, de générosité; on peut avoir des affections bizarres, de fausses visions, une imagination sujette à l'erreur par son défaut de proportionalité avec l'intelligence ; tout cela ne saurait exposer au mépris. On plaint le prodigue, le vaniteux honnête et de bonne foi, le rêveur détraqué, mais on ne les flétrit point, tandis qu'il en est autrement de l'intempérant, du brutal, du voleur et du meurtrier. Les sentimens sont d'une essence si pure que leurs plus grands égaremens ne sauraient les couvrir de honte.

V.

Des facultés intellectuelles.

Les facultés intellectuelles appartiennent à la sphère supérieure, à celle de l'esprit. Elles mettent l'individu à même de distinguer et de connaître ce qui l'environne, comme aussi de découvrir les lois des choses. C'est à l'intelligence que revient naturellement la direction des actes, mais non pas leur inspiration, car c'est principalement d'après les affections que l'homme se détermine. Les facultés intellectuelles ne font que connaître le terrain et combiner les moyens propres à amener la satisfaction des passions.

Cependant, la sphère intellectuelle peut être considérée aussi comme une série d'attractions qui entraînent l'esprit vers l'étude des phénomènes et de leurs causes. Voilà pourquoi on dit de celui qui est heureusement doué sous ce rapport, qu'il a l'amour de la science.

Les facultés intellectuelles se divisent, suivant les phrénologues, en deux classes, les perceptives et les réflectives, les premières qui opèrent sur les sensations, les secondes qui opèrent sur le travail des premières, c'est-à-dire qui comparent les diverses sensations perçues et cherchent les rapports de causes à effets.

Voici la marche que suit l'homme dans l'exercice de sa vie morale : Il est affecté par ses sens, perçoit, réfléchit, se forme un sentiment, une détermination, puis passe à l'acte. Ce mécanisme devient en quelque sorte sensible à l'œil, quand on examine la tête humaine. En effet, les sensations aboutissent à la partie antérieure du crâne, sont réfléchies dans la partie supérieure du front, constituent des sentimens en s'élevant dans les régions du sommet et se réalisent en faits par le moyen du cervelet qui est regardé comme le principe du mouvement.

C'est cette succession d'opérations logiques, cette combinaison de l'activité des trois sphères qui constitue l'unité de la vie de l'homme. Dès que l'équilibre se rompt, l'unité disparaît et l'individu déchoit ; du moins d'après les vues de la Providence. Ainsi, quoique l'on ait divinisé les individus chez lesquels dominaient exclusivement l'intelligence et les sentimens, il n'en est pas moins vrai que les sens n'ont pas été donnés à l'homme pour être inutiles et qu'il fausse sa destinée en les anéantissant. Les individus doivent être différenciés sans nul doute, mais non pas par l'effacement d'un ordre tout entier de facultés, ce qui est une anomalie, une infirmité.

Si les animaux ne jouissent pas des facultés réflectives, ils ne sauraient se passer des perceptions. On les voit même souvent obtenir avec quelques unes d'entr'elles des résultats surprenants. Ainsi, par exemple, le chien distingue et reconnaît des odeurs qui n'existent point pour nous; il retrouve son chemin beaucoup mieux que nous ne pouvons le faire parfois ; il calcule bien les distances, ses mouvemens, etc.

Sans accorder positivement aux animaux supérieurs des facultés intellectuelles, nous les croyons susceptibles d'une éducation beaucoup plus étendue que celle que prouvent les prodiges que nous admirons dans nos cirques, dans nos ménageries ambulantes et entre les mains de certains industriels. Il y a plus, nous ne croyons pas pouvoir refuser une espèce de réflexion aux êtres qui se trouvent immédiatement inférieurs à l'homme. On a des milliers d'exemples qui établissent d'une manière incontestable que les animaux raisonnent jusqu'à un certain point, ou du moins comparent et se déterminent en vertu d'une espèce de jugement quelconque.

VI.

Les facultés sont de divers dégrés.

Les facultés de n'importe quel ordre sont plus ou moins étendues, suivant la destinée que les individus qui les possèdent sont appelés à remplir. Chacun ayant un rôle dans le grand concert de la création, se trouve muni des moyens propres à le soutenir. Chaque homme est un organe créé pour telle fonction, et jouit d'autant plus qu'il marche plus directement vers le but qui lui est assigné.

Dans les choses de pure connaissance, il y a des divisions comme il y en a dans les différentes sphères de l'activité humaine. Ces divisions sont principalement données par l'influence qu'exercent sur nous les faits physiques et les faits moraux ou les théories abstraites, c'est-à-dire, par les combinaisons diverses auxquelles peuvent donner lieu les trois sphères dont il vient d'être question. C'est, quand les facultés intellectuelles sont assez puissantes, la prédominance de l'une ou de l'autre des sphères de l'activité humaine, qui constitue le caractère particulier du génie.

Nous empruntons, sur ce sujet, quelques extraits d'un remarquable travail publié par M. Hugue Doherty, dans la *Phalange*. (1)

« Il n'y a que trois classes de facultés humaines : les facultés physiques, morales et intellectuelles. Mais tout le monde a ces trois classes de facultés, et tout le monde ne reçoit pas directement une lumière transcendante sur des questions de science morale, physique ou métaphysique; donc il y a des différences de degrés dans la puissance de recevoir et de concevoir la lumière de l'intelligence.

» En effet, dans la sphère des sciences physiques et mathématiques, il est reconnu que certains esprits ont la

(1) Mai-Juin 1845 p. 430 et 431

puissance d'observer la Nature et de *concevoir* la lumière des lois de l'intelligence et de mouvement mécanique qui régissent certains ordres de phénomènes, tandis que d'autres esprits qui ont la faculté de *recevoir*, de comprendre cette lumière ou science et de la refléter, de la communiquer aux autres, n'ont pas la faculté de concevoir ou d'inventer au même degré et de prime abord.

» Il en est de même des sciences morales et métaphysiques et ceux qui possèdent la faculté suprême de concevoir et d'inventer de nouvelles idées vraies, de nouveaux principes de science, de nouvelles lumières intellectuelles, sont dits hommes de génie, et classés à part dans le monde des intelligences.

» Ces hommes de génie ayant des facultés transcendantes sont des instrumens dans les mains de la Providence pour révéler aux humains en masse la lumière intellectuelle qui, sans cet intermédiaire, serait et resterait parfaitement inconnue pour eux.

» Dieu a donc créé des facultés chez certains individus de la race, capables de voir ou de concevoir, ou d'inventer une lumière intellectuelle particulière et de révéler cette lumière aux esprits inférieurs, qui sont pourtant capables de la recevoir et de la refléter les uns aux autres.

» Ces esprits transcendants sont analogiquement, par rapport aux autres esprits, ce qu'est le soleil par rapport aux astres qu'il éclaire, et qui, indépendamment de leur lumière propre, se reflètent les uns aux autres la lumière qu'ils reçoivent.

» Les hommes de génie ne créent pas la vérité, car elle est d'essence éternelle. Ils ont seulement la faculté de voir la lumière intellectuelle invisible et de la révéler aux autres. Cette lumière existe au sein de Dieu, cependant, avant d'être apparente même aux hommes de génie qui la découvrent à une époque donnée, et par conséquent le génie n'est qu'un instrument créé par Dieu pour recevoir cette lumière d'une manière qu'on appelle *concevoir*, *apercevoir* ou *inventer*. D'où il suit que ces hommes de génie ne sont, ni plus ni moins, que des êtres humains susceptibles d'être *inspirés* ou éclairés directement par la lumière intellectuelle divine qui existe au sein de l'intelligence infinie depuis l'éternité, tandis que la masse des humains est destinée à recevoir de seconde main cette lumière intellectuelle et à la refléter dans toutes les directions : car on ne peut pas dire que l'homme de génie crée la vérité qu'il nous révèle, puisque toute vérité et toute lumière existent en principe avant d'être découvertes.

» Et maintenant nous pouvons dire, en passant, que s'il y a unité de système dans les créations de Dieu et dans les fonctions relatives des êtres créés dans l'univers, la proportion des hommes de génie parmi les âmes humaines est à celle des âmes secondaires, qui reflètent la lumière inspirée, ce qu'est l'unité d'un soleil à la multiplicité des astres secondaires, tertiaires, etc., qui tournent ou peuvent tourner autour de lui et qui se reflètent sa lumière les uns les autres. »

Nous ne voudrions pas qu'on nous fit conclure de là que, parmi les âmes humaines, il en est qui forment à perpétuité un vulgaire et des classes privilégiées, une masse d'inférieurs et une aristocratie. Non, Dieu ne doit point vouloir de ces catégories qui consacreraient la gloir éternelle des uns et la subalternéité également éternelle des autres. Il y a hiérarchie parmi les hommes, sans nul doute, mais cette hiérarchie se modifie notamment de manière à présenter pour chacun un équilibre compensatif. La famille humaine forme un cercle immense qui se meut dans la durée sans fin et permet à chacun d'arriver à son tour au sommet. Le sentiment que nous avons de la justice serait choqué, s'il en était autrement. Du reste, il faut bien remarquer aussi que notre état présent qui n'a rien de commun avec l'état de perfection relative que nous réserve la Nature, dès que nous aurons intégralement découvert et appliqué ses lois, il faut bien remarquer que notre état présent offre des disparates et des misères qui s'évanouiront avec le progrès des temps. Ainsi, par exemple, les inégalités naturelles qui résultent de la combinaison de nos diverses facultés sont entièrement opposées à celles qui résultent de l'ignorance, des mauvaises conditions sociales, de la dépravation, etc. Les premières, franchement développées, ne porteraient aucune atteinte à notre félicité, puisque nos attraits constitutifs ne nous entraîneraient que vers ce qui nous serait accessible, et nous paraîtrait le plus glorieux, tandis que nos inégalités actuelles, toutes factices, sont autant de motifs d'humiliation et de souffrance pour nous.

CHAPITRE V.

PHÉNOMÈNES INTELLECTUELS GÉNÉRAUX.

I

Fonctions de l'Intellect.

L'intelligence est faite pour connaître et comprendre ; c'est par elle que l'homme arrive à la découverte des lois de l'ordre et des causes des phénomènes qui nous environnent.

L'intellect qui est, pour ainsi dire, une vue supérieure, un miroir dans lequel viennent se réfléchir les sensations et les perceptions acquises, ne fait que comparer ces premiers élémens de tout travail spirituel et intérieur.

Les opérations de l'esprit les plus compliquées, les combinaisons les plus difficiles et les plus savantes, ne sont autre chose qu'une vue successive ou d'ensemble. Ceux qui montrent le plus d'aptitude dans ces opérations intellectuelles sont ceux dont les facultés ont le plus de puissance et qui peuvent le mieux suivre l'enchaînement des détails sans se laisser troubler, ceux, enfin, qui possèdent les meilleurs instrumens de perception et de réflexion.

Non seulement tous les degrés de perception ne sont pas encore déterminés, mais il y a même des modes de percevoir presque complètement inconnus, tant leur domaine est loin encore d'être considéré comme réel par le plus grand nombre des esprits. Nous voulons parler de ces facultés extraordinaires dont sont doués certains sujets et qui leur permettent d'être affectés par des faits qui n'existent pas pour nous. Ces perceptions mystérieuses pour ceux qui ne les comprennent pas, sont constatées d'une manière évidente dans de certains cas de somnambulisme et de catalepsie, qui, tout en suspendant nos sens, n'empêchent pas cependant que nous restions en rapport avec les objets.

L'homme jouit aussi de l'avantage d'avoir des sensations intérieures au moyen des facultés qui le mettent en relation avec le monde moral. C'est cette merveilleuse organisation qui reflète en elle tout l'univers, qui a fait croire aux idées innées; mais nul n'apporte avec lui un bagage de cette nature. C'est assurément bien assez que les facultés humaines soient disposées de façon à nous rattacher, suivant leur puissance relative, à tous les ordres de faits de la création, sans que des idées soient encore, par double emploi, déposées dans notre esprit.

Bien que l'intelligence soit sans contredit le flambeau de l'homme et qu'elle lui suffise pour connaître et apprécier tout ce qui est du domaine de la science, les sentimens ne lui sont pas moins indispensables dans certains cas pour la soutenir et la faire arriver au vrai. La lumière de l'esprit s'obscurcit et devient trompeuse quand les affections s'altèrent et se vicient. Les instincts eux-mêmes, quoique plus éloignés de l'intelligence que les sentimens, ne lui sont pas non plus inutiles pour rectifier quelques uns de ses jugemens. En un mot, les trois sphères de l'activité humaine ont besoin de s'accorder entre elles pour que nos actes soient raisonnables dans toute l'acception du terme, c'est-à-dire, empreints de cette mesure et de cette unité qui tiennent compte de tous les élémens légitimes de la vie.

La sagesse qui conduit l'homme au bonheur n'est donc pas ailleurs que dans le mouvement harmonique des trois sphères qui le composent et dans celui des facultés et passions dont se forme, à son tour, chacune de ces trois sphères. La raison et la sagesse sont dans l'usage et l'équilibre de toutes nos forces et non dans la contrainte et la suppression de quelques-unes. Ce jeu régulier, ce mouvement plein d'ensemble, complètement impossible aujourd'hui, mais qui le deviendra certainement un jour par le progrès des lumières et des institutions sociales, ce mouvement plein d'ensemble, que l'on peut contempler dès à présent en esprit, est à la fois le plus beau titre de gloire de Dieu et de l'homme, puisqu'il révèle toute la perfection de ce dernier.

Dès que l'équilibre dont nous venons de parler est

rompu et qu'il y a, dans l'économie spirituelle, prédominance de tels ou tels groupes de facultés, cette disposition donne lieu à divers phénomènes intellectuels ou moraux qui, souvent naturels, peuvent néanmoins dégénérer parfois en anomalies et aller même jusqu'à l'égarement et à l'aliénation.

La prédominance exclusive des facultés les plus positives, des perceptions les plus directes, de celles qui s'appliquent aux faits purement matériels, n'est pas plus exempte que les autres de produire certaines infirmités. Ainsi, il n'est pas rare de voir les gens qu'on appelle esprits pratiques, positifs, se montrer aussi inférieurs dans certaines questions qui sortent du domaine des choses sensibles, que d'en voir d'autres, d'une intelligence très élevée d'ailleurs, se trouver tout-à-fait incapables dans les calculs les plus vulgaires, dans les affaires les plus simples. A chaque instant, dans nos sociétés malheureuses et ignorantes, on rencontre des rêveurs qui ont à peine conscience de la terre et des hommes positifs qui ne se sont jamais doutés qu'il y eût un ciel.

Tout ceci ne veut pas dire que les facultés sont de mauvais instrumens, susceptibles de nous jeter dans l'erreur à chaque pas ; ça ne veut pas dire non plus que les tendances spéciales sont condamnables et qu'il est ridicule d'avoir des penchants métaphysiques ou des préoccupations matérielles. Nous l'avons reconnu, tous les caractères ne peuvent pas et ne doivent pas se ressembler, et les uns comme les autres sont parfaitement légitimes; mais de ce que les différences sont naturelles et nécessaires, il ne s'ensuit pas que les facultés doivent s'isoler dans l'individu et se refuser ainsi un secours sans lequel elles demeurent faibles et incertaines dans leurs opérations.

Nous allons examiner, dans ce chapitre, la plupart des phénomènes généraux auxquels donne lieu l'unité ou la discordance des facultés, comme aussi la prédominance excessive de quelques-unes d'entre elles.

II.

De la Raison

Les forces de différens ordres qui composent l'homme, loin de lui avoir été données pour le tromper, sont faites au contraire pour lui servir de boussole, de guides infaillibles. Nos facultés peuvent être impuissantes ou se laisser dominer dans de certains cas; mais elles ne sauraient être primitivement fausses, car Dieu serait alors coupable de trahison envers nous.

Toute créature se trouve dans de certains rapports avec le milieu dans lequel elle est jetée, et la connaissance plus ou moins étendue de ses rapports constitue pour elle la vérité, la certitude. S'il pouvait en être autrement, l'existence humaine ne serait qu'une douloureuse agitation en pleines ténèbres; il n'y aurait plus de détermination possible, plus de liberté. D'un autre côté, on ne comprendrait pas dans quel but l'intelligence aurait été départie à l'homme, puisqu'elle ne pourrait s'adapter aux lois qui régissent les divers phénomènes du monde physique et du monde moral.

L'intelligence, faite pour connaître et pour découvrir, est donc organisée de manière à atteindre à la certitude, quand elle le veut. L'ensemble des facultés qui nous servent à connaître et à juger et au moyen desquelles nous acquiescons pleinement à tels principes et à telles vérités, est ce que l'on appelle la raison.

La raison, qui ne se prononce avec une entière conscience qu'autant qu'elle a examiné et vérifié suffisamment, est un instrument infaillible quand il est bien dirigé; et encore une fois, il faut qu'il en soit ainsi, puisque l'œuvre de la raison est de rechercher la vérité, et que la vérité n'existe réellement qu'autant qu'elle a été reconnue et proclamée par la raison.

Bien que parfaitement exacte dans chaque individu, la raison a cependant comme nous l'avons dit, ses dégrés de puissance. Toutes ne sont pas également aptes à saisir toutes les vérités. Il y a des limites plus ou moins resserrées pour chacune d'elles; mais, si bornées que soient les vérités acceptées par une intelligence faible, elles n'en sont pas moins douées du même caractère de certitude pour toutes les autres intelligences, si vastes qu'on les suppose. Entre l'élémentaire et le transcendant, il y a plusieurs échelons que tous ne peuvent franchir; cela n'enlève rien à la rigueur absolue des principes les plus élémentaires et ne prouve conséquemment pas que la raison la moins élevée qui les admet, ait moins de rectitude, dans ses limites, que celle qui arrive aux confins de la science.

La certitude est un besoin si impérieux pour l'homme, surtout dans les hautes questions qui touchent à sa destinée à venir, qu'il se forge des croyances ou accepte des révélations qui suppléent à l'insuffisance de sa raison encore dans l'enfance. Du reste, cette raison, quoique faible et chancelante, ne manque jamais de partager les vérités en deux classes, celles de démonstration et *celles de foi*. Eh bien! n'est-ce pas proclamer l'infaillibilité de la raison humaine, que d'établir cette distinction profonde? Et dès que les *vérités de foi* varient et se modifient avec le temps, n'est-il pas évident qu'on ne saurait leur attribuer le caractère scientifique et y acquiescer que par voie de sentiment et non de raison?

Cette conduite de la raison qui classe en opinions et en vérités les choses qui sont démontrées absolument et celles qui ne le sont point, est donc encore une preuve qu'elle ne saurait se méprendre sur les caractères du vrai et qu'elle est conséquemment infaillible quand elle fonctionne méthodiquement.

C'est un préjugé de croire que la raison est incertaine. Elle peut sans doute s'égarer, admettre même de grossières erreurs; elle est alors avertie par l'impossibilité de la démonstration mathématique et par le refus de quelques-uns de les accepter. La vérité démontrable, loin de produire ces dissidences, rallie au contraire tous les esprits, directement ceux qui peuvent raisonner assez pour la saisir, indirectement, ceux qui possèdent les premiers élémens de la démonstration.

Tout dans l'univers étant fait avec poids, nombre et

mesure, il en résulte que l'être intelligent doit pouvoir comprendre tout ce qui est en rapport plus ou moins éloigné avec lui, puisque le désir et le besoin doivent l'y pousser. Or, si notre raison n'était qu'un chaos où vinssent s'entasser pêle mêle quelques vérités et beaucoup d'erreurs, ne serions-nous pas le jouet de l'Auteur des choses, qui se plairait dans le mensonge et nous sacrifierait à sa bizarrerie ? Non, il n'en est pas ainsi, et ce qui le prouve irrécusablement, c'est que la vérité ne nous est pas seulement utile, indispensable, mais encore qu'elle nous plaît et nous rend heureux. La vérité, à moins qu'un vil intérêt ne s'y oppose, est le soleil de notre intelligence, l'astre qui la vivifie et la féconde. Loin de la vérité, l'intelligence se refroidit et s'éteint en même temps que les sentiments se corrompent et que les sens se dégradent.

La raison, qui résulte du jeu harmonique des facultés perceptives et réflectives, est donc un instrument de précision remis entre les mains de l'homme dans le but de lui faire obtenir les connaissances certaines dont il ne saurait se passer. Ces deux ordres de facultés qui donnent lieu à la raison proprement dite, constituent aussi les deux méthodes au moyen desquelles l'intelligence arrive à la certitude. Ces deux méthodes, faites pour s'étayer naturellement, sont l'analyse et la synthèse, la perception de détail et la vue d'ensemble.

A moins de lacunes profondes dans les facultés intellectuelles, entraînant l'infirmité et l'idiotisme, toutes les raisons, quelle que soit d'ailleurs leur étendue et leur puissance, sont également exactes et rigoureuses. La seule différence qu'il y ait entre elles, encore une fois, consiste dans la longueur du trajet qu'elles peuvent parcourir, le nombre et le degré d'élévation des vérités quelles peuvent atteindre.

III.

De la Folie.

La folie se manifeste par le trouble et l'irrégularité des fonctions de l'intelligence, par l'action déréglée de la volonté affranchie de la raison. L'homme perd, dans l'état de folie, la conscience de ses actes et n'agit plus que sous l'impulsion isolée de quelque sentiment ou de quelque instinct.

On peut donc assigner à la folie trois causes principales : 1° Un vice d'organisation cérébrale, 2° une lésion par suite de maladie dans quelque partie du cerveau, 3° enfin, une perturbation morale quelconque, produite par une contrariété de passion, l'exagération d'un sentiment, une émotion violente, etc. Les causes qui enlèvent à l'intelligence le gouvernement des facultés, sont assez graves pour qu'il soit fort difficile de les combattre avantageusement. Quelle que soit la cause du mal, on voit peu de fous guérir radicalement.

« Il y a deux sortes de maladies mentales, dit Raspail, dans son *histoire naturelle de la santé et de la maladie*, celles de la sensation et celles de l'intelligence ; les maladies du cœur et celles de l'esprit ; les souffrances et les hallucinations; maladies que j'appellerais volontiers *pseudopathiques* dans le premier cas, et *pseudologiques* dans le second. »

Raspail range dans le 1ᵉʳ ordre qu'il désigne sous le nom de *psychogénoses pseudopathiques*, les maladies mentales provenant de la conscience de notre aptitude et de notre impuissance, sans apparences de lésions externes et organiques. Ces maladies sont alors déterminées par des causes analogues à celles que nous avons classées d'une manière générale sous le nom de perturbations morales quelconques. « Oh! que l'on souffre ici bas, s'écrie le savant que nous venons de citer, quand on conçoit ce qu'on ne peut atteindre, quand on a un cadre qu'on ne saurait remplir, une idée qu'on ne peut communiquer ou faire partager, une sympathie qu'accueille l'ingratitude! C'est un terrible cauchemar, que ce cauchemar les yeux ouverts ! »

M. Raspail énumère alors sept espèces de ces sortes d'affections. Les voici :

1ʳᵉ ESPÈCE. PSYCHOGÉNOSE SEXUELLE. Avoir la conscience intime et mystérieuse de l'individu qui seul, entre tous, nous paraît en état de combiner sa substance avec la nôtre, pour modeler le germe de notre reproduction, et cependant se sentir dans l'impuissance de l'approcher ou de l'attirer, c'est une faim, c'est une soif qui tue comme l'autre. De là, délire, manie, mélancolie, onanisme, désespoir et consomption.

2ᵉ ESPÈCE. PSYCHOGÉN. RELIGIEUSE. Besoin d'aimer, avec impuissance de réaliser son amour sur la terre, ce qui fait que notre âme se reporte au delà de la tombe, ayant la prescience que la métempsycose, cette résurrection de la vitalité, que nous appelons *les cieux* dans le langage ordinaire, nous replacera dans des circonstances plus complètes; et ce qui est complet, c'est le bonheur; le bonheur existe toujours quelque part, à un moment donné, dans ce monde.

3ᵉ ESPÈCE. PSYCHOGÉN. AMBITIEUSE. Sentiment de ce qu'on peut pour l'amélioration et la puissance de l'espèce humaine, de la cité, d'un côté, et de l'impuissance où nous placent les circonstances de réaliser ce beau rêve, de l'autre; de là l'envie d'être riche, afin d'être puissant.

4ᵉ ESPÈCE. PSYCHOGÉN. VANITEUSE. Sentiment de ce que l'on croit propre à nous élever au dessus des autres, afin de faire plus que les autres pour le bonheur de la cité, et de l'impuissance où nous placent nos organes pour remplir cette mission avortée; grande idée qui se résout en vains efforts, et finit par ne s'appliquer qu'à de petites choses, qu'à des futilités.

5ᵉ ESPÈCE. PSYCHOGÉN. ÉGOÏSTE. Impuissance d'organes arrivée à ce degré, que le besoin d'aimer et d'être utile ne peut que se concentrer en soi, pour se réaliser au moins en partie. L'égoïsme, c'est l'amour de la vie, moins le sentiment de la réciprocité; c'est le souvenir de ses droits, moins la conviction de ses devoirs; c'est croître, sans trop se soucier de multiplier.

6ᵉ ESPÈCE. PSYCHOGÉN. CRUELLE. Ambition impuissante, et qui cherche à obtenir par la force ce qu'elle ne peut par l'ascendant, et à renverser, violemment comme obstacle tout ce qui ne veut pas se soumettre et obéir. Le brigand n'est qu'un conquérant sur une petite échelle; l'assassinat n'est qu'un brigandage au premier degré et pour un fait isolé. Il y a des homicides qui ne sont pas l'effet d'une maladie, mais de l'anomalie des positions et d'une inévitable fatalité. Condamnez à vivre ensemble, et attachés à la même chaîne, deux êtres qui s'abhorrent: le plus fort ou le plus adroit des deux tuera l'autre, s'il n'y a pas d'autre moyen pour lui de s'en séparer.

7ᵉ ESPÈCE. PSYCHOGÉN. DU BESOIN. Se voir manquer de tout ce dont les autres abondent, c'est une satanique tentation de prendre, à laquelle les anges seuls peuvent être capables de résister à tous les instants. Voulez-vous supprimer le vol, faites que chacun ait amplement son nécessaire. L'avarice n'est qu'une exagération de la crainte du lendemain. »

Ne sont-ce pas là autant de maladies engendrées par notre civilisation actuelle, pourtant si vantée par quelques heureux? Combien y a-t-il d'individus qui soient exempts de ces souffrances dans notre chaos social? Où sont ceux que nulle misère n'atteint, que nulle passion ne trouve impuissants? Notre civilisation fait pulluler les douleurs morales, comme les marais empoisonnés des régions chaudes, font pulluler les insectes dangereux. Certains cas de folie se réduiront donc jusqu'à disparition complète, à mesure que notre régime social se perfectionnera.

M. Esquiros semble avoir en vue la même opinion quand il dit quelque part : « Contentons-nous de regarder la folie comme inséparable de nos facultés dans l'état actuel des choses : »

Il y a longtemps, au surplus, que les bons esprits ont été affectés de ce triste spectacle, car le vieil Horace lui-même soutenait que tous les hommes étaient fous. (1). Erasme, dans son spirituel éloge de la folie, prouve aussi que c'est là la condition que nous imposent nos sociétés constituées au rebours du bon sens.

Enfin, Molière, dans son Misanthrope, n'a-t-il pas montré avec la dernière évidence que la droiture, la sincérité, l'amour du vrai, conduisent à l'isolement et au ridicule et passent aux yeux du monde pour de l'extravagance?

---
(1) Satire III. — Livre II.

Non, la saine raison n'est pas compatible avec notre monde actuel, et nous subissons tous, plus ou moins, son influence énivrante, influence qui [se réfléchit dans nos actes et nous rend ce qu'on appelle capricieux, *excentriques* maniaques ou même tout-à-fait fous.

C'est si bien au régime social, au contact de toutes les misères et de toutes les passions qu'il faut attribuer l'aliénation mentale, qu'elle est infiniment plus fréquente dans les villes que dans les campagnes. Les cas de folie se multiplient d'une manière effrayante à Paris depuis quelques années et augmenteront certainement encore dans une proportion plus considérable à mesure que la fièvre de l'ambition et de l'agiotage deviendra plus intense. Chacun s'agite, dans cette fournaise passionnelle qu'on appelle Paris, pour arriver aux honneurs, à la fortune, aux jouissances. Cette ville immense est un lac de richesses et de plaisirs qui enivre et perd la raison des malheureux qui se laissent surprendre à son mirage. Il y a là une effervescence, un bouillonnement de passions que l'on sent pour ainsi dire par toutes les parties de son être et qui doit exercer la plus désastreuse des influences sur les têtes faibles ou usées.

Pour avoir pleine conscience de l'action que peut exercer sur l'individu cette masse de 900 mille âmes, pour ainsi dire en surexcitation perpétuelle, il y a une expérience fort simple à faire, c'est de se retirer à une certaine distance dans une campagne bien calme, au milieu des bois et des champs, de se rafraîchir l'esprit par le repos et des lectures d'ouvrages simples et sainement pensés, puis de rentrer à des intervalles de huit jours environ, dans la ville. Pour peu qu'on veuille se recueillir et s'observer, on sentira presque aussitôt un certain trouble général, une espèce d'émotion fébrile, des tiraillemens vagues, des désirs, une mystérieuse fermentation et enfin un entraînement presque irrésistible vers la satisfaction des passions exclusivement sensuelles. Et qu'on ne dise pas que cette révolution intérieure tient à ce que les sens sont frappés de mille objets qui les réveillent et les excitent, car elle est ressentie avant même que les yeux aient rien vu et à la seule approche de ce vaste foyer où bourdonnent et se heurtent toutes les passions.

Les maladies mentales que M. Raspail désigne sous le nom générique de *psychogénoses pseudologiques*, provenant, dit-il, d'un vice de raisonnement et d'une fausse appréciation des choses de ce monde, ont pour causes l'état vicieux de nos sens ou même de la conformation cérébrale.

« Supposez, ajoute-t-il, que nos sens nous transmettent des impressions contradictoires, que le toucher démente le témoignage de la vue, ou la vue le témoignage du toucher, l'esprit le mieux fait nous dira alors des folies et déraisonnera réellement. D'un autre côté, toute notre organisation porte l'empreinte d'une admirable symétrie; tout est double chez nous, comme si chacune de nos opérations était soumise à un contrôle et à une pondération réciproque. Dès que la symétrie manque ou que l'équilibre se perd, tout est faux en nous, pensée comme mouvement, jugement comme action, impression comme volonté. «

« Supposez donc que l'une des deux moitiés de l'organe cérébral soit en défaut, l'autre étant saine, nos idées sans contrôle resteront à l'état de doute, et nos jugemens sans fixité n'engendreront que des volontés bizarres. Dans la première hypothèse, nous ne verrons rien comme les autres; dans le second cas, nous ne voudrons rien comme eux, nous parlerons et nous agirons avec folie. Que vous semblerait d'un homme qui, jouissant de toute la plénitude de sa raison, aurait perdu l'usage des sens et ne serait plus en communication complète avec le monde extérieur, sauf l'usage de la parole ? Pauvre sage, qui ne mériterait plus que le titre de fou. Malheureux mortels, notre vie est une fièvre intermittente ou ataxique de folies pseudologiques; chaque soir le sommeil nous constitue dans un accès de ce genre; sans compter ceux que de temps à autre notre folle société nous impose. Les maladies mentales de ce monde ne peuvent que se graduer et non se distinguer. »

Nous ne croyons pas, avec M. Raspail, que la dualité des organes ait eu pour but, dans la pensée créatrice, de servir au contrôle mutuel de leurs opérations, car les organes parallèles agissent toujours simultanément et d'une manière convergente comme s'ils n'en formaient qu'un seul. Chez l'individu qui a bonne vue, les objets sont exactement les mêmes pour l'un et pour l'autre œil, seulement ils se présentent plus nets et sont saisis avec moins de fatigue par les deux, ce qui tient évidemment à l'habitude.

Un seul organe suffit donc à la rigueur à l'exercice de la faculté à laquelle il correspond; et si la nature les a créés doubles, c'est par pure prévision et parce qu'elle ne se borne jamais, dans sa sagesse, à un seul ressort. Du reste, nous conviendrons volontiers que les opérations du cerveau deviennent, par ce moyen, plus faciles, en quelque sorte plus certaines. Cependant, répétons-le, cette condition de dualité n'est pas absolument nécessaire. Plusieurs auteurs citent des cas de maladie, dans lesquels telle partie latérale du cerveau se trouvait profondément lésée sans que les facultés correspondantes en parussent altérées. Elles se manifestaient donc dans toute leur plénitude ou à très peu près, bien qu'elles n'eussent à leur service qu'un seul organe.

Nous avons vu dans la maison des aliénés de Pau, un homme qui ayant reçu une blessure grave sur le sommet de la tête, d'un côté, dans l'endroit qu'on assigne à l'organe du merveilleux, a des hallucinations presque continuelles. Ce malheureux se croit assailli par des esprits malins qui lui font endurer mille tourmens. Il lutte violemment avec eux jour et nuit. Ce fait qui semblerait d'abord venir à l'appui de la théorie de M. Raspail, prouve tout simplement que la lésion a déterminé dans cette région du cerveau un foyer d'inflammation que la guérison n'a pu dissiper. Il faut d'ailleurs dire que cet homme a dû toujours avoir, d'après son organisation, les facultés intellectuelles assez faibles et beaucoup de penchant au merveilleux.

On conçoit que, dans telle organisation donnée, une lésion grave produisant une vive irritation dans toute la masse cérébrale, arrive à déterminer la folie; mais ce cas, presque toujours exceptionnel, ne saurait prouver que l'intégrité des deux organes parallèles est indispensable pour que la fonction de la faculté s'accomplisse régulièrement.

M. Raspail compte quatre degrés dans les affections mentales de la deuxième classe. Voici comment il les caractérise.

1ᵉʳ DEGRÉ. PSYCHOGÉN. A IDÉE FIXE. Un seul de nos organes élaborateurs de la pensée continue à opérer intégralement, quand de tous les autres aucun ne le seconde. La volonté ne s'attache donc qu'à une seule idée, car la volonté n'exécute que ce qui est clair, net et complet.

2ᵉ DEGRÉ. PSYCHOGÉN. MANIAQUE. Idée fixe s'attachant à de petites choses, dès que la raison n'est pas absorbée par de plus sérieuses. La manie est le contraire de l'idée fixe proprement dite ; ici un seul organe est incomplet, quand tous les autres opèrent dans la plénitude de leur puissance et de leur faculté de se contrôler.

3ᵉ DEGRÉ. PSYCHOGÉN. ALTERNANTE. Succession à espaces assez égaux, de délire et de raison, provenant de l'épuisement trop rapide de l'une ou de plusieurs de nos facultés, qui interrompt notre état de veille par des éclairs de délire fiévreux. On confond souvent cet état avec les *tics*, qui ne sont que des pertes d'équilibre musculaire, et la *chorée*, qui ne provient que d'un stimulus imprimé irrégulièrement à l'une plutôt qu'à l'autre moitié de l'appareil nerveux.

4ᵉ DEGRÉ. PSYCHOGÉN. DÉLIRANTE. Maladies dans lesquelles tous les contrôles de la pensée sont supprimés sans retour et où tout équilibre est perdu entre les sens et les idées. Le délire est un rêve continuel ; il prend les caractères divers des passions dont l'organe dans ce cas est le plus en souffrance et éprouve le plus de privations ; d'où vient le *délire érotique* ou *fanatique*, *ridicule* et *jovial* ou *sérieux* et *grave*, *ambitieux* ou *furieux*, *haineux* ou *vindicatif*, *pieux* ou *impie*, *égoïste* et *avare* ou *prodigue* et *dissipateur* ; *timide* ou *téméraire*, *oisif* et *idiot* ou *entreprenant* et *infatigable* ; tout autant de variétés du manque d'équilibre et de contrôle dans le jeu des fonctions de l'esprit et du cœur, qui peuvent émaner toutes d'une cause du même nom agissant sur divers organes, et prendre des formes aussi innombrables que peuvent l'être les rapports de dimension d'une même lésion. »

Les cas de folie qui proviennent d'une lésion profonde dans quelques organes du cerveau sont difficiles, quelquefois même impossibles à guérir; ceux qui proviennent d'un vice d'organisation sont presque toujours incurables à moins que le défaut d'équilibre soit peu grave, ce qui ne donne que l'incohérence dans les idées, des bizarreries de caractère, qu'on ne saurait confondre avec l'aliénation proprement dite.

Si les dérangemens de facultés occasionnés par les circonstances sociales finissent par disparaître en même temps que leurs causes, ceux qui tiennent à l'organisation même, et qui sont heureusement les plus rares, ne céderont qu'au perfectionnement de l'espèce et à certaines mesures de prudence imposées au nom de la société.

Un fait qui suffirait à lui seul à prouver que l'organisme humain dépend d'un système de forces en quelque sorte spirituelles, et se modifie incessamment sous leur influence, c'est que la tête des aliénés se déforme très sensiblement avec le temps. Ces faits sont constatés par les médecins qui dirigent les établissemens où se traite cette affreuse maladie. Nous n'avons pas d'observations précises sur la manière dont cette altération de forme a lieu; mais nous inclinons fortement à croire qu'elle suit le caractère de la folie qui lui donne lieu, c'est à dire, que la tête peut s'élargir dans les régions qui correspondent à *l'idéalité* et à *la merveillosité* dans les cas de divagation et d'incohérence; que le front peut se déprimer chez les sujets qui deviennent idiots, et ainsi de suite. Rien de plus naturel, au surplus, qu'il en soit ainsi dans l'état de folie, puisque la tête se modifie dans l'état de santé, état pendant lequel le mouvement des facultés est ordinairement moins rapide. Le travail intellectuel développe le front, l'embellit, l'éducation chevaleresque pousse à l'expansion des organes des sentimens. Les faits opposés ont lieu dans les circonstances contraires, et chez l'individu qui s'abrutit dans l'excès des jouissances matérielles, on voit le front perdre sa noblesse et son intelligence, pendant que les instincts s'alourdissent et deviennent prédominants.

C'est l'équilibre des forces de la série complète des facultés qui fait l'équilibre des diverses parties de la tête, qui correspondent à ces facultés. La Série ne peut pas être faussée par l'avortement de l'un de ses termes, sans que la forme du crâne ne montre immédiatement cette défectuosité. Quand plusieurs facultés manquent d'énergie et se trouvent atrophiées, il y a, suivant l'ordre auquel elles appartiennent, infirmité intellectuelle, morale ou instinctuelle. Quand l'anomalie prend encore un plus grand caractère, il y a imbécillité, délire ou folie ; mais alors cet état est natif, c'est à dire, qu'il s'annonce dès la naissance par l'organisation.

Comme nous l'avons dit, l'aliénation peut se produire dans trois cas tout-à-fait différens : 1° quand une ou plusieurs facultés manquent d'énergie et de développement et conséquemment d'organes, 2° quand les organes, se trouvant altérés, ne permettent plus aux facultés de fonctionner, quoique présentes et à un bon degré de développement, 3° quand une surexcitation quelconque d'un ou de plusieurs organes donne à certaines facultés une énergie tout-à-fait hors de proportion avec l'énergie des autres facultés. Ainsi, le physique et le moral, ou, pour parler plus exactement, les forces invisibles et les organes matériels qui leur servent d'instrumens de manifestation, sont étroitement liés dans l'homme et n'arrivent à produire des résultats réguliers qu'autant qu'ils sont en parfait accord. Cette nécessité qui tient aux lois générales de notre monde sensible ne prouve absolument rien en faveur des doctrines matérialistes, pas plus que la nécessité du rigoureux ajustage des pièces d'une machine ne prouve l'absence de l'intelligence qui l'a conçue.

La folie est, dit-on, contagieuse jusqu'à un certain point. On recommande de s'abstenir de regarder les fous dans les yeux ; lorsqu'ils sont dans leurs accès. Comme le système nerveux des aliénés est alors dans un état violent d'ébranlement, et qu'ils possèdent une grande concentration d'énergie, le conseil est prudent, car toute personne, en général, s'impressionne assez facilement à la vue de semblables spectacles. Les impressions puissantes en mettant en jeu nos facultés, les obligent souvent à agir dans une direction opposée à la volonté même des individus qui ont éprouvé l'émotion. C'est ainsi que l'on voit des personnes tomber dans des attaques d'épilepsie à la seule vue de malades en accès. Nous croyons qu'il y a plus qu'une sorte de sympathie nerveuse et imitative dans ces phénomènes et qu'ils résultent plutôt de l'influence de certains courants magnétiques ou nerveux que de l'impression que réveille la vue sur l'imagination. Rien n'empêche d'ailleurs que la vue ne soit l'occasion du contact des courants dont nous parlons, courants qui rencontrent dans les yeux une issue beaucoup plus facile que par toute autre partie du corps. Il ne serait pas impossible, en effet, que l'explosion qui se manifeste chez les aliénés dans leurs moments de fureur donnât lieu à des espèces de jets assez puissants pour introduire la perturbation dans les facultés quelque peu chancelantes des personnes qui en seraient atteintes.

Ce fait de la contagion prétendue de la folie, soit par voie d'imitation ou par toute autre, ne peut manquer, ce nous semble, d'attirer l'attention des médecins sur quelques inconvénients des catégories d'aliénés trop minutieusement établies. C'est peut-être nuire, en effet, à la guérison de certains malades ou tout au moins à la promptitude de cette guérison, que de les grouper par cas trop identiques. L'homme détraqué moralement a besoin de variété et de contrastes dans sa vie, comme l'homme sain, peut-être même davantage. De certains accès peuvent se calmer en rencontrant leur opposition chez d'autres sujets. Le classement, dans les maisons d'aliénés, exige donc de la part des médecins en chef une connaissance approfondie du genre de folie, du caractère et des habitudes des malades; des tâtonnemens et des essais sans nombre, en un mot, une expérience de tous les instans. Si la contagion, par exemple, transmettait, comme dans quelques fièvres, le caractère de la folie, n'y aurait-il pas lieu à voir si des croisemens d'aliénations faits à propos ne pourraient pas amener de bons résultats?

Nous aurons occasion, dans les paragraphes suivants, de développer notre idée des courants nerveux et de l'étayer de quelques faits qui nous paraissent lui donner une valeur sérieuse.

IV.

États nerveux extraordinaires.

En commençant l'examen des phénomènes généraux produits par l'ensemble des facultés jouant avec ordre ou en état de perturbation, nous avons voulu mettre sous les yeux du lecteur les deux résultats les plus extrêmes du mécanisme intellectuel, la raison et la folie. Ce contraste nous a paru nécessaire pour mieux faire apprécier l'importance d'établir, par l'éducation et l'amélioration de nos sociétés, l'équilibre et l'unité des facultés dans chaque individu. Nous donnons ici le motif qui nous a déterminé dans ce classement, parce que nous ne voudrions pas qu'on crût que nous considérons les phénomènes qui vont nous occuper, comme des dérivations plus ou moins éloignées de cette affreuse maladie qui jette le trouble dans l'intelligence et dans les sentimens. Non, il n'appartient qu'à l'ignorance présomptueuse de traiter de folie et d'outrager ce qu'elle ne comprend pas; il n'appartient qu'aux esprits inférieurs et sans expérience de rejeter les faits qui semblent sortir des lois ordinaires, uniquement parce qu'ils ne peuvent pas les expliquer. En pareille circonstance, ce n'est point par la négation que des gens sérieux doivent procéder; il doivent s'assurer d'abord, et en conscience, si les faits en question existent bien réellement, puis, s'ils sont certains, en rechercher les causes afin de les expliquer et d'empêcher qu'ils ne tombent entre les mains du charlatanisme.

Le système nerveux dont le principe est entièrement inconnu, mais dont le rôle est de servir d'agent principal et direct aux forces essentielles et primitives de notre être, est tellement fécond en phénomènes de toutes sortes qu'une foule d'entre eux échappent encore à nos plus minutieuses observations. Les états nerveux sont si nombreux et si variés que la médecine elle-même s'y perd, bien qu'elle soit constamment à l'œuvre et qu'elle compte dans ses rangs les hommes les plus éminens.

Le système nerveux nous fait accomplir les choses les plus étonnantes, souvent même les plus merveilleuses, soit par ses dispositions particulières, soit par la surexcitation dans laquelle il se trouve parfois, soit encore par suite des dérangemens ou altérations qu'il peut subir. C'est aux différens états nerveux qu'il faut rapporter ces prodiges qu'accomplissent exceptionnellement certains individus en devinant ou en voyant ce que les autres ne savent et n'aperçoivent point. Il est évident que nous ne parlons pas ici de ces génies puissants pour lesquels il n'existe en quelque sorte pas de profondeurs insondables, et dont la mission est de servir de flambeaux à l'humanité. Les savans, les artistes, les hommes de génie, pour exercer les plus hautes fonctions de l'intelligence, n'en sont pas moins dans les lois ordinaires. Ce n'est pas là que commence le merveilleux; car on retrouve parfaitement dans leur riche organisation la raison de l'ampleur de leurs facultés et de leurs chefs-d'œuvre.

Le merveilleux, ou du moins ce qu'on a regardé jusqu'aujourd'hui comme incompréhensible et inexplicable, est bien au delà des tours de force que peut faire le génie aux yeux du vulgaire étonné. Le merveilleux, en fait de phénomènes intellectuels, est ce qui résulte de ces états pendant lesquels telles ou telles facultés acquièrent des proportions si vastes qu'elles créent, pour ceux qui en jouissent, des rapports qui ne peuvent exister pour les personnes qui se trouvent dans l'état ordinaire, et même avec des ordres de faits dont nous n'arrivons à reconnaître la réalité que par de pénibles inductions complètement inaccessibles au plus grand nombre. Ces différens états nerveux, naturels ou artificiels, donnent lieu à l'inspiration, au pressentiment, à l'hallucination, à l'extase, etc. Nous allons traiter de chacun d'eux séparément.

V.

De l'Inspiration.

Sans être le génie lui-même, l'inspiration en est en

quelque sorte l'éclair, ce qui fait qu'ils se tiennent plus étroitement qu'on ne le croirait d'abord. L'inspiration est l'éclosion spontanée, éclatante, d'une grande faculté. Elle dépend la plupart du temps d'une surexcitation passagère, d'un événement extérieur, d'une impression puissante. La musique et les paroles de la *Marseillaise* dues à Rouget-de-l'Isle, qui ne fut jamais ni un grand poète, ni un grand musicien, sont un des exemples les plus frappants de ce que peut l'exaltation des sentimens pour développer l'inspiration. Tout, en effet, dans cette œuvre, est noble et imposant comme les circonstances qui l'inspirèrent; et on pourrait dire que l'inspiration n'est autre chose que l'identification aussi complète que possible qui s'établit entre l'homme et un événement matériel ou moral. Dans ce dernier cas, c'est-à-dire, quand l'inspiration prend sa source dans l'ordre des faits invisibles, elle donne lieu à la prophétie, à la révélation extatique et à la poésie religieuse. Les livres sacrés rentrent dans ce genre d'inspiration.

D'après ce qui précède, on a pu juger que l'inspiration n'est pas à nos yeux un phénomène sans cause réelle, et inexplicable, mais qu'elle a au contraire son principe dans un certain ensemble de perceptions réfléchies et passées à l'état du sentiment dont l'inspiré a la conscience parfaite. C'est la nature de ces perceptions qui fait le caractère de l'inspiration et c'est la grandeur des facultés intellectuelles et artistiques qui lui donne sa richesse et sa beauté.

L'inspiration tient du génie par son résultat et non par son procédé. Elle arrive effectivement comme lui au vrai et au bien, mais par bonds, par pure sensation, pour ainsi dire involontairement, tandis que le génie, avec la conscience de son point de départ et du chemin qu'il doit parcourir, poursuit patiemment sa tâche et l'accomplit par la seule puissance de ses facultés dans leur état naturel. Le génie pénètre les mystères de la science par suite d'un travail persévérant et soutenu; l'inspiration atteint à la synthèse des choses par la seule intuition et sans le moindre effort. Du reste, on peut dire que le génie jouit d'une inspiration constante et intégrale, puisqu'il voit beaucoup plus loin en toutes choses que ne peut le faire l'intelligence commune, et même ce qu'on appelle les esprits distingués.

Il ne faut pas confondre l'inspiration avec le pressentiment qui en est tout-à-fait distinct. La première manifeste tout-à-coup un travail mystérieusement accompli dans l'esprit, tandis que le second est une aspiration vague vers un fait extérieur non produit encore pour l'individu qui le pressent.

Les inspirations peuvent être vraies ou fausses, suivant l'état des affections et de l'intelligence. Elles sont vraies, quand celui qui y obéit possède une raison saine, capable de régulariser ses sentimens, et une conscience droite et honnête. Le produit de l'inspiration se trouve alors d'accord avec la science et montre à la fois le double caractère de la vérité et de la fantaisie, de l'idéal le plus parfait et de l'utilité la plus complète. On peut affirmer, dans ce cas, que la source en est pure.

V.

Du Pressentiment.

Le pressentiment, que chacun a plus ou moins souvent éprouvé dans sa vie, provient d'une espèce de sensibilité spirituelle ou nerveuse par laquelle on se trouve dans un rapport plus ou moins vague avec des objets ou des événemens dont l'existence est encore inconnue. Les femmes sont en général plus disposées que les hommes à ressentir ces impressions subites et étranges, ces avertissemens mystérieux, relativement à ce qui concerne les personnes qu'elles aiment ou les accidents qu'elles redoutent. Cela tient évidemment à la délicatesse beaucoup plus grande de leur système nerveux, et au plus grand développement des sentimens chez elles. Quoiqu'il en soit, ce singulier phénomène psychologique, incontestable par les faits nombreux de cet ordre transmis par les autorités les plus respectables et par les observations personnelles que chacun a pu faire sur soi-même, ce phénomène psychologique prouve d'une manière positive, à notre sens, que les facultés humaines agissent à la fois à distance dans le temps et dans l'espace. Malgré les préoccupations qui la troublent et la matière qui l'obstrue et l'alourdit, l'âme plonge par instant dans l'avenir et rapporte à la conscience le tribut de ses explorations. Plusieurs faits d'expérience importants viendront, dans les paragraphes suivants, à l'appui de cette opinion.

Les événemens s'enchaînent dans leur succession, comme les différentes parties dont se composent les êtres. Pour l'intelligence qui pourrait tenir compte avec une rigoureuse exactitude de tous les élémens présens, il serait donc non seulement possible, mais encore facile, de déterminer à l'avance, sauf accidens exceptionnels, les phases ultérieures de tel ou tel ordre de phénomènes, comme on sait quels degrés parcourt tel animal ou telle plante à partir de son germe jusqu'à son apogée, même jusqu'à sa destruction. Le monde moral ne suit pas d'autre loi que le monde physique ; on peut donc, jusqu'à un certain point, prévoir les événemens futurs, dans telles ou telles circonstances données, et c'est, en effet, ce que font les politiques et les philosophes habiles. Eh ! bien, le pressentiment n'est autre chose qu'une sorte de prévision, de vue antérieure spontanée et par voie d'instinct. De même que l'homme de génie se trouve par ses calculs en présence d'événemens qui ne sont pas encore réalisés, mais qui dériveront nécessairement du présent, de même l'être doué de pressentiment est affecté par des faits qui ne se manifesteront sensiblement que dans un intervalle plus ou moins long. Dans le premier cas, l'esprit a déduit logiquement un résultat de certaines données positives, dans le second, le sentiment devine d'emblée des choses que le calcul le plus profond, en lui accordant des élémens suffisans, pourrait seul découvrir.

Comme on le voit, le pressentiment constitue donc une faculté particulière qui agit indépendamment de la raison et lui jette ses lueurs au moment où elle s'y attend le moins ; il est une espèce de force magnétique qui pousse l'esprit dans un avenir plus ou moins rapproché et le met en présence de faits qui ne se sont point encore enveloppés de formules ou de matière, c'est-à-dire qui n'existent encore que logiquement, mais non point d'une manière réelle pour les yeux du corps. Il est inutile de faire observer que cette faculté est un véritable privilège pour celui qui la possède, quoique poussée à l'excès et alliée à un esprit faible et craintif ou trop enclin au merveilleux, elle puisse occasionner des transes, des inquiétudes et des terreurs chimériques.

Le pressentiment se manifeste parfois dans le rêve; c'est là sans doute ce qui a fait longtemps attribuer à celui-ci une certaine réalité. Cependant le rêve n'est le plus souvent que le résultat des fonctions irrégulières de quelques organes isolés, un phénomène analogue à l'hallucination et à la divagation dans l'état de veille. L'engourdissement des organes n'étant pas alors général, et quelques facultés se trouvant en possession d'une énergie assez forte pour les mettre en jeu, il en résulte des combinaisons d'idées plus ou moins bizarres, des représentations de formes plus ou moins incohérentes, en un mot, des manifestations intellectuelles plus ou moins confuses.

Nous ne voulons pas contester que les facultés puissent se trouver, dans de certains cas, en rapport avec l'ordre métaphysique et donner lieu ainsi à des sortes d'intuitions mystérieuses; mais ce fait, que nous avons implicitement reconnu en disant que le pressentiment peut se produire dans les rêves, doit certainement être fort rare et surtout fort difficile, sinon impossible à reconnaître.

Au surplus, les pressentiments qui arrivent pendant le sommeil ne sont presque jamais étrangers aux objets de nos affections ou aux intérêts qui nous préoccupent, et les liens de sympathie ainsi que ces intérêts qui nous passionnent, sont alors très suffisants pour les expliquer. Cela encore une fois, n'empêche pas quelques sujets extraordinaires de jouir d'une sensibilité propre à les mettre parfois en relation avec des faits inaccessibles pour le plus grand nombre, même dans l'état de veille; seulement, il serait puéril de conclure de là que les songes méritent en général de la confiance et renferment toujours un sens sérieux, un enseignement, ou des avertissemens de quelques puissances invisibles. Non, les

Dieux ne parlent plus aux hommes pendant leur sommeil, et la raison suffit aujourd'hui pour nous faire comprendre les desseins que la Providence a sur nous.

Le pressentiment est tellement un fait positif, et qui provient si bien à la fois de l'organisation et de son action sur le monde extérieur, visible ou invisible, que les personnes qui en sont douées ont toujours, en général, l'organe de l'*éventualité* très prononcé, indépendamment de celui de la *merveillosité*; le premier, sur lequel pivotent en quelque sorte les perceptions, le second, qui met en rapport avec le monde spirituel.

VII.

Du Somnambulisme.

Ce que nous venons de dire de l'Inspiration et du Pressentiment suffirait presque déjà à prouver que les facultés humaines ne sont pas bornées aux fonctions ordinaires que nous leur connaissons, mais qu'elles ont aussi des états exceptionnels qui donnent lieu à des phénomènes plus ou moins merveilleux.

Le somnambulisme est un de ces phénomènes dûs à une modification profonde du jeu ordinaire des facultés, à une concentration des forces spirituelles de l'âme, laquelle concentration lui donne la puissance de maîtriser par fois la matière au point de s'en affranchir presque complètement.

Chez le somnambule, cette intensité se développe pendant le sommeil, de manière qu'il peut percevoir et agir, réfléchir et raisonner, tout en demeurant étranger à une multitude d'objets du monde extérieur. La réalité ne se fait dans cet état qu'autant que la pensée et la volonté le permettent. Le somnambule voit ce qu'il veut voir et comprend ce qu'il désire comprendre, sans avoir recours aux moyens employés dans l'état de veille. Les perceptions peuvent alors s'opérer sans le secours des sens et même souvent contrairement aux lois qui ont coutume d'y présider. Ainsi, par exemple, des expériences nombreuses prouvent que le somnambule peut voir parfaitement sans lumière, à de prodigieuses distances, à travers des corps opaques, et se livrer pendant son sommeil à des travaux qu'il n'exécuterait qu'avec la plus grande difficulté dans l'état ordinaire. Les ouvrages et recueils qui traitent spécialement de ce phénomène fourmillent de faits des plus curieux et garantis par des autorités respectables. Nous ne nous arrêterons pas à en citer ; mais nous en raconterons un entièrement inédit et connu seulement de deux ou trois personnes.

Mlle Julie qui était bonne, en 1830, chez un architecte de Paris, avait assez fréquemment des accès de somnambulisme. Cette jeune fille d'un caractère fort doux et d'une intelligence assez ouverte, quoique privée complètement d'instruction, puisqu'elle ne savait pas même lire, se levait la nuit pour vaquer à ses travaux. Il lui arrivait aussi de se distraire pendant ses occupations, en chantant. Elle allait alors dans le bureau des commis, prenait dans le tiroir de l'un d'eux, une édition de Béranger, qui s'y trouvait, et se mettait à chanter couramment et sur l'air indiqué, les morceaux qui lui tombaient sous la main. Tout cela s'exécutait presque toujours sans lumière.

Le somnambule participe à la fois des deux modes de l'existence humaine, de la terrestre, puisqu'il ne peut se dégager entièrement de son corps et de ses organes, de la céleste, ou ultra-mondaine, en ce que ses facultés acquièrent une puissance et des propriétés qu'elles ne peuvent presque jamais avoir ici bas, même dans l'état de veille. Les facultés de l'Etre humain sont bien les mêmes dans l'une et l'autre vie, puisque nous avons reconnu qu'elles sont des forces préexistantes et appliquées seulement à la matière qui convient à tel ou tel mode de manifestation ; mais elles jouissent d'une perfection infiniment plus grande dans la vie ultra-mondaine à cause de la supériorité de l'organisme nouveau qu'elles ont à leur disposition.

Il résulte de ce que nous venons de dire que le phénomène du somnambulisme, donnant lieu à des perceptions d'une intensité extraordinaire ; a pour cause l'immense supériorité momentanée de quelque faculté sensuelle, l'existence, dans un corps composé des élémens de notre planète, de quelque force élevée au degré qu'elle ne possède habituellement que dans un monde plus riche. Des faits analogues ont lieu pour d'autres sens comme pour l'intelligence elle-même, et, qui plus est, ces faits se produisent parfois dans l'état de veille ; pour le tact, chez les *sourciers* qui sont affectés par les cours d'eau qu'ils signalent, lesquels se trouvent souvent à une très grande profondeur dans le sol ; pour les facultés mathématiques et réflectives, les inventeurs, les hommes d'un génie propre aux plus hautes découvertes.

Le somnambulisme qui n'est qu'un effet résultant d'une activité extrêmement énergique d'une ou de plusieurs facultés, combinée avec le repos, l'engourdissement ou le sommeil d'un ou de plusieurs organes, peut donc, dès aujourd'hui, avoir une explication aussi facile que simple, ainsi qu'on vient de le voir ; il n'est qu'un des phénomènes qui rentrent dans le domaine de la dynamique passionnelle.

VIII.

Du Magnétisme vital.

Le Magnétisme n'est autre chose que le somnambulisme artificiellement produit par l'action d'une personne sur une autre dans des circonstances particulières. « Il y a une action possible d'une personne sur une autre par la force de l'imagination de l'une de ces deux personnes, disait Bacon ; car, comme le corps reçoit l'action d'un corps, l'esprit est apte à recevoir l'action d'un autre esprit. » Le magnétisme tout entier est renfermé dans cette proposition.

L'action de l'homme sur l'homme est tellement simple et naturelle qu'elle a été connue dès la plus haute antiquité. Le magnétisme était employé comme moyen curatif par les anciens payens, et il est dit que les malades pour obtenir la guérison devaient dormir dans les temples consacrés au Dieu de la médecine. On voit aussi dans les temples égyptiens, des personnages placés de manière à représenter des opérations magnétiques, c'est-à-dire ayant une main appuyée sur le dos et l'autre sur la poitrine d'un individu assis.

Beaucoup de gens ont ri et rient encore dans notre époque de lumière et de perfectibilité, des expériences magnétiques. Le merveilleux qui s'y attache, le charlatanisme et les abus qui peuvent s'y glisser, donnent beau jeu aux plaisants qui n'ont jamais besoin de science pour juger et qui s'égaient d'autant plus qu'ils connaissent moins. Cependant rien n'est plus évident que le principe du magnétisme, cette action concentrée que chacun exerce à un plus ou moins haut degré sur son semblable. En effet, tout être vivant est entouré d'une atmosphère d'arôme ou de fluide nerveux qui procède de lui et se modifie suivant l'action de la volonté et les circonstances environnantes. Quand cette sphère rencontre chez un autre individu son analogue, il y a ce qu'on appelle sympathie spontanée. Si au contraire le caractère des affections et passions qui se transmet secrètement avec cette émanation nerveuse se trouve opposé au caractère des affections et passions chez l'autre personne, il y a répulsion, antipathie, impossibilité d'établir des rapports intimes, à moins que l'un des deux ne domine l'autre par une volonté très énergique.

Nous pensons que ce qu'on nomme fluide magnétique n'est autre chose que la chaleur vitale, saturée d'influx nerveux, laquelle s'échappe par les pores avec une intensité proportionnelle à l'état de santé et à la volonté du sujet. Non seulement l'existence de ce fluide ne saurait être révoquée en doute, mais ses propriétés sont même aujourd'hui constatées par des faits nombreux et concluants. Plus la matière nerveuse est de qualité supérieure, plus la somme de fluide magnétique est considérable et mieux sa transmission s'effectue, comme si ce fluide était une espèce de volatilisation de cette matière. L'existence de la propriété magnétique des êtres se reconnaît à la limpidité et au brillant de l'œil, à ce qu'on appelle le *feu du regard*. Les gens dits à coup-d'œil d'aigle sont toujours très aptes à exercer une assez grande influence magnétique et ont toujours plus ou moins d'autorité sur leurs semblables. Leur énergie se communique par les yeux à ce qui les environne et va électriser ceux sur lesquels ils veulent agir. La puissance du regard est incalculable, surtout quand elle s'appuie sur une intelligence et une volonté fortes et sur le prestige d'une haute position sociale.

Tout esprit raisonnable et de bonne foi acceptera certainement *à priori* l'existence réelle de cette émanation subtile dont nous venons de parler, et même son action plus ou moins restreinte sur les individus qui se trouvent en contact avec elle. Ce qui pourra seul les arrêter, c'est le merveilleux qui ressort des expériences, mais ceci est une question tout-à-fait indépendante et de pure vérification. Ce qu'il importe de savoir, c'est si le principe est absurde et le fait en lui-même illusoire. Or, si rien n'est plus naturel et plus conforme à toutes les données analogiques, que l'atmosphère qui rayonne autour des êtres vivants; si rien n'est mieux établi et prouvé que l'influence qui résulte de cette sphère fluide, le magnétisme ne doit-il pas être immédiatement classé parmi les phénomènes positifs?

Ce phénomène qui n'est autre chose que l'Attraction vitale qui s'établit entre les êtres par le moyen d'espèces de cordons arômaux dont l'étendue est relative à la puissance des individus auxquels ils appartiennent; ce phénomène qui est commun à tous les êtres depuis l'insecte jusqu'au globe le plus grand qui puisse se balancer dans l'espace, ce phénomène se montre cependant avec plus d'intensité chez telles espèces plutôt que chez telles autres, sans que la loi qui préside à ce dernier fait soit encore connue ou même ait été cherchée. Nous ne serions pas étonnés que la force magnétique fût, chez les individus, en raison directe de la puissance de l'appareil du mouvement et de celui de la digestion. Le fluide magnétique semble effectivement plus abondant et plus énergique chez tous les animaux carnassiers qui se meuvent avec souplesse et rapidité (les félins, les serpens, etc.) et chez les hommes d'une nature énergique et passionnée.

Et, en effet, plus le foyer de chaleur est puissant chez un individu ; plus il jouit de la propriété de l'augmenter à son gré, et plus il doit pouvoir transmettre facilement ce calorique qu'il dégage au moyen de l'action intérieure.

On sait que la puissance magnétique des reptiles est prodigieuse et qu'elle constitue même à peu près le seul procédé qu'ils aient pour fournir à leur alimentation. Voici comment M. Raspail explique cet étonnant phénomène :

« J'ai acquis, dit-il, par suite d'une enquête poursuivie avec persévérance, la conviction que la puissance de fascination que l'on a attribuée aux serpents, vipères ou couleuvres, n'est pas une fable et un conte du vulgaire. Rien ne se présente plus fréquemment à l'observation des personnes qui voyagent dans les bois, que de voir de pauvres petits oiseaux descendre en piaulant de branche en branche, comme attirés par une puissance occulte, et se rendre dans la gueule d'un serpent caché dans les branchages, comme des victimes dociles au geste de leur bourreau : on coupe le fil de ce charme, avec une simple baguette que l'on fouette à travers l'air ; sans doute parce que le sifflement de l'air épouvante le serpent et paralyse ainsi son effluve magnétique. Quel est le mécanisme de cette incroyable fascination, qui nous rappelle si bien la faible des syrènes ? Il y a certainement là une cause physique, une émanation qui enveloppe l'oiseau d'un réseau de gaz asphyxiant, comme l'araignée enveloppe la mouche de son réseau de gaze. Pour se rendre compte du phénomène d'une manière graphique, admettons que le serpent ait la propriété de lancer, un de chaque côté de la bouche, deux jets de gaz vénéneux et narcotique, qui viennent se réunir au dessus de la tête de l'oiseau. Si l'oiseau se met à fuir le danger il ne pourra le faire qu'en descendant ; car c'est là seulement qu'il trouvera l'espace libre ; à mesure qu'il descendra, les jets continueront à se rapprocher et à le suivre ; et c'est ainsi que, pour échapper à l'asphyxie, le pauvre oiseau tombera dans la gueule du serpent ; pour échapper à Charybde, il tombera dans Scylla. »

Un autre fait rapporté par le même auteur prouve que

le procédé magnétique est beaucoup plus répandu qu'on ne le croirait chez les animaux.

« L'araignée semble posséder un pouvoir de fascination semblable à celui qu'exercent les serpents. Le 8 août 1840, j'ai eu l'occasion d'en observer un exemple qui me parut très curieux, sur une araignée domestique ; elle venait de prendre dans sa toile horizontale un assez gros taupin et elle se tenait comme cramponnée du bout de ses pattes à sa proie, un peu au dessous de l'abdomen. Je ne la voyais pas appliquer sa bouche contre l'insecte, ni lui faire aucune piqûre; mais seulement s'approcher et s'éloigner alternativement, sans jamais aller jusqu'à le toucher, et exécutant, pour ainsi dire, des passes magnétiques. Or, le pauvre taupin, encore plein de vie, était incapable de se débarrasser d'un filet qu'en temps ordinaire, il aurait pu mettre en pièces, d'un seul mouvement de ses tarses; lui qui s'échappe si vigoureusement de la pression de nos doigts, il restait là paralysé entre le bout des pattes d'une faible araignée. »

Comme il ne s'agit pas ici d'exposer les moyens pratiques du magnétisme, mais seulement de le considérer en tant que phénomène nerveux et intellectuel, nous ne nous arrêterons pas à décrire les procédés mis en usage pour amener le somnambulisme factice. On sait que ces procédés consistent principalement dans l'établissement de l'unité de chaleur entre les deux individus et dans des passes de haut en bas, en ayant soin d'écarter les bras à chaque fois, afin de ne pas provoquer la réaction du fluide vers le cerveau. Le regard est aussi un puissant auxiliaire, de même que la force de la volonté de celui qui magnétise et la bonne disposition du magnétisé. Le phénomène magnétique qui consiste dans un engourdissement général, une grande pesanteur des paupières, un sommeil plus ou moins complet, puis, suivant la qualité et la lucidité du sujet, dans la faculté de voir, d'entendre, de parler, d'agir, etc., etc.; le phénomène magnétique se produit par l'action aussi puissante que possible du magnétiseur et l'appropriation de son effluve par la personne qui se soumet à son expérimentation.

Un des effets les plus singuliers du magnétisme est assûrement celui qui consiste dans la transmission, par le courant nerveux, de la volonté et des idées du magnétiseur, dans cette identification entre les deux individus, de celui qui agit à celui qui reçoit l'action, et qui fait que le second n'est plus en quelque sorte que l'instrument du premier, dans une certaine limite. On conçoit que cette identification ne saurait avoir lieu sans le concours préalable des deux volontés et même sans que les circonstances environnantes ne s'y prêtassent plus ou moins. C'est là ce qui explique la nécessité de la foi chez la personne qui consent à se faire magnétiser et la difficulté du succès des expériences en présence des incrédules, quand ils se trouvent en trop grand nombre.

Bien que le somnambule artificiel emprunte souvent la plupart de ses idées et de ses affections à son magnétiseur, de manière à n'en être, pour ainsi dire, que le miroir et le reflet, il y a pourtant des sujets qui conservent une parfaite originalité et chez lesquels l'action magnétique développe, ou aide à se manifester, des facultés vraiment extraordinaires. Ainsi, par exemple, la vue à travers des corps opaques, l'insensibilité de telle ou telle partie du corps, permettant les opérations les plus graves sans la moindre douleur, la perception de certains faits à des distances immenses, la divination de choses entièrement inconnues de ceux qui interrogent, et, une foule d'autres résultats non moins étonnants, prouvent assez que le magnétisme jouit de propriétés vraiment merveilleuses, au moyen desquelles les facultés des somnambules acquièrent des proportions que celles des autres individus en état ordinaire ne peuvent atteindre. Ces divers phénomènes, quoique ayant leur cause extérieure dans l'action d'une personne sur une autre, n'en sont pas moins explicables par les mêmes principes qui nous ont servi dans le paragraphe précédent à nous rendre compte des causes du somnambulisme naturel. En effet, dans le premier cas, les facultés fonctionnent d'elles-mêmes et par leur propre énergie, tandis qu'elles ont besoin, dans le second, d'un stimulant extérieur et d'un secours étranger.

Quelques personnes assurent que les somnambules

de haut titre sont aptes à entrer en relation avec le monde spirituel et jouissent de la faculté de voir les défunts qui habitent ce monde. Cette croyance très respectable et peut-être même parfaitement fondée, ne saurait offrir aujourd'hui toutes les preuves qui lui seraient suffisantes. L'humanité terrestre n'est pas assez heureuse actuellement, pour que de pareilles communications soient élevées à la hauteur de la certitude. Les expériences de cette nature ne peuvent donc être concluantes que pour quelques esprits isolés et ne doivent d'ailleurs être tentées qu'avec la plus grande prudence, car c'est surtout dans ce cas qu'il arrive que les somnambules ne voient que ce que veulent bien voir les magnatiseurs qui les dirigent.

Le magnétisme qui était autrefois employé comme moyen curatif, l'est encore de nos jours par quelques personnes de foi, dont l'influence a pu obtenir quelques résultats. « Les vrais croyants, dit Jésus-Christ, imposeront les mains aux malades et il les guériront. » Mais où sont ces cœurs robustes dans la foi, à l'heure qu'il est ? Où sont ceux qui accordent une confiance sans bornes à l'efficacité de la prière et de l'imposition des mains ? Et s'il y en a quelques-uns, leurs vertus sont-elles assez grandes pour que la nature obéisse à leur volonté ? Quand le Christ lui-même ne pouvait faire des miracles à Nazareth, à cause de l'incrédulité des assistants, nos magnétiseurs d'aujourd'hui oseraient-ils prétendre à plus de succès ? Il est au moins permis de douter de l'efficacité universelle de ce procédé curatif. Qu'il opère convenablement, au delà même de toute espérance dans de certains cas, nous le croyons fermement, mais qu'on en veuille faire une panacée infaillible pour toutes les affections possibles, voilà ce que les faits connus ne permettent pas d'admettre.

Les conditions dans lesquelles doit être mis en usage le magnétisme, sont d'ailleurs tellement difficiles à réaliser maintenant, qu'il doit manquer son effet la plupart du temps. Ainsi, cette opération exigerait de la part de ceux qui s'y livrent, non seulement une santé parfaite, un tempérament sain, mais encore une moralité éprouvée, une intelligence élevée et un discernement plein de délicatesse. Il ne faut pas oublier que le magnétiseur transmet la partie la plus essentielle de sa vie et, avec elle, le principe sain ou morbide de son état physique. Il ne faut pas oublier non plus que, en dehors des conditions de santé et de la pureté des sentimens, il faut encore, pour produire de bons résultats, un grand fonds de charité et de dévoûment, de même qu'une confiance pleine et entière chez celui qui reçoit l'action magnétique. Or, toutes ces conditions peuvent-elles être souvent remplies? Non, assurément. On est donc en droit d'affirmer, tout en acceptant le principe du magnétisme, la sincérité complète des personnes qui s'en occupent d'une manière active et même la possibilité de guérir dans quelques circonstances, on est donc en droit d'affirmer que l'utilité de cette pratique est extrêmement restreinte au point de vue médical.

Quant aux autres expériences purement psychologiques et merveilleuses, elles ne sont guère plus fécondes que celles qui ont trait à la médecine spirituelle. Indépendamment des incrédules qu'elles rencontrent, nous ne voyons pas trop ce qu'elles gagneraient à être admises sans difficulté par la majorité des esprits, puisqu'elles sont souvent contradictoires et manquent toujours de moyens de vérification. Que prouveraient-elles, en effet, en supposant qu'elles s'accordassent toutes entre elles? Que l'homme peut arriver à un développement extraordinaire de quelques-unes de ses facultés? Mais le somnambulisme, l'extase et mille autres phénomènes naturels ne laissent aucun doute là dessus. Qu'il existe un autre monde? Mais la raison nous le dit assez. Et d'ailleurs qui pourrait garantir que les somnambules les plus privilégiés voient bien ce qui se passe dans cet autre monde? Les expériences exclusivement psychologiques et spiritelles, fussent-elles rendues au dernier degré de certitude, ce qui n'est pas, ne prouveraient donc absolument rien, car l'humanité n'est pas en position d'en tirer parti maintenant. Elle ne le pourra avantageusement que lorsqu'elle sera réintégrée dans les véritables lois de l'ordre, qu'elle aura établi le bonheur dans son sein ; qu'elle aura cons-

cience de sa destinée terrestre, qu'elle sera en voie de
l'accomplir et qu'il n'y aura aucun inconvénient à ce qu'elle
connaisse tous les mystères de l'autre-vie. Jusque là, le
magnétisme ne sera qu'une science incertaine et d'un intérêt simplement philosophico-psychologique.

IX.

De L'Hallucination.

Le phénomène de l'hallucination consiste dans des
perceptions involontaires qui troublent les fonctions ordinaires de l'intelligence et jettent celui qui en est atteint
dans des illusions de diverses natures. Chez l'halluciné,
un et quelquefois plusieurs sens se trouvent affectés de
manière à le placer sous une influence quelconque qu'il
croit toujours mystérieuse. Tantôt ce sont des fantômes
qui s'agitent devant ses yeux, tantôt ce sont des voix
qu'il entend et qui lui donnent des ordres auxquels il ne
peut résister; une autre fois, ce sont des odeurs qui le
poursuivent, etc.

Voici un exemple fort curieux d'hallucination par le
sens de l'ouïe.

Une dame qui vit encore et que nous ne nommerons
pas pour cette raison, se trouva un jour atteinte d'auditions musicales extraordinaires à la suite d'un travail
excessif auquel elle s'était livrée dans cet art. Le moindre
bruit sonore comme un chant, une corde résonnante,
même la chute d'un corps métallique, faisait en quelque
sorte éclore dans son cerveau toute une riche série d'accords. Cet état pendant lequel la malade entendait les
concerts les plus brillants, durait plusieurs heures,
quelquefois tout un jour ou toute une nuit. Cette dame
qui avait une conscience parfaitement claire de sa situation, s'en affligeait beaucoup et faisait des efforts inouïs
pour chasser ces harmonies importunes. L'inquiétude,
le chagrin et surtout les veilles et la fatigue, l'avaient
jetée dans une position vraiment alarmante. C'était en
vain qu'elle s'était réléguée dans les endroits les plus

retirés et les plus tranquilles, la moindre vibration sonore réveillait la susceptibilité nerveuse de ses facultés musicales et faisait renaître le phénomène qui la torturait.

Cependant, à force de repos et de volonté, elle parvint à se défaire de ces auditions qu'elle prenait pour un commencement de folie et qui n'étaient probablement que des réminiscences ou des perceptions extraordinaires dues à une espèce d'inflammation des facultés musicales. Ce qui pourrait, au surplus, faire admettre les deux hypothèses, c'est que cette dame, d'ailleurs musicienne fort instruite, entendait des symphonies tout-à-fait nouvelles et d'une splendeur inconnue. Peut-on supposer que le phénomène serait arrivé à cet état de développement, malgré la résistance énergique de la volonté, s'il n'y avait eu que de simples ressouvenirs?

Ces perceptions étranges qui existent bien réellement pour celui qui les éprouve, puisqu'elles font son bonheur ou son tourment, se mêlent et se confondent avec d'autres perceptions naturelles et avec des souvenirs; ce phénomène complexe devient alors assez difficile à expliquer; aussi les uns y voient-ils le résultat d'une imagination détraquée ou de sensations faussées, tandis que d'autres l'attribuent à des causes exclusivement spirituelles.

Il y a certainement du vrai dans l'une et l'autre de ces deux opinions, et nous inclinons fortement à croire que l'état mental dont il s'agit n'est autre chose qu'un mode imparfait de perception de quelques objets du monde invisible qui sert de type à celui-ci. L'halluciné se trouve, quant au système des choses spirituelles, dans la position d'un homme qui marchant la nuit dans la campagne, croit voir autour de lui les arbres et les rochers prendre des formes vivantes et se mouvoir dans l'espace, ou entendre des pas, des chuchottements ou des gémissemens au moindre souffle qui agite le feuillage. Cet homme a bien réellement des perceptions, il voit et entend évidemment, mais ses perceptions, indécises en elles-mêmes, n'acquièrent des formes arrêtées qu'au moyen de son imagination. On ne peut pas dire qu'il crée absolument les êtres qu'il s'imagine voir et entendre, puisque le principe en est dans des objets dont ses sens ne peuvent se rendre fidèle compte, et cependant ces êtres existent autant et même beaucoup plus dans ses souvenirs et dans son imagination que dans la nature. Il y a aussi pour l'halluciné des perceptions mystérieuses, mais trop vagues pour arriver tout entières à l'esprit; elles ont besoin d'emprunter les secours de l'idéalité pour revêtir un corps et présenter un sens déterminé.

L'hallucination n'est donc pas une illusion complète, une création sans élémens préalables, un produit pur de *l'idéalité* ou de *la merveillosité* travaillant sur ses propres impressions, sur son propre fonds; l'hallucination est une communication mal comprise, inconsciente, avec l'ordre invisible, communication à laquelle le malade donne un sens et des développements qu'il puise en lui-même. Une fois frappé des fantômes qu'il a édifiés sur des sensations tout-à-fait confuses, il demeure pleinement convaincu de leur réalité.

Il y a entre l'hallucination et l'extase proprement dite la même différence qu'il y a entre l'état pendant lequel nos perceptions matérielles s'effectuent confusément, soit par le défaut de lumière suffisante, soit par l'imperfection de nos organes, et l'état pendant lequel elles nous arrivent nettes, précises, entièrement certaines.

Dans certains états nerveux, les sens acquièrent, comme on sait, une sensibilité, une puissance extraordinaire. Tel malade verra à des distances prodigieuses, tel autre entendra des bruits lointains qui n'existeront pour personne. L'hallucination est un état à peu près semblable de quelque sens, mais sans que l'économie générale annonce le moindre trouble.

Quand le phénomène de l'hallucination s'étend, se régularise, s'éclaircit; que les perceptions qui lui donnent lieu sont parfaitement nettes et que l'imagination n'a plus rien à faire pour leur donner une forme, il change alors de nom et s'appelle l'extase. L'extase, par ses effets et son caractère, ne saurait être rangée dans la classe des folies, mais elle constitue un état *sui generis*, un mode de perception à part, une vie en quelque sorte exceptionnelle de l'intelligence. Ce phénomène intellectuel est assez curieux pour que nous lui consacrions un paragraphe spécial.

X.

De l'Extase.

« L'extase, dit Bergier, est un état réel, trop bien attesté pour que l'on puisse douter de son existence. »

Les livres sacrés, la doctrine de l'Eglise, l'histoire profane et la science moderne se réunissent pour proclamer la réalité de cet état particulier pendant lequel certains individus sont frappés par des visions. Ce phénomène psychologique qui n'est pas, comme affectent de le croire quelques esprits forts, le simple produit d'une imagination malade, constitue très positivement un mode particulier de perception au moyen duquel l'extatique se trouve en rapport avec des objets et des événemens qui n'existent pas pour les esprits qui sont dans l'état ordinaire. Le somnambulisme naturel ou factice prouve suffisamment que ce mode de perception n'est pas une illusion. La vue à travers un corps opaque, la transposition des sens, la perception à des distances immenses sont certainement tout aussi merveilleuses que la faculté d'assister à des scènes entières du monde invisible.

C'est d'ailleurs un préjugé de supposer la nature bornée aux moyens connus et de rejeter des faits, uniquement parcequ'on ne peut pas les expliquer. Les expériences magnétiques viennent tous les jours confondre cette orgueilleuse résistance en établissant d'une manière irrécusable que la limite des facultés humaines est beaucoup plus reculée qu'on ne l'avait cru d'abord. D'un autre côté, les autorités les plus respectables, dans les temps anciens et modernes, offrent une foule d'affirmations en faveur de l'extase ou de la seconde vue. Faut-il traiter de charlatans et d'imposteurs tous les plus grands personnages du Paganisme, du Mosaïsme et de l'Ère chrétienne? Outre que cela ne résoudrait pas la question, il est évident aussi que certains faits d'extase demeureraient toujours comme d'invincibles protestations contre ce procédé brutal d'exclusion à l'égard des phénomènes les plus curieux de la psychologie.

Les faits de visions sont innombrables dans l'histoire. Citons-en quelques-uns avant de passer à l'explication du mode de perception auquel ils sont dûs.

Aulu-Gelle raconte que Cornélius vit de Padoue la bataille de Pharsale.

Dion, rapporte, dans la vie de Domitien, que le jour et à l'instant même de la mort de cet empereur, Appolonius vit ce meurtre de la ville d'Ephèse où il était alors.

Julien l'apostat prétend qu'il avait souvent des relations avec un esprit qu'il désigne sous le nom d'Esculape.

Tout le monde a lu dans Plutarque et Appien le récit de la vision survenue à Brutus la veille de la bataille de Philippes.

Valère témoigne que dans la même bataille, le spectre de César apparut à Cassius.

Suétone en dit autant d'Octave.

Tacite et Pline le jeune affirment que Curtius Ruffius eut, par une vision, le présage de sa grande fortune.

Jules Capitolin dit que la mort de Pertinax lui fut annoncée également par une vision.

Cicéron, dans son livre de la Nature des Dieux, dit « qu'on reçoit de nombreux avertissements par les Aruspices, par les augures, par les oracles, par la vaticination, par les prodiges, par les songes. »

Balbus que Cicéron fait parler ainsi est celui de ses trois interlocuteurs auquel il accorde la vraisemblance.

Le même auteur, dans son livre de la *Divination*, établit des relations spirituelles de deux manières ; par les songes et par l'enthousiasme de l'esprit; Quintus, qu'il fait parler s'exprime en ces termes : « Elles sont fondées sur la vigueur et l'excellence de l'âme dégagée des sens, ce qui arrive principalement, ou dans le sommeil ou dans les extases. Les âmes alors prennent d'elles mêmes l'essor, et il arrive de voir ce que leur commerce avec le corps les empêche de pénétrer. »

Les prophètes étaient manifestement extatiques, car lorsque le St-Esprit descendait sur eux, dit St-Ambroise, ils étaient tout-à-coup comme hors d'eux-mêmes, destitués de leur prudence ordinaire, et enveloppés des ténèbres de l'ignorance.

Origène accepte complètement le mode de perception qui nous occupe. « Quand nous n'aurions pas à alléguer, dit-il, les visions d'Isaïe et d'Ezéchiel, nous dirions comme tous ceux qui admettent la Providence, qu'il y a souvent des songes qui frappent l'imagination de l'homme d'idées des choses naturelles ou d'événemens à venir. Il n'est pas difficile de concevoir que cette vertu, qui agit sur l'esprit pendant que l'on dort ; peut aussi, pendant que l'on veille, y agir tout de même. Il y a un certain sentiment divin qui n'est que pour les seuls bienheureux et qui rend capable de voir les objets d'une nature plus excellente que la corporelle, une ouie propre pour d'autres voix que celles qui se forment dans l'air , un goût qui savoure le pain vivant descendu du ciel, un odorat qui flaire l'odeur divine, et un tact qui nous fait toucher de nos mains, comme à St-Jean, la parole de vie. » (1)

Il est donc incontestable pour nous que l'humanité, de l'aveu même de ses plus glorieuses lumières, a toujours cru à la réalité d'une seconde vue, d'une autre mode de perception que celui qui nous sert dans nos rapports avec le monde extérieur et sensible. Cette seconde vue est l'extase proprement dite à laquelle on a donné divers noms, suivant les temps et l'état des observations auxquelles elle a donné lieu. Ainsi, Philon, l'appelait *catalepsie intellective*, Plotin, *réduction à l'unité*, Porphire, *élancement vers les intelligibles*, Proclus, *foi*. Les Arabes la nomment *Etat* ou l'état présent.

Le docteur Bertrand qui a publié en 1826, un traité spécial sur ce sujet, dans l'Encyclopédie progressive, reconnaît que l'extase est un moyen d'entrer en communi-

---

(1) Voir, dans le remarquable ouvrage d'Ed. Richer sur la Nouvelle-Jérusalem, le chap. II du 1er volume de la 2e partie, intitulée : *Des modes de perception* d'Émmanuel Swedemborg.

cation avec un ordre de choses différent de celui que l'attention nous découvre. Une lumière que nous ne produisons pas, dit-il, nous frappe alors ; des idées que nous n'avons pas acquises par le raisonnement nous *tombent* dans l'esprit.

En effet, l'extatique ne puise pas en lui-même, mais hors de lui, les sensations, les idées ou les tableaux dont il transmet ensuite aux autres la connaissance. Ce ne sont pas des souvenirs qui lui reviennent, mais bien des perceptions qu'il a dans l'instant même et souvent à l'égard de faits qui lui sont totalement étrangers dans l'état ordinaire. Aussi ; n'est-ce absolument rien dire que de prétendre comme la plupart de nos psychologues, que l'extase est uniquement due à l'exaltation des facultés ; car, quelle que soit cette exaltation, ou elle mettra l'esprit à même de créer, sans cause, des fantômes, ou de raviver en les complétant, de vieux souvenirs éteints, ou bien encore d'acquérir une puissance susceptible d'établir des rapports entre nos facultés et des choses qui n'existent pas pour nos sens ordinaires. Or, la première hypothèse serait le plus inadmissible des mystères, puisqu'elle tendrait à établir que nos facultés peuvent agir et créer par elles-mêmes en dehors de tout élément réel et de tout motif; la seconde ne saurait avoir de valeur sérieuse en présence de faits qui prouvent absolument que des extatiques ont produit des actes dont le germe n'existait aucunement en eux; enfin, la troisième seule nous paraît rationnelle, puisqu'elle s'accorde pleinement avec les lois qui président aux fonctions de nos facultés dans l'état habituel, et qu'elle se borne à signaler le principe des phénomènes extatiques dans un mode de perception plus étendu et plus parfait que celui qui nous sert de lien avec la nature visible.

« Les communications de l'âme avec un ordre de choses invisibles, dit Bernardin de St-Pierre, sont rejetées de nos savants modernes, parcequ'elles ne sont pas du ressort de leurs systèmes et de leurs almanachs; mais que de choses existent qui ne sont pas dans les convenances de notre raison, et qui n'ont pas même été aperçues! »

Cependant, les perceptions de l'extatique ne sont pas lentes comme les nôtres, tant s'en faut. Elles se produisent en lui avec une subtilité et une rapidité qui ne lui permettent pas d'en avoir toujours une parfaite conscience. Cela tient à l'immense puissance de ses facultés dans le moment de l'extase et à l'action en quelque sorte électrique des objets qui déterminent ses sensations.

« Rien n'est si commun, dit le docteur Bertrand, dans l'ouvrage que nous avons déjà cité, que de voir les extatiques acquérir certaines idées ou certaines connaissances, sans avoir la conscience de la manière dont ils y sont parvenus. Aussi, loin de s'attribuer l'acquisition de ces idées, les voit-on presque toujours invinciblement portés à se figurer qu'elles leur sont communiquées par des intelligences étrangères, telles que les âmes séparées de la matière, les anges, les démons, ou Dieu lui-même.

« Les différentes manières dont les connaissances arrivent à l'âme par voie d'inspiration sont extrêmement remarquables.

1° Quelquefois l'extatique au milieu d'un état purement passif, se sent tout-à-coup comme inondé d'un déluge de pensées qui semblent étrangères à son propre fonds, et qu'il peut exprimer par la parole ou écrire avec une facilité extraordinaire.

« 2ᵉ Dans d'autres circonstances, l'inspiré entend très distinctement une voix lui révéler certaines choses.

» 3° D'autres fois, un pouvoir surnaturel, paraissant s'emparer des organes de la voix de l'extatique, les force de se mouvoir, et leur fait prononcer des paroles que l'inspiré n'écoute pas avec moins de surprise que les autres spectateurs. Ce cas était particulièrement celui des possédés et des trembleurs des Cévennes, qui croyaient les uns que le diable, les autres que le Saint-Esprit s'emparait de leurs organes et les maîtrisait entièrement.

« 4° Un quatrième mode d'inspiration, plus remarquable encore que les précédens, consiste dans des *visions* plus ou moins nettes, et dont le sens allégorique se présente de lui-même à l'esprit de l'extatique. Dans quelques cas ces visions sont complexes, et se composent de plusieurs scènes, ayant entre elles une certaine relation, et très évidemment coordonnées vers un résultat final. La connaissance de ce résultat n'est communiquée à l'extatique qu'après que la série entière des tableaux s'est déroulée devant lui. Ce spectacle allégorique, assez fréquent d'ailleurs, et qui semble donné par une intelligence étrangère à celui qui en jouit, constitue certainement le mode d'inspiration le plus étrange. Donnons quelques exemples de ces différens genres d'inspiration.

» Mme Guyon nous fournira un modèle du premier, de celui qui ne consiste qu'en une série d'idées qui se pressent dans la tête de l'extatique, seulement avec beaucoup plus d'abondance et d'une manière plus involontaire que celles qui, dans l'état normal, sont le résultat de l'exaltation des poètes et des orateurs.

« Une fois que je me mis en retraite, raconte-t-elle (1),
» il me vint un si fort mouvement d'écrire que je ne
» pouvais y résister. La violence que je me faisais pour
» ne le point faire me rendait malade et m'ôtait la pa-
» role. Je fus fort surprise de me trouver de cette sorte,
» car jamais cela ne m'était arrivé. Ce n'est pas que
» j'eusse rien de particulier à écrire ; je n'avais chose au
» monde, pas même une idée de quoi que ce soit. C'é-
» tait un simple instinct, avec une plénitude que je ne
» pouvais supporter. Je déclarai au père Lacombe, après
» beaucoup de résistance, la disposition où je me trou-
» vais.... Il me demanda : Mais que voulez-vous écri-
» re ? — Je n'en sais rien, lui répliquai-je : je ne veux
» rien, et je n'ai nulle idée ; je croirais même faire une
» infidélité de m'en donner une, ni de penser un moment
» à ce que je pourrai écrire. — Il m'ordonna de le faire.
» En prenant la plume, je ne savais pas le premier mot
» de ce que je voulais écrire ; je me mis à écrire sans
» savoir comment, et je trouvai que cela venait avec
» une impétuosité étrange. Ce qui me surprenait, c'est
» qu'il me semblait que cela venait comme du fond, et
» ne passait point par ma tête. Je n'étais pas encore ac-
» coutumée à cette manière d'écrire ; cependant j'écrivis
» un traité entier de toute la voie intérieure, sous la
» comparaison des rivières et des fleuves. Quoiqu'il soit

---

(1) Extrait de la *Vie de Mme Guyon*, écrite par elle-même, page 118.

» assez long, et que la comparaison y soit soutenue jus-
» qu'au bout, je n'ai jamais formé une pensée, ni n'ai
» pris garde où j'en étais restée ; et, malgré des inter-
» ruptions continuelles, je n'ai jamais rien relu que sur
» la fin, où je relus une ligne ou deux à cause d'un mot
» coupé que j'avais laissé : encore crus-je avoir fait une
» infidélité. Je ne savais avant d'écrire ce que j'allais
» écrire ; était-il écrit, je n'y pensais plus. J'aurais fait
» une infidélité de retenir quelque pensée pour la met-
» tre ; et Notre Seigneur me fit la grâce que cela n'ar-
» riva pas. A mesure que j'écrivais, je me sentais sou-
» lagée, et je me portais mieux. »

« L'ouvrage dont parle ici Mme Guyon n'est pas le seul qu'elle ait composé de cette manière. Une autre fois, elle fut inspirée pour faire des commentaires sur l'Ecriture-Sainte. Elle n'avait à sa disposition d'autre ouvrage que la Bible. Souvent, en écrivant sur l'Ancien-Testament, elle s'appuyait de passages du Nouveau, et elle les citait : « Ce n'était pas dit-elle, que je les cherchasse ;
» mais ils m'étaient donnés, en même temps que l'expli-
» cation : et tout de même du Nouveau-Testament ; si
» je m'y servais des passages de l'Ancien, ils m'étaient
» donnés de même sans que je cherchasse rien. »

Elle avait reconnu qu'un abandon entier était une condition indispensable de l'inspiration. « Un jour, dit-elle,
» il me prit une *réflexion* ; j'en fus punie, mon écriture
» tarit aussitôt... » Elle insiste souvent sur cette idée :
« Toutes les fautes qui sont dans mes écrits viennent de
» ce que, n'étant pas accoutumée à l'opération de Dieu,
» j'y étais souvent infidèle, croyant bien faire de conti-
» nuer d'écrire lorsque j'en avais le temps, sans en avoir
» le mouvement, parce qu'on m'avait ordonné d'ache-
» ver l'ouvrage. De sorte qu'il est aisé de voir des en-
» droits qui sont beaux et soutenus, et d'autres qui n'ont
» ni goût, ni onction : je les ai laissés tels qu'ils sont,
» afin qu'on voie la différence de l'esprit de Dieu et de
» l'esprit humain et naturel (1) » Et d'ailleurs : « Je
» continuai toujours d'écrire avec une vitesse inconce-

---

(1) Extrait de la *Vie de Mme Guyon*, écrite par elle-même, page 223.

» cevable, car la main ne pouvait presque suivre l'esprit
» qui dictait ; et, durant un si long ouvrage, je ne chan-
» geai point de conduite, ni ne me servis d'aucun livre.
» L'écrivain ne pouvait, quelque diligence qu'il fît, co-
» pier en cinq jours ce que j'écrivais en une seule nuit. »

« La mémoire qui lie les différens accès d'extase est d'une fidélité étonnante ; c'est par cette considération qu'on doit expliquer le fait suivant, rapporté par madame Guyon : « Il s'était perdu une partie très considé-
» rable du livre des *Juges* (1) ; on me pria de le rendre
» complet : je récrivis les endroits perdus. Longtemps
» après, ayant déménagé, on les retrouva où l'on ne se
» serait jamais imaginé qu'ils dussent être. L'ancien
» écrit et le nouveau se trouvèrent parfaitement confor-
» mes ; ce qui étonna beaucoup de personnes de science
» et de mérite, qui en firent la vérification »

« Terminons par un dernier trait, trop curieux sous certains rapports pour que nous puissions l'omettre : « J'é-
» crivis le *Cantique des Cantiques* (2) en un jour et
» demi, et encore reçus-je des visites. La vitesse avec
» laquelle je l'écrivis fut si grande, que le bras m'enfla et
» me devint tout roide ; la nuit, il me faisait éprouver
» une fort grande douleur, et je ne croyais pas pouvoir
» écrire de longtemps. Il s'apparut à moi une âme du
» purgatoire, qui me pressait de demander sa délivrance
» à mon divin époux. Je le fis, et il me sembla qu'elle
» fut aussitôt délivrée. Je lui dis : S'il est vrai que vous
» êtes délivrée, guérissez mon bras ; et il fut guéri à
» l'instant et en état d'écrire. » Qu'un magnétiseur, dans un cas semblable, ordonne à sa somnambule d'être guérie ; il exercera sur elle la même influence que l'âme du purgatoire délivrée par madame Guyon, et de la même manière.

« Parlons maintenant des extatiques auxquels les idées et diverses connaissances sont communiquées par des voix qu'ils croient entendre. Les exemples en sont si communs

---

(1) Il s'agit toujours de son commentaires sur l'Ecriture-Sainte.

(2) C'est-à-dire son commentaire.

que je ne pense pas que personne puisse révoquer en doute la réalité du mode d'inspiration dont il s'agit. C'est une vérité historique, établie sur des preuves irrécusables, que l'héroïque Jeanne d'Arc entendait des voix qui l'avertissaient dans les cas douteux, qui la consolaient dans ses malheurs. La voix qu'entendait le Tasse durant les dernières années de sa vie, et qui le conduisait à croire qu'un génie familier venait s'entretenir avec lui, n'est guère moins célèbre. Nous nous conterons de citer ici un passage de sa vie écrite par son ami Manso, qui un jour fut témoin d'une des conversations du malheureux poète avec son génie. « J'entendais, dit-il, le Tasse entrer
» dans les raisonnemens les plus profonds. Il question-
» nait, il répondait, comme s'il eût effectivement conver-
» sé avec quelqu'un, et je ne voyais et n'entendais per-
» sonne que lui; et ces raisonnemens étaient si grands et
» si merveilleux, et portaient sur des matières si profon-
» des, le style même de la conversation était si élevé,
» que je restai dans la plus grande stupeur. Cela dura as-
» sez long-temps, jusqu'à ce que l'esprit partant, comme
» je pus le conclure des dernières paroles du Tasse, —
» Eh bien, me dit-il, en se tournant vers moi, êtes-vous
» désabusé? vos doutes sont-ils levés? — Non, répon-
» dis-je, il se sont accrus de nouveau; j'ai bien entendu
» des choses merveilleuses, mais je n'ai vu personne. Le
» Tasse, en souriant, me répondit: Vous avez plus vu
» et entendu que peut-être...; et il se tut. » Le Tasse lui-même, qui ne pouvait croire que tout ce qu'il éprouvait ne fût qu'un jeu de son esprit, disait à son ami qui voulait le lui persuader : « Si les choses que je vois et
» que j'entends étaient fantastiques et n'étaient que l'ou-
» vrage de mon imagination, elles ne pourraient pas dé-
» passer les bornes de mes connaissances; l'imagination
» ne fait paraître sur la scène que les fantômes, les appa-
» rences, les idées des choses qu'elle a vues et que la mé-
» moire conserve en dépôt: mais, dans les fréquentes con-
» versations que j'ai avec mon génie, j'ai entendu de lui
» des choses que je n'avais jamais ni entendues ni lues,
» et je n'ai pas connaissance qu'aucun homme en ait ja-
» mais eu la plus légère notion. » Quant à Socrate, on

sait quelles preuves la critique historique a réunies en faveur de l'interprétation la plus simple de ce qu'il entendait dire quand il parlait de son génie familier : ce n'était point une allégorie, et ce n'était pas non plus une imposture.

» Le mode d'inspiration dans lequel l'extatique est forcé de parler lui-même, où l'esprit *étranger*, non content de l'illuminer, s'empare pour ainsi dire de ses organes pour exprimer les pensées qu'il lui révèle, quoique non moins incontestable que les précédens, est pourtant un peu moins connu. Il suffit cependant d'avoir jeté les yeux sur quelques histoires de possession, pour savoir que la personne qui se croyait au pouvoir d'un diable, non seulement parlait et agissait en conséquence, mais encore ne participait plus en aucune manière aux paroles qui sortaient de sa bouche, restant quelquefois néanmoins spectatrice de cette singulière dépossession de ses organes.

» Le père Surin, homme d'une piété exemplaire, mais d'une crédulité et d'une faiblesse d'esprit extrême, ayant contracté l'extase par contagion d'imitation, auprès des religieuses de Soudun, qu'il exorcisait, écrivait à un de ses amis, en rendant compte de l'état dans lequel le diable le jetait quelquefois, une lettre curieuse dont nous ne citerons que le passage suivant : « Les choses sont venues
» si avant, que Dieu a permis (je pense pour mes péchés)
» ce qui ne s'est peut-être jamais vu en l'Eglise, que
» dans l'exercice de mon ministère, le diable passe du
» corps de la personne possédée, et, venant, dans le mien,
» m'assaut et me renverse, m'agite et me traverse visi-
» blement, en me possédant plusieurs fois, comme un
» énergumène. Je ne saurais expliquer ce qui se passe
» en moi durant ce temps, et comme cet esprit s'unit avec
» le mien sans m'ôter ni la connaissance, ni la liberté de
» mon âme, en se faisant néanmoins comme un autre
» moi-même, et comme si j'avais deux âmes, dont l'une
» est dépossédée de son corps, de l'usage de ses organes
» et se tient à quartier en voyant faire celle qui s'y est in-
» troduite, etc. »

» Les trembleurs des Cévennes entraient dans un état

tout semblable à celui du père Surin. A peine tombés en extase, le Saint-Esprit commençait à parler par leur bouche, presque toujours en français, quoique le français ne fût pas la langue habituelle de ces paysans, et il débutait ordinairement par ces mots : *Je te dis, mon enfant*. Ils gardaient en général le souvenir de ce qu'ils avaient dit. Je ne transcrirai sur ce point que la déclaration faite à Londres par Jean Cavalier, l'un des plus renommés de leurs chefs: « Je déclare solennellement et sans équivoque,
» par cet acte public, et sous le serment que je fais devant
» Dieu, que je ne suis point l'auteur des agitations que
» je souffre dans mon extase ; que ce n'est point moi qui
» m'agite moi-même, mais que je suis mu par une force
» qui est au dessus de moi ; *et, pour les paroles qui sont*
» *prononcées par mes organes, je déclare, avec la mê-*
» *me protestation de vérité, qu'elles se forment sans*
» *dessein de ma part, et qu'elles découlent inopinément*
» *de ma bouche, sans que mon esprit participe à cette*
» *opération merveilleuse par aucune méditation pré-*
» *cédente, ni par aucune volonté présente de parler*
» *sur-le-champ* (1). »

» Enfin, quant aux visions allégoriques, on les rencontre en si grand nombre, particulièrement dans la vie des mystiques, que rien ne serait plus facile que d'en citer de nombreux exemples. On peut en voir plusieurs dans le premier livre du *Pasteur*, écrit par Hermas ; je n'en citerai que deux, tirés de l'histoire de Christine Poniatovia, inspirée protestante du 17ᵉ siècle.

» La première vision de cette fille singulière ne consista que dans une espèce de rêve accompagné de l'audition d'une voix, et tel à peu près que tout le monde peut en avoir : ce n'était pour ainsi dire que le prélude de ce qui devait arriver.

« L'an 1627, le 22 novembre, dit-elle, je fus saisie par
» une langueur si extraordinaire qu'il me sembla que j'y
» succombais. Je perdis l'usage des sens, et je fus ravie
» hors de moi. J'entrai dans un fort bel édifice, où il y
» avait une table couverte d'un fort beau tapis, et sur

---

(1) *Théâtre sacré des Cévennes*, page 160.

» cette table je vis quelque chose qui était caché sous un
» feuillage vert ; comme je m'appliquais à considérer ce
» que c'était, j'aperçus sur la table un fort bel enfant,
» habillé de blanc, qui ôta ce feuillage, et je vis pour
» lors une couronne d'or d'une grande beauté ; comme
» je la regardais, ce petit enfant me dit : Cette couronne
» sera pour vous, si vous persévérez dans la foi que vous
» avez promise. En même temps tout disparut et je re-
» vins à moi. » Cette couronne, comme on le voit, pouvait signifier ou celle du martyre, ou simplement celle de
gloire qu'elle se promettait, pour la vie éternelle, de la
persévérance de sa foi. Quoi qu'il en soit, le caractère
allégorique est bien plus marqué dans la vision suivante
où la destruction de l'Eglise catholique lui fut révélée
d'une manière emblématique : « Le 37 décembre 1627,
» mes douleurs me reprirent avec beaucoup de force.
» Ensuite je tombai en extase. J'entrai dans un fort beau
» jardin, où le vieillard vint me trouver comme de coû-
» tume ; et, après m'avoir saluée, il me dit, *Venez avec
» moi*. Il m'introduisit dans une grande maison, et me
» conduisit dans une belle chambre, où il y avait un
» grande table parée comme un autel ; et sur cette table
» était un grand chandelier d'or sur lequel il y avait un
» grand flambeau allumé. Le vieillard me dit : *Rendez-
» vous attentive* ; et aussitôt parut quelqu'un habillé de
» blanc et enflammé de colère qui dit : *Voici ce que dit
» le Dieu tout-puissant : Je m'en vais éteindre ce flam-
» beau, parceque sa lumière n'est pas véritablement
» lumière, elle n'est que ténèbres*. En même temps il
» éteignit ce flambeau en ajoutant : *Voici ce que dit en-
» core le Tout-Puissant : Je changerai ce flambeau de
» sa place, et je le briserai, parce que ce chandelier est
» trompeur et fait illusion ; il est brillant au dehors,
» au dedans il plein d'impureté et de corruption* ; et
» aussitôt il le prit et le jeta de dessus la table, et le
» brisa contre terre avec une telle violence qu'elle en fût
» ébranlée, et que le chandelier éclata en morceaux ; après
» quoi il vomit de sa bouche une flamme qui brûla la ta-
» ble et ensuite la maison, qui fut entièrement consumée
» par cet embrasement. Lorsque cet homme qui avait

» causé cet incendie eut disparu, le vieillard me dit : *Re-*
» *prenez vos sens et écoutez.* J'entendis donc une voix
» forte qui dit : *J'ai envoyé le feu de ma grande colè-*
» *re, je ne souffrirai plus désormais qu'on commette*
» *des abominations dans mon sanctuaire.* »

« Les visions de Christine Poniatovia ont été réunies avec celles de deux autres inspirés protestans ses contemporains, Christophe Cotterus et Nicolas Drabicius (1), tantôt sous le titre de *Lux in tenebris*, tantôt sous celui de *Revelationum divinarum Epitome*. Il est très remarquable que toutes les prophéties contenues dans ce recueil, qui a plus de 500 pages, ont été révélées aux fanatiques que nous venons de nommer, par voie de vision allégorique. Cette similitude chez trois inspirés d'une même religion, contemporains, vivans dans des pays voisins, enfin qu'on peut considérer comme appartenant à une même épidémie, donne une nouvelle preuve de l'influence qu'exerce l'imitation, puisqu'on la retrouve jusque dans la forme de l'inspiration.

» Nous avons eu nous-même occasion d'observer une extatique qui présentait l'inspiration par voie de vision. C'était une somnambule magnétique, qui se mêlait d'indiquer des remèdes. Il lui semblait, disait-elle, qu'elle se

---

(1) Voici comment Jurieu, écrivain protestant bien connu, et postérieur seulement de peu d'années aux trois prophètes dont il est ici question, s'exprime sur leur compte : « Ce qui » m'a déterminé, dit-il (*Avis aux chrétiens*), à sonder les » oracles sacrés, c'est le concours des prophètes modernes » qui prédisent la fin de l'empire anti-chrétien (du catholi- » cisme). Je trouvais dans les prophéties de Cotterus, de » Christine et de Drabicius quelque chose de grand et de » surprenant. Cotterus, qui est le premier de ces trois, est » grand et magnifique ; les images de ces visions ont tant de » majesté et tant de noblesse que celles des anciens prophè- » tes n'en ont pas davantage ; les deux années de prophétie » de Christine sont, à mon sens, une suite de miracles aussi » grands qu'il en soit arrivé depuis les Apôtres, et même je » ne trouve rien dans les plus grands prophètes de plus grand » que ce qui est arrivé à cette fille. Drabicius a aussi ses » grandeurs, mais il a beaucoup plus d'obscurité. »

trouvait, aussitôt qu'elle était endormie, dans un terrain inculte, où d'abord aucune plante ne se faisait apercevoir. La mettait-on en rapport avec quelqu'un venu pour la consulter, ce terrain devenait un jardin dans lequel apparaissaient les végétaux qui convenaient au traitement du malade. Un jour une de ces consultations se donna devant moi. Il s'agissait d'une affection des yeux, et la somnambule, dès qu'elle eut touché le malade, exprima vivement le plaisir que lui causait un spectacle inattendu. Après un court intervalle, elle s'écria : *Oh ! comme ces fleurs bleues se réflètent agréablement dans l'eau du ruisseau.* Le magnétiseur la laissa un instant livrée à elle-même, et l'interrogea ensuite sur le traitement dont il convenait de faire usage. Elle dit : « Ces fleurs bleues » sont des bluets ; leur image se réfléchit dans l'eau du » ruisseau. C'est de l'eau de bluet qu'il faut employer » pour laver les yeux malades. »

» Il ne s'agit pas ici de savoir si cette femme endormie jouissait ou non de l'instinct des remèdes ; il n'est question que de la forme sous laquelle lui arrivaient ces prétendues connaissances. Or, cette forme était la même pour tous les somnambules, d'ailleurs assez nombreux, auxquels le même magnétiseur donnait des soins, et je ne l'ai jamais rencontrée chez d'autres. Ce magnétiseur était un homme sans instruction, ces somnambules des gens du peuple ; ils ne retiraient aucun profit des consultations qu'ils donnaient ; certainement ils ne pouvaient avoir connaissance du plus singulier des modes d'inspiration qui surviennent dans l'extase ; et, s'ils avaient voulu tromper, ils ne seraient pas tombés si juste. Mais, encore une fois, cette ressemblance qu'ils offraient tous ne doit pas nous surprendre : ce mode était particulier à la petite épidémie d'extase survenue dans les traitemens de ce magnétiseur, où il s'était propagé par voie d'imitation du premier somnambule à tous les autres. »

Tous ces faits extraordinaires que nous venons de citer prouvent surabondamment, ce nous semble, que l'extase constitue bien réellement un mode particulier de perception par l'un de nos sens, quelquefois même par tous. Ce dernier cas qui est celui où l'extatique vit à la fois tout entier dans les deux mondes est extrêmement rare. Les prophètes, St-Jean et Emmanuel Swedemborg, sont à peu près les seuls qui en offrent des exemples.

Maintenant, comment s'opèrent ces perceptions étonnantes au moyen desquelles les extatiques communiquent avec l'ordre des choses invisibles? Est-ce simplement par les facultés perceptives et sans aucun autre secours? Non, nous pensons qu'il faut que ces facultés soient stimulées par une autre dont la fonction est principalement de nous rattacher au monde spirituel, comme l'imagination nous sert à réfléchir le monde sensible. Cette faculté, que Gall avait nommée *surnaturalité* et que Spurzheim a appelée *merveillosité*, nous fait voir en quelque sorte en nous-mêmes les beautés de la vie céleste, comme l'*idéalité* nous fait assister, souvent indépendamment de nos sens, aux merveilles de la nature. De même que le poète et l'artiste portent en eux le type du beau et créent plutôt qu'ils n'imitent, de même aussi l'extatique voit au fond de son esprit ce qui se passe dans le riche domaine des causes. Les facultés perceptives reçoivent alors une nouvelle application, selon la disposition du sujet et suivant l'ordre de faits avec lequel il se trouve plus directement en rapport.

Il résulterait de ce que nous venons de dire que la faculté d'être naturellement en extase, serait une espèce de privilége de notre nature. Nous n'hésitons pas, en effet, à le déclarer, et l'organe dit du merveilleux, dont le siége avoisine l'*idéalité* et les facultés intellectuelles, et qui détermine le plus souvent cet état par son développement considérable est pour nous une preuve qu'une haute destinée est réservée à la faculté dont il est l'instrument. Du reste, il ne faut pas oublier que si nos perceptions ordinaires sont quelquefois incertaines, celles qui se rapportent à des phénomènes qui rendent leur contrôle presque impossible, quand à présent, le sont à plus forte raison bien davantage encore.

Ce qu'il y a de bien évident pour nous, c'est que nulle faculté ne peut nous avoir été donnée pour nous induire en erreur et nous conduire à la folie, pas plus qu'elle ne saurait être sans objet. Du moment que nous constatons sur la tête humaine un organe qui révèle en ceux qui le possèdent du penchant aux choses métaphysiques, nous concluons hardiment, non seulement que ces choses existent, mais encore que la faculté qui nous pousse à les connaitre est parfaitement naturelle et légitime.

» Que serait une faculté sans objet, dit M. A. Esquiros, (1) et comment le prévoyant auteur des choses aurait-il mis dans la tête de l'homme une force qui ne répondrait à rien? C'est assurer notre âme de l'existence d'un monde invisible, que de lui en donner l'idée et de lui en faire sentir le besoin. »

S'il y a véritablement une faculté du merveilleux, une force qui nous entraîne dans les régions mystérieuses de la création; si on peut constater l'existence de cette faculté par des penchans nettement annoncés chez certains individus et par le développement de l'organe correspondant à cette faculté sur leurs têtes, les perceptions qui résultent du jeu, de l'action de cette force sont nécessairement réelles; et si ces perceptions sont réelles, l'extase est positivement le résultat de la communication de l'âme humaine avec le monde invisible au sein duquel se meut notre nature matérielle et sensible.

L'extase est un phénomène si réel et tellement important, que c'est sur lui que se sont appuyées toutes les religions connues jusqu'à nos jours. Pas une seule n'a échappé à cette nécessité d'emprunter ses lettres de crédit à des communications célestes. La plupart des philosophes ont cru voir là les preuves de l'imposture de toute institution religieuse; mais c'est autre chose qu'ils auraient dû chercher dans ce fait digne de remarque. Le bons sens disait assez combien il était peu probable que l'humanité se laissât prendre durant six mille années aux mêmes mensonges. Et d'ailleurs les traditions fondamentales des religions qui ont entre elles des relations singulièrement intimes, sont revêtues d'un caractère de majesté qui ne permet pas aux esprits élevés et impartiaux de les confondre avec les misérables moyens mis en usage par le charlatanisme éhonté. Qu'on lise avec atten-

---

(1) *Revue des deux mondes*, n° d'octobre 1845.

tion ces magnifiques prophéties, ces admirables tableaux dont sont remplis les livres sacrés ; qu'on médite sur ces doctrines d'une simplicité toute divine, sur ces commandemens toujours d'une merveilleuse sagesse pour les temps auxquels ils s'appliquaient ; qu'on songe au sang précieux qui consacra presque constamment la mission des fondateurs et des premiers adeptes, et qu'on dise si ce sont là les conditions dont s'environnent d'ordinaire les plus indignes spéculations. Non, les révélations qui sont venues étendre successivement les dogmes religieux ne sont pas l'œuvre de vils imposteurs, mais le fruit des merveilleux priviléges que réserve la Providence aux hommes en qui elle a placé ses affections. Non, ces communications célestes, hautement annoncées et scellées par le martyre de ceux qui les ont reçues, ne sont ni des mensonges, ni de la folie, ni des moyens frauduleux employés à plaisir pour séduire les simples, ni des erreurs résultant de certaines maladies nerveuses, de l'aliénation, comme ont osé l'affirmer certains oracles de la médecine. (1)

Nous ne voulons pas dire non plus avec M. Esquiros, qui semble accorder à l'hallucination une valeur beaucoup plus grande que celle que lui accordent généralement les médecins : « Qui sait si la folie n'est point un moyen violent, une épreuve douloureuse dont se sert quelquefois la Providence pour mettre la raison humaine sur la trace des vérités occultes et supérieures? » Si cette proposition bizarre n'était pas confuse et contradictoire, elle serait un blasphème gratuit adressé à la Divinité, une accusation, contre elle, d'inintelligence, d'impuissance et de cruauté, puisque ce serait faire supposer que la découverte des grandes vérités nécessaires au Genre humain n'entre pas dans la destinée directe et normale de l'homme. Or, l'existence humaine n'a pas d'autre fin que le vrai, le bien et l'harmonie, c'est-à-dire, la connaissance de plus en plus approfondie et l'application de plus en plus complète des lois de l'univers au mouvement des

___
(1) MM. Lelut et Leuret ont conclu, dans leurs ouvrages, à la folie de Socrate, des Prophètes et des Apôtres.

sociétés. C'est donc par le développement de la science et de la raison, par les élans du génie, et non par les égaremens de l'esprit, par la folie, que les volontés divines s'accomplissent sur la terre. Si le génie qui découvre de nouvelles lois ou invente de nouveaux procédés endure souvent de douloureuses épreuves, c'est par suite de l'aveuglement de la masse, des préjugés des temps, et non parce que l'Etre souverainement bon le veut ainsi. Ce martyre des intelligences incomprises n'a pas lieu à cause de leurs sublimes fonctions, car c'est pour elles une suprême jouissance ; il a lieu par suite de la stérilisation infligée momentanément au génie par un siècle attardé. Un grand homme peut être traité de fou par son époque qui ne le comprend pas, mais c'est cette époque elle-même qui est alors atteinte de folie. Les méprises de ce genre dont l'histoire est malheureusement trop remplie, doivent nous rendre plus circonspects, nous hommes du XIX° siècle, et nous faire examiner avec plus de soin que ne l'ont fait nos pères, les idées qui se produisent en dehors du sentier battu ; elles doivent aussi en même temps nous garantir de tous jugemens précipités à l'égard des phénomènes psychologiques sur lesquels les expériences ne sont pas encore suffisamment nombreuses et précises.

Non seulement nous croyons à la réalité des communications extatiques qui ont permis aux prophètes et révélateurs de parler au nom du ciel ; non seulement nous admettons que la Providence a pu et a dû se servir de ce moyen pour faire arriver jusqu'à nous certaines vérités que nous eussions été trop longtemps à découvrir et que nous n'aurions même peut-être jamais découvertes ; mais encore nous ne voyons pas quelle autre voie auraient pu prendre les religions pour s'établir sur la terre et former ces vastes associations morales qui ont si puissamment contribué aux progrès du Genre humain.

En effet, en dehors du point d'appui commun à toutes les révélations, quelle autorité suffisante aurait recommandé les enseignemens religieux, quel crédit auraient eu ceux qui se sentaient appelés à les faire, quelle unité aurait jamais pu régner dans des idées touchant un ordre de choses impalpables? Le ralliement des opinions devenant impossible, puisque la raison de chacun demeurait affranchie, n'est-il pas évident que toute religion l'était également? Pour qu'il en fût autrement, il aurait fallu que les principes religieux fussent du domaine de la science ordinaire, accessibles à l'intelligence humaine par voie d'observation; et, bien que la religion doive être fixe et définitive un jour, il n'a pu en être ainsi jusqu'à présent, car la connaissance intégrale des lois religieuses ou supérieures de la création divine comporte nécessairement celles des lois propres à régir nos sociétés. Comment donc les choses les plus élevées, celles qui regardent la vie spirituelle, la destinée ultérieure de nos âmes, auraient-elles été découvertes les premières? Comment donc la science transcendante se serait-elle présentée, lucide et complète, à nos intelligences, avant la science physique et élémentaire? Cette interversion de l'ordre aurait-elle pu avoir lieu par des moyens naturels? Non évidemment. Et si elle avait eu lieu, par la permission de la Providence, quelle tâche cette Providence aurait-elle donc réservée à notre raison? Les grandes vérités de la religion ne sont donc point arrivées à l'esprit humain par la simple réflexion, mais par des communications mystérieuses, et comme l'humanité avait à fournir son contingent de travail et de découverte, en un mot, à remplir sa destinée, ces communications ont dû être toujours plus ou moins voilées, plus ou moins confuses, de manière à réserver le libre rôle de l'intelligence humaine.

Une autre preuve de ce que nous avançons ici, c'est que les tentatives de fondation de doctrines par des moyens purement ordinaires, n'ont jamais obtenu des résultats comparables à ceux des religions révélées. Quelle qu'ait été la science des philosophes qui ont entrepris de pareilles œuvres, ils ont constamment échoué; ils ont pu doter le monde de quelque idée neuve, de quelques observations curieuses et dignes d'intérêt, même de quelques belles découvertes, si l'on veut, mais ils n'ont jamais rassemblé de grandes masses d'hommes sous un symbole et sous une foi commune. C'est que la philosophie n'a point d'affirmations sur toutes les questions qui intéressent l'avenir de l'homme, tandis que la religion en a, quelles qu'elles soient, mais toujours satisfaisantes, suivant les temps et les lieux ; c'est que la religion montre du doigt les volontés de Dieu et le but final de l'homme. Il y a entre le philosophe et le prophète, la différence qui existe entre celui qui cherche à s'imaginer un pays sans même en avoir la description, et le voyageur qui l'a exploré.

Il résulte de ce que nous venons de dire que les religions révélées ont une base beaucoup plus certaine que ne l'ont cru les philosophes qui les ont attaquées, puisqu'elles reposent sur des perceptions plus ou moins claires du monde des causes. Toutefois, comme ces perceptions sont toujours nécessairement relatives à l'état moral et intellectuel de l'humanité, on a le droit, tout en en acceptant le principe, de discuter leur valeur et surtout de repousser les conséquences forcées que peuvent en tirer certains sectaires enthousiastes ou mal intentionnés.

Dans notre monde sensible, les perceptions peuvent à chaque instant et par chacun être vérifiées et contrôlées ; mais il n'en est pas de même pour celles qui se rapportent au système des choses invisibles. Là, les preuves sont beaucoup plus difficiles à faire, car il n'y a, pour ces sortes d'expériences, qu'un très petit nombre d'individus compétens, et encore n'agissent-ils pas toujours dans des conditions bien indépendantes. En effet, les extatiques ne sont pas tous lucides au même degré. D'un autre côté, comme c'est leurs affections qui les dirigent dans ce monde qu'ils sont admis à visiter, par une espèce de privilège, il s'ensuit qu'ils n'aperçoivent souvent que ce qu'ils cherchent instinctivement, ce qui fait qu'ils diffèrent tous plus ou moins entre eux dans leurs visions et leurs récits. En outre encore, les narrations des extatiques se colorent suivant le caractère et l'imagination de chacun d'eux. L'un n'est accessible qu'à tel ou tel ordre de faits qu'il trace à son point de vue et en employant les expressions, les figures, les images qu'il aime le plus ; l'autre, indifférent pour les mêmes choses, ne les voit même pas ; en un mot, chacun en pareil cas, suit ses goûts et ses penchants comme dans notre état ordinaire.

Les deux mondes visibles et invisibles se trouvant en analogie, en correspondance parfaite, mais le second étant plus spécialement celui des causes, où les forces, moins enveloppées de matière et plus libres, sont, pour ainsi dire, plus apparentes, il s'ensuit que l'extatique perçoit les types des idées et des passions plutôt que les idées et les passions telles que nous les connaissons toujours plus ou moins mêlées aux faits. Ces types prennent des formes, empruntées aux divers règnes, aux yeux de l'extatique, en sorte qu'il assiste à des tableaux et à des scènes vivantes au lieu d'assister à des combinaisons d'abstractions. La preuve de ce que nous disons là se trouve dans tous les livres prophétiques et sacrés où les visions l'emportent sans cesse sur les théories et les argumentations.

Du reste, les perceptions qui ont lieu par l'ouïe, telles que celles de Mme Guyon et autres personnes qui se trouvaient dans une situation analogue, présentent dans le langage le même phénomène de correspondance que celui qu'on remarque dans les visions. Les expressions contiennent toujours un sens double et symbolique en concordance avec le fond des perceptions ultrà-mondaines qui ont lieu par d'autres voies.

Ce fait remarquable d'unité entre les perceptions extatiques résultant de divers sens, prouve évidemment que tout, dans l'autre vie, se résume en des types uniques qui font que toutes les sensations et perceptions de ceux qui s'y trouvent concourent à rendre beaucoup plus ouverte et plus puissante leur intelligence. Tous les objets perçus doivent avoir pour eux un sens net et déterminé, tandis qu'il est loin d'en être ainsi pour nous qui ne déchiffrons qu'avec la plus grande peine les hyéroglyphes de la nature.

La plénitude intellectuelle qui doit résulter pour les ultrà-mondains, de la perfection de leurs facultés et du presque affranchissement matériel des types qui constituent le système de l'autre monde, donne lieu, on le conçoit, à un langage unique et infiniment plus exact que tous les idiomes qui sont en usage sur la terre. C'est cette même langue symbolique que les personnes en extase transportent parmi nous, autant que peuvent le permettre nos dialectes défectueux. Quand cette langue universelle et céleste sera connue de l'humanité, les deux mondes auront établi leur unité et notre terre verra briller enfin sur elle le règne de Dieu, depuis si longtemps promis.

De tous les extatiques, Swedemborg est peut-être le seul qui ait eu nettement la conscience de la réalité de cette langue dont nous parlons, et qui ait entrepris d'en donner des applications par ses splendides commentaires de la Génèse et de l'Apocalypse. Plus tard et dans ces dernier temps, Fourier arriva aussi par la science à quelque chose d'analogue en posant les principes de la correspondance du règne passionnel et typique, avec les autres. Cependant ces deux sublimes génies ont laissé bien loin au dessous d'eux les penseurs qui ont adopté leurs idées, touchant le langage symbolique qui constitue le verbe de la création. Longtemps encore de belles intelligences feront de puissans efforts avant de manier les emblèmes comme ces deux maîtres qui jouissaient pour ainsi dire, d'une vue toute divine.

L'extase que les uns ont considérée comme un miracle, tandis que les autres l'ont regardée comme un délire, n'est pas éloignée de se voir accepter, à la fois par la science et par la raison, comme le plus élevé des phénomènes psychologiques. Elle a tellement frappé quelques-uns de nos philosophes modernes, qu'ils se sont vus forcés de lui rendre hommage tout en la dégradant, ainsi que le prouve la proposition suivante déjà citée : « Qui sait si la folie n'est point un moyen violent, une épreuve douloureuse dont se sert quelquefois la Providence pour mettre la raison humaine sur la trace des vérités occultes et supérieures ? »

Ne faut-il pas, pour arriver à une semblable conclusion, que l'on ait reconnu à certains hallucinés et extatiques une singulière puissance? Ne faut-il pas que l'on ait été convaincu, par des preuves incontestables, de la vérité possible des perceptions dans cet état? Ne faut-il pas, en un mot, que la valeur des faits observés ait en quelque sorte fait violence aux esprits les plus disposés à les prendre pour des illusions, pour qu'ils en arrivent à douter si ces faits n'appartiennent pas à des prodiges providentiels. Oui ; l'extase se dégage enfin de ce brouillard qui l'a enveloppée jusqu'aujourd'hui ; elle sort des créations fantastiques pour entrer dans le domaine des faits réels ; elle s'élève, du rang de phénomène incompris et relégué, à celui d'élément supérieur de la science de l'homme et du problème religieux.

XI.

De la Concentration des facultés.

L'homme a, au suprême degré, le pouvoir de concentrer ses facultés et d'augmenter ainsi leur puissance, quand il le juge nécessaire à ses affections ou à ses intérêts.

La concentration des facultés comporte donc évidemment une tendance préalable de l'être et une direction préconçue, en vertu desquelles s'établit l'harmonie de toutes les forces spirituelles par le concours convergent qui leur est commandé par la volonté.

La volonté sans laquelle nul acte ne pourrait s'accomplir, n'est elle-même que le courant des affections qui entraînent l'individu vers un but quelconque et lui impriment tel ou tel caractère moral.

La volonté joue un grand rôle dans la plupart des phénomènes dont il vient d'être question, soit par son énergie, soit au contraire par sa mollesse ou son absence.

C'est de la fermeté que dépend principalement la concentration. Les passions, suivant leur prédominance, déterminent le but, mais c'est la constance qu'on met à le poursuivre qui le fait atteindre.

Il faut d'ailleurs aussi autre chose que l'opiniâtreté pour établir la convergence des facultés, il faut cette espèce de vue intérieure au moyen de laquelle on rassemble et combine ses forces selon l'exigence des circonstances.

La volonté et la liberté qui président à tous les actes intellectuels que nulle puissance extérieure ne saurait limiter et empêcher, et qui composent conséquemment l'ensemble des faits de conscience, relevant de Dieu seul, de l'aveu même de toutes les religions et philosophies; la volonté et la liberté qui ont tant occupé l'esprit humain à toutes les grandes époques de rénovation, sont elles-mêmes les deux phénomènes moraux les plus importans.

Nous allons leur consacrer à chacun un paragraphe.

XII.

De la Volonté.

La fameuse question de la volonté qui a tant occupé les philosophes n'a jusqu'à présent cessé de les faire divaguer. Ces trop faciles contemplateurs du *moi* ont absolument voulu voir dans la volonté une faculté particulière et essentielle de l'Etre humain, tandis qu'elle n'est en réalité que le résultat même de nos diverses déterminations.

La volonté ne se compose donc pas de telles ou telles facultés, mais elle dépend de la combinaison d'elles toutes.

La volonté n'est pas non plus, comme l'a dit M. Vimont, le résultat de la réaction des facultés réflectives et des sentimens supérieurs sur les facultés animales; car il arrive souvent que ces dernières nous déterminent, et il faudrait conclure alors que la volonté n'existe pas dans ces cas particuliers, ce qui enlèverait toute responsabilité des actions brutales.

Ce qui a fait croire aux philosophes que la volonté était une faculté particulière, c'est qu'ils ont vu des individus plus ou moins fermes dans leurs déterminations et d'autres qui se laissaient aller sans réflexion à toutes les inspirations du moment, sauf à le regretter ensuite. De là, ils ont conclu que ces derniers manquaient tout-à-fait de volonté. La différence ne consiste cependant que dans les motifs déterminants et le degré de fermeté. L'homme qui a des sentimens élevés, une raison éclairée et suffisamment étendue, préférera certainement soumettre ses instincts à l'intérêt général plutôt que de les affranchir de tout frein, dans le but d'une satisfaction égoïste. Plus les sacrifices qu'il devra faire au principe de l'ordre et de l'équité seront grands, plus il persévérera dans cette conduite honorable, et plus on dira qu'il est doué de volonté et de vertu, quoiqu'il n'obéisse pourtant peut-être qu'à sa nature.

La volonté ne consiste pas à se déterminer sans motif, ce qui serait absurde, mais à choisir ce qui semble préférable, suivant le point de vue auquel on se trouve placé.

L'homme étant doué de réflexion et de jugement modifie aussi ses déterminations d'après les conséquences qu'elles doivent avoir. Ainsi, par exemple, la crainte du châtiment retient fort souvent la main de celui qui s'abandonnerait volontiers à des penchants peu honnêtes. Là où manquent les sentimens supérieurs, la conscience, se présente donc comme auxiliaire, la loi sociale, pour contraindre ceux que la nature a mal partagés sous le rapport de l'organisation ou que les mauvaises circonstances ont corrompus.

Comme l'unité de l'homme avec lui-même n'existe point dans nos conditions sociales actuelles, il s'ensuit que nos déterminations n'ont jamais lieu sans lutte intérieure. L'intérêt général combat presque toujours contre nos désirs et nos passions, et lorsque l'égoïsme a le dessous on dit que la vertu triomphe. Mais ne voit-on pas que l'individu a, dans ce cas, préféré des jouissance d'un ordre supérieur, la considération de ses semblables, l'amour de la justice, à des satisfactions purement personnelles ? Ne voit-on pas que l'acte de volonté qu'il manifeste n'est autre chose qu'un choix dicté par son jugement, les lumières de sa conscience, la crainte de l'opinion, des lois, ou par son organisation même ? On nous dira que celui qui obéit à sa nature est libre. Sans doute, et nous reconnaissons même que c'est là la véritable liberté, mais peut-elle avoir lieu aujourd'hui ? Évidemment non, car nous vivons dans un monde confus, qui, ne sachant pas tirer parti des caractères variés de l'Espèce, doit nécessairement les comprimer plus ou moins. Notre volonté qui résulte de notre organisation et des impressions que nous recevons du milieu où nous sommes, est à chaque instant limitée, comprimée, annihilée ; à chaque instant, l'impulsion générale que nous recevons de nos facultés, rencontrant des obstacles insurmontables, nous nous trouvons forcés de modifier et de changer nos déterminations, de sorte que ce que nous faisons n'est jamais précisément ce que nous voudrions faire, mais seulement le résultat d'une espèce de transaction entre nos penchans et les difficultés que leur oppose l'état social.

XIII.

De la Liberté.

Que n'ont pas dit encore les philosophes sur le libre arbitre ! L'homme est-il ou non libre ? Nous pensons qu'il est né pour l'être, mais nous sommes loin de trouver qu'il l'est.

La liberté consiste à faire ce qu'on veut. Ce qu'on veut, c'est ce qu'on aime, ou, en l'absence de cette condition, ce que l'on préfère. Y a-t-il un seul mortel aujourd'hui qui puisse faire tout ce qu'il veut ? Non, assurément. Il n'y a donc pas un seul homme d'absolument libre.

Sans doute l'individu est sollicité sans cesse par ses désirs et par ses penchans ; l'aiguillon de la nature le pousse impérieusement, mais les coutumes sociales, les règles humaines sont là qui l'arrêtent.

Bien que l'homme soit fait pour la liberté, elle ne peut être pratiquée qu'à certaines conditions qui sont loin encore d'être réalisées parmi nous. La civilisation actuelle volerait en éclats, si les législateurs s'avisaient un beau jour de décréter la liberté absolue pour chaque citoyen. C'est une nécessité, pour les sociétés qui ne sont pas fondées sur la connaissance exacte de l'homme, de maintenir dans leur sein la contrainte. Ce n'est qu'à ce prix qu'elles peuvent se conserver et progresser, de manière à atteindre l'état favorable à la vraie liberté.

Le libre exercice des facultés, des désirs, des penchans et des passions de chacun, exige une coïncidence parfaite entre l'organisation sociale et la constitution passionnelle de l'homme. Comment concevoir autrement le ralliement du libre arbitre avec Dieu? Comment concevoir, sans ces conditions préalables, l'utilisation intégrale des facultés humaines, et, par suite, la liberté?

Les spiritualistes exclusifs prétendent que la Phrénologie détruit le libre arbitre et conduit au fatalisme, par cela seul, qu'elle donne aux facultés des organes matériels agissant en raison de leur masse et qu'elle refuse à la volonté le caractère de faculté spéciale. Ils se trompent. La destinée particulière, révélée par notre organisation, ne gêne en rien notre liberté, puisque celle-ci, comme nous l'avons fait observer plus haut, ne consiste que dans le pouvoir de faire ce que nous aimons.

Avant que Gall eût signalé l'existence d'organes correspondant à nos facultés, est-ce que nos désirs et nos passions nous entraînaient moins qu'à présent? Est-ce qu'ils motivaient moins rigoureusement nos déterminations? Est-ce que les moralistes ne disaient point, en parlant des caractères indomptables : ces hommes ne savent pas, ne peuvent pas résister à leurs passions? Que les facultés dominantes aient ou non des organes, peu importe si elles constituent la volonté; il y aura tout aussi bien fatalisme dans le second cas que dans le premier ; la seule différence, c'est qu'il sera moins apparent. Le reproche de fatalisme adressé à la Phrénologie nous paraît donc absurde, et rien n'est plus simple à démontrer. En effet, ou les diverses saillies de la tête correspondent réellement à des facultés, où elles n'ont aucune signification, et alors pourquoi existent-elles? Si elles ne prouvent pas des facultés plus ou moins puissantes, la Phrénologie est une illusion dont il n'y a plus à s'occuper ; mais les facultés ne cessent pas pour cela d'exister dans l'homme; et pour prouver que la nature ne les lui a pas départies en certaine dose, de manière à le conduire à une fin prévue dans tel ou tel milieu, il faut établir que leur développement relatif, dans chaque individu, est l'ouvrage de l'éducation. Or, une pareille thèse, qui serait encore une confirmation de la Phrénologie, puisqu'elle prouverait l'existence des organes, ne saurait sérieusement se soutenir, car nous voyons souvent des génies se manifester dans les circonstances les moins favorables, tandis que des sujets nés dans les meilleures conditions, élevés avec le plus grand soin, demeurent constamment médiocres. Peut-on dire, en présence de semblables faits, que tous les hommes naissent avec des facultés également puissantes ou avec les mêmes moyens de manifestation de ces facultés?

Maintenant, que les facultés aient ou n'aient pas d'organes propres à leur manifestation, dès qu'il est constaté par l'expérience qu'elles diffèrent dans chaque individu et qu'elles ne s'anéantissent jamais dans leur ensemble, pourra-t-on soutenir que les déterminations seront plus dégagées de l'influence de celles qui domineront que dans le système qui leur attribue des organes? Nous n'en voyons pas la raison.

Si, par fatalisme, on entend que l'être obéit irrésistiblement aux impulsions qui résultent de la combinaison de ses facultés sensuelles, affectives et intellectuelles, qu'on soit phrénologue ou spiritualiste, il faut bien se résoudre à accepter cette fatalité. Mais en considérant les choses de plus haut que du point de vue de la philosophie vulgaire, ne reconnaîtra-t-on pas aussitôt que chaque membre de l'Espèce n'est point organisé au hasard, et que Dieu en nous créant pour un but, a dû nous douer de manière à ce que nous y tendissions incessamment par le seul attrait du plaisir? Si l'organologie, avec son principe de l'attraction proportionnelle aux masses, conduit au fatalisme, le spiritualisme y mène également, à moins qu'il ne prouve avec évidence que toutes les individualités sont jetées dans le même moule et qu'il n'indique les causes des différences de facultés qu'on rencontre de toutes parts.

D'ailleurs comme la nature ne crée des monstres que par exception et que toutes les facultés sont bonnes en elles-mêmes, il s'ensuit que la presque totalité des caractères humains, depuis les plus inférieurs jusqu'aux plus élevés, sont parfaitement légitimes et utiles, et qu'ils doivent être faits pour concourir à l'unité sociale, à la destinée de l'Espèce entière en obéissant à leur propre nature. Cette conciliation du libre arbitre de la créature avec le vœu du Créateur, de la liberté absolue avec une destinée préétablie; en un mot, ce sublime résultat de l'unité de l'homme avec Dieu, avec la nature et avec lui-même, est le grand problème que résoudra seul la véritable association.

Le désaccord de la liberté avec le vœu de la nature et notre propre intérêt n'a effectivement lieu qu'autant que les sociétés ne sont pas disposées conformément aux plans providentiels. La contrainte et la douleur qui pèsent alors sur tous les peuples les avertissent qu'ils doivent chercher les moyens de s'affranchir du mal et de se rapprocher de plus en plus de l'ordre et de l'harmonie, lesquels peuvent seuls faire à l'homme la situation qui lui convient.

En supposant les conditions les plus favorables à l'éclosion, au développement et à l'exercice des facultés de l'homme, il ne faut pas oublier cependant qu'il devra toujours subir, dans une certaine limite, l'influence des circonstances environnantes qui ne dépendent pas de lui. Il sera toujours, en effet, plus ou moins à la merci des besoins organiques ou passionnels qui sont nécessaires au maintien de son existence, comme aussi des choses extérieures qui le dominent ; mais on ne doit considérer les besoins naturels, quelque soit l'ordre auxquel ils appartiennent, comme des limites à notre liberté, qu'autant que nous ne pouvons pas les satisfaire. Si notre liberté est excessivement bornée aujourd'hui, nous avons donc l'espoir de la voir s'étendre et s'agrandir à mesure que nous avancerons dans la voie de la perfection sociale. N'est-ce pas là une puissante raison de persévérer dans nos efforts de progrès ?

XIV.

De la Sociabilité.

La sociabilité humaine est un de ces faits qui n'ont pas

besoin de se prouver et qu'il faudrait être aveugle pour méconnaître. Elle résulte de nos besoins et principalement, de nos affections fondamentales. Par cela même que la nature a poussé l'homme à nouer des relations d'amitié, d'ambition, d'amour et de famille, elle l'a évidemment créé sociable.

La sociabilité n'est pas une faculté, comme le pensent les philosophes modernes, en général si mauvais analystes, mais bien un effet de l'expansion de nos diverses facultés affectives. Plus l'homme est richement doté, plus les circonstances lui sont favorables et plus il développe sa sociabilité. Celui qui ne formerait aucun des quatre liens que nous venons d'énumérer serait moins que le sauvage le plus grossier, ce serait une brute véritable.

On conçoit, à *priori*, que la sociabilité ne saurait être une faculté spéciale et avoir son organe particulier, comme Gall paraissait disposé à le croire; car, non seulement la nature se trouverait alors réduite à un seul ressort pour rattacher l'homme à ses semblables, mais il arriverait encore assez fréquemment que des individus privés de cette faculté ou l'ayant extrêmement faible, s'isoleraient, sans motif, de leur espèce. Il arriverait aussi que d'autres l'ayant très forte, mais ne se sentant nulles dispositions à contracter des liens d'amour, de famille, d'ambition et d'amitié, rechercheraient la société sans autre raison qu'un instinct dont ils ne pourraient se rendre compte. Or, la sociabilité a ses causes et son utilité comme toutes choses ; elle détermine l'unité de l'Espèce en même temps qu'elle assure des jouissances de toutes sortes aux membres qui composent la grande famille ; elle est donc le produit de plusieurs facultés et non une faculté primitive et essentielle.

CHAPITRE VI

DES PASSIONS

Vague des définitions anciennes.

On se souvient sans doute que nous avons dit en nous occupant de l'Attraction, au chapitre des lois générales de la vie, qu'elle avait plusieurs ressorts distribués conformément aux exigences de la Série, et que ces ressorts n'étaient autre chose que les passions elles-mêmes. C'est maintenant de ces passions que nous allons traiter.

Les Anciens ne désignaient pas par le mot passion les forces essentielles de l'âme, mais simplement des sentimens plus ou moins indéterminés. Pour eux, comme pour les philosophes d'aujourd'hui, la passion n'était que le plus haut degré d'exaltation d'un désir quelconque.

Le mot passion, dérivé du grec *Pascho*, je souffre, indique assez, en effet, qu'il représentait un désir violent non satisfait ou amenant la souffrance à la suite de la satiété. Aussi disait-on, qu'un homme était dévoré du feu de ses passions, qu'il les satisfît ou non.

Cette signification est encore usitée dans le langage d'aujourd'hui et même acceptée comme parfaitement exacte par le vulgaire. Ainsi, on dit, pour marquer la nuance qui distingue le simple désir de la passion, qu'une personne a le désir de plaire, le goût de la coquetterie, etc., comme aussi qu'elle a la passion du beau, de la musique, de la peinture, de la métaphysique, des voyages. Le mot passion, d'après le langage usuel, n'exprime donc pas le penchant, la tendance à l'état ordinaire, mais bien au plus haut degré d'énergie.

Comme la satisfaction des désirs, quelque soit d'ailleurs leur degré d'intensité, est une jouissance et que les obstacles qui s'opposent à cette satisfaction font éprouver des sentimens douloureux, les Anciens avaient pu supposer que le plaisir et la peine étaient les deux uniques mobiles des passions ; mais ils ne sont en réalité que des effets résultant de la situation même de nos passions, que deux modes généraux de sentimens intérieurs attachés à l'exercice de nos fonctions de différens ordres.

Cette fausse classification de la philosophie antique explique pourquoi les Anciens plaçaient particulièrement le siége des passions dans les viscères ; c'était à cause de l'influence, de la teinte vive et colorée ou de la couleur sombre que ceux-ci étendent sur nos sentimens et nos idées, suivant l'état de santé ou de maladie dans lequel ils se trouvent.

Il est temps de laisser exclusivement à la littérature ces acceptions diverses du mot passion qui ne peuvent avoir, suivant les circonstances, qu'une valeur purement relative, pour lui donner le sens exact, rigoureux, scientifique qui lui convient, en définissant l'objet qu'il représente.

II.

Définitions nouvelles.

La passion est une force composée qui imprime à l'individu une impulsion générale, puissante, irrésistible, contre laquelle viennent échouer les lois de la morale et les conseils de la raison.

Et plus généralement :

« Les passions humaines sont les forces primitives et naturelles auxquelles est due l'activité libre et spontanée de l'être humain. »

Les passions étant considérées comme les impulsions que Dieu a mises en nous pour nous conduire à l'accomplissement de notre destinée, il en résulte qu'elles doivent avoir chacune leur direction particulière et se diviser en trois groupes correspondant aux trois sphères d'activité que nous avons reconnues.

Et comme ces trois sphères constituent ce que nous appelons l'homme spirituel, les trois groupes de passions doivent se réunir en un faisceau, en une unité harmonique comme les rayons colorés du prisme se confondent sous un aspect unique en se rassemblant.

Le mot passion, dans le langage ordinaire, n'exprimant que le plus haut degré d'une tendance, d'une faculté, les phrénologues se sont crus en droit, et avec raison, d'affirmer qu'il y a autant de passions que de facultés. La conséquence était logique. Cependant comme une pareille analyse serait trop compliquée pour être saisie, sans de patientes études et que, d'ailleurs, les facultés en obéissant comme toutes choses, à la loi sériaire, se groupent pour former des unités composées, nous prendrons d'abord ces unités telles qu'elles s'offrent à l'observation et nous les classerons en clavier. Cette méthode conviendra mieux d'ailleurs à notre première définition et au sens qu'on attache généralement au mot passion ; car les facultés qui forment les unités composées dont nous allons parler n'exercent guère que des sollicitations presque insensibles sur l'homme ; elles ont besoin de se réunir et de se combiner pour l'entraîner et donner lieu alors à cette impulsion irrésistible contre laquelle la raison demeure impuissante.

Au surplus, ce premier travail d'analyse élémentaire ne nous empêchera pas de reprendre chacune des passions pour montrer les élémens dont elles se constituent.

Il y a en l'homme, 1° des sens, 2° des affections, 3° des principes recteurs.

Les sens nous entraînent vers le luxe interne et externe, santé et jouissances matérielles de toutes sortes.

Les affections nous poussent à former des groupes de diverse nature avec nos semblables et à jouir de tous les avantages de la sociabilité.

Les principes neutres ou recteurs sont destinés à semer le charme dans toutes nos relations par la variété, l'imprévu et l'enthousiasme, et aussi à harmoniser les groupes, les masses, dans la grande unité de l'Espèce.

Maintenant, chacune des forces dont se composent les trois ordres que nous venons d'énumérer a sa fonction particulière qui met en jeu un double ressort le matériel et le spirituel, ressorts qui leur donnent le caractère de noblesse et d'utilité.

En effet, les sens de l'homme ne servent pas seulement qu'aux besoins de la vie physique, mais aussi à ceux de la vie morale et intellectuelle en l'initiant aux connaissances, à l'ordre et à la beauté extérieurs.

Les affections ont aussi leur double ressort. L'amitié qui ne reposerait que sur des rapports de goûts matériels serait grossière ; elle se complète par l'affinité de caractères, de sentimens, d'idées. L'ambition exclusive d'argent n'a rien de noble, pas plus que l'amour exclusivement physique. Nous ne devons pas non plus aimer nos enfans comme l'animal affectionne ses petits par le seul instinct de consanguinité, mais aussi et surtout à cause de leurs bonnes qualités et des rapports spirituels qu'il y a entre nous et eux.

Enfin, la variété ne doit point s'appliquer qu'à la sensation, l'enthousiasme qu'aux plaisirs sensuels et la fougue réfléchie qu'aux intrigues purement industrielles.

Les deux ressorts doivent être constamment en jeu, sous peine d'amener le trouble dans l'essor de la passion.

On peut désigner sous le nom de *foyer* le point vers lequel tendent les forces qui composent chacun des trois groupes et celui dans lequel se résument aussi ces derniers.

On aura donc quatre foyers, trois spéciaux et un général.

Le premier se nomme *sensitif* comme appartenant aux sens. Il n'est qu'indirectement social, car bien que les élémens dont il se compose ne puissent se satisfaire pleinement sans le concours de la société et même d'une société aussi parfaite que possible, il a cependant plus particulièrement en vue les jouissances personnelles.

Le second foyer est l'*affectif*, à cause de son mobile essentiel qui est la sympathie. Ce foyer qui fait sortir l'homme du cercle des jouissances individuelles pour le rapprocher de ses semblables et lui faire contracter des liens avec eux, est directement social et conséquemment supérieur au foyer sensitif.

Le troisième foyer qui réunit les principes de direction et de combinaison de tous les actes de notre double activité sensitive et affective peut se désigner sous le nom de *distributif*. Poussant l'homme à passer de groupe en groupe et à jouir successivement de l'exercice de toutes ses passions, comme à contribuer au bonheur de la masse, ce foyer est aussi directement social.

Enfin le quatrième foyer, le foyer suprême qui résume les trois précédens, qui réunit toutes les forces de l'âme humaine pour en faire un tout homogène, un centre lumineux, un soleil intellectuel, s'appelle *unitéique*. L'*unitéisme* ou foyer central, ou l'homme tout entier, est d'autant plus riche et brillant que les passions dont il se compose sont plus énergiques et mieux équilibrées.

Mais il est indispensable de placer sous les yeux du lecteur le tableau des passions, afin qu'il se rende mieux compte de ce que nous venons d'exposer. Le voici à la page suivante :

CLAVIER DES PASSIONS HUMAINES.

Caractères généraux		Nomenclature.	Tendances.		Unité générale.
Sensitives.	1.er Groupe.	Goût. Ouïe. Odorat. Vue. Tact.	1.er Foyer.	Groupes combinés ou Séries. Groupes élémentaires. Luxe interne et externe.	Unitéisme.
Affectives.	2.e Groupe.	Ambition. Amitié. Amour. Familisme.	2.e Foyer.		
Distributives.	3.e Groupe.	Cabaliste. Composite. Papillonne.	3.e Foyer.		

Au centre : Foyer général.

Cette analyse peut sembler arbitraire au premier coup d'œil, surtout aux esprits accoutumés aux classifications ordinaires, qui ne ressemblent affectivement en rien à celle-ci. Cependant nous allons prouver qu'elle est tout-à-fait complète et qu'il est impossible d'indiquer une seule tendance de l'âme qui n'y trouve aussitôt sa place.

Il n'est pas nécessaire de nous arrêter aux passions sensitives, sur lesquelles tout le monde est d'accord, si ce n'est pour faire observer que le sens du mot qui les désigne est ici beaucoup plus étendu que dans l'acception ordinaire. En effet, on entend généralement par les sens les facultés au moyen desquelles nous sommes affectés par les saveurs, les odeurs, les sons et les corps vus ou touchés; tandis que nous entendons par *passions sensitives* les impulsions impérieuses qui nous poussent à jouir de tout ce qui se rapporte à l'usage réfléchi de chacun des sens. Ainsi, par exemple, la vue considérée comme passion n'est pas seulement pour nous le phénomène qui résulte de la réflexion d'un corps dans la rétine, mais bien, à la fois, la perception des choses et l'appréciation, avec jugement, de tous les caractères qui les distinguent. La vue, ou plutôt le *visuisme*, élevé au degré de passion, est le sentiment de l'ordre, de la symétrie, de la beauté dans les objets et le besoin irrésistible d'être affecté suivant l'idée que nous avons de la régularité et du beau. On voit de suite qu'une passion sensitive se trouve composée d'un plus ou moins grand nombre d'élémens. Les mêmes réflexions ne s'appliquent pas seulement à celles-ci, mais aussi aux affectives et même aux *distributives*, ainsi que nous le démontrerons bientôt.

Si personne ne s'est jamais imaginé, à l'exception de quelques songe-creux modernes, de trouver plus de cinq sens, voyons s'il peut se trouver plus de quatre passions affectives.

En dehors de l'amour de la matière qui rentre dans les attributions des passions de premier ordre, des sensitives, est-il possible de lier avec nos semblables d'autres rapports que ceux d'amitié, d'ambition, d'amour et de famille? Y a-t-il d'autres liens de sociabilité que ces quatre que nous venons d'énoncer? N'embrassent-ils pas toute la vie affective de l'homme? Oui, assurément; et nul ne saurait rétrécir ou élargir cette classification.

Ces passions affectives se partagent en deux modes, le majeur et le mineur, d'après la prédominance qu'elles manifestent dans l'un et l'autre sexe. L'ambition et l'amitié sont en général plus fortes chez l'homme que l'amour et le famillisme, tandis que c'est le contraire qui a lieu chez la femme. De là vient que les deux premières appartiennent au mode majeur, et les deux autres au mineur; mais comme leur rôle est également important, elles exercent tour à tour leur empire suivant l'âge des sujets. Ainsi l'amitié prédomine dans l'enfance, l'amour dans l'adolescence, l'amour et l'ambition dans la maturité et enfin le famillisme dans la vieillesse.

Sans nous arrêter à définir chacune des quatre passions affectives, ce qui serait superflu, puisque leur nom porte en lui-même la signification la plus claire et la plus précise, nous nous bornerons à indiquer sous forme de tableau, le double ressort qu'elles mettent en jeu.

AMITIÉ... { Ressort matériel : ligue industrielle.
{ Ressort spirituel : affinité de caractères, d'idées, de goûts.

AMBITION.. { Ressort matériel : ligue d'intérêt
{ Ressort spirituel : ligue de gloire.

AMOUR... { Ressort matériel : amour physique.
{ Ressort spirituel : amour platonique.

FAMILLISME. { Ressort matériel : lien consanguin.
{ Ressort spirituel : lien d'adoption.

Relation unisexuelle. Relation corporative. Relation bisexuelle. Relation de parens à enfans.

Chacune de ces passions donne au groupe qu'elle forme un ton particulier que tout le monde a pu remarquer.

1° L'égalité et la confusion des rangs règnent dans le

groupe d'amitié. (Camaraderie.)

2° La déférence des inférieurs aux supérieurs dans celui d'ambition. (Hiérarchie.)

3° La déférence du sexe fort au sexe faible dans le groupe d'amour. (Galanterie.)

4° Enfin, la déférence des supérieurs aux inférieurs dans le groupe de famille. (Gâtement des parens envers les enfans.)

Les trois passions distributives que Fourier seul a su reconnaître et dont, seul aussi, il a su indiquer l'utilité et l'emploi sont plus composées que les précédentes, qui en forment pour ainsi dire, avec les facultés intellectuelles, les élémens constitutifs. Elles impriment une direction beaucoup plus générale encore que les sensitives et affectives en donnant à l'activité de celles-ci plus de rapidité, de fougue et d'énergie.

Les passions distributives nous entraînent hors des simples groupes sociaux qu'elles nous rendent insuffisants et nous jettent dans des masses plus considérables ou dans les séries de groupes. En un mot, elles président à la distribution de nos diverses activités. Ceux qui les possèdent en haute dose sont mobiles, remuants, avides d'intrigues et enthousiastes. Ce sont de ces caractères liants, engrénants, héroïques, qui, dans notre société actuelle, vont loin ou se perdent. C'est le danger de ces natures ardentes qui a fait que les moralistes ont toujours méconnu et sévèrement condamné les principes recteurs dont nous parlons et qui sont effectivement, sans exception, hors d'emploi dans nos civilisations si vantées. Ces forces demandent effectivement une organisation qui n'existe pas encore, pour produire tous les bons résultats dont elles sont susceptibles.

Toutefois, comme nous étudions ici la nature en toute indépendance et sans nous soucier si l'homme l'a ou non condamnée en certains cas, nous sommes obligés de mentionner ces attractions qui nous font des besoins impérieux de la variété, de la rivalité et de cet enthousiasme qui est en quelque sorte la floraison de l'existence.

L'homme de génie qui a découvert le mécanisme social dans lequel les trois passions distributives trouvent la place et le rôle qui leur conviennent a su leur donner, comme nous l'avons vu, un nom éminemment caractéristique. Il les a appelées *Cabaliste, Composite* et *Papillonne*.

Ces dénominations ont pu exciter le rire des philosophes encroûtés et des faux savans, mais elles n'en sont pas moins aussi rigoureusement exactes que les tendances qu'elles désignent sont réelles.

La *Cabaliste* qui est la passion de l'émulation, de la rivalité, de l'intrigue, du discord, produit dans l'homme la fougue réfléchie.

La *Composite*, qui est la passion de l'accord, de l'élan, de l'enthousiasme résultant d'un plaisir composé exaltant l'âme et les sens, produit au contraire, la fougue irréfléchie.

La *Papillonne* ou l'Alternante, en sollicitant à la variété des plaisirs et des travaux, des pensées et des affections, repose l'âme et le corps, les soustrait à la monotonie et à la fatigue, entretient leur énergie et leur conserve ainsi tout ce qui leur est précieux et cher.

Mais le foyer qui réunit en un tout homogène les attractions humaines imprime à l'homme son véritable caractère en le marquant du sceau divin. Plus il y a, en effet, d'équilibre et d'harmonie entre les diverses passions qui composent notre âme, plus nous avons le sentiment de l'ordre dans les choses, du beau et du bien, plus notre conscience et notre amour du juste se trouvent développés. C'est ce sentiment supérieur, ce foyer radieux, ce caractère d'unité harmonique que nous nommons *unitéisme*. Cette passion suprême, en nous initiant aux vues de la Providence et en nous faisant travailler à la réalisation de ses plans, c'est-à-dire à l'établissement de l'ordre et au bonheur du Genre humain, nous constitue essentiellement religieux.

Puisque le plus ou moins de puissance de l'*unitéisme* résulte du développement et de l'équilibre plus ou moins complet des forces qui composent le clavier passionnel, on conçoit qu'il est toujours le signe des grandes âmes, des individualités riches et fécondes ; mais il ne se borne pas à procurer de si grands avantages à ceux qui ont le bonheur d'en être doués ; il se reflète nécessairement aussi en dehors de l'homme pour empreindre de son sublime cachet, ses conceptions, ses œuvres et ses institutions.

C'est la passion de l'unité, vivante et énergique dans les grandes âmes, qui achemine les philosophies, les religions et les constitutions politiques vers le progrès, de manière à réunir les nationalités hostiles sous les bannières de la fraternité universelle.

III.

Loi d'association des Passions.

Nous avons vu, en nous occupant de la loi sériaire, qu'elle est le principe de l'ordre et de la mesure dans le mouvement et que toutes choses lui sont soumises. Par là même que l'homme est le microcosme ou petit monde, il doit contenir en lui la manifestation éclatante de cette loi universelle que nous venons de nommer. Ses diverses attractions doivent donc se trouver distribuées sériairement, de manière à correspondre à tous les objets de connaissance, d'affection et de jouissance que renferme la nature et avec lesquels nous sommes forcément en relation. Il y aurait, autrement, des choses qui nous échapperaient complètement, qui seraient hors de rapport avec l'homme, et le principe de proportionalité serait alors violé dans l'être le plus important de la création.

La série étant le procédé universellement employé par Dieu pour distribuer les attractions qui constituent les êtres, l'homme ne saurait se trouver hors de cette loi. La série préside donc à l'association des passions, les échelonne, les groupe et les rallie enfin dans une brillante unité, comme elle préside à toutes les opérations qui s'accomplissent dans l'univers et à toutes celles qui dérivent des êtres dans leur existence et leurs fonctions.

Les passions ont donc leur rang, leur importance d'après les fonctions qu'elles remplissent; elles se groupent, comme nous l'avons vu, par foyers, puis les foyers se groupent à leur tour pour former l'unité suprême.

Pour bien saisir les principes en vertu desquels les élémens passionnels s'associent pour former un tout, il ne faut pas oublier les propriétés de la série qui sont 1° la tendance à l'assimilation des parties, 2° la hiérarchie des élémens constitutifs, 3° leur nombre mesuré, 4° la fonction spéciale mais convergente de chacun d'eux.

Quelles que soient les différences qui séparent les caractères, tous les hommes ont toutes les passions, et il faut qu'il en soit ainsi car ce sont elles qui donnent la forme corporelle. Un individu dont le clavier ne serait pas complet donnerait lieu à ce que l'on appelle un monstre. L'harmonie se manifeste au physique quand elle existe au moral, voilà pourquoi les êtres les plus défectueux sous le rapport des facultés sont toujours les plus mal organisés et les plus laids dans leur forme générale. A mesure que s'effacent l'intelligence et les sentimens, l'homme se rapproche de la brute et en prend matériellement tous les caractères. Les criminels qui doivent la plupart de leurs mauvais penchans aux circonstances de leur naissance sont en général hideux, comme on peut s'en convaincre en parcourant les bagnes.

C'est la passion dominante qui donne à l'individu son caractère particulier. « Quelques-uns cependant, dit dans un excellent ouvrage intitulé *Notions élémentaires de la science sociale*, l'auteur de la *Défense du Fouriérisme*, quelques-uns n'ont pas de passions dominantes; ce sont les caractères sans individualité; d'autres en ont plusieurs, deux, trois, quatre. En général, la puissance d'un caractère est en proportion du nombre et de l'espèce des passions dominantes. La dominante influe sur toute la gamme passionnelle, lui imprime son cachet, détermine des associations et des fantaisies innombrables ; et enfin, ramène tout à elle. Chez les femmes, par exemple, où les affectives mineures sont en *dominance*, tout s'empreint de la couleur sympathique : la religion, les arts, le luxe convergent sont l'amour ou le familisme. Les *sensitives* sont les passions qui se développent les premières dans un homme comme dans une nation ; l'*aspiration* à l'*unité* marque, au contraire, sa phase la plus haute. »

Les passions étant une fois connues et classées et les caractères ne résultant que de la dominance d'une ou de plusieurs d'entre elles, rien ne devient plus facile que de dresser le tableau général des caractères par gamme de titres.

On aura donc en empruntant la nomenclature de Fourier :

Les Monotitres ayant 1 dominante quelconque.
Les Bititres   « 2 dominantes animiques.
Les Trititres   « 3   «   animiques.
Les Tétratitres « 4   «   animiq.
Les Pentatitres « 5   «   animiq.
Les Hexatitres « 6   «   animiq.
Les Heptatitres « 7   «   animiq.
Les Omnititres « 8 { 7 animiques.
                    { 1 surdominante.

Puis les mixtes de cinq degrés ; local des semi-tons.

« Les facultés spirituelles ultra-humaines, ajoute Fourier (et, par ces mots, il entend la puissance de faculté qui nous est commune avec les âmes de l'autre monde) ; les facultés ultra-humaines commencent au 5ᵉ degré dit *Pentatitre* et sont en pleine participation au degré pivotal ou Omnititre.

» On n'a su tirer, sur notre globe, continue-t-il, aucun parti de ces précieux individus, parcequ'on a ridiculisé d'avance les divers sujets sur lesquels ils auraient pu s'exercer, entr'autres la théorie d'association et d'attraction ; il ne leur est resté que la carrière de la physique et des arts, ou celle du sophisme qui a absorbé plusieurs de ces génies participans de l'ultra-mondain : tels étaient Leibnitz et Pythagore, qui ont perdu à cultiver le sophisme au moins la moitié de leur carrière.

« En général, ces personnages s'accordent à répéter les plaintes de Maintenon sur le vide affreux que laissent tous les états : ils trouvent le monde trop resserré pour eux ; leur âme y est réellement entravée ; tandis que les *monotitres* qui forment le très grand nombre, ne se plaignent pas que le théâtre soit insuffisant pour leur étroit génie. Un 5ᵉ degré, ou *pentatitre*, comme J. J. Rousseau, Fox, etc., se trouve déjà déplacé en civilisation :

un 6ᵉ degré, ou *hexatitre*, comme Bonaparte ou Frédéric, a besoin de bouleverser le monde : un *heptatitre*, 7ᵉ, comme Jules-César ou Alcibiade, a la même ambition, mais plus raffinée, plus flexible : enfin, le degré *omnititre*, le plus rare de tous, (1) est tout-à-fait incompatible avec l'état de lymbe, et très apte à en découvrir les issues. »

Les passions ont deux modes d'action, l'un harmonique et l'autre subversif, suivant qu'elles sont normalement dirigées ou contrariées dans leur essor. C'est cette dualité d'essor et les funestes effets produits jusqu'à présent par les passions dans nos sociétés confuses, qui ont fait condamner en masse par les philosophes et les moralistes les penchants indestructibles de la nature humaine. Voyant les désordres auxquels donnaient lieu l'expansion illimitée des passions dans nos milieux faux, on en a conclu que la sagesse consistait tout entière dans la modération des désirs et dans la force à les combattre et les réprimer. Ce tempérament de la morale de nos sociétés transitoires et imparfaites a été et est encore malheureusement utile, car les passions ne pouvant s'équilibrer que par leur jeu successif et combiné, et les conditions actuelles ne permettant pas d'atteindre à ce résultat, même pour les plus riches et les plus puissans d'entre les hommes, mieux vaut maintenir une apparence d'ordre par la contrainte que d'ouvrir toutes les issues aux conflits et à l'anarchie.

La passion fonctionne en mode *harmonique* quand elle fait converger l'intérêt collectif et l'intérêt particulier ; quand elle rend l'individu utile à ses semblables et lui rapporte en compensation honneur et profit.

La passion, au contraire, fonctionne en mode *subver-*

---

(1) On trouve un couple *omnititre* sur une masse d'environ 35,000 personnes : mais ce caractère échoit souvent à tel paysan, tel esclave, chez qui il ne peut pas se développer. Vient ensuite la gamme des *biomnititres*, 9ᵉ, *triomnititres*, 10ᵉ, *tétromnititres*, 11ᵉ, jusqu'au 17ᵉ degré qui est le plus élevé que puisse produire notre globe. Le 15ᵉ, l'*hyperomnititre*, ne se trouve qu'en proportion d'un couple sur trois cents millions d'individus.

sif, quand elle tend à produire des désordres et des ravages aussi bien en celui qui s'y abandonne, qu'autour de lui.

Trois causes principales poussent à le subversion, ce sont : 1° la compression, 2° la fougue sans contrepoids, 3° l'ignorance volontaire ou involontaire des moyens propres à imprimer aux forces passionnelles une bonne direction générale, quant au milieu dans lequel on se trouve.

1° La force passionnelle étant par sa nature même indestructible, résiste et se révolte, quand elle se sent assez puissante, contre les obstacles qu'on lui a opposés.

2° Quand elle domine et qu'elle ne se trouve point arrêtée, la passion se lance dans les excès les plus terribles et sacrifie tout à son égoïsme.

3° Quand la raison ignore les moyens de satisfaire la passion d'une manière légitime, ou même ne sait pas se rendre compte de ses exigences, cette dernière qui n'abandonne jamais ses droits, prend des voies détournées et indirectes pour arriver à son but. De là, l'origine de tous ces besoins artificiels, de toutes ces fausses tendances qui nous portent à l'oisiveté, au jeu, à la débauche et finissent inévitablement, quand une fois les mauvaises habitudes sont contractées, par nous jeter dans tous les désordres et par nous mettre en révolte ouverte contre le corps social.

Ce mouvement détourné de la passion est nommé *récurrence* par Fourier. Toutes les violences qui ont lieu à l'égard des choses et des personnes ne sont autre chose que des *récurrences passionnelles*. Les tribunaux correctionnels et les cours d'assises ne sont institués que pour les punir et les réprimer.

Les sept péchés capitaux et leurs innombrables variétés, que les moralistes ont désignés sous le nom de *mauvaises passions*, ne sont point des forces essentielles de l'homme déchu, mais tout simplement des récurrences, des faux essors de passions parfaitement légitimes. Les vieilles nomenclatures philosophiques font confusion de la cause avec l'effet. L'Ecole écossaise est peut-être la seule qui se soit garantie d'une aussi grossière erreur.

Les passions ont été données à l'homme pour le conduire au bonheur, et il ne peut être complètement heureux que par leur essor continu, c'est-à-dire, par la satisfaction de tous les vœux légitimes qu'il peut former. On voit, d'après cette définition, que le plus puissant potentat du monde ne saurait être réellement heureux. A quel état de misère et de souffrance sont donc réduites ces masses qui composent les peuples? Aussi les conditions sociales sont telles pour l'Espèce, que nul n'ose croire au bonheur complet, et regarde comme une folle témérité d'en avoir même un vague désir.

D'après l'opinion la plus universellement répandue, le bonheur ne saurait plus être de ce monde et nous ne sommes désormais sur la terre que pour y souffrir, y être rudement éprouvés, y expier la faute commise dès les premiers temps. Les désastres de l'humanité ont été tels que toutes les religions et presque toutes les philosophies ont fait un dogme de la souffrance et du désespoir. C'est à peine si, au bout de six mille ans d'une foi de tristesse et de désolation, de la négation absolue de la bonté de Dieu et de l'universalité de sa providence, c'est à peine si on pardonne aujourd'hui aux rares esprits qui croient à la possibilité du bonheur ici bas, au moyen de l'édification d'une société nouvelle.

Il ne faut que jeter un coup d'œil autour de soi pour reconnaître de suite que notre état social ne comporte pas le développement et l'essor équilibré des passions. La civilisation, loin de pouvoir satisfaire aux passions animiques et rectrices qui exigent l'application intégrale de la loi sériaire, est dans la plus complète impossibilité, à cause de son extrême misère, de subvenir aux besoins des passions sensitives, même chez les hommes les plus riches. Les princes ne peuvent pas se soustraire aux bruits discordans et désagréables, aux aspects hideux des rues de nos cités et de nos misérables villages quand ils voyagent, etc. Que fait-elle donc alors, cette civilisation si vantée pour ces millions de prolétaires qui n'ont la plupart du temps ni pain ni vêtemens? Non, elle n'est pas assurément la forme sociale qui convient à la nature humaine et qui peut utiliser et satisfaire les passions.

Toutefois, comme nous ne nous sommes pas donné la tâche d'exposer le mécanisme des sociétés normales et que cela ne rentre d'ailleurs pas dans notre sujet, nous renverrons nos lecteurs aux ouvrages de l'*Ecole sociétaire*, ouvrages dans lesquels ils pourront apprendre que c'est un préjugé de penser que tout est découvert et que nous sommes rendus au dernier échelon de l'organisation sociale.

IV.

Analyse détaillée des Passions.

Nous avons dit plus haut que la passion était une force générale et complexe propre à entraîner l'individu, tandis que la faculté n'exerçait en quelque sorte qu'une sollicitation dont la conscience n'existe pas toujours clairement. En effet, les facultés ne font guère sentir leur influence qu'en agissant en groupes. Ainsi, par hypothèse, que la faculté de la configuration soit fortement développée sur une tête, sans qu'il y ait développement proportionnel des facultés de l'étendue, du coloris, de la constructivité, etc., et une semblable organisation ne déterminera pas le moins du monde la vocation de dessinateur et d'artiste. Les facultés ont besoin de se réunir et de se combiner pour donner lieu aux diverses impulsions générales connues sous le nom de passions.

Voyons si nous ne pourrions pas grouper analogiquement sous chacune des passions que nous avons constatées et qui composent ce que nous avons appelé le clavier des forces radicales de l'âme humaine, les différentes facultés découvertes par les phrénologues. Nous aurons certainement plusieurs lacunes; mais l'observation persévérante réussira peut-être à les combler.

Il est nécessaire de donner préalablement la liste des facultés découvertes et admises par la Phrénologie jusqu'à présent. La voici telle qu'elle se trouve dans les auteurs qui sont venus après Gall et Spurzheim :

Penchants.	Facultés perceptives.
1. Amativité.	22. Individualité.
2. Philogéniture.	23. Configuration.
3. Habitativité.	24. Etendue.
4. Affectionivité (adhésivité.)	25. Pésanteur, résistance (tact)
5. Combattivité.	26. Coloris.
6. Destructivité.	27. Localité.
7. Secrétivité.	28. Calcul.
8. Acquisivité.	29. Ordre.
9. Constructivité.	30. Eventualité.
	31. Temps.
Sentimens.	32. Tons.
	33. Langage.
10. Estime de soi.	
11. Approbativité.	Facultés réflectives.
12. Circonspection.	
13. Bienveillance.	34. Comparaison.
14. Vénération.	35. Causalité.
15. Fermeté.	
16. Conscienciosité.	
17. Espérance.	
18. Merveillosité.	
19. Idéalité.	
20. Gaieté, ou esprit de saillie.	
21. Imitation.	

En avant de l'oreille, l'un au dessous de l'autre, suivant quelques phrénologues, sont deux organes douteux, le supérieur attribué à l'*Alimentivité*, l'inférieur à l'*Amour de la vie*. Quelques-uns placent ce dernier organe derrière le trou auriculaire.

Faisons de suite quelques observations sur cette classification.

On a remarqué que la *Circonspection* se trouve rangée parmi les sentimens. Nous n'en voyons pas la raison. Ni sa place, ni sa fonction principale, n'autorisaient, ce nous semble, à lui donner ce degré dans la hiérarchie des facultés. Broussais, tout en conservant la classification de ses prédécesseurs, incline cependant à considérer la circonspection comme un instinct. Nous n'hésitons pas à nous ranger de cet avis, car il y a deux manières d'être circonspect, l'une par la réflexion et qui se dément quelquefois, souvent même; l'autre, par un penchant naturel qui a son application à tous les faits de la vie, application la plupart du temps poussée jusqu'à la minutie. C'est surtout par la Phrénologie comparée qu'on reconnaît que la circonspection est bien plutôt un instinct qu'un sentiment. Les animaux les plus prudents, les plus circonspects sont loin d'être toujours les plus intelligens.

Bien que la *Constructivité* se trouve forte sur la tête des castors et de quelques autres animaux constructeurs, nous pensons qu'il eût été convenable de la placer au nombre des facultés perceptives, car elle comporte évidemment un sens plus ou moins étendu du rapport des choses matérielles et des forces qu'elles contiennent.

L'*Idéalité*, la *Gaieté* et l'*Imitation* nous paraissent aussi appartenir beaucoup plus aux perceptions supérieures qu'aux sentimens. En effet, n'est-ce point par elles que nous percevons les rapports d'harmonie, de contraste et de caractères ou d'habitudes.

Au surplus, peu importe qu'on fasse de ces facultés des perceptions ou des sentimens, si leur existence est bien constatée et leurs effets bien observés et bien définis. Ce qu'il y a de certain, c'est qu'elles ne sont pas de simples perceptions, pas plus que les *localités* et le sens mécanique. Il serait peut-être bon, pour rendre plus rigoureuse la classification, de diviser les facultés perceptives en deux catégories, les simples et les composées. Les facultés de *localité*, d'*éventualité*, d'*idéalité*, de *gaieté*, d'*imitativité*, de *constructivité* appartiendraient à la dernière catégorie. Les facultés perceptives du deuxième degré ont une application beaucoup plus générale que celles du premier; elles servent à associer et à harmoniser les perceptions simples. Nous soumettons cette opinion aux phrénologues qui ne croient point que la science ne puisse plus subir de modifications dans sa nomenclature.

Le siége de l'organe de l'attachement à la vie ou *biophilie* ne se trouve pas, comme le suppose le docteur Broussais, en avant de l'oreille, mais bien au contraire immédiatement derrière, ainsi qu'on peut s'en convaincre par l'expérience. Nous donnerons, quand nous nous occuperons de cet organe, des preuves qui ne laisseront aucun doute sur sa véritable place.

Arrivons enfin à déterminer parmi les facultés dont on vient de lire la liste encore incomplète, quelques-uns des élémens qui composent les passions.

Et d'abord commençons par les sensitives en suivant l'ordre établi au tableau de la page 159.

1° *Goût.* La passion que nous désignons par ce mot en lui donnant un sens aussi étendu et aussi général que possible, constitue, quand elle domine, ce que l'on nomme le gastronome ou gourmet. Le gourmand proprement dit n'est qu'une brute qui obéit à un instinct non réfléchi et dévié.

La passion du goût se compose des facultés de *l'alimentivité,* des *saveurs* et *des odeurs*, ces deux dernières non découvertes.

2° *Ouie.* Les *temps et les tons* sont les élémens principaux de cette passion.

3° *Odorat.* La faculté qui perçoit les odeurs, sans doute analogue à celle du coloris, qui perçoit les nuances, doit, dans un développement suffisant, déterminer ce goût très vif que montrent certaines personnes pour les parfums et pour démêler leurs combinaisons. Cette passion est quelquefois si impérieuse que la crainte de l'énervement et de la maladie ne peut venir à bout de la maîtriser. Au surplus, elle est peu commune et généralement peu développée. L'usage du tabac, si répandu chez tous les peuples, en est vraisemblablement la cause.

4° *Vue.* C'est la passion de la vue qui est la plus riche des sensitives, sous le rapport phrénologique. *L'individualité, la configuration, l'étendue, le coloris, les localités, l'ordre, la constructivité, le calcul* même, sont les divers élémens qui la constituent et lui assurent un empire si universel. Il n'y a pour ainsi dire pas d'homme qui ne soit plus ou moins sensible à un beau spectacle.

5° *Tact.* La Phrénologie ne lui concède qu'une faculté, celle d'apprécier la pesanteur des corps et leur résistance, mais nous regardons comme indispensable de lui accorder en outre des organes de la température, de l'hu-

15

midité et de la sécheresse, de la volupté et de la douleur. On peut s'étonner que Spurzheim qui reconnaissait la réalité de ces diverses sensations, n'ait pas cherché à leur découvrir des sièges particuliers de perception.

Analysons maintenant les passions affectives.

1°. *Ambition.* Parmi les sentimens qui la composent on compte : *l'estime de soi*, *l'approbativité*, *la fermeté*, *l'espérance*, *l'acquisivité*, *la combattivité*. C'est la prédominance de telle ou telle de ces facultés qui détermine le caractère essentiel de l'ambition.

Ainsi on aura la haute ambition, l'ambition de vanité, celle du commandement, de la richesse ou de la force physique, chacune d'elles soutenue d'une plus ou moins vive espérance.

2° *Amitié.* L'*affectionivité*, la *bienveillance* et l'*habitativité* ou *Concentrativité* la constituent, et la font plus ou moins exclusive, selon que l'une ou l'autre de ces deux dernières facultés l'emporte.

3° *Amour.* L'*amativité*, l'*affectionivité*, *la bienveillance*, *la vénération*, *l'idéalité*, *l'habitativité* se réunissent quelquefois pour former ce qu'on appelle des cœurs tendres, galans, constants et passionnés, soit au point de vue des sens, soit à celui de la poésie.

4° *Famillisme.* La *philogéniture* en est la base principale, mais *l'affectionivité*, *l'approbativité*, *l'estime de soi*, *la conscienciosité*, *la bienveillance*, viennent donner plus de puissance à ce lien.

Voici pour les passions rectrices ou distributives:

1° *Cabaliste.* Plusieurs facultés concourent à la production de cette passion de l'intrigue et de la rivalité, ce sont *l'approbativité*, *la sécrétivité*, *la gaieté*, sans doute même *la destructivité*.

2° *La Composite* se forme *de l'idéalité*, *de l'imitation*, *de la conscienciosité et de la merveillosité* agissant combinément en faveur d'un but auquel on attache une haute importance.

3° *La Papillonne* provient particulièrement de *l'idéalité* et de *la gaieté*, peut-être même aussi de l'éventualité qui rendent les impressions vives, mais passagères. On conçoit d'ailleurs aussi que la sensibilité des organes, l'énergie des facultés et la nature du tempérament concourent également à la détermination des passions.

L'*Unitéisme* ou passion pivotale, résumant toutes les autres en un seul foyer, résulte, comme nous l'avons dit, de l'équilibre des facultés; mais on peut dire qu'elle a aussi en quelque sorte son siége principal au sommet de la tête, là où se trouvent les organes de la vénération, de la conscience, du merveilleux, de la fermeté, etc. Les sentimens supérieurs dominent toutes les autres facultés comme pour leur imprimer une direction morale.

Plus les facultés sont harmoniquement combinées; plus la forme de la tête est régulière dans la disposition des masses générales, et plus il y a de chance de rencontrer l'*unitéisme*, dans une bonne mesure de développement. Napoléon qui possédait à un degré si remarquable le sentiment de l'unité, offre un crâne d'un galbe de toute beauté. Ce n'est ni sur les pièces de monnaies du Consulat, ni sur celles de l'Empire, ni sur le buste pour ainsi dire olympien de Canova, qu'on peut se faire une idée de la forme exacte de la tête du grand homme. L'artiste qui fit les pièces du Consulat amoindrit quelque peu la partie antérieure du crâne de son original; celui qui fit celles de l'Empire l'exagéra au contraire, ainsi que Canova qui semble avoir taillé son admirable marbre d'après cette dernière donnée. Le buste de ce sublime artiste est plein d'une majesté divine et représente avec le caractère de la plus haute poésie le génie calme et puissant; mais son auteur a trop idéalisé la nature, ce n'est plus un homme qu'il a reproduit, c'est un Dieu qu'il a créé. Malgré les grandes et belles proportions de la tête impériale, elle n'avait pas en réalité l'ampleur que Canova lui a prêtée, surtout dans les parties latérales et supérieures du front.

On a remarqué que nous faisons souvent concourir la même faculté à la formation de plusieurs passions. Les facultés n'ont pas, en effet, qu'une application spéciale; elles se prêtent un mutuel appui dans diverses circonstances comme il arrive aussi parfois qu'elles s'opposent, se combattent et s'annihilent dans leur influence. Une faculté peut donc être commune à plusieurs passions même à toutes, comme la fermeté, par exemple.

En dehors des passions et au dessus d'elles, il y a la raison, la sphère de l'intelligence pure, série de principes neutres dont la fonction est de déterminer la réflexion, la comparaison et le jugement. La Phrénologie assigne deux organes principaux aux facultés de réflexion : la *Comparaison* et la *Causalité*. Elle place ces deux organes à la partie supérieure du front.

Nous n'attachons point une valeur rigoureusement scientifique à la classification corrélative que nous venons d'établir entre les passions et les facultés, car nous ne croyons pas que ces dernières soient toutes découvertes et nous savons aussi combien est imparfaite et insuffisante l'esquisse que nous venons d'essayer. Nous avons voulu seulement indiquer une relation qui nous semble incontestable en principe, puisque tous les penchans généraux ou particuliers de l'homme doivent avoir en lui leurs organes de manifestation. La Phrénologie en se perfectionnant achèvera, nous n'en doutons point, le travail que nous avons simplement indiqué ici, sans autre prétention que le désir de mettre sur la voie des moyens propres à constituer la psychologie.

NOTIONS DE PHRÉNOLOGIE.

Voici le relevé de l'analyse qu'on vient de lire :

	PASSIONS.	FACULTÉS.	id. A DÉCOUVRIR.
Sensitives.	Goût...	1 Alimentivité.	Saveurs. Odeurs.
	Ouïe...	31 Temps. 32 Tons.	
	Odorat...	....	Odeurs.
	Vue...	21 Individualité. 23 Configuration. 24 Etendue. 26 Coloris. 28 Calcul. 29 Ordre. 9 Constructivité. 27 Localités.	
	Tact...	25 Pesanteur, résistance	Température. Humidité, sécheresse Volupté et douleur
Affectives.	Ambition...	10 Estime de soi. 11 Approbativité. 16 Fermeté. 16 Espérance. 8 Aquisivité. 3 Habitavité.	
	Amitié...	4 Affectionivité 13 Bienveillance. 3 Habitavité.	
	Amour...	1 Amativité. 4 Affectionivité. 13 Bienveillance. 19 Idéalité. 3 Habitavité.	
	Famillisme	2 Philogéniture. 4 Affectionivité. 11 Approbativité. 10 Estime de soi. 16 Conscienciosité. 13 Bienveillance.	

Distributives.	Cabaliste.	11 Approbativité. 7 Secrétivité. 20 Gaieté. 19 Idéalité. 6 Destructivité.	
	Composite	19 Idéalité. 21 Imitation. 16 Consciencosité. 18 Merveillosité. 14 Vénération.	
	Papillonne	19 Idéalité. 20 Gaieté. 25 Eventualité.	
Unitéisme.		Toutes les facultés	id. à découvrir.

V.

Impuissance de la morale sur les Passions.

Les politiques qui ont jusqu'à présent dirigé les sociétés n'ayant pas su découvrir les moyens d'utiliser les passions au profit de l'ordre et du bonheur général, mais ayant vu au contraire en elles la source de tous les maux qui affligent l'homme, se sont empressés de formuler des préceptes et des lois pour contenir ces élémens de trouble et de perturbation. C'est là l'origine de la morale dont l'utilité a été incontestable pour conserver les progrès acquis et pousser l'esprit humain à en conquérir de nouveaux.

Toutefois, comme les lois de l'homme sont toujours plus ou moins empreintes d'imperfection et de violence, ceux qui furent contraints de s'y soumettre ouvertement durent s'efforcer de s'y soustraire en cachette. C'est en effet, ce qui eut et ce qui a encore lieu. Ajoutons même que les infractions aux lois de la morale sont d'autant plus nombreuses que cette morale est plus vieille et moins en rapport avec la nature.

A mesure que les institutions sociales s'élargissent, que les droits s'étendent et que les faits utiles se généralisent, les rapports des hommes entre eux subissent des modifications correspondantes qui tendent nécessairement aussi à modifier les règles qui déterminent ces rapports. La morale qui n'est autre chose que l'ensemble de ces règles est donc variable comme les institutions elles mêmes et assujétie aux mouvemens, aux évolutions qu'accomplissent les sociétés.

On comprend qu'il est ici question de la morale sociale, de la morale du monde, et non de celle qui dérive des conceptions religieuses. Celle-ci est généralement plus déterminée, plus stable et ne subit de changement qu'à de longs intervalles. Elle se ressent moins aussi des caprices de l'homme et de la mode, bien qu'elle repose néanmoins dans sa plus grande partie sur des principes de pure convention.

Comme toute morale ne peut avoir d'autres bases que les croyances religieuses et l'état des rapports qui existent entre les membres d'une même société, il doit nécessairement y en avoir autant que de peuples et de religions. Ces différentes morales, diamétralement opposées entre elles la plupart du temps sur de graves questions, ne sauraient avoir une grande autorité aux yeux des philosophes indépendans, et c'est là ce qui a fait qu'ils se sont efforcés de leur chercher un centre commun, quelques points de contact pour en faire une sorte de théorie vague et incomplète sous le nom de *loi naturelle*. Sans doute, l'homme étant le même partout, quant au fond, il faut bien qu'il y ait des sentimens communs à tous les temps et à tous les lieux; mais, comme les formes sociales, d'ailleurs très variées, ont leurs exigences et leur évolution impossible à éviter, il en résulte que *la loi naturelle,* ou morale générale des philosophes se trouve en dehors d'une multitude de cas et conséquemment presque inutile. En effet, elle n'est qu'une espèce de canevas extrêmement large sur lequel toutes les morales particulières brodent leurs fantaisies, leurs caprices, ou, si l'on veut, leurs nécessités. Elles ont donc alors, surtout aux yeux des masses et aussi au point de vue pratique, un immense avantage sur les théories qui ne prennent que leur essence la plus pure et deviennent ainsi, à force de subtilité, complètement insaisissable pour le vulgaire.

Pour faire une morale invariable, immuable, il aurait fallu pénétrer le mystère de l'homme et arriver, par ce moyen, à ne gêner aucunement sa nature. Or, qui ne conçoit qu'un semblable code ne serait plus une règle, un frein disciplinaire, mais tout simplement une histoire descriptive des mœurs et coutumes du genre humain jouissant de la plus entière liberté. Un semblable état suppose une société organisée d'après la connaissance absolue des forces humaines, un mécanisme social basé sur les penchans naturels de l'Etre humain, en un mot, un monde dirigé par l'attrait, coordonné au mouvement éternel de l'univers. Dans un pareil monde, l'homme obéit avec amour aux lois de l'ordre, aux impulsions de son âme, combinées et équilibrées de manière à produire l'harmonie, et se dispense de faire des codes tout-à-fait inutiles alors.

Pleinement convaincu que l'Humanité, en se ralliant à la Nature et à Dieu, pourra établir l'unité, le bonheur et la vraie liberté dans son sein, nous croyons que tout ce lourd appareil de lois et de préceptes que les moralistes entassent depuis des milliers d'années est heureusement destiné à l'oubli.

Tout en considérant les morales comme progressives et passagères; tout en professant que ces théories, plus ou moins pompeuses, de ceux qui se sont faits les régens de leur semblables, céderont le pas aux faits bienfaisans d'une organisation normale, nous reconnaissons qu'il n'en faut pas moins respecter les habitudes, les usages et même les prescriptions qui sont encore acceptées par la majorité des membres de la société à laquelle on appartient. L'homme prudent éclaire peu à peu, mais ne scandalise personne. Sans déférer servilement et avec affectation à ce qu'il croit des préjugés, il ne doit pas cependant heurter de front ce qui est encore, pour le plus grand nombre, un objet de vénération. Tout vient avec le temps: chaque jour apporte quelque fait nouveau qui exerce silencieusement, imperceptiblement, plus d'influence que tous les efforts d'éclat qu'ont coutume de rechercher les faux et inconsidérés réformateurs.

Ces réflexions nous amènent naturellement à blâmer ceux qu'un zèle mal entendu pousse vers la solution, impossible aujourd'hui, de tous les problèmes de mœurs les plus scabreux. C'est là prendre la question de réformation par la queue et au rebours du bon sens ; c'est prouver qu'on n'a pas suffisamment réfléchi sur la constitution des sociétés humaines et qu'on ne connaît pas l'enchaînement logique des ordres de faits qui constituent leur vaste ensemble. Si les mœurs au lieu de résulter des croyances et des faits sociaux étaient, au contraire, leur cause, on aurait raison de vouloir procéder ainsi ; mais si c'est l'opposé qui a lieu, on commet évidemment une inconséquence en cherchant à commencer l'édifice par le faîte.

La détermination de mœurs nouvelles ne peut d'ailleurs avoir lieu théoriquement avec quelque justesse, qu'autant qu'on possède un idéal de société d'une incontestable supériorité. Mais, là où il n'y a qu'un idéal, il n'y a pas encore réalité, fait matériel et positif. Attendez donc, réformateurs trop empressés, que l'expérience vous ait donné raison pour les résultats physiques, avant de vous préoccuper des changemens à apporter dans les relations de l'homme et de la femme et dans toutes les affaires de mœurs ; et quand l'expérimentation aura confirmé vos théories d'organisation, attendez encore qu'il soit opportun de passer à un ordre de faits aussi délicat que celui que vous êtes si impatiens de transformer.

« Mais, — diront les galans apôtres de la femme, ces réformateurs passionnés qui ne peuvent écrire trois lignes et dire deux mots sans parler de la *liberté de la femme*, *de l'oppression, de l'exploitation de la femme*, —trouvez-vous donc que tout soit pour le mieux dans les rapports d'amour, dans le ménage et dans la famille? N'est-il pas temps de protester contre d'odieux désordres et de substituer à toute cette corruption quelque chose de plus pur et de plus vrai? » Eh! sans doute, il y a du mal et beaucoup. Nous savons malheureusement, comme vous, que toutes vos critiques sont justes et fondées ; nous nous associons de grand cœur à vos chaleureuses protestations; mais nous croyons, encore une fois, qu'il est prudent de s'en tenir là, dans l'intérêt même des idées et des personnes. Combien de choses, au surplus, n'y a-t-il pas à faire avant d'aller troubler la conscience des faibles et des timorés? Qu'on professe que les mœurs s'amélioreront, se trouveront un jour en rapport avec la nature humaine et, conséquemment franches et vraies, rien de mieux; mais à quoi bon pousser plus loin, quand on est bien sûr de soulever contre soi mille récriminations, que l'on ait ou non pensé juste? C'est aux faits, au progrès social qu'il faut laisser le soin de résoudre, en général, les problèmes de mœurs, toujours plus ou moins chatouilleux aux yeux de l'immense majorité.

CHAPITRE VII.

DE L'INFLUENCE DE LA SOCIÉTÉ SUR L'INDIVIDU.

I.

Qu'est-ce qu'une société.

On entend par société l'ensemble des faits et des lois qui servent de liens à une masse plus ou moins considérable d'hommes et en forment une unité politique. Le principe des sociétés est à la fois dans la nature humaine et dans le besoin de protection pour chacun des individus qui les composent. C'est l'extansion progressive de cette protection mutuelle, de la solidarité, qui mesure l'élévation d'un ordre social quelconque. Le meilleur est celui dans lequel le citoyen rencontre la plus large protection et les plus grands avantages physiques, moraux et intellectuels; le plus mauvais est celui où les liens sont le plus relâchés, ou sont encore à établir.

L'influence de toute société est immense sur l'individu qui naît dans son sein, puisqu'il suce avec le lait ses principes, ses usages et même ses préjugés. Cette transmission des connaissances et des progrès acquis est le lien de solidarité de toutes les générations entre elles et ce qui prouve l'unité de l'Espèce dans le temps. Les institutions d'un pays, sa position géographique, sa situation industrielle, son histoire, sont autant de causes qui servent à déterminer ou à modifier le caractère d'un peuple. Ce caractère, auquel tous participent plus ou moins, change lui-même selon les âges et les événemens, et l'on voit une nation s'élever ou descendre, suivant les circonstances qui se produisent dans le cours de sa vie. C'est ainsi que nous avons vu dégénérer le caractère des peuples de l'Italie à la chute de l'Empire romain et dès qu'ils tombèrent sous la domination inintelligente d'une foule de petits princes. L'Eglise catholique aurait pu relever et agrandir encore ce noble caractère des descendans de Romulus, mais il aurait fallu pour cela qu'elle comprît intégralement le christianisme, au lieu de le mutiler et de s'en faire un instrument de domination.

En agissant incessamment et pendant de longs siècles sur ses membres, une société finit, non pas par transformer radicalement leur nature passionnelle, mais toujours au moins par la modifier assez profondément pour que le physique en porte les marques.

Les institutions sociales pèsent d'un tel poids sur tous les individus, que les caractères originaux se trouvent, sinon effacés, au moins très fortement affaiblis. Tous les types pâlissent et perdent leur cachet particulier. Les législateurs, les philosophes et les moralistes ont été si loin de pressentir la variété naturelle des caractères, qu'ils ont jusqu'à présent pensé que tous les individus devaient être ramenés à un idéal unique et que la souveraine perfection consiste à faire de tous les hommes autant d'unités complètement identiques. Partant de ces fausses données, ils durent nécessairement considérer comme les plus vertueux ceux qui se rapprochaient davantage de leur type, qui se soumettaient le plus facilement à leurs règles et prescriptions. De là dut résulter aussi évidemment toute cette confusion qui existe dans les notions du droit et du devoir, du bien et du mal, de la morale et de la vertu. On a déclaré mauvais tout ce qui semblait aller contre le monde social qu'on avait bâti sur le sable mouvant, et bon, tout ce qui paraissait pouvoir servir d'étai à cette mesure chancelante. Rien, au fond, n'était plus naturel et plus logique, car les docteurs politiques ne pouvaient raisonner que d'après leurs principes.

Cependant c'est en vain qu'on essaie de faire l'homme à l'image d'une société fausse et imparfaite; on peut réussir à le défigurer plus ou moins, jamais à le métamorphoser en monstre, car il a été créé à la ressemblance de Dieu et est, encore une fois, composé de forces indéfectibles. Tenez pendant des milliers d'années, si vous voulez, l'âme humaine dans l'atmosphère étouffante de la fausse morale et des erreurs politiques et philosophiques de toutes sortes ; vous la rendrez nécessairement malade, vous l'altérerez dans quelques-unes de ses parties, mais vous ne la tuerez point et dès qu'elle retrouvera un air pur et sain, elle reprendra ses forces, sa physionomie et ses brillantes couleurs.

La vérité et l'ordre dans les sociétés sont indispensables pour la santé des âmes, pour le jeu régulier et la manifestation des facultés humaines. Dès que l'exercice légitime de quelques-unes de ces facultés se trouve entravé par suite de l'imperfection sociale, dès que ceux qui naissent dans de mauvaises conditions doivent étouffer telles de leurs passions, la perturbation ne tarde pas à éclater en eux et à se manifester plus tard, soit en leur personne, soit en celles de leurs enfans, par des difformités correspondantes.

Ce que nous disons là, paraîtra peut-être fort étrange à plusieurs esprits. Rien n'est pourtant plus exact. Essayons d'en donner la démonstration.

Chaque état social repose plus particulièrement sur un principe et surexcite plus particulièrement aussi, en conséquence, telles ou telles facultés chez ceux dont il règle l'existence politique. Notre société française, par exemple, en réservant tous les droits et toutes les faveurs à la propriété, en créant des besoins de luxe excessifs, en attachant presque exclusivement la considération à l'argent, en n'accordant aucune aide, aucune sympathie, aucune attention même à ceux qui vivent dans la misère, tend nécessairement à faire prendre des proportions monstrueuses au sentiment de la cupidité. Ce phénomène a lieu, au surplus, dans toutes les phases de vieillesse des sociétés, lorsque la vie publique se relâche et s'éteint, lorsqu'il n'y a plus de sentimens communs, de grand but national, lorsque tous les liens sociaux, étant rompus et remplacés par l'égoïsme général, chacun s'isole et se replie sur lui-même. C'est l'activité puissante d'un peuple, en vue d'une noble tâche qui fait son unité, ainsi que le dévoûment et la grandeur des citoyens. Du moment que la politique d'un état manque de but élevé, c'en est fait du patriotisme et de toutes les vertus civiques ; il n'y a plus, à proprement parler, de nation, il n'y a qu'une agglomération ;

il n'y a plus d'unité réelle, il n'y a qu'une sorte de gravitation administrative.

Dans un pareil état de choses, le désir d'acquérir et de posséder pour arriver à satisfaire ainsi ses passions, de n'importe quel ordre, doit nécessairement dégénérer en fièvre ardente. La possession, la richesse, ou même simplement l'aisance, c'est, en effet, le plaisir, la sécurité, la gloire, le bonheur, la vie ; tandis que la pauvreté est, au contraire la douleur, l'incertitude, l'impuissance, l'humiliation et la mort. L'argent est, dans notre monde social, plus puissant que Dieu même, car il fait passer du néant à la vie. Tel qui n'était rien hier et qui n'inspirait que du dédain, parce qu'il n'avait ni terres ni forêts, fait aujourd'hui autorité, est écouté comme un oracle, recherché comme un personnage important. D'où vient cette métamorphose ? D'un simple fait matériel : un héritage lui est tombé des nues. — Vous voyez cet homme au visage niais et insignifiant, dont toutes les attitudes témoignent la sottise et la vanité, dont le seul mérite est de grimacer derrière un lorgnon à demeure entre la pommette et l'arc du sourcil ? Courbez-vous ! c'est une des puissances du jour. A défaut d'esprit et d'éminentes qualités, son père lui a laissé un nom et beaucoup d'écus ; il a terres et châteaux, et n'attend plus qu'une vacance pour entrer au Luxembourg ou ailleurs.

Comment veut-on, dans une société où tout repose sur l'argent et où la difficulté d'arriver à la propriété est extrême, que la cupidité ne devienne pas frénétique et qu'elle ne gouverne pas tous les esprits ? Comment veut-on, quand la fortune fait seule la valeur des hommes et leur ouvre toutes les issues, qu'on ne se livre pas à toutes les transactions honteuses pour se la procurer ? Comment, enfin, pourrait-on s'étonner que la corruption devienne de plus en plus cynique et générale, quand il faut y tremper ou étouffer toutes ses passions, à moins qu'on n'appartienne à la classe des privilégiés? Non, non, quelle que soit la fange de nos civilisations modernes, l'homme réfléchi ne peut être surpris que d'une chose ; c'est qu'il puisse encore se trouver quelques cœurs purs et nobles, quelques âmes assez élevées et assez fortes pour avoir pû résister au torrent.

Maintenant, comme la nature veille partout à la conservation des créatures, il en résulte que celles-ci développent plus particulièrement, selon les circonstances, les facultés dont elles ont besoin pour se défendre des dangers qui les menacent. Or, que faut-il au civilisé, dans notre état social, pour l'empêcher d'être dupe et le conduire au succès ? Il lui faut un désir de possession des plus énergiques, servi par le plus possible de ruse, d'intelligence et d'habilité ; il lui faut encore pouvoir maîtriser sa dignité et sa conscience. L'homme justement orgueilleux et obstinément équitable est perdu dans notre société. C'est en vain qu'il aura la plus grande adresse: les fourberies de toutes sortes qu'il voudra démasquer et dont il dédaignera l'usage auront bien vite raison de lui. Seul contre tous il succombera au milieu des railleries de la masse et à la grande joie de ses concurrens. «On ne peut allier le succès dans le monde avec la vertu, dit quelque part dans ses confessions J. J. Rousseau.» Cette opinion est malheureusement encore aussi vraie aujourd'hui que du temps de son auteur. Il n'y a donc pas de milieu, il faut se servir des ignobles rouéries qui sont les tristes nécessités de l'époque pour s'arranger dans le monde une position sortable, ou se résigner à végéter misérablement. Le nombre de ceux qui parviennent par des voies honorables est si petit qu'on ne saurait le considérer que comme une exception.

La direction forcée que prennent nos facultés dans le milieu actuel, jette dans une perturbation analogue la plupart des organismes cérébraux. Le physique subit fatalement l'influence du moral et se dégrade insensiblement sous son action continue. Cette dégénérescence se transmet ensuite des pères aux enfans, et c'est là ce qui explique la déplorable organisation que ces derniers apportent souvent en naissant et qu'ils doivent conserver nécessairement toute leur vie. Qu'on s'étonne donc de voir un si grand nombre de têtes mal faites, de trouver chez les nouveau-nés un développement si considérable des facultés latérales! Les générations de l'époque ne sont-elles pas filles de la ruse et de la possession? N'est-ce pas l'exaltation monstrueuse de ces deux forces qui absorbe toutes les autres? N'est-il pas tout simple aussi, dans un siècle où les sentimens supérieurs mènent à l'abandon et à la misère, de rencontrer dans la partie qui leur sert de siège une effrayante dépression ?

L'état moral des parens joue un très grand rôle dans la génération. Ainsi, la dépravation des sentimens est ordinairement d'une transmission plus certaine que celle de la faiblesse de l'intelligence par suite d'excès et d'abus de travail ou de plaisirs sensuels, à moins, toutefois, qu'il n'en soit résulté maladie. Il est très fréquent de voir ce que l'on appelle des *viveurs* avoir de fort beaux enfants parfaitement sains de corps et d'une intelligence très developpée, tandis que les êtres vicieux donnent presque toujours leurs vices en héritage à leur descendans.

On est affligé, pour peu qu'on examine avec quelque attention, de l'immense quantité de têtes latérales et applaties vers la partie supérieure postérieure. La courbe qui va rejoindre l'occiput en dessinant le sommet, fléchit au lieu de s'élever, ce qui donne, de profil, un galbe disgracieux à l'œil. Enfin la dégradation cérébrale est si générale à notre époque, qu'il n'y a pour ainsi dire, plus de ces beaux types aristocratiques qui se trouvaient encore si nombreux à la cour de Louis XIV et même sous la république et l'Empire.

La révolution de 89, en purgeant la France de la plupart des nobles dégénérés, avait, en effet, mis en relief tout ce que les classes inférieures et bourgeoises contenaient d'hommes d'élite. Les imaginations voient encore tous ces grands citoyens de la Constituante, de la Convention et des armées républicaines et impériales. Les belles et riches organisations abondent dans cette génération extraordinaire que la France semble s'être épuisée à produire.

Depuis cette phase glorieuse de notre histoire, nous avons singulièrement baissé. C'est à peine si nous trouvons dans le monde politique quelques types vraiment remarquables. Les organisations les plus harmoniques appartiennent aujourd'hui aux arts et aux lettres. Qu'on visite nos assemblées législatives et on reconnaîtra au premier coup d'œil la justesse de cette observation. Dans ces vastes enceintes qui renferment ce que le pays est censé posséder de plus éminent, on ne voit en général, que des personnages à l'air vulgaire et commun, à l'extérieur plus ou moins laid, aux manières sans distinction; aussi, ceux qui sont mieux nés, sous le rapport des facultés et de la forme, y brillent ils comme les plus belles étoiles au firmament.

Notre régime social a d'admirables ressources pour déformer l'homme dans son moral et dans son physique. A aucune autre époque peut-être il n'y a eu autant de professions d'une influence aussi désastreuse. Dès qu'un pauvre mortel a subi pendant quelques années l'exercice d'un état quelconque, c'en est fait, il est marqué d'un cachet ineffaçable. On reconnaît aujourd'hui, sans de profondes études, la fonction d'un individu à la simple vue. Gavarni n'a fait que fixer, avec son merveilleux crayon, les caractères qu'impriment sur chacun de nous les diverses positions sociales. — A moins d'être coulé en bronze ou en acier, soyez donc, par exemple, sans en porter le caractère jusqu'à vos derniers jours, dix ans de votre vie épicier, séminariste, marchand de nouveautés commis-voyageur, coiffeur, universitaire ou soldat? L'éducation, les travaux, les habitudes, les relations, créent pour ainsi dire l'homme de nouveau.

Il y a d'ailleurs de certaines professions qui ne sont embrassées que faute d'en pouvoir choisir d'autres ou d'être capables de les exercer. Combien de bonnes gens de campagne font de leurs fils des prêtres, pour ne pas les laisser à la charrue et parce que aucune autre carrière ne leur est accessible? L'origine rustique de ces pauvres séminaristes, l'imperfection organique de la plupart de leurs parens, leur incapacité ordinaire qui leur ferme presque toutes les issues civiles, l'éducation compressive et abrutissante qu'ils reçoivent, en font une classe disgraciée sous tous les rapports. Il n'y a en France que fort peu de diocèses qui offrent un clergé passable. A Paris même, dans le grand séminaire de St-Sulpice qui se recrute parmi les meilleurs sujets, et qui jouit d'une si bonne renommée, à Paris même, il faut voir ces malheureux reclus de la religion. Toutes ces têtes font peine à considérer, tant elles sont défectueuses dans leur forme. Chez les Anciens et même jusque dans une époque avancée du christianisme, on choisissait les ministres de Dieu parmi les jeunes hommes les plus intelligens et les plus beaux. Hélas! cette coutume, il faut croire, est impossible aujourd'hui. L'église est obligée de se contenter de ceux qui se présentent, et, en vérité on ne saurait lui faire compliment de sa richesse en personnel.

II.

Droits et devoirs de la société.

Malgré la funeste influence qu'elle exerce sur l'homme et les vices qu'elle engendre; malgré sa fausseté et sa malfaisance radicales, il faut bien convenir que la société actuelle a ses droits qu'elle doit exercer pour sa conservation, jusqu'à ce que le progrès des idées et des faits vienne la transformer pacifiquement. Comme la société ne se fait point elle-même, mais qu'elle est un abri élevé par ceux qui vivent sous ses lois, c'est à ceux-ci de la modifier graduellement, de l'élargir et de l'enrichir avec prudence tout en lui laissant les moyens de maintenir son unité. Or, il faut bien, pour obtenir ce dernier résultat, qu'elle puisse au moins rendre respectables ses institutions fondamentales et convaincre ses membres de la nécessité de certains devoirs transitoires, tels que ceux qui consistent à aimer et vouloir l'ordre et à se dévouer pour un sage progrès. Si la société a le droit incontestable de se défendre contre les tentatives irréfléchies; contre les actes de turbulence, contre les doctrines de subversion, elle a donc en même temps le devoir de veiller à sa propre considération et aussi à son existence en entretenant dans son sein un mouvement salutaire d'ascension.

Cette pratique extrêmement simple de la stabilité et du progrès, pratique qui consiste dans le maintien et la consolidation de toutes les institutions réellement fécondes, comme aussi dans la recherche et l'organisation de toutes les garanties dont le besoin se fait sentir ; cette pratique est pourtant complètement ignorée de nos hommes d'Etat. Ils se méprennent sur le faux équilibre qu'obtient la compression et croient n'avoir plus rien à faire quand ils pensent que *l'ordre règne* dans la société. Au lieu de mettre en lumière les points défectueux de notre monde social, d'exciter à la recherche, à l'invention, et de soutenir ainsi l'espoir de ceux qui attendent, ils affectent de tout exalter, comme s'il était vraiment possible de donner le change aux esprits sur l'état actuel des choses. Cette manière de gouverner nous paraît fort imprudente et fort dangereuse. C'est vouloir user la machine jusqu'à ce qu'elle éclate, sans se soucier ni des réparations, ni des améliorations qui lui sont indispensables.

Les droits de la société ne consistent pas, comme on le voit, à maintenir une immobilité inintelligente, un *statu quo* mortel ; ses devoirs ne consistent pas non plus dans l'enseignement d'une morale plus ou moins banale, qui n'est suivie aujourd'ui que par ceux qui croient y avoir intérêt, ou dans la glorification aveugle de tout ce qui existe ; mais ils consistent dans la direction, vers un but élevé, de l'activité sociale, dans la généralisation du bien-être et des lumières, dans la création de toutes les garanties utiles. La société doit marcher en avant et non pas rétrograder ; elle doit vivre, se mouvoir, et non pas croupir et se décomposer.

C'est parce que l'on comprend mal cette haute question de politique de transition, que l'on s'adresse à toutes les institutions vieillies pour tâcher de consolider le pouvoir au lieu de puiser dans de sages innovations des élémens de force et de grandeur. En procédant de cette manière, ceux qui représentent et dirigent la société dépassent les droits et manquent à tous les devoirs qu'elle leur impose. Ils donnent lieu encore à un grave inconvénient, celui d'augmenter énormément la mauvaise influence du milieu sur l'homme et de hâter dans toutes les classes les ravages de la corruption sociale. Une pareille conduite n'autorise-t-elle pas les accusations qu'on fait peser sur eux, d'être coupables au moins dans une certaine mesure, du mal qui existe ?

III.

De la vertu dans nos sociétés.

Les sociétés humaines reposant, depuis leur origine, sur une fausse science de l'homme, n'ont dû avoir nécessairement que des institutions de convention et plus ou moins éloignées de la nature. S'il s'est trouvé du vrai en elles, ce n'a pu être que par exception et parce qu'elles n'auraient pu exister autrement. Quelque bizarre que puissent paraître les lois et les coutumes de telles ou telles sociétés, quand on les examine d'un point de vue philosophique élevé, on finit toujours par leur trouver une raison d'être, un principe ou une nécessité qui les légitime.

De ce que tous les faits s'enchaînent logiquement et prouvent en quelque sorte leur fatalité, il ne s'ensuit pas qu'il faille les trouver bons et vouloir leur perpétuité. Il faut au contraire les dépouiller le plus vite possible de leur caractère transitoire et les transformer pour les mettre à la hauteur des nouveaux progrès acquis.

Tout, sans exception, doit être soumis à cette loi immuable de mouvement qui pousse les choses vers leur perfection relative. Les morales, les religions elles-mêmes ne sauraient s'en affranchir. La résistance inintelligente et opiniâtre à cet incessant progrès des institutions sociales, quand ce progrès ne veut pas s'accomplir d'une manière désordonnée et dangereuse, est un crime de lèse-humanité. Les désordres et les bouleversemens n'ont pas d'autre cause que cette espèce de circonspection de borne qui s'oppose à toute amélioration régulière, de peur d'empirer le présent.

Sans doute le besoin de certitude et de stabilité est parfaitement naturel, et nous concevons qu'on le ressente d'autant mieux qu'on jouit de plus grands avantages ; mais de quel droit le plus heureux des hommes jugerait-il que la position de ses semblables est suffisamment bonne ? De quel droit aussi s'opposerait-il à l'émission d'idées, de théories, à l'essai de telles innovations, quand ces faits ne vont point directement contre ses intérêts et tendent même au contraire à lui donner des garanties ultérieures de paix et de tranquillité? Et même, en mettant tout au pire, de quel droit l'individu prétendrait-il que la masse lui doit être sacrifiée? L'intérêt de tous n'est-il pas préférable à celui d'un seul? Il n'a qu'une voix là dessus.

Cependant, le besoin de certitude absolue a fait déterminer la valeur des actions humaines et a servi de fondement aux diverses morales qui ont eu pour but de poser une limite et un frein aux actes et même aux pensées. On a partagé en deux grandes catégories tous les faits de la vie : l'une a été celle du bien, l'autre celle du mal. La moralité des faits et gestes des individus, vivant sous tel régime, a été alors indiquée d'après les points de vue généraux des moralistes, et on a tantôt appelé vertus, tantôt crimes, les actes humains, selon qu'ils appuyaient ou qu'ils menaçaient l'ordre établi.

Comme nos sociétés renferment plusieurs classes de faits qu'on peut séparer par abstraction, il y a eu et il y a encore des vertus de plusieurs sortes, les vertus religieuses, morales, politiques, civiles, etc. Si, dans ces différentes branches de la vie sociale, il y a des déterminations bien faites, il y en a aussi beaucoup d'arbitraires et qui amènent forcément une multitude d'infractions. Cette confusion de sentimens universellement admis et de conventions plus ou moins capricieuses, jette le doute dans les esprits et entretient l'anarchie dans les opinions touchant la morale. Or, c'en est fait de la considération et de la force des institutions, du moment qu'on a pu légitimement protester contre elles. Il ne faut donc pas s'étonner que les prescriptions et les lois de la société soient aujourd'hui violées à chaque instant et parfois avec tant de scandale.

Quoiqu'il en soit, c'est une chose fâcheuse quand, dans une société, les notions fondamentales du vrai et du juste viennent à s'obscurcir, quand on ne sait plus ce qu'on doit entendre par le mot de vertu, quand les académies elles-mêmes poussent encore, par leur maladresse, à cette confusion générale. Ce désordre moral prouve à la fois l'absence de toute éducation publique et de tout but national, le relâchement de tous les liens sociaux, l'abaissement et la décadence d'un pays, l'incurie et la nullité d'un gouvernement. N'est-il pas honteux pour la France, dont l'histoire est si brillante et si glorieuse, que la jeunesse soit complétement délaissée à l'endroit de l'éducation publique? N'est-il pas honteux que son université soit entre les mains du pouvoir un instrument inutile? N'est-il pas ridicule que l'enseignement philosophique des colléges n'ait pas au moins une application à l'histoire nationale et n'inculque pas aux jeunes gens de hauts sentimens patriotiques et de nobles tendances vers le perfectionnement social, tel que peuvent le concevoir les gouvernans? Mais, nous oublions que nos hommes d'État trouvent tout parfait et pour le mieux sous le régime qui les rente généreusement et les gorge d'honneurs et de dignités; nous oublions que le pouvoir ne veut point de sentimens communs et de symbole politique; nous oublions surtout que la direction de nos classes de philosophie est abandonnée à l'esprit le plus léger, le plus creux et le plus vaniteux du monde, à M. Cousin, le seul qui puisse tenir le portefeuille de l'instruction publique, quand M. Thiers tient celui des relations étrangères.

Aussi la société, en tant que grand corps marchant vers une destinée supérieure, n'a-t-elle aucune influence sur la nation et la jeunesse des colléges et des écoles. De la manière dont les choses sont administrées, il n'y a que les faits malfaisans qui agissent sur les esprits et sur les cœurs pour les dépraver et les corrompre; il n'y a que les vices qui deviennent de véritables enseignemens et multiplient leurs adeptes, car les vices seuls touchent à la vie réelle.

Quant à ce qu'on apprend sur la conduite morale à tenir dans le monde et sur la vertu, ce ne sont que des banalités fastidieuses. Ainsi, au point de vue philosophique, nos sages de tous les temps ne nous ont guère dit autre chose de la vertu, si non qu'elle consistait à servir la société, qu'elle fût bonne ou mauvaise, ou bien à résister et à vaincre ses passions. Quoi de plus vague que ces recommandations? Sert-on mieux la société, en la flattant dans ses abus qu'en en faisant la critique ? Les moralistes officiels pencheront nécessairement pour la flatterie et l'encens et condamneront sans appel les réformateurs. Si la vertu consiste à vaincre ses passions, à se rendre purement passif, voilà-t-il pas un beau conseil qu'elle donne là, en supposant qu'il puisse être suivi?

Non, la vertu, dans nos sociétés, est obscure, contradictoire et ridicule dans la plupart des cas ; elle ne tend qu'à l'hébêtement de la nature humaine ; elle n'a pas de but grand et noble, de principes et de sentimens capables d'enthousiasmer et de pousser aux belles actions. La vertu, qui, jusqu'à présent, n'a été que la fleur des grandes conceptions semées dans l'humanité, ne saurait être de nos temps modernes qui ne connaissent que le trafic, l'agiotage et la rouerie.

La vertu n'est autre chose, en effet, que la sainte exaltation de toutes les facultés, leur explosion, déterminant l'être en vue d'un but supérieur. La vertu ne se compose cependant pas pour cela en elle-même d'abnégation et de sacrifice, mais d'un attrait élevé et de la puissance qui fait qu'on le préfère à ceux qui lui sont inférieurs. Si cette préférence porte au dévouement celui qu'elle détermine, et que ce dévouement entraîne après lui des préjudices et des souffrances, cela n'est qu'un accident propre à la constitution vicieuse de notre forme sociale qui ne permet pas que l'homme puisse jouir dans ses plus divins sentimens, sans acheter plus ou moins cher ce suprême bonheur et sans qu'il soit ainsi mélangé d'amertume.

On a considéré la vertu comme un combat d'où l'âme sort victorieuse. Cette définition est toute manichéenne, basée sur la dualité de principe en l'homme, et, conséquemment, d'une valeur purement relative. En partant du principe de l'unité de l'homme et en connaissant mieux les forces passionnelles qui le composent, on aurait facilement découvert que la cause des combats que nous nous livrons effectivement à chaque instant en nous-mêmes, tient, non pas à ce que notre nature est double, mais à ce que notre milieu social ne permet pas à toutes nos facultés leur libre essor; à ce qu'elles ne sont point utilisées comme ressorts sociaux, et à ce que ne pouvant sans danger, soit pour nous, soit pour les autres, nous livrer à nos impulsions naturelles, nous devons choisir entre elles celles qu'il nous convient le mieux d'affranchir. Dans un milieu normal qui n'entraverait en rien, mais qui favoriserait au contraire l'expansion des sentimens les plus élevés, sans comprimer douloureusement, en compensation, quelques-unes de nos passions d'ordre inférieur, on comprend combien seraient plus vives les jouissances des natures d'élite et combien aussi en même temps, seraient plus nombreuses les belles et grandes actions.

Et qu'on ne dise pas que le sacrifice est le caractère même et la condition absolue de la vertu, car cela n'est vrai et exact qu'aujourd'hui où la contrainte doit nécessairement maintenir une apparence d'ordre dans le monde, en attendant que l'ordre véritable et harmonique, celui qui résultera de l'essor libre, mais équilibré, des passions naturelles et légitimes de l'homme, vienne établir son règne bienfaisant parmi nous. Non, c'est mal comprendre la vertu, c'est blasphémer Dieu, que de soutenir que le bien doit se payer par des larmes et des douleurs, tandis qu'il y a au contraire été attaché un attrait suprême. C'est croire à la malédiction éternelle de la terre que de supposer que l'Auteur des choses a voulu que l'homme ne pût être bon et vertueux qu'au prix des plus pénibles efforts, comme si la vertu devait être toujours une rare exception et le crime le fait général. C'est dégrader la nature humaine que de prétendre qu'elle n'est pas instinctivement portée vers le bien et qu'elle aura toujours besoin de se faire violence pour pratiquer l'amour et la justice.

Il faut bien le dire, au risque de choquer ceux qui ne sachant pas faire la part des mauvaises institutions, font profession de mépriser leur Espèce : dès que les conditions sociales seront aussi bonnes que possible, que les facultés et les caractères pourront se développer librement, que les hommes n'auront plus aucun intérêt à être fourbes et méchans, on verra briller dans le monde autant de vertus sublimes qu'il y a aujourd'hui de vices honteux. La vertu ne sera plus alors un vain mot.

IV.

Effets contrastés des passions.

Indépendamment des récurrences passionnelles, des déviations auxquelles sont dues tant de calamités, ainsi que nous l'avons vu en nous occupant des passions, celles-ci ont encore dans les sociétés fausses des effets contrastés des plus choquants. Au surplus, tout doit nécessairement être renversé dans un monde à rebours, et rien de plus naturel que le rôle des forces qui nous entraînent, se trouve perverti au point d'atteindre l'opposé des résultats pour lesquels elles sont faites.

Dans notre milieu actuel les passions les plus élevées et les plus nobles mènent ordinairement à la ruine et au ridicule, à moins que ceux qu'elles distinguent ne soient nés dans des circonstances toutes particulières. La justice, la fermeté, une intelligente ambition, la générosité, la grandeur d'âme et la passion de l'unité, qui résume toutes ces qualités éminentes, peuvent convenir à un monarque ou à un puissant personnage et contribuer facilement à sa gloire et à son bonheur ; mais que ces mêmes passions viennent à échoir à un simple mortel, où le conduiront-elles ? Evidemment à la duperie, à la misère, à l'impuissance et aux déceptions de toutes sortes. Que deviendra encore le même individu s'il est doué d'un caractère mobile, enthousiaste, remuant ? Comment une profession humble et monotone s'accomodera-t-elle avec ces impulsions qui tendront sans cesse à en faire un supplice insupportable ? Comment le commerçant, par exemple, qui doit suivre patiemment, pour réussir, ses opérations, ses chiffres et ses écritures, le pourra-t-il, si la nature lui a donné une imagination ardente et aventureuse ? Non seulement il négligera ses affaires qui ne prospéreront point, mais il devra encore s'estimer trop heureux s'il ne réduit pas sa famille au dénuement et au déshonneur.

Dans les conditions sociales où nous sommes, l'homme qui appartient aux classes laborieuses ou à la bourgeoisie, n'a donc que deux chances possibles de succès : une grande supériorité, s'il embrasse une profession difficile et distinguée, ou une médiocrité complète qui en fasse ce qu'on nomme une *spécialité*, s'il s'en tient aux affaires ; car s'il est médiocre dans une carrière difficile, il ne fera que végéter, et, s'il est riche de facultés brillantes et de sentimens généreux dans un état grossier, le dégoût le rendra vraisemblablement dissipateur. Les passions les plus nobles, celles qui rapprochent le plus la créature du créateur, celles qui poussent le plus au bien général et au dévouement, celles que commandent la conscience et la religion, sont donc précisément celles qui nuisent le plus au succès dans le monde. J. J. Rousseau n'avait-il pas alors mille fois raison de dire que le succès dans le monde ne peut s'allier avec la vertu?

Maintenant qu'on examine, en dehors des privilégiés de la naissance et du petit nombre d'hommes laborieux et honnêtes qui ont fait leur fortune à force de travail et d'économie, qu'on examine les moyens employés par la plupart des parvenus. On reconnaîtra aussitôt que leurs succès tiennent à l'action persévérante et opiniâtre des plus mauvaises passions, des instincts les plus inférieurs. La cupidité, l'égoïsme le plus dur, la ruse, la perfidie, l'exploitation des pauvres travailleurs, les spéculations les plus immorales, l'absence de toute équité, toutefois dans la mesure légale, la concurrence implacable, l'inaccessibilité à tout sentiment de bienveillance et d'humanité, tels sont les fondemens fangeux de toutes ces fortunes insolentes qui sortent d'on ne sait où et qui n'ont demandé que quelques jours à élever.

Eh bien! quand une société présente à chaque instant d'aussi monstrueuses anomalies; quand elle ne sait mettre en œuvre que les plus grossiers penchants de la nature humaine et qu'elle n'a que le martyre pour récompenser les plus nobles facultés; quand le génie et le cœur sont, dans la plupart des cas, des motifs impérieux de proscription, de misère et de honte, et que les grands honneurs et les plus hautes prospérités sont réservés à l'astuce et au charlatanisme ; quand la vertu honteuse est obligée de se cacher, et que la corruption trône en plein soleil et s'impose à l'adoration des peuples, n'est-il pas vrai que cette société est jugée aux yeux des gens honnêtes qui n'ont point abdiqué leur raison ? N'est-il pas vrai qu'on peut affirmer qu'elle a fait son temps, qu'elle est en pleine voie de décomposition et qu'elle n'attend plus, pour disparaître tout-à-fait, que celle qui doit lui succéder ?

V.

Y a-t-il des organisations vicieuses.

Ceux qui croient à la corruption native de l'homme ne manqueront pas d'être pour l'affirmative ; mais les esprits plus élevés qui placent la cause du mal ailleurs que dans le cœur humain, savent que les organisations subissent, comme toutes choses, l'influence des circonstances sociales et qu'elles pourront conséquemment se modifier et s'améliorer en proportion des progrès qui s'accompliront.

Il faut convenir cependant, tout en croyant fermement au bien futur, que le mal et le désordre ont aujourd'hui des proportions effrayantes et que l'immense majorité de nos contemporains est fort tristement organisée. Il faut reconnaître aussi que la nature produit, en exception, des monstres dans le genre humain comme dans toutes les autres espèces, et qu'il peut se rencontrer de ces sortes de tigres à face d'homme, dont la destinée semble faite pour le crime. Ces cas d'exception dûs à la dégénérescence de certains individus et plus encore aux conditions de misère et d'abrutissement dans lesquelles les a jetés le hasard, ces cas d'exception qui finiront par se réduire et même par disparaître complètement, ne prouvent absolument rien, ni contre la nature humaine, ni contre Dieu. Seraient-ils plus nombreux encore, nous n'en serions pas moins autorisés à poser en principe l'excellence de l'âme humaine et la haute moralité de sa destinée.

Nous allons plus loin et nous osons imputer à la société actuelle, qui en est d'ailleurs innocente et qui en souffre la première, nous osons lui imputer la plupart des égaremens dans lesquels tombent tant de malheureux. En effet, nous affirmons qu'il n'y a pas de caractère si inférieur et si dominé qu'on le veuille par les instincts, qu'on ne puisse réussir à maintenir dans l'ordre et même à utiliser. C'est le plus souvent parce qu'ils se trouvent hors d'emploi, privés d'éducation, d'appui, ou entraînés par de mauvais exemples et de pernicieuses fréquentations, que les êtres d'une organisation inférieure se tournent au mal et se jettent dans les excès et dans le crime; mais il est certain que ces natures grossières ont un côté par où elles se laisseraient diriger, si on savait développer et mettre en valeur cette partie accessible de leur individualité. On apprivoise bien les animaux les plus farouches et les plus sauvages; on réussit bien à dompter les appetits sanguinaires du tigre, pourquoi donc ne viendrait-on pas à bout, dans un milieu présentant toutes les ressources convenables, de l'homme qui, à moins d'être fou, n'agit jamais sans but? Oui, nous le soutenons hautement, lorsque les sociétés humaines seront riches, heureuses, organisées de manière à utiliser et à satisfaire tous les penchants natifs; lorsqu'elles prendront l'homme à son berceau pour l'instruire, faire éclore et développer ses vocations; lorsqu'elles sauront équilibrer ses passions dans la force de l'âge; lorsqu'elles sauront concilier tous les intérêts, assurer à toutes les ambitions un triomphe légitime; en un mot, quand elles seront en plein rapport avec la nature humaine et toutes ses variétés, le crime, les actions lâches et méchantes, les bassesses et les trahisons disparaîtront de la terre.

L'être le plus dépourvu de conscience et de sentimens supérieurs, le plus énergiquement concentré dans ses instincts, ne s'abandonne pas, encore une fois, sans motif à ses emportemens. En se laissant aller à la violence, il cède à l'entraînement stupide de l'exemple, à des habitudes dépravées, à une espèce d'irritation nerveuse provoquée par les excès, ou peut-être même encore à un vague et mystérieux mécontentement de lui-même, car les lueurs de la raison renaissent parfois dans l'âme matérialisée et avilie pour en éclairer momentanément les ténèbres. Les natures brutes, au lieu de profiter de ces retours passagers, de ces avertissemens rapides, pour revenir à de meilleurs sentimens, semblent au contraire se révolter contre ces protestations d'une conscience en ruine ; elles semblent se complaire dans la fièvre du mal et éprouver des convulsions, dès que le bien veut poindre en elles. Cette opiniâtreté dans la déviation a été la principale cause de cette funeste croyance à l'imperfection native de l'âme humaine. Swedemborg y a vu aussi la preuve de l'éternité de la damnation ou de la confirmation définitive dans le mauvais amour dominant.

Cette opinion du révélateur Suédois, ou plutôt le récit qu'il fait de la situation des habitants du monde spirituel, qui se trouvent dans le mal, n'infirme en rien la valeur de sa conception et de ses témoignages. Il est rare, en effet, et pour ainsi dire même sans exemple, de voir un homme revenir au bien, quand il s'est une fois confirmé dans le mal, qu'il a complètement vicié ses attractions, de manière à préférer les jouissances fausses, artificielles, contraires à la nature, aux jouissances vraies et normales. L'être qui se trouve dans cette position ne veut plus en sortir, car il ne le pourrait qu'en surmontant un malaise et des souffrances souvent au dessus de ses forces. Il est de ces degrés de corruption qui ne permettent plus qu'on puisse se relever de toute la vie, qui se passe alors dans la déviation. Or, ce qui a lieu ici bas, peut et doit avoir lieu d'une manière analogue dans l'autre mode d'existence de l'humanité ; et les perceptions célestes de Swedemborg peuvent conséquemment être parfaitement justes. La seule difficulté ne consisterait plus que dans une question de temps qui cède encore, ce nous semble, à l'autorité de l'analogie. Effectivement, si le mode matériel d'existence est limité pour l'homme, pourquoi le mode spirituel ne le serait-il pas ? Pourquoi traverserions-nous avec rapidité notre monde sensible, pendant que nous habiterions éternellement celui qui ne peut tomber sous nos sens? Pourquoi n'y aurait-il pas alternance d'une vie à l'autre, comme il y a alternance de la veille au sommeil, comme il y a alternance pour tous les phénomènes de la création? L'affirmation de l'illustre Voyant, d'après ce qu'il prétend avoir appris de la vie spirituelle, s'expliquerait donc alors très facilement. La perpétuité des mauvaises affections des damnés ne devrait s'appliquer qu'à la durée de leur mode actuel d'existence. C'est dans le même sens que nous disons de celui qui nous paraît incorrigible : cet homme sera *toujours* méchant et vicieux, ce qui ne veut nullement dire qu'il le sera pendant l'éternité.

Cependant, il est évident que si les circonstances sociales contribuent à faire tomber dans le mal la plupart des caractères faibles et inférieurs, elles doivent aussi nécessairement les y retenir. Il est non moins évident encore que le vice a ses habitudes comme la vertu, et que celui qui s'y adonne par infériorité de nature, qui s'abrutit à force d'abuser de ses sens, doit finir par se former une atmosphère infecte, en rapport avec ses goûts dépravés et hors de laquelle la vie lui semble fade, décolorée, ennuyeuse. Tous ces effets inévitables dérivent des circonstances extérieures, des mille accidents sociaux qui environnent l'homme depuis son enfance, mais ils ne prouvent rien, encore une fois, contre l'innocuité des facultés et des passions.

Il est si vrai que les circonstances, à moins que le caractère ne soit élevé et l'intelligence brillante, occasionnent les chutes dans notre milieu actuel, que l'on voit des individus parfaitement analogues fournir des carrières toutes différentes. Ici vous voyez des malheureux de basse extraction arriver au crime faute d'éducation et de carrières qui conviennent à leurs goûts, tandis que d'autres plus heureusement nés, sans leur être supérieurs, rendent des services et se font estimer. Croit-on, par exemple, que l'inventeur du chauffage du Dahra, placé dans une position misérable, privé d'éducation, de bien-être, livré à de mauvaises fréquentations, aurait fait un homme bien rassurant dans ses moments d'exaltation? Que de grands citoyens qui se sont illustrés à la guerre par des actes de bravoure et d'énergie, et qui peut-être auraient mal tournés dans d'autres circonstances! Que de héros nous offre l'histoire, et qui, venus au monde sur la paille, eussent peut-être été de vils scélérats! Non, il n'y a pas absolument d'organisations maudites; il n'y a que des natures hors d'emploi, qu'on ne sait pas prendre et qui se dévient alors dans de funestes hasards.

VI.

Inégalité des organisations.

Un problème d'un immense intérêt et qui cependant n'a jamais été résolu, c'est celui de la cause des différences de facultés et d'organisations parmi les hommes. On sent que tous ne peuvent pas être égaux et qu'il doit nécessairement y avoir hiérarchie parmi eux comme il y a hiérarchie entre tous les êtres de la création ; mais la cause de ce phénomène a complètement échappé aux yeux des observateurs. D'abord, les théologiens et moralistes en cherchant à ramener tous les hommes à un type unique se sont pour ainsi dire interdit toute recherche à l'endroit de l'échelle des caractères et ont dû attribuer à des causes extérieures la diversité des passions humaines. S'ils ont admis la légitimité d'une différence quelconque, ce n'est guère que sous le rapport intellectuel. Quant à la partie morale, ils ont considéré tous les hommes comme également doués et également libres. Ceux qui ont subi plus fortement l'influence des conditions sociales dans lesquelles ils étaient nés, ont alors été les plus faibles ou les plus coupables à leurs yeux.

Cette confusion dans les élémens d'un problème fort important pour l'avenir de l'humanité, résultait forcément de l'ignorance des docteurs, touchant la nature humaine. L'homme étant inconnu, comment la constitution de l'Espèce ne l'eût-elle pas été aussi? La série des forces passionnelles n'étant pas définie, pas même soupçonnée, comment la série hiérarchique donnée par la prédominance successsive des diverses passions, suivant la gamme que nous avons établie à la page 166, l'eût-elle été ? Avant d'affirmer qu'il y a inégalité, hiérarchie, distribution, classement parmi les âmes humaines, il fallait connaitre les principes de cet arrangement, et ces principes ne pouvaient être connus que par l'analyse passionnelle, la loi sériaire, qui seule donne la clé de tous les problèmes psychologiques, cosmogoniques et théologiques.

Quand nous parlons des différences qui caractérisent chaque individu dans l'Espèce, nous n'entendons évidemment pas par là les déviations qui dérivent de la conduite plus ou moins imprudente des hommes en milieu subversif; mais nous entendons, dégageant autant que possible toute altération accidentelle, prendre les âmes dans leur constitution essentielle et primitive, avec leurs forces normales, et indépendamment du jeu plus ou moins irrégulier de celles-ci. C'est là seulement, en effet, que gisent les différences réelles et non pas dans les goûts factices et les habitudes la plupart du temps ridicules que développent en nous nos sociétés mal construites.

Eh bien ! en partant du tableau des caractères et de la théorie sériaire, nous soutenons qu'on peut, même dans nos sociétés subversives, contre nature, déterminer nettement la cause des inégalités d'organisation, comme aussi la cause des vices héréditaires que plusieurs de nous apportent en naissant. Essayons de le démontrer.

La double éternité appartient à l'homme comme à Dieu, car Dieu n'a jamais été sans les agens qui lui sont nécessaires pour l'accomplissement de ses éternels desseins. Toutes les âmes des créatures harmoniques, associées à la tâche de la Providence éternelle, font partie intégrante de la grande âme ou de Dieu lui-même.

Le mode d'existence change pour toutes les créatures quelles qu'elles soient. Dieu seul est immuable au sein de l'infini. Chaque humanité fournit sur son globe une carrière qui s'alimente des alternances périodiques de chaque individu en phase spirituelle et en phase matérielle. Ces phases composent les deux vies terrestre et céleste que chacun de nous traverse un certain nombre de fois, en se modifiant suivant les circonstances qui l'ont environné.

Ces affirmations sembleront sans doute fort extraordinaires aux lecteurs non initiés à la théorie de l'unité universelle et peut-être regretteront-ils que nous ne les ayons pas fait suivre d'un long cortége de preuves. Les limites de cet ouvrage ne nous le permettent pas et elles seraient d'ailleurs superflues ici. Bornons-nous, quant à la double éternité de l'homme, à faire remarquer aux intelligences saines et indépendantes, qu'il serait doublement absurde qu'elle n'eût pas lieu. En effet, il faudrait alors admettre: 1° que ce qui a commencé dans le temps ne doit plus finir, ce qui est contradictoire; 2° que Dieu a pu demeurer inactif pendant des éternités. Or, il est peut-être encore moins déraisonnable d'être matérialiste et athée que de croire à ces deux propositions. Il nous paraît donc impossible, quand on croit en Dieu, à l'immortalité de l'âme, et qu'on veut raisonner, de ne point admettre la double éternité de l'homme.

Il importait d'établir ce premier principe pour fonder la théorie qui va suivre et prouver qu'elle n'a absolument rien d'arbitraire.

Tout globe habité, quelconque, contient une série déterminée d'êtres humains, suivant le degré qu'il occupe dans la hiérarchie des mondes. Les individus qui composent cette vaste série se trouvent partagés en deux catégories, l'une qui appartient à la vie terrestre, l'autre qui appartient à la vie spirituelle. La seconde catégorie se recrute dans la première au fur et à mesure que les individus qui forment celles-ci viennent à décéder ; puis le monde spirituel alimente à son tour le monde sensible par le retour de ceux qui l'ont déjà traversé. Ces alternances des deux vies ont lieu pour chacun un certain nombre de fois déterminé, sauf exception, pendant la carrière du globe qu'il habite. Les termes qui servent de passage, de transition, d'une existence à l'autre, sont la naissance et la mort ; celle-ci transition ascendante, puisqu'elle nous conduit à un monde supérieur; la naissance, transition descendante, puisqu'elle nous rejette dans les lourdes conditions de la matière la moins raffinée.

R

On conçoit que l'arrivée dans les deux mondes, spirituel et matériel, doit former contraste. L'homme naît ici bas sans avoir conscience de lui-même et assujéti à des phases plus ou moins pénibles de développement. Il entre au contraire tout développé, tout formé dans la vie spirituelle, du moins encore sauf exception. Là, les nécessités de la génération, de la gestation et de la naissance sont inconnues. Dans nos conditions actuelles, il faut, pour l'introduction d'un nouvel être parmi nous, une préparation mystérieuse qui consiste à disposer une certaine quantité de matière vivante destinée à servir de point d'application à l'ensemble de forces qui constitue l'homme ; d'après l'affirmation de toutes les conceptions religieuses, les choses ne se passent point ainsi dans l'autre monde où les âmes sont pour ainsi dire transplantées. Il faut bien cependant qu'il y ait une opération quelconque pour concentrer la matière nouvelle, beaucoup plus subtile, qui sert de point d'application aux forces passionnelles ; car les habitans du domaine ultra-mondain ne sont pas de simples ombres comme le croyaient autrefois les payens, ni des âmes sans organes comme le pensent les chrétiens peu éclairés. L'homme à la mort, revêt un corps glorieux, ainsi que l'a dit St-Paul, ce qui implique qu'il agit dans l'autre monde comme dans celui-ci et qu'il ne saurait, pas plus qu'ici, se passer d'instrumens de manifestation.

Puisque la terre est la pépinière du ciel, comme les âmes du ciel sont la semence de l'humanité, il s'ensuit que les pères et mères ne sont plus réellement créateurs, mais simplement instrumens de la manifestion sensible des êtres qu'ils appellent leurs enfants. Cette idée n'est pas nouvelle. Cependant la tâche des parens est plus importante que ne l'ont pensé quelques-uns. S'ils ne créent pas l'homme, qui est éternel, ils créent véritablement ce que l'on pourrait appeler l'animal humain destiné à servir de lit ou plutôt d'enveloppe à l'âme qui revient continuer sa mission parmi nous. L'œuvre des parens se reconnait assez ordinairement à la ressemblance physique ; mais ce qui prouve qu'il y a aussi dans l'enfant des principes qui leur sont étrangers et qui sembleraient résulter d'une opération analogue à la greffe, c'est que les penchans et les passions diffèrent beaucoup la plupart du temps entre lui et ceux de qui il a reçu le jour. Comment expliquer ce phénomène très général, malgré l'action incessante des pères et mères sur les enfans, autrement que par la greffe d'une âme ultra-mondaine sur une espèce de sauvageon terrestre?

Maintenant, voici donc la cause des différences d'organisation parmi nous. Nous parlons bien entendu des différences normales et non pas encore une fois des différences factices, qui résultent des déviations et altérations volontaires ou forcées qu'ont subies les individus dans telles ou telles phases de leur vie. L'humanité forme une vaste et double échelle dont un côté monte au ciel et l'autre redescend sur la terre. Cette splendide série de dégrés vivants que Jacob en extase a vue et décrite, représente la hiérarchie humaine tout entière. Chacun des types qui la composent, revient tour à tour reprendre son rôle pour le continuer, suivant les forces qu'il a acquises ou qu'il a perdues. Ces types distribués par le suprême artiste de manière à former un riche concert, se modulent à l'infini en passant alternativement par toutes les influences variées de chacune des deux existences. Les caractères ne sont point abandonnés au hasard comme on l'a cru à tort jusqu'aujourd'hui. Gradués avec une science toute divine, chacun d'eux a son utilité et son but. Chaque individu de ce monde ou de l'autre est une touche du merveilleux clavier d'où découlent les harmonies terrestres et célestes.

Il ne faut donc plus s'étonner de la diversité nécessaire des types, ni l'attribuer exclusivement aux parens ou aux circonstances sociales; il faut accepter chaque individualité telle quelle, reconnaître son caractère, développer son originalité, en tirer le parti pour lequel elle a été faite, de manière à la faire concourir aussi efficacement que possible à l'accomplissement des destinées générales.

En tant que préparateurs de la partie matérielle de l'être humain dans les conditions actuelles de perpétuation de l'Espèce ici bas, les parens ont évidemment un rôle important à remplir dans l'acte de la génération, rôle qui ne saurait être, sans danger, abandonné tout entier à la brutalité des sens. L'homme oublie trop souvent qu'il est un des premiers agens de l'ordre général et que son influence s'étend à tout ce qui embrasse l'univers qu'il habite. Dans l'œuvre de la reproduction, il oublie trop aussi quelle peut être sa puissance et quels sont ses devoirs. Sous ce rapport, les Grecs qui étaient parvenus à perfectionner étonnamment leur race, étaient beaucoup plus avancés que nous.

Bien que le système passionnel arrange et modifie la matière dans l'individu, de manière à être fidèlement reflété par la forme, les pères et mères ont aussi leur part d'influence dans ce mystérieux travail. Leurs dispositions physiques et morales sont d'un poids immense dans la création de l'enfant. Nous en avons la preuve dans les défectuosités et maladies héréditaires. Cette influence n'est pas moindre sur l'intelligence et les sentimens et cela se conçoit, puisque toute âme ici bas ne saurait complètement s'affranchir des liens de la matière.

Les conditions morales et même sociales ont une telle puissance sur la génération, que leurs effets en sont frappants aux yeux de tout observateur impartial. Nous ne voulons pas ici donner au mariage une valeur et une sainteté qu'il ne peut avoir aujourd'hui; nous ne voulons pas non plus faire peser sur des malheureux plus à plaindre qu'à blâmer, une injuste réprobation; mais cependant que l'on compare la masse des enfants légitimes et celle des enfans naturels et on sera étonné de l'énorme différence qu'elles présentent. Les premiers sont incontestablement plus beaux et plus intelligens que les seconds, sur lesquels semble se projeter le reflet du malheur de leur naissance. Est-ce là le résultat du hasard? Non, certes. Est-ce parce que les femmes qui enfantent en dehors des conditions légitimes sont moins belles que les autres? pas davantage. Nous n'hésitons pas à affirmer que ce phénomène tient à ce que les sens dominent presque seuls dans la conception des enfants naturels, tandis que des sentimens plus purs, plus élevés, qu'une sanction morale, sociale et religieuse, président à la formation de ceux qui naissent dans le mariage.

Une autre observation vient encore à l'appui de cette opinion.

Les premiers nés, dans le mariage, peuvent être parfois assez bien conformés physiquement, mais ils sont rarement aussi intelligens et aussi moraux que leurs frères et sœurs. L'emportement sensuel du premier amour des parens donne souvent aux organes des instincts du premier enfant un développement exagéré qui parfois plus tard les entraîne dans des orages désastreux. Ce phénomène a plus particulièrement lieu quand le mari se trouve beaucoup plus âgé que la femme et a ainsi passé la saison de l'amour poétique pour n'être plus accessible qu'au côté exclusivement matériel de cette passion. Il serait utile, en pareille circonstance, que l'époux se pénétrât à l'avance de la sainteté des devoirs du père de famille et de la grave responsabilité que lui impose l'avenir de ses enfants. Malheureusement, en ceci comme en beaucoup d'autres choses, l'éducation sociale est complètement nulle, et chacun est abandonné à ses propres inspirations.

Toute âme venant greffer un être humain sauvageon, le fait par affinité; c'est ce qui explique les ressemblances plus ou moins rapprochées entre les enfans et les parens, sous le rapport du caractère. Ces ressemblances n'ont, du reste, pas toujours lieu du père et de la mère à l'enfant, mais aussi, et souvent, des oncles aux neveux, même quand leur sang n'a absolument rien de commun. Ce fait, que chacun a été au moins une fois à même de vérifier, semblerait montrer que les âmes des individus qui composent une famille forment une unité avec laquelle l'être qui vient l'augmenter a de plus ou moins nombreuses analogies.

La transmission des vertus héréditaires dans les anciennes familles tenait évidemment au sentiment profond qui y existait, de ne pas laisser dégénérer les rejetons. Ce sentiment suffisait à entretenir une certaine exaltation toute favorable à la procréation. Il faut ajouter, d'ailleurs, que la mission sociale des nobles races, autrefois, était un stimulant qui lui fait aujourd'hui complètement défaut. Notre noblesse dégénérée, ne se sent plus de tâche importante à remplir dans le monde. La corruption des derniers siècles de monarchie et les vigoureuses générations populaires des dix-septième et dix huitième siècles, l'ont tuée. Non seulement elle est affaiblie, disséminée et inutile à notre époque, mais elle a même entièrement perdu les moyens de se perpétuer. Si l'organisation et les facultés sont pauvres dans une classe, c'est assurément dans celle de l'aristocratie nobilière. On peut soutenir, sans la calomnier, qu'elle est la plus chétive pépinière parmi les classes qui composent les sociétés modernes de l'Europe.

Indépendamment des conditions mêmes de la conception et de la naissance de l'enfant, qui sont le fonds de son individualité et qu'on ne peut conséquemment jamais changer du tout au tout, nous croyons cependant que la mère peut exercer une influence immense sur ses facultés et son organisation pendant la gestation et ses premières années. Et cela se conçoit, car si nous pouvons agir sur nous-mêmes, dès que nous avons atteint l'âge de raison, de manière à nous modifier, pourquoi, lorsque notre existence n'est encore que végétative et instinctive et qu'elle dépend tout entière de notre mère, pourquoi ses soins, son affection, sa volonté n'auraient-ils aucun résultat sur notre moral et sur notre avenir, doués que nous sommes de sensibilité, de mémoire et d'éducabilité ? La nature n'a-t-elle pas d'ailleurs confié à la mère un mystérieux travail d'initiation ? Ne lui a-t-elle pas en quelque sorte ordonné de préparer son jeune enfant à recevoir le meilleur complément possible de la vie spirituelle par l'opération que nous avons désignée sous le nom de greffe, et qui a peut-être lieu vers l'époque de la dentition ? Non, ce n'est pas assez que de concevoir un enfant, de lui donner le jour et de lui administrer les soins physiques que réclame sa faiblesse, la femme a encore une autre tâche plus délicate et plus importante à remplir, c'est de l'initier instinctivement par un procédé pour ainsi dire magnétique, à la vie des affections et du sentiment. Ce magnétisme maternel, ce *couvement* moral, si l'on peut s'exprimer ainsi, a pour résultat d'échauffer et de faire fermenter la sève vitale de l'enfant. Son jeune cœur s'épanouit sous les rayonnements de l'astre maternel, de cet amour brûlant et dévoué qui métamorphosé en joie et en bonheur le travail et les fatigues les plus rudes. Combien de belles et grandes âmes ont dû leur éclosion à cette tendresse d'une mère, à cette insufflation du plus généreux et du plus adorable des amours ! Combien de brillants génies n'ont peut-être dû leur éclat qu'à l'inoculation de ce feu sacré dans leur enfance ! Il n'est pas de grand homme qui n'ait eu pour mère une femme remarquable à un titre quelconque, et qui n'ait rendu à cette femme en tendresse et en vénération, tout ce qu'elle lui avait prodigué d'amour dans ses premières années. Douce et glorieuse récompense d'un dévouement tout-à-fait désintéressé !

Pour nous résumer sur la grave question que nous nous sommes proposé de résoudre dans ce paragraphe, nous dirons que les causes des différences de facultés et d'organisation proviennent de la graduation nécessaire des caractères, dans l'Espèce, suivant la prédominance d'une ou plusieurs passions. Cette échelle naturelle ne pouvant être détruite, et tous les individus qui la composent étant éternels, chaque homme qui arrive en ce monde n'y opère qu'une réapparition, soumise aux circonstances environnantes des parens, de la société et de l'éducation ; mais, comme on le voit, le principe de ces différences est parfaitement indépendant de la puissance génératrice du père et de la mère, et les types ne subissent que de légères modifications, quant à leur constitution fondamentale.

CHAPITRE VIII.

CRITIQUES ET OBSERVATIONS.

I.

De la Nomenclature.

Toute découverte qui donne lieu à un ordre de faits nouveaux, amène forcément la création d'un certain nombre de vocables dont le besoin ne s'était pas fait sentir auparavant. Cette nomenclature, quand elle est scientifiquement établie, ne saurait être un objet de critique générale que pour les esprits prévenus ou les ignorants. En effet, tout homme de bon sens comprend qu'il faut aux choses nouvelles des mots nouveaux pour les exprimer. Autant il est ridicule de forger des néologismes à l'occasion d'objets depuis longtemps connus et désignés, autant il est indispensable de créer des expressions neuves et caractéristiques pour ceux qui surgissent dans le domaine des faits.

Si la nomenclature phrénologique n'est pas arrivée à son dernier point de perfection, on ne peut du moins s'empêcher de convenir qu'elle est habilement faite. Spurzheim, principalement, lui a rendu d'immenses services en modifiant les premières dénominations que Gall avait données aux facultés qu'il avait saisies dans leur plus haut degré de développement et d'énergie. La ruse, le vol, le meurtre, etc., qui ne sont que des applications exagérées de quelques-unes de nos forces cérébrales, reçurent des noms propres à faire comprendre la nature de la faculté au lieu d'indiquer son résultat extrême ; en un mot, la nomenclature devint nette, lucide, précise, scientifique, de louche et de forcée qu'elle avait été entre les mains du fondateur.

Parmi les trente-sept organes jusqu'aujourd'hui découverts par les phrénologues, nous n'en voyons guère que deux dont les noms demanderaient peut-être à être modifiés ; nous voulons parler de la *combativité* que Gall avait désignée sous le nom de *courage physique*, et de la *gaieté ou esprit de saillie*. Gall avait aussi appelé cette dernière faculté *causticité*. Ici nous devons dire que le fondateur avait été plus heureux, dans son choix d'expression, que ses successeurs.

Effectivement, en posant pour règle qu'une faculté doit être prise à son état de repos pour être convenablement appréciée et nommée, on comprendra de suite que la *gaieté* et la *combativité* indiquent bien plutôt des résultats que des forces spéciales constantes. Un homme ne s'égaie pas plus sans motif qu'il ne se bat sans raison. En pareil cas, ces deux actes, quoique avec des caractères tout différens, ne seraient que de la folie. Nous considérons comme un idiot celui qui rit à tout moment et sans savoir pourquoi, et comme un sauvage, comme une brute, celui qui s'adonne aux rixes sans autre but que celui de se battre. Les mots de *combativité et de gaieté* qui prennent les facultés auxquelles ils correspondent dans leur plein exercice, ne font donc autre chose, sinon que de constater un effet, et ne conviennent pas plus alors que ceux de *vol* et de *meurtre* dont s'était servi Gall pour désigner les penchants à acquérir et à détruire. Nous allons d'ailleurs justifier notre opinion en analysant les principes qui poussent l'homme à la lutte ou le portent à la causticité.

Ce n'est jamais qu'en vue d'une résistance, d'une vengeance, d'un devoir de défense et de protection, d'un besoin, d'une satisfaction d'amour-propre ou d'ambition, que l'homme s'expose au danger. Nul être ne recherche le danger pour lui-même, car nul être n'aime à souffrir pour souffrir. Sans doute, il est des individus qui se déterminent plus volontiers que d'autres à combattre ; mais cela ne prouve pas le moins du monde qu'il y ait une faculté particulière de la rixe.

Le duelliste n'obéit pas à une impulsion irréfléchie,

mais à des préjugés et à une vanité soutenue par une certaine énergie physique ; il cède à des habitudes d'éducation, à un faux point d'honneur , bien plutôt qu'à l'influence de son organisation, en supposant qu'il fût amplement pourvu de la protubérance appelé *combativité*, ce qui n'a pas toujours lieu. L'animal lui-même n'attaque pas sans motif.

Que la nature ait voulu que l'individu pût se défendre et repousser la force par la force, rien de mieux ; mais il n'est très certainement jamais entré dans ses vues de donner aux créatures , des espèces de facultés d'agression pour les pousser à se déchirer entre elles. Gall avait donc bien compris le sens et le but de la faculté en désignant son organe sous le nom de *courage physique ou d'instinct de la défense*. C'est bien là, en effet, le rôle de la force qui nous occupe.

La difficulté de trouver un seul mot pour rendre le sens que Gall avait déterminé , a peut-être contribué à l'inexactitude du terme que nous critiquons. C'est un grand avantage évidemment, dans une nomenclature, de renfermer toute une définition dans un seul terme; mais il faut cependant que ce terme ne pèche point contre la précision rigoureuse qui convient à la science, autrement il ne fait que la rendre obscure.

Si le grand développement de l'organe en question rend souvent celui qui le possède agressif , cela ne tient pas à cet organe même, mais quelquefois aux avantages de supériorité qu'il a pu lui procurer. Cette faculté n'agit d'ailleurs pas seule dans la détermination à la lutte. L'amour-propre et le désir de briser un obstacle ou un objet de mécontentement lui prêtent un puissant secours. L'organe dit de la *combativité* ne fait à proprement parler qu'exciter le courage physique, que pousser à la violence , à la traduction de la colère en voies de fait. La *combativité* est aux instincts ce que la fermeté est aux sentimens , c'est-à-dire qu'elle leur transmet l'énergie dont ils ont besoin dans de certaines circonstances , soit pour satisfaire des besoins, soit pour résister aux difficultés qui s'opposent à cette satisfaction. Au lieu du nom qu'on a donné à cette faculté, et qui semblerait justifier l'opinion de ceux qui croient à l'éternité de la guerre parmi les hommes, on aurait donc pu, ce nous semble, lui appliquer celui de *réactivité*.

Pour ce qui est de la dénomination de *gaieté* nous ferons observer, en nous appuyant sur le raisonnement qui précède, qu'elle n'indique aussi qu'un effet, qu'un résultat et non point une faculté essentielle et spéciale. On n'est pas gai sans cause et par une disposition organique aveugle et sans but, mais on est gai parce qu'on est plus ou moins vivement affecté des contrastes et des ridicules qui existent dans les personnes ou dans les choses. L'esprit de saillie, la causticité, ne sont que la manifestation des perceptions de cette nature. La gaieté s'augmente en raison de l'aptitude du sujet à saisir ces défectuosités physiques et morales qui échappent à tant d'observateurs moins bien organisés sous ce rapport. Nous verrons plus tard que la situation de la *gaieté*, dans le voisinage de l'*idéalité*, est parfaitement rationnelle et logique, puisque celle-ci nous donne le sentiment du beau, de la perfection, tandis que l'autre nous fait découvrir les oppositions, et pour ainsi dire, le revers de la médaille. A notre avis la faculté qu'on a désignée sous le nom de gaîté l'eût été beaucoup plus exactement sous celui de *contrastivité* !

Une raison qui milite encore en faveur de la dénomination que nous proposons, c'est que la doctrine écossaise indique la faculté dont il s'agit sous les noms de *goût pour les similitudes imprévues et les contrastes piquants*, ou de *sentiment du ridicule*. Ces désignations prouvent clairement que Reïd et Stewart ont apprécié comme nous la faculté d'où dérive la gaieté ; mais nous croyons le terme de *contrastivité* beaucoup plus convenable pour une nomenclature que les propositions de ces philosophes.

II.

Tous les organes sont-ils découverts ?

Aucun phrénologue n'a jamais affirmé rien de semblable : plusieurs au contraire, Broussais, parmi eux, ont été d'avis que les explorations n'étaient pas closes et qu'on découvrirait certainement encore de nouveaux organes dans l'encéphale.

Broussais suppose qu'il existe des organes de la *soif* et de la *faim*, dont le siège pourrait bien être à la base du cerveau. Pour nous, nous regardons comme certain que cette base ne saurait pas plus être dépourvue d'organes que les autres parties de la tête humaine. Sans doute les études deviennent beaucoup plus difficiles dans cette région, qu'on ne peut examiner fructueusement qu'après la mort ; mais ce n'est pas une raison pour les abandonner.

Tout en admettant qu'il existe des organes aboutissant à la voûte du palais, nous ne voyons pas la nécessité d'accepter l'hypothèse de l'illustre docteur, surtout en présence de l'*alimentivité* qui ne fait plus pour nous l'objet d'un doute. La faim et la soif sont des besoins purement physiologiques, qui se satisfont, comme beaucoup d'autres, sans avoir besoin de facultés particulières pour les stimuler. Quand la faim n'est pas réveillée par la présence des mets ou des odeurs qui s'en exhalent, elle n'obéit guère qu'à l'estomac. Les grands mangeurs, les gourmans et les gourmets ne sont dirigés que par le but de donner des jouissances multipliées au palais ; ils obéissent alors au sens du goût et non point à un organe de la faim.

Quant aux buveurs, c'est évidemment le même motif qui les détermine, joint au besoin de surexciter les facultés intellectuelles, de se procurer des illusions, du vague, etc. L'abus des liquides est plutôt une maladie, une infirmité morale, une récurrence passionnelle, qu'une soif ardente et inextinguible, comme le pense ordinairement le vulgaire. Le soif gagne l'intempérant pendant qu'il s'adonne à son défaut d'habitude ; mais ce n'est assurément pas elle qui le sollicite et l'entraîne. L'ivrognerie a paru si peu tenir à des besoins physiques que la plupart des médecins l'ont rangée parmi les cas d'aliénation. Nous croyons qu'ils se sont trompés. Elle s'allie en général avec d'assez bonnes facultés intellectuelles et une grande dose d'amour propre mal entendu et mal dirigé. Mais comme la fermeté et l'estime de soi manquent la plupart du temps aux individus qui sont atteints de ce vice, il en résulte qu'ils n'ont plus les moyens de mettre leurs talens en œuvre selon leur goût et d'arriver au rôle qu'ils ambitionnent. Ils cherchent alors dans l'ivresse, dans le rassasiement d'instincts inférieurs, une compensation qui, hélas! ne s'y trouve jamais.

Indépendamment des organes qui doivent se trouver au service des deux sens du goût et de l'odorat, nous pensons que le tact doit aussi avoir nécessairement les siens parmi lesquels se rencontrent sans doute comme nous l'avons admis plus haut, ceux de la température, de l'humidité et de la sécheresse, de la volupté et de la douleur physiques. En effet, ces différens phénomènes déterminant des actes d'appréciation, supposent forcément l'existence de facultés spéciales ; et ce qui vient encore fortifier cette opinion, c'est que tous les sujets ne jugent pas de ces phénomènes avec la même délicatesse et la même aptitude.

Spurzheim, dans son ouvrage sur la Phrénologie, s'occupe des cinq sens de l'homme, mais il ne semble même pas soupçonner que le goût, l'odorat et le tact doivent avoir dans le cerveau des organes particuliers, comme la vue et l'ouïe ont les leurs. Les autres phrénologues n'ont rien dit non plus, que nous sachions du moins, à cet égard. Et cependant, n'est-il pas évident qu'il se fait, relativement aux fonctions de ces trois sens, un travail de perception, de comparaison et d'appréciation analogue à celui qui s'opère pour les objets que nous voyons, les sons ou les accords que nous entendons? N'avons-nous pas l'idée et la mémoire des odeurs et des saveurs? Ne distinguons-nous pas leurs nuances, leurs qualités, leurs combinaisons? Ne nous rendons-nous pas compte aussi de la dureté, de l'élasticité, de l'humidité ou de la siccité des corps extérieurs, ainsi que de leur température relative? Or, toutes ces opérations peuvent-elles se concevoir sans l'existence de facultés spéciales? Si le goût, l'odorat et le tact n'ont pas d'organes propres à l'exercice de leurs fonctions, pourquoi donc la vue et l'ouïe en auraient-elles quand leur rôle, bien que les tenant dans une autre ordre de faits, est néanmoins analogue?

Nous sommes donc entraînés à *priori* et par la seule induction analogique, à penser que tous les organes du cerveau ne sont pas encore découverts, et même à en signaler plusieurs dont l'existence n'a pas encore été constatée.

Maintenant, le nombre des organes du cerveau est-il ou non déterminé? Se poser cette question, c'est la résoudre. L'homme est une série mesurée de forces ou facultés, c'est-à-dire que ces facultés sont limitées dans sa constitution passionnelle et qu'il ne saurait s'affranchir à cet égard de la loi du suprême Architecte.

Les phrénologues, tous hommes positifs pour la plupart et ne s'en rapportant qu'à l'expérience, n'ont cependant pas songé, croyons-nous, à poser une limite au nombre des facultés : ils ont laissé l'observation complètement libre, ne refusant jamais toutefois d'admettre un nouvel organe, quand les faits ont été suffisans pour en prouver l'existence. Cette méthode est assurément fort bonne, et nous concevons qu'on ne se préoccupe pas d'autre chose dans l'exploration. Cependant les esprits synthétiques aimeront peut-être à entrevoir l'homme, pour ainsi dire, en voie d'achèvement psychologique, et à se faire au moins une idée de son unité.

En dehors des phrénologues, des gens qui admettent le principe de la science, les Novi-Jérusalémites, disciples de Swedemborg, croient, par des raisons d'analogie de nombres, que les organes cérébraux doivent s'élever à 49. Plusieurs des disciples de cet homme extraordinaire, ont revendiqué pour lui l'honneur d'avoir posé, 50 ans avant le docteur Gall, les vrais principes de la Phrénologie. Parmi ces disciples, noblement jaloux de la gloire du maître, nous citerons le capitaine F. Wolden qui publia en 1806, à Copenhague, une biographie de Swedemborg, et Edouard Richer qui fit sur *la Nouvelle Jérusalem* un des plus beaux ouvrages qui aient paru depuis le commencement du siècle. La proposition sur laquelle ils fondent leur réclamation est celle-ci: «Les changemens produits dans le caractère moral de l'homme, sont indiqués par de pareils changemens dans l'apparence extérieure du crâne. » Il est certain que l'auteur de cette proposition ne pouvait établir plus clairement la correspondance qui existe entre les facultés et les organes de leur manifestation. Néanmoins, Gall demeure toujours le fondateur de la Phrénologie, qu'il ne s'est pas borné à affirmer d'une manière générale, mais qu'il a développée en doctrine et basée sur des observations positives et irrécusables.

« C'est évidemment d'après la base du nombre sept que tous les organes du corps humain ont été formés, dit M. OEgger, ancien vicaire de la cathédrale de Paris, adepte de la Nouvelle-Jérusalem. (1) La voix de l'homme est divisée en sept tons différens, savoir : cinq tons pleins et deux demi-tons. La même division se remarque dans les sons que rend le gosier, et qui donnent cinq voyelles et deux diphthongues. Les yeux distinguent de même sept couleurs principales, dont deux peuvent être regardées comme des demi couleurs. Dites la même chose de l'oreille qui est en un exact rapport avec la voix. Dites la même chose, en un mot, de tous les sens de l'homme, dont le nombre lui-même pourrait être facilement porté à sept, comme nous l'avons remarqué ailleurs, en y faisant entrer le cœur et l'organe de la reproduction : car il est évident que les mêmes proportions se trouvent dans les odeurs, les saveurs et en général dans toutes les formes géométriques primitives. Nous sommes si convaincus de cette vérité, que nous osons prédire à messieurs les phrénologistes qu'ils porteront un jour le nombre de nos organes cérébraux au nombre jubilaire, c'est-à-dire à sept fois sept ou à quarante neuf ; de même qu'un de nos amis leur avait déjà prédit qu'ils y reconnaîtraient trois catégories distinctes. »

Sans attacher une grande importance à l'assertion de M. OEgger, assertion qui, au fond, n'a rien de scientifique, nous inclinons néanmoins à croire que le chiffre qu'il pose n'est pas fort éloigné de la vérité. La série des facultés primitives doit effectivement arriver à peu près vers cette limite.

---

(1) *Le vrai Messie*, p. 193.

Les organes cérébraux étant disposés en série de groupes, comme nous l'avons dit plus haut en traitant des lois de la vie, chacun de ces groupes a son centre, son pivot particulier, de même que tous ensemble ont aussi leur centre ou pivot général. Ainsi, par exemple, les facultés perceptives tournent autour de l'*individualité*; les facultés intellectuelles autour de l'*éventualité*; les sentimens autour de la *vénération*, les instincts autour de l'*adhésivité*. Tous ces groupes d'organes pivotent aussi à leur tour sur la *fermeté*, sorte de faculté auxiliaire qui donne à toutes les autres l'énergie dont elles ont besoin pour arriver à se satisfaire.

On conçoit que nous ne faisons qu'indiquer en passant et d'une manière sans doute bien imparfaite cette classification que d'autres pourront rectifier, perfectionner et fixer à l'avantage de la science. Nous aurons au surplus l'occasion d'en justifier au moins le principe quand nous décrirons séparément les organes qui forment l'ensemble du cerveau.

III.

Organes à découvrir.

Qu'il y ait de nouvelles facultés et par conséquent de nouveaux organes à découvrir, c'est, à nos yeux, une chose incontestable et qui ne résulte pas seulement de l'insuffisance avec laquelle les sens du goût, de l'odorat et du tact ont été traités par les phrénologues, mais aussi de l'espace immense réservé sur la tête humaine à certains organes, entre autres, à la circonspection. Oui, si nous croyons fermement avec Broussais que la base du cerveau renferme des organes encore inexplorés, nous soupçonnons fort que le siège attribué à la faculté que nous venons de nommer ne la loge pas seule comme on paraît l'admettre.

Mais en ne nous occupant ici que des trois sens auxquels on n'a, pour ainsi dire fait aucune part, si ce n'est pourtant à celui du goût, voyons s'il n'y aurait pas moyen de déterminer les facultés particulières qui les constituent et, au moins approximativement, la place où doivent siéger ces facultés.

Nous avons vu précédemment qu'il était impossible que nous n'eussions pas d'instruments d'appréciation pour les odeurs, les saveurs et les qualités des corps avec lesquels nous nous trouvons en relation par le tact. Il est évident que les nerfs qui constituent les sens du tact, de l'odorat et du goût ne communiquent pas au cerveau pour rien et qu'ils doivent rencontrer là, comme ceux de la vue et de l'ouïe, des foyers de répercussion. Les nerfs du toucher et des mouvemens volontaires sont, nous dit l'anatomie, dans la plus intime connexion avec toutes les parties cérébrales ; mais cela prouve-t-il qu'ils n'aient pas un centre spécial ? Les nerfs de la cinquième paire, attribués au sens du goût, s'épanouissent dans les papilles nerveuses du palais. Enfin les nerfs olfactifs ont leur point d'appui comme tous ceux des autres sens dans le cerveau.

Maintenant, que la délicatesse des sens dépende de la finesse des organes spéciaux qui se trouvent directement en rapport avec les objets qu'ils ont pour but d'apprécier, cela ne prouve rien contre l'opinion que nous soutenons, à savoir que ces sens ont des instrumens dans le cerveau, lesquels nous mettent à même de porter des jugemens plus ou moins sains sur la manière dont nous avons été affectés.

Il faudrait de minutieuses et patientes recherches pour déterminer d'une manière précise le nombre des facultés que doit avoir à son service chacun des trois sens que nous avons nommés ci-dessus. Essayons au moins de mettre sur la voie.

Tout sens quelconque se trouvant en rapport avec une série de faits plus ou moins étendue, a nécessairement besoin d'une faculté d'abstraction pour les dégager et les considérer isolément. Puis, il lui faut ensuite d'autres facultés pour reconnaître les qualités particulières du fait ainsi individualisé et lui assigner, dans la série à laquelle il appartient, sa position relative et son rang. Sans doute, cette dernière partie de l'opération est du ressort de la

19

réflexion ; mais il n'en reste pas moins la perception des différens caractères du fait qui comporte certainement plus d'une faculté pour le goût et l'odorat, et trois au moins pour le tact.

En effet, si nous avons, pour ces deux premiers sens, la conscience de telle saveur ou de telle odeur, il nous faut une faculté propre à la distinguer, à l'analyser, à la reconnaître, à l'apprécier relativement et absolument, et tout ce travail suppose au moins pour le goût et l'odorat deux facultés analogues à l'*individualité* et au *coloris* qui nous servent à percevoir séparément les objets et à distinguer leurs nuances. Mais s'il s'agit du tact, comme il y a plus de variété dans les corps qui agissent sur lui, il faut qu'il ait à la fois le sentiment de la température, de l'humidité ou de la siccité, de la volupté et de la douleur. En calculant sur ce que nous venons de dire, nous aurions donc environ cinq facultés nouvelles : *l'alimentivité* (déjà connue) et les *saveurs*, pour le goût ; *l'arômalité* (1) et les *odeurs* pour l'odorat ; la *température*, *l'humidité et la siccité*, *la volupté et la douleur*, pour le toucher.

Maintenant, où est-il le plus probable que siègent ces facultés dans l'encéphale ? Nous n'hésitons pas à croire que c'est à sa base en s'étendant vers les parties latérales, où l'on a déjà reconnu la place de *l'alimentivité* en avant de l'oreille, un peu au dessus du trou auriculaire. Il y aurait pour détruire ou confirmer ces prévisions toute une vaste série d'expériences à faire en choisissant avec soin les sujets sur lesquels on dirigerait ses obser-

---

(1) Nous n'avons pas porté cette faculté de *l'arômalité* sur le tableau de la page 177, afin de ne pas trop surcharger la mémoire du lecteur et parce qu'il suffisait d'ailleurs d'indiquer d'une manière générale le foyer de la perception des odeurs.

L'arômalité est, suivant nous, l'organe qui donne la conscience de la présence d'une odeur, indépendamment de l'appréciation de sa qualité particulière ; appréciation qui résulterait de l'activité d'une autre faculté, celle des *odeurs* préveillée par la première perception.

Nous entrerons dans d'autres détails en temps et lieu.

vations et en ayant au préalable des renseignemens relatifs à l'ordre de faits attribué à l'organe à découvrir. Comme les sens dont il s'agit sont ordinairement plus puissants chez les individus qui sont privés de l'ouïe et de la vue, ce serait particulièrement sur ces sujets qu'il serait bon de chercher d'abord.

Quant aux moyens de diriger les expériences pour arriver à des résultats certains, rien de plus simple. Après avoir eu des indications sur l'aptitude des sujets pendant leur vie, on prendrait leur tête, après la mort, on la scierait transversalement au dessus de l'arc sourcilier et des trous auriculaires, puis on examinerait attentivement la surface interne de la voûte du palais. Si cette surface présentait de profondes cavités dans les régions auxquelles aboutissent les nerfs olfactifs et ceux de la cinquième paire, et que le sujet eût, de son vivant, montré une grande facilité à distinguer les odeurs et les saveurs, nul doute alors que l'odorat et le goût n'eussent des organes spéciaux, puisqu'on rencontrerait dans ces parties un certain développement de la matière nerveuse. Il est bien entendu d'ailleurs qu'on chercherait à confirmer ces expériences par des contre-épreuves, c'est-à-dire, en soumettant à l'observation des sujets chez lesquels on n'aurait pas constaté des aptitudes de même nature, durant leur vie. Si ces derniers ne présentaient pas des cavités semblables, mais au contraire une surface assez unie à la partie interne de la voûte du palais, pourrait-on refuser d'admettre les organes en question ?

Une fois le groupe correspondant à l'odorat et au goût, découvert, on arriverait bien vite à assigner à chaque faculté son organe particulier.

Nous ne dissimulerons pas que les organes que nous supposons au tact, nous paraissent beaucoup plus difficiles à découvrir; mais, difficile ne veut pas dire impossible. Nous inclinons volontiers à croire qu'ils doivent se trouver également à la base du cerveau en arrière de ceux du goût. Comme tous ces organes servent d'instrumens à des facultés qui ne tiennent guère qu'à la conservation de l'individu et à des jouissances exclusivement personnelles, la nature n'a pas dû en placer le siége dans les parties visibles du crâne. Cet honneur ne devait appartenir qu'aux signes de manifestation des forces qui nous poussent à remplir un rôle quelconque au milieu de nos semblables. Du reste, l'*alimentivité* qui fait les gastronomes et les artistes culinaires, trône, au dessus des mâchoires et élargit la joue en avant de l'oreille ; elle donne à la face quelque chose de rayonnant et d'épanoui.

Si le goût est un sens des plus importants pour le perfectionnement de l'homme, l'odorat est aussi extrêmement précieux. Quand les sociétés, sous la protection d'une hygiène intelligente et prévoyante, renonceront à ces poisons infects qu'on appelle tabac ou opium, elles comprendront tout ce qu'il y a de suave dans les jouissances que procurent les parfums savamment combinés (1). Bien qu'elle ait fait d'immenses progrès depuis un siècle, la parfumerie est encore fort arriérée aujourd'hui et ceux qui font usage de ses produits plus arriérés encore, à l'exception cependant de quelques femmes à sens délicats et raffinés. Rien n'est plus comique que la manière dont nos jeunes lions, abrutis par le cigarre, se servent des parfums. Les plus forts et les plus fatiguants sont pour eux les meilleurs. Ils ont besoin de donner à leurs odeurs un haut montant pour les sentir ; mais ils ne s'aperçoivent pas qu'ils asphyxient les autres, et tombent dans un travers des plus gênants, sous prétexte de bon ton. Et puis, comme la puanteur du tabac va bien avec ces eaux de Portugal, de Mousseline, etc., etc. ! Toutes ces drogues composées, étiquetées de

---

(1) « Les fumeurs de tabac, et je dirai même d'opium, se défendent de la faim, ou au moins de ses angoisses ; par le même procédé que le nôtre (cigarrette de camphre), dit M. Raspail ; mais ils ont l'esprit moins libre, vu que les narcotiques ne permettent pas ou permettent peu le travail intellectuel. Ils tuent le temps en tuant les ascarides qui les menacent ; ils savourent, mais pensent peu ; leur volupté est un quiétisme ; leur quiétisme est l'effet d'un condiment ; leur jouissance est l'absence de la souffrance ; c'est une protection accordée au travail de la digestion ; et demandez-le aux gastralgiques, il est si heureux l'homme qui digère !

noms ridicules, prouvent aussi l'ignorance de nos parfumeurs, qui ne savent pas classer méthodiquement les arômes.

En effet, chose à peine croyable, il n'y a encore aucun ouvrage sur la classification méthodique et la génération des odeurs; et, bien plus, cette branche importante de la chimie est complètement négligée. Cette étonnante lacune laisse une belle place à prendre au savant qui voudra explorer ce vaste champ d'expériences et d'observations.

Pour en revenir aux organes que nous croyons à découvrir, nous livrons nos prévisions aux médecins ou aux naturalistes qui se trouvent à même de pouvoir tenter les expériences que nous avons indiquées et au bout desquelles se trouveront certainement des résultats positifs et satisfaisants.

IV.

De la localisation phrénologique.

La Phrénologie étant une science toute d'observation, et chaque organe n'ayant été découvert qu'après la constatation bien positive d'une faculté correspondante, il est évident que sa localisation ne peut pas être arbitraire. Les faits acquis sur lesquels elle repose, et les expériences de chaque jour viennent la confirmer pleinement. De ce que quelques phrénologues peuvent commettre des erreurs de topographie, de ce qu'il y a encore quelques organes douteux, cela ne saurait suffire à renverser l'autorité de la localisation actuelle, bien moins encore à détruire la doctrine fondée par Gall.

Les erreurs de topographie des phrénologues inexpérimentés viennent principalement du peu de soin avec lequel sont faites les planches qui se trouvent jointes aux ouvrages d'enseignement, et de l'irréflexion des auteurs qui les font exécuter. Ces erreurs, assez graves au fond, sont alors acceptées par quelques personnes et donnent ainsi lieu à de véritables méprises, propres à justifier en apparence les préventions des adversaires de la science; il n'est donc pas sans importance d'essayer de les rectifier.

Broussais recommande tout particulièrement, à ceux qui veulent étudier la Phrénologie, les têtes de plâtre marquées du naturaliste Guy (1). Ce sont, en effet, les plus exactes, quant à la topographie. On n'a donc pas seulement l'avantage, en s'en servant, de se pouvoir mieux rendre compte sur la bosse, mais on a encore celui d'avoir sous les yeux une divison infiniment mieux faite que celle qu'offrent toutes les planches que nous avons vues, à l'exception de celles de Spurzheim.

Le principal défaut des lithographies qui servent à déterminer la place des organes, dans les ouvrages de Phrénologie, consiste en ce que les facultés perceptives, qui occupent la partie inférieure du front, se trouvent indiquées sous les arcs sourciliers au lieu d'être à cheval sur ces mêmes arcs, ainsi que l'établit Spurzheim dans *ses observations phrénologiques*. Cette négligence qui, par la conformation même du front, toujours divisé au dessus des sinus frontaux pas un sillon plus ou moins prononcé, ne semble pas possible, entraine nécessairement un déplacement général de tous les organes qui occupent la surface médiane de la tête et même de plusieurs de ceux qui siégent dans les parties latérales antérieures. Rien de plus simple cependant que l'avancement de l'arc sourcilier, qui prouve le développement des organes perceptifs, soit donné par la poussée de la matière nerveuse au dessus et au dessous de la ligne de cet arc. On conçoit d'ailleurs, sans qu'il soit besoin de démonstration, qu'il ne saurait en être autrement. Cependant il arrive quelquefois que la matière des organes perceptifs se porte au dessous de la ligne du sourcil, ce qui marque alors en contrebas de cette ligne une espèce de bourrelet qui fait saillir la partie supérieure de la paupière. Cette conformation particulière ne change rien à l'ordre naturel des organes; elle indique seulement un certain mode de développement vertical que l'œil non exercé peut sou-

(1) Rue de l'École de médecine.

vent ne pas saisir. Maintenant, que l'on place les numéros des organes entre la paupière et le sourcil, on le comprend ; mais il faudrait au moins indiquer la limite supérieure de ces organes, de manière à éviter leur envahissement par ceux de la partie moyenne du front et, par suite, le déplacement de ces derniers. Ainsi, d'après les topographies ordinaires, non seulement les parties correspondantes aux facultés perceptives n'ont que la moitié de leur hauteur, mais l'*éventualité*, les *localités*, les *tems*, les *tons*, ne sont plus dans la partie moyenne du front, leur véritable place ; *la comparaison*, *la causalité*, *la gaieté*, *l'idéalité*, *la constructivité*, au lieu de se trouver à la partie supérieure, à l'angle du front, pour ainsi dire, se trouvent descendues dans la région moyenne. Inutile de faire observer que les organes des premier, deuxième, troisième et quatrième rang, jusqu'à *l'approbativité*, souffrent des déplacemens analogues.

Avec cette classification vicieuse, on peut commettre les plus étranges erreurs et faire d'un dessinateur, d'un analyste, un géographe ou un musicien, de ceux-ci un philosophe ou un poète, et ainsi de suite. Une remarque que tout le monde a certainement faite, et qui suffira pour mettre hors de toute contestation ce que nous avançons ici, c'est qu'il n'existe pas un seul homme de génie, inventeur ou philosophe sérieux, qui ne présente la partie antérieure du front fort élevée. Oui, tous les hommes à méditation féconde se distinguent par l'élévation verticale de la partie antérieure du crâne ; souvent même cette partie surplombe chez eux. D'après la topographie indiquée par les planches de presque tous les livres de Phrénologie, cette forme de tête appartiendrait aux esprits imitatifs au lieu d'appartenir à des génies créateurs; l'organisation du mime et du singe serait plus riche et plus belle que celle du grand homme. On verrait, au contraire, d'après le même système de localisation, ces têtes applaties antérieurement, mais offrant deux saillies parallèles à quatre centimètres environ au dessus des sourcils, renfermer les plus hautes intelligences. A ce compte, la tête de Lacépède serait plus belle et mieux organisée que celle de Cuvier. Il n'en est pas ainsi : il faut au génie une habitation convenable, un développement de la partie antérieure de la tête bien proportionné, une voûte belle et harmonique, en un mot, un édifice digne de lui.

Nous pourrions, pour justifier notre critique, nous en tenir là et nous borner à renvoyer aux têtes de Guy ; mais nous voulons mettre en relief une remarque qui nous a frappé, sur les dessins incorrects faits pour servir de guides dans l'étude des livres d'enseignement phrénologique. Qu'on examine ces dessins, tous composés de trois figures, une de profil, une de face et la troisième vue par derrière, et on reconnaîtra aussitôt que le profil n'est aucunement en rapport avec la face, quant à la division topographique. Ainsi, la première montre les organes réflectifs (34 et 35) relativement plus hauts que la seconde, et cela d'une telle manière, que, en tirant une ligne sur les deux figures, immédiatement au dessus de ces organes et une autre au sommet de la tête, on trouve une différence du double entre les deux lignes de la figure de face et les deux lignes de celles de profil, ce qui prouve évidemment la défectuosité de la localisation de la figure de face. Et même, sans recourir à ce moyen, la seule inspection suffit pour que l'œil aperçoive, dans le profil, les organes réflectifs à l'angle de la partie supérieure du front, tandis qu'ils occupent réellement la partie moyenne dans la figure vue de face.

L'inexactitude des planches et les petites modifications qu'apporte sur les sujets vivants la disposition générale de la tête, prouvent assez quelle expérience il faut avoir pour ne point se tromper dans les appréciations phrénologiques. C'est l'absence de cette expérience qui fait que les jugemens légers sont si fréquens en pareille matière.

Dans la planche que nous avons dû joindre à cet ouvrage, nous avons cru la division topographique, par compartimens carrés, plus intelligible que celle ordinairement usitée. Cette méthode nous a aussi paru plus propre à bien faire saisir la logique du classement, la hiérarchie des organes de la tête humaine et présenter l'avantage de déterminer d'une manière plus précise et plus exacte l'emplacement occupé par chacun d'eux.

V.

Disposition logique des organes.

Tout, dans les œuvres de la Nature, est fait avec méthode et économie. L'organe qui doit remplir une fonction est toujours dans les conditions les plus favorables au but pour lequel il est formé; de même qu'il y a toujours hiérarchie entre les instrumens comme entre les facultés, lorsque celles-ci sont multiples. Cet ordre admirable qui préside à la constitution des êtres, éclate surtout d'une manière merveilleuse chez l'homme. Toutes ses facultés se suivent et s'enchaînent, s'appuyent et tendent vers l'unité, sans qu'il y ait effort de sa part et même, pour ainsi dire, à son insu.

Nous avons déjà mentionné le classement logique des organes, mais il est bon maintenant de le prouver par des faits. Il ne se manifeste pas seulement par ses dispositions successives, mais aussi par la distribution des organes en groupes; en sorte qu'on parcourt, en les suivant, le cercle de la vie tout entière, depuis ses plus infimes perceptions jusqu'aux actes de la plus brillante intelligence ou de la plus haute moralité.

Les organes qui servent à la manifestation de nos facultés, sont donc disposés admirablement et selon les fonctions diverses qu'ils sont appelés à remplir. Ainsi, les facultés perceptives qui ont pour but spécial de nous mettre en relation avec le monde extérieur, de recueillir des matériaux pour les opérations supérieures de l'esprit se trouvent horizontalement placées à la partie inférieure du front et rapprochées le plus possible du siége des quatre sens de la vue, de l'ouïe, de l'odorat et du goût. Les facultés indispensables à notre conservation et à notre défense se trouvent latéralement situées sur la même ligne et se présentent comme auxiliaires des premières. Enfin, les instincts qui nous attachent à la vie, à nos enfans, à nos semblables, qui nous aident à former des ligues offensives ou défensives, des groupes de famille, se

T

trouvent encore sur la même ligne, à la partie postérieure du crâne. Peut-on désirer une marche plus simple et plus logique? L'homme voit, distingue, individualise; il apprécie le volume, la forme, les apparences; il classe, calcule, s'assimile, dissimule; combat, détruit, s'il le faut; enfin il s'attache, protège et aime. C'est là, à peu près, en quoi se résument tous les actes de la vie matérielle.

Au-dessus de cette ceinture d'organes, à la partie antérieure et moyenne du front, sont les facultés qui nous mettent en rapport avec les évènemens, avec les ensembles d'objets. De chaque côté, et postérieurement, à la même hauteur, se trouvent aussi celles qui nous maintiennent dans le monde positif, dans le mouvement industriel, qui nous donnent la prudence et servent à nous fixer.

A la partie antérieure et supérieure du front siégent majestueusement les organes réflectifs, en opposition avec ceux de la reproduction, comme pour montrer que si l'homme doit s'attacher à la terre en perpétuant son espèce, il doit aussi élargir par l'intelligence, par la raison, le cercle de sa vie; appartenir à la fois au monde des instincts et au monde des idées.

Enfin, les sentimens occupent le sommet de la tête; ils composent le diadème de l'homme, sont le signe manifeste de sa royauté. Ils sont là au dessus de toutes les autres facultés, pour leur imprimer le caractère moral, le sceau divin. En servant de liens aux instincts et aux facultés intellectuelles, ils avertissent l'homme qu'il n'est pas seulement un animal terrestre, comme aussi qu'il ne doit point s'égarer dans l'orgueil en se croyant un pur esprit, un ange. Les sentimens composent en quelque sorte l'organe propre de la Providence, le principe suprême d'équilibre et de justice.

Nous avons dû indiquer ici très sommairement la disposition logique des organes; mais nous y reviendrons quand nous traiterons de chacun d'eux; alors ce que nous n'avons fait qu'entrevoir ressortira de la manière la plus évidente.

VI. — *Unité physiologique de l'homme.*

Tout, dans l'homme, est en analogie parfaite. Les forces et les organes qui leur servent de moyens de manifestation, composent un système unitaire irréprochable dans ses détails comme dans son ensemble. Rien de plus naturel, au surplus, puisque l'organisme matériel n'est en quelque sorte que l'œuvre des forces passionnelles appliquées à la substance.

En même temps que ces forces passionnelles moulent le cerveau, elles président aussi à l'arrangement et à la proportionnalité des autres parties du corps. Ce sont elles qui impriment au visage son caractère particulier, puis qui déterminent les attitudes, la tournure générale, les gestes, l'expression; en sorte que l'intérieur se reflète pour ainsi dire au dehors et que l'observateur attentif et sagace découvre les penchants habituels et les passions les plus secrètes de son semblable. « On connaît, dit l'*Ecclésiastique*, une personne à la vue, et on discerne à l'air du visage l'homme de bon sens. Le vêtement du corps, le ris des dents et la démarche de l'homme font connaître ce qu'il est. » (1)

L'homme se révèle donc malgré lui, se trahit lui-même par les traits de sa physionomie, qu'il peut composer, mais non pas changer; par ses manières, ses mouvemens que l'étude peut modifier, mais auxquels il ne parvient jamais à enlever toute originalité. Heureux ceux

---

(1) Zopyre qui vivait quatre cents ans environ avant Jésus-Christ, faisait profession, dit Cicéron, de connaître le caractère et les inclinations des hommes par la physionomie, la disposition de leur corps, les yeux et le *front*.

« Les vices, continue-t-il, peuvent tirer leur origine de causes naturelles; mais on ne peut les extirper, et les arracher radicalement que par la volonté, l'attention et la régularité. »

qui ne laissent apercevoir qu'on cœur droit et honnête ; mais heureux aussi ceux qui ont assez de tact pour savoir reconnaître les âmes corrompues et échapper à leurs piéges.

C'est la foi en cette transparence de l'homme ou, si l'on veut, en cette correspondance fidèle qui existe entre son extérieur et son intérieur, entre son physique et son moral, c'est cette foi qui dirigea Lavater dans ses recherches physiognomoniques. Cependant le bon docteur quoiqu'en s'occupant presque exclusivement du visage, sentait que la tête, qui est le siége principal des forces intellectuelles et affectives, devait avoir une signification fort précise dans ses formes. Il comprenait que ces forces agissant directement sur la matière nerveuse devaient nécessairement la modeler d'une façon particulière et déterminer ainsi des signes d'une valeur plus rigoureuse que ceux qui se manifestent dans les traits de la figure. Cette opinion que nous attribuons à Lavater se trouve effectivement tout entière dans ces paroles que l'on rencontre dans son ouvrage :

« Il est clair que la vie intellectuelle, les forces de l'entendement et de l'esprit se développent surtout dans les contours et dans la disposition des parties solides de la tête, particulièrement du front....

» C'est au crâne qu'il faut surtout commencer si l'on veut que la physiognomonie soit plus qu'un simple jeu d'amusette, si l'on veut qu'elle devienne une science applicable et d'une utilité générale. »

Avec cet instinct qui conduisait Lavater si près du principe de la Phrénologie, il a fallu qu'il fût singulièrement dominé par sa nature d'artiste et bien peu fait pour les profondeurs de la science, pour qu'il ne devançât pas Gall dans sa découverte. Appuyées sur la Phrénologie, les observations de Lavater auraient certainement eu une toute autre importance, car il aurait eu alors toutes les raisons possibles pour les justifier et leur donner le caractère de certitude qu'elles n'ont pas.

Depuis Lavater, beaucoup de personnes se sont adonnées à l'étude attrayante de son système, mais il est à remarquer qu'aucune d'elles ne lui a fait faire un pas. Toutes se sont contentées d'accepter avec confiance les affirmations du maitre et de les répéter en les appliquant tant bien que mal et plus souvent mal que bien. Il est résulté de l'enfance trop prolongée de la théorie physiognomonique et de la stérilité de ses adeptes qu'elle n'a pu atteindre à une valeur positive, ni gagner en considération, depuis son fondateur.

D'ailleurs, bien que les traits de la physionomie aient une signification incontestable, les personnes qui ont adopté la théorie de Lavater l'ont généralement fait avec une certaine légèreté qui prouve que cette théorie est à une distance infinie de la science positive. En effet, elles n'ont pas manqué de lui accorder la prééminence sur la Phrénologie, ne songeant pas que la boîte osseuse, caractérisée bien avant le visage, devait nécessairement présenter des signes beaucoup plus précis que le visage à chaque instant modifiable par la maladie, l'éducation, les excès, en un mot, par mille causes diverses. Il ne fallait cependant pas réfléchir bien profondément pour saisir cette différence de fixité entre ces deux objets d'étude.

Que l'on croie donc à la physiognomonie, rien de mieux, puisque tout, dans l'homme, porte sa signification révélatrice, mais qu'on soutienne en même temps qu'elle a une valeur absolue, tandis que la Phrénologie en est tout à fait déshéritée, c'est prouver qu'on ne connait ni l'une ni l'autre de ces deux choses, ou qu'on n'a aucunement l'esprit scientifique et capable de classer les phénomènes étudiés.

M. Fertiault qui a mis une notice en tête d'une récente édition de Lavater, et G. Sand, dans ses *lettres d'un voyageur*, tombent dans l'illogisme que nous venons de signaler. Il suffira de reproduire l'argumentation du poète pour en montrer immédiatement la défectuosité et faire ressortir la légitimité de notre prétention, à savoir que la physiognomonie n'est qu'une conséquence de la Phrénologie, si toutefois on tient à la tirer du vague où l'ont laissée Lavater et ses continuateurs.

« La grande différence entre les observations de Gall et celles de Lavater, en ce qui concerne la Phrénologie, dit G. Sand, c'est que l'un fait résider les facultés les plus importantes dans la partie antérieure de la tête, et se borne à penser que l'autre face du crâne *ne doit pas être indifférente* à quiconque en voudra faire l'objet d'une étude spéciale ; tandis que *l'autre*, dédaignant l'étude de la face humaine, dessine au crayon, sur tout le crâne, le siège des facultés et des instincts. Je crains que Gall n'ait cherché l'originalité d'un système aux dépens d'une des faces de la vérité. En ne voulant pas être le disciple et le continuateur de Lavater, en voulant *créer* à tout prix une science, il est tombé dans de graves préventions. Diviser ainsi l'âme par compartimens symétriques comme les cases d'un échiquier me semble une décision trop rigoureuse pour n'être pas empreinte d'un peu de charlatanisme. Je trouve plus de noblesse, plus de grandeur, et en même temps de vraisemblance dans ce vaste coup d'œil de Lavater qui embrasse tout l'être et l'interroge dans ses moindres mouvements. »

Il faut bien le dire, malgré le respect que nous impose l'admirable talent du grand poète, on ne sait qui l'emporte, dans ces lignes, de l'ignorance, de la légèreté ou de l'illogisme. L'auteur que nous venons de citer semble d'ailleurs sentir que sa conscience est engagée, car il ajoute : « Je ne connais pas assez le système de Gall pour discuter davantage sur ce sujet. » Comment ! c'est après avoir fait peser sur le fondateur de la Phrénologie, le reproche de charlatanisme et de mesquine et indélicate ambition que vous nous confessez que vous ne connaissez point son système ? Mais, était-il donc si difficile de l'étudier quelque peu préalablement ou tout au moins de n'en rien dire ? Voilà bien nos littérateurs ! ils commencent par juger, par condamner, sauf à convenir plus tard qu'ils ont agi sans connaissance de cause.

Gall n'est point parti, comme l'insinue G. Sand, des travaux de Lavater, mais de ses propres observations, ainsi que nous l'avons dit dans l'historique de sa découverte.

Le grand médecin n'a pas non plus cherché à donner de l'originalité à son système *aux dépens d'une des faces de la vérité*, car il n'a nullement proscrit l'étude de la physiognomonie. Il allait, lui génie profond, au principe même de nos facultés et de nos passions ; il recherchait leurs organes directs, sans s'inquiéter des formes plus éloignés qu'elles pouvaient produire et des impressions passagères ou durables qu'elles pouvaient buriner sur le visage.

En partant de ses observations et de son point de vue, Gall n'avait pas à se faire *le disciple* et le *continuateur* de Lavater ; mais il avait à fonder une doctrine parfaitement distincte, à créer une science réelle, positive, exacte, qui n'a rien de commun avec les conjectures où les rêves d'un esprit faussement systématique ; Gall n'avait pas non plus à craindre, en suivant sa méthode, de tomber dans de *graves préventions*. Il allait même au devant du reproche, en répétant sans cesse *qu'il ne se croyait pas assez grand homme pour rien avancer sans preuves*. Et d'ailleurs de quelles graves préventions entend parler ici G. Sand ? Il eût au moins été nécessaire de le savoir.

L'illustre poète dont nous discutons rapidement ici les accusations, se méprend encore d'une manière étrange en attribuant au fondateur de la Phrénologie la *division de l'âme* en compartimens symétriques. Gall, en considérant l'âme humaine comme un système de forces, n'a eu d'autre prétention que d'indiquer dans le cerveau quelques-uns des instrumens de ces forces, suivant la place qu'ils occupent. Il n'y a pas là d'*échiquier* tracé sur l'âme, mais simplement l'indication de divers organes propres au jeu et à la manifestation de certaines facultés. N'est-il pas curieux qu'on voie du charlatanisme dans ce fait, qu'une saillie quelconque du crâne prouvant que la matière du cerveau l'a occasionnée, prouve aussi qu'une certaine force réside dans cette matière ? Est-il encore si prodigieux de dire, que cette force a une tendance particulière, quand on a su s'en assurer par des milliers d'observations ? Que les imaginations ultra-poétiques ne trouvent pas là de *noblesse*, de *grandeur* et de *vraisemblance*, nous le voulons bien ; car il est convenu que la science n'a que la peau et les os ; mais qu'on prétende que de pareilles décisions sont trop rigoureuses pour n'être pas empreintes de charlatanisme, c'est abuser, ce nous semble, du privilége de la poésie.

Puisque nous en sommes sur le reproche de charlatanisme adressé à la Phrénologie, voyons un peu quelques autres attaques de ce genre, beaucoup plus récentes. Celles dont il va être question sont d'autant plus redoutables qu'elles partent en ligne droite d'un *grand prix de vertu*, c'est-à-dire de M. Louis Reybaud, cet homme d'esprit qui a eu l'art de débiter à une académie, moyennant 5000 fr., des mensonges et des calomnies qu'elle a pris pour de sublimes vérités et de divins jugemens. En sa qualité de patenté de vertu, le lauréat de l'académie des sciences morales et politiques, ne croit à rien et ne respecte que ceux qui lui ont accordé si obligeamment la couronne. M. L. Reybaud rit de tout, se moque de tout, des sentimens généreux, des efforts du génie, comme des résultats de la science. Nous soupçonnons l'académie d'avoir bouleversé, dans son élu, toutes les notions du bien et du mal, du juste et de l'injuste. Depuis qu'il s'est vu proclamer le plus vertueux, il lui a pris un fou rire qui semble de ne plus devoir s'éteindre.

M. L. Reybaud, ayant *coulé bas* les réformateurs socialistes, ne pouvait pas évidemment faire grâce au réformateur de la science de l'homme, à Gall. M. Flourens et l'académie ne l'auraient pas permis. La Phrénologie a donc dû recevoir aussi le coup de pied de la vertu. Il faut reconnaître que le prix Monthyon l'a fait avec toute la grâce possible. On va en juger.

« La Phrénologie, dit M. Reybaud dans son piquant roman de Jérôme Paturot, la Phrénologie poursuit l'identification du monde moral et du monde physique. » — C'est donc là une idée bien absurde? — « C'est le crâne qui nous fait courageux, aimables, bons, moraux, incorruptibles. » — Eh! non, mais ce sont ces qualités qui font que le crâne présente tel moule plutôt que tel autre. — « Si la vertu descendait sur la terre, elle prendrait son siège dans les protubérances. ». — Soyez moins modeste et convenez qu'elle ne se trouverait bien que chez un lauréat de l'Académie. — « Donnez au phrénologue le crâne d'un homme et il vous dira ce qu'il est. »

— Sans doute, eût-il même été couronné. — « Portez-lui toute saignante la tête d'un supplicié, et à l'instant il vous fera toucher la bosse du crime. » — Eh ! mais cela arrivera fort souvent.

« Le crâne est une ruche, continue M. Reybaud ; où les péchés capitaux et les vertus théologales ont leurs cases assignées : ici la sobriété, là l'intempérance ; la probité à deux lignes de l'escroquerie ; la galanterie près de la fidélité. L'équilibre des diverses cases constitue l'ensemble des qualités, des facultés, des sentimens de l'individu. Vive Dieu ! comme cette découverte simplifie le gouvernement des races humaines ! Avec un bureau des bosses humaines, la police s'exerce à coup sûr, et la justice n'est plus que l'examen des boîtes osseuses. Les aptitudes sont tout de suite connues, les penchants signalés, et chaque année le prix Montbyon va chercher la plus belle protubérance du royaume dans la case du cerveau, qui répond au mot de vertu. Tout se mesure au compas, et l'on moule les plus beaux crânes pour l'instruction de la postérité. »

Cette tirade assez drôlatique prouve de reste la confusion de la déviation avec le principe, de l'excès avec l'usage, de l'abus avec l'exercice de la faculté naturelle et légitime. Vous verrez, si jamais *la bosse de la franchise* vient à éclore chez l'auteur de *Jérôme Paturot*, qu'il nous confessera qu'il a toujours eu *celle du charlatanisme* et qu'elle ne lui pas été inutile pour escamoter le prix de vertu. Quel malheur ! que ce candide prix Montbyon n'ait pas donné plutôt dans la bosse, M. E. Reybaud n'aurait pas eu la peine de composer son réquisitoire contre les réformateurs, et le public celle de le lire et de le voir couronner. L'Académie elle-même aurait gagné à la chose, car on aurait su alors quel motif la déterminait.

A ignorance égale, nous préférons de beaucoup G. Sand à M. Reybaud le vertueux. Le poète juge en l'air et sans connaître, tandis que l'autre n'a qu'un but, celui de déverser du ridicule sur une science qui conduit à la vérité en matière de psychologie. D'ailleurs, ce qui séduit G. Sand dans la physiognomonie, c'est que ce système essaie d'expliquer l'homme par toutes les parties de son être. Cette mise en valeur, ce langage attribué aux traits du visage, aux proportions du corps, aux gestes et attitudes a effectivement quelque chose qui agit puissamment sur l'instinct du merveilleux, tandis que l'observation crânologique ne s'adresse guère qu'aux facultés scientifiques.

Plusieurs esprits, frappés de l'idée de la correspondance qui existe entre le physique de l'homme et son moral, se sont attachés, les uns à chercher la signification des rides du visage, les autres celles des mains, etc. Ces investigations ne peuvent avoir qu'une simple valeur d'agrément et rarement une portée scientifique. Elles deviennent d'ailleurs d'autant plus difficiles à interpréter, que les faits qui leur donnent lieu sont plus facilement modifiables. Ainsi, l'habitude de certaines passions, l'éducation, le genre de travail et mille autres causes viennent imprimer sur la face un caratère différent de celui qui aurait dû y régner, comme aussi ces mêmes causes peuvent embellir ou déformer la main. Que sont des sciences que les moindres circonstances de santé, d'éducation, de société, viennent rendre en quelque sorte impossibles dans leurs applications? Peut-on sérieusement s'en occuper autrement que pour son plaisir ? Non, car elles n'ont aucune utilité sociale.

Parmi les recherches que nous venons de signaler, nous mentionnerons, pour l'étude de la main, un ouvrage fort piquant de M. S. d'Arpentigny, et intitulé la *Chirognomonie* ou l'art de reconnaître les tendances de l'intelligence d'après la forme de la main. Ce livre qui renferme beaucoup d'observations pleines de finesse et de sagacité, enseigne à distinguer ce que son auteur appelle la main artistique, la main utile, la main philosophique et la main psychique. Sans mériter une confiance absolue, le travail de M. d'Arpentigny vaut certainement la peine d'être lu, tant à cause des vérités qu'il contient que pour l'originalité qu'il a su y imprimer. Nous y renvoyons donc nos lecteurs. (1)

---

(1) Ch. Le Clère, éditeur, 1, rue des Grands-Augustins à Paris. (1843.)

Lavater s'est occupé accessoirement des rides du visage, au point de vue des habitudes morales et intellectuelles des sujets, mais non pas au point de vue de leur existence indépendante; si toutefois elles peuvent exister de cette manière. On conçoit que l'étude et la réflexion, les tendances générales du caractère, les mœurs plus ou moins dissolues, l'intempérance, etc., impriment sur la face leurs divers cachets; car les muscles se contractent ou se distendent, la peau se plisse ou s'avachit et tombe, sous l'influence des facultés, des passions et des excès. Sans doute, qu'elles soient plus ou moins profondes et dans une direction plus ou moins variée, les rides ont leur place assignée au front, autour des yeux, de chaque côté de la bouche, au bas des joues, en un mot, sur toutes les parties mobiles. Chez les idiots comme chez les hommes de génie, le visage se plisse toujours aux mêmes endroits, et toute la différence consiste du plus au moins. Il est évident que les sillons seront plus caractérisés dans les parties qui auront subi plus de contractions que dans les autres. L'esprit méditatif et studieux verra sur son front se creuser les signes caractéristiques du travail de l'intelligence; le niais verra se dessiner deux profondes parenthèses qui entoureront constamment sa bouche; enfin le débauché, à la joue molle et flétrie, montrera toutes les preuves de la bestialité empreintes sur le bas de son visage, partie que l'abus des jouissances matérielles envahit rapidement.

Les rides ne se prononcent sur le tissu gras et moelleux de la peau, qu'au bout d'un temps assez long. Quand on en rencontre de fortement marquées chez les jeunes gens, on peut toujours en conclure hardiment qu'il y a eu chez eux travail constant de réflexion ou excès de passion. Il faut se défier en général de ces jeunes physionomies dégradées par l'entassement des rides qui couvrent la partie inférieure.

De même qu'on a cherché à lire la destinée dans les rides de la main, on a aussi voulu le faire au moyen de celles du front. C'est cet art qu'on a appelé Métoposcopie. Les inventeurs de cette doctrine supposaient que les rides du front, au nombre de 7, correspondaient, celle du milieu au soleil, celles de la partie inférieure à la lune, à Mercure et à Vénus, et celles de la partie supérieure à Mars, Jupiter et Saturne. Chacune de ces lignes avait alors sa signification qui se modifiait suivant qu'elles étaient peu apparentes, fortement tracées ou bien encore brisées par le milieu. Cette théorie, comme on le voit, n'est qu'une puérilité digne des plus beaux jours de l'astrologie. On ne sait trop pourquoi cette intervention des planètes dans l'explication de phénomènes extrêmement simples en eux-mêmes; puisqu'ils résultent de la conformation frontale, de la mobilité et de l'élasticité plus ou moins grande de la peau. Qu'on cherche, dans les sillons qui tourmentent la surface du front, le principe des habitudes intellectuelles de l'homme, cela se conçoit, cette étude peut offrir quelque attrait; mais, en vérité, c'est procéder d'une manière bien ambitieuse ou bien folle, que de mettre à contribution, pour cela, le soleil et la lune.

Toutefois, si les tentatives plus ou moins heureuses, faites pour arriver à la connaissance intime de l'homme moral par la physionomie, les mains, les poses et attitudes, les rides, etc., sont loin d'approcher de la valeur philosophique et scientifique du système fondé par Gall, elles n'en témoignent pas moins énergiquement en faveur du sentiment de l'unité psychologico-physiologique de la nature humaine. Oui, l'homme physique est un système qui traduit avec la plus rigoureuse fidélité un autre système spirituel et invisible; oui, les forces passionnelles dans leurs combinaisons diverses, dans leur jeu habituel, dans leurs écarts, dans leurs anomalies, se réfléchissent au dehors, comme les caractères typographiques retracent les pensées. La nature est une dans ses lois comme dans ses manifestations, et elle n'a de mystères que pour notre ignorance passagère.

Nous terminons ici ces considérations générales peut-être trop étendues pour le cadre de ce travail. Nous allons maintenant passer à des études plus restreintes, plus spéciales, mais qui pénétreront plus avant dans notre sujet.

DEUXIÈME SECTION.

PHYSIOLOGIE DE LA TÊTE HUMAINE.

CHAPITRE I.

DE L'ENCÉPHALE.

I.

Formation du centre encéphalique.

Déterminer le principe et l'origine de l'encéphale, ce serait faire en quelque sorte l'histoire de la génération et de la conception, puisqu'il est reconnu que cet organe est le premier qui apparaît dans la formation de l'Être humain. Nous nous efforcerons cependant de réduire à un seul point cette grave question d'origine.

Le fluide séminal propre à l'homme, combiné avec la substance de l'ovule, qui n'est elle-même qu'une secrétion de l'ovaire de la femme, réalise spontanément, dans l'acte de la génération, les conditions nécessaires à l'application des forces qui constituent notre vie organique, ou plutôt ces deux substances contiennent et transmettent les principes de cette vie même. Ces forces, en agissant, c'est-à-dire, en obéissant à leur nature essentielle, développent de plus en plus les combinaisons de la matière et donnent lieu à cette organisation si riche que nous présentons plus tard, quand nous sommes arrivés à l'apogée de la croissance.

L'action du fluide séminal sur l'ovule en fait un petit centre de vie et de mouvement au sein duquel se forme l'embryon. L'ovule, au moment de la fécondation, n'est pas plus gros qu'un grain de chenevis et c'est dans cette vésicule presque imperceptible que s'opère le travail mystérieux de l'organisation de l'Etre humain. Tout d'abord le mycroscope n'y découvre qu'une agglomération de globules ou petites masses irrégulières entourées d'un liquide légèrement épais.

L'embryon ne commence à se dessiner qu'au bout d'une vingtaine de jours. On aperçoit alors très distinctement les premiers élémens d'organisation du cœur et de l'encéphale.

De la troisième à la quatrième semaine, on peut distinguer la tête qui est aussi grosse que tout le corps et qui a la forme d'une vésicule. L'embryon tout entier n'a guère qu'un centimètre de longueur à cette époque.

Ce développement, relativement fort considérable, de l'encéphale a fait supposer qu'il était le premier organe qui se formât en nous.

« Mes observations semblent prouver, dit le docteur Velpeau, dans son traité *de l'art des accouchemens*: 1.° que le rachis est la partie fondamentale du corps; 2.° que cet axe paraît avant tous les organes; 3.° qu'il existe seul pendant assez longtemps; 4.° que sa forme ne diffère pas essentiellement dès le principe, de celle qu'il présente aux autres époques de la vie intra-utérine; 5.° que jusqu'à vingt et quelques jours, l'embryon n'est ni droit ni renflé au milieu; 6.° que la tête et le cou forment au moins la moitié de sa longueur; 7.° que sa courbure est d'autant plus rapprochée de celle d'un cercle, qu'il est moins développé ; 8.° que les dispositions de sa circonférence externe diffèrent peu d'abord de ce qu'elles seront par la suite; tandis que son contour intérieur ou sa concavité mérite la plus sérieuse attention par les changemens qu'elle éprouve.

« C'est sur cette face concave que vont, en effet, apparaître successivement tous les organes. Rien n'est admirable, comme ce développement. On dirait une véritable végétation. La mâchoire inférieure, les membres, la masse qui doit remplir le ventre et la poitrine, croissent et proéminent en avant, à la manière des bourgeons qui sortent d'une branche d'arbre, ou de l'aisselle d'une plante.

« Le cercle rachidien se remplit aussi peu à peu. Le front s'écarte du coccyx. Les portion thoracique et abdominale de la tige primitive sont alors forcées de se redresser. La tête reste penchée sur la poitrine, mais de manière, cependant, que le menton finit par prendre la place qu'occupait le front. Le coccyx ne se déjette non plus en arrière que très tard. C'est le développement du bassin et des membres pelviens qui le repousse en avant. »

Comme l'encéphale est composé de plusieurs parties assez distinctes, peut-on assigner à l'une d'elles une origine antérieure à celle des autres ? La science ne résout pas cette question, car elle présente d'immenses difficultés d'observation. Cependant, d'après la structure générale de l'encéphale, nous inclinons volontiers à croire que la protubérance cérébrale ou annulaire, placée à la base de la tête entre le cerveau et le cervelet et formée de ce qu'on nomme les bras et les cuisses de la moelle allongée, est le point central de l'organisation du système nerveux et conséquemment, la première partie organisée. La moelle vertébrale ne serait plus alors, en quelque sorte que les racines poussées par ce germe, comme le cervelet et les lobes du cerveau en seraient l'épanouissement.

II.

De la matière nerveuse.

La matière contenue dans la boîte osseuse, et qui constitue l'encéphale, est molle et pulpeuse. Cette masse totale se compose de deux substances; l'une que l'on nomme corticale, cendrée ou grise, l'autre que l'on désigne sous le nom de substance blanche ou médullaire.

La substance grise sert en quelque sorte d'enveloppe à l'autre et suit conséquemment toutes les circonvolutions formées par les diverses parties de l'encéphale. La substance blanche est beaucoup plus considérable et présente l'aspect d'une espèce de noyau au milieu de chaque émisphère cérébrale; elle circule, sous forme de lame, dans toutes les circonvolutions.

Les deux substances de l'encéphale sont jointes ensemble d'une manière inséparable; elles se composent, suivant l'apparence mycroscopique d'une immense quantité de globules fixés, d'un volume huit fois plus petit que ceux du sang et unis entre eux par un tissu transparent très fin, prolongement de la membrane qui recouvre l'organe et des vaisseaux qui pénètrent le tissu.

Les globules sont disposés en ligne droite dans la substance médullaire et ressemblent assez alors à des fibres, tandis qu'ils paraissent entassés pêle-mêle dans la substance corticale.

Quant aux attributions et fonctions de ces deux substances différentes par l'arrangement et la couleur, on croit généralement que la corticale est presque entièrement de nature vasculaire, servant aux sécrétions, à l'alimentation de la matière blanche, tandis que celle-ci est un amas de vaisseaux excréteurs, ou de filamens conducteurs. Il est probable que ces filets nerveux servent à transmettre les fluides arômaux ou magnétiques, car ce sont leur réunion en faisceaux qui forment les nerfs.

« Je crois, dit Broussais dans son cours de Phrénolologie, p. 151 et 152, que la partie de la substance nerveuse, que je puis appeler conductrice des phénomènes du sentiment et du mouvement, est la substance blanche; que la substance grise, que Gall considérait comme la motrice des nerfs, comme leur donnant naissance, est un tissu intermédiaire entre le système vasculaire et la substance blanche.

» Je ne porte pas plus loin les conjectures sur ce point, continue-t-il; mais voici comme je raisonne: hors du cerveau la sensibilité et le mouvement sont conduits par la substance blanche qui est contenue dans la névrilême ou gaîne des nerfs; ce fait est certain. Pourquoi n'en serait-il pas ainsi de la blanche contenue dans le cerveau? Pourquoi placer les facultés dans la substance grise, qui tantôt est à la périphérie du cerveau, tantôt interjetée, par points isolés, dans les faisceaux de fibres blanches, et qui n'offre ni la forme fibrillaire, ni un système organique continu, commun à tous les organes? Est-ce que l'on prétendrait personnifier nos facultés, pour les enfermer dans telles ou telles régions de la matière grise où elles recevraient des avis apportés par certaines fibres blanches, et expédieraient des dépêches par certaines autres? Ce ne serait là qu'une malheureuse parodie du vieux *sensorium commune:* au lieu d'un centre, nous en aurions trente-sept ou même bien davantage, car nous sommes loin d'avoir atteint le terme des subdivisions du moral humain. En un mot, je ne trouve aucun sens à ce singulier système; tandis que je peux suivre de l'œil la stimulation électrique, magnétique, si l'on veut, qui entre dans le système nerveux par les fibres blanches du sentiment, et qui, après avoir parcouru leur trajet, vient aboutir à la substance blanche du mouvement. »

La matière nerveuse, suivant la race et l'état de santé du sujet, est de qualité plus ou moins supérieure. Si elle est trop molle et séreuse, elle sera lente et manquera d'énergie dans ses fonctions. Si au contraire elle est trop dure comme dans certaines altérations morbides, elle entravera les opérations de l'intelligence; mais si elle est compacte et assez consistante, que la santé du sujet soit bonne, et qu'il exerce convenablement ses facultés, elle se trouvera dans les meilleures conditions possibles.

La défectuosité de la matière nerveuse s'annonce ordinairement au dehors par des tons de chair mats et ternes, par la langueur des yeux, la nuance fade de la chevelure, par l'absence de tout espèce de caractère des traits du visage, par la nonchalence excessive des mouvemens, la lenteur de la conception.

L'excellence de la substance cérébrale se reconnaît à des signes tout oppposés, à la finesse et à la vitalité des tissus, au ton et à la souplesse des cheveux, au feu du regard, à l'expression et à la délicatesse de la physionomie, à l'impétuosité de la pensée, etc.

Le phrénologue doit évidemment tenir compte des indications extérieures dans ses examens, et ne pas s'exposer à tirer de trop avantageuses conséquences des gros volumes de têtes qui peuvent tenir à des hypertrophies morbides, comme il doit aussi se défendre de juger trop sévèrement des organisations en apparence ordinaires ou médiocres, sous le rapport de la dimension.

Nous verrons dans le chapitre troisième de cette section de quelles précautions il est nécessaire de s'entourer à cet égard.

III.

Propriété de la matière nerveuse.

En analysant la constitution organique des substances corticale et médullaire, nous avons presque suffisamment indiqué les principales propriétés de la matière nerveuse.

Il est bon cependant de les déterminer plus nettement et d'une manière plus complète.

La matière nerveuse de l'encéphale jouit d'une impressionnabilité extraordinaire. Les moindres perceptions qui lui sont transmises par les sens la mettent en mouvement et réveillent en elle des idées, des sentimens et des passions qui se manifestent aussitôt par des actes. Indépendamment des sensations extérieures qui agissent malgré nous sur notre système nerveux, nous avons encore la faculté de nous impressionner nous-mêmes intérieurement soit par nos souvenirs, soit par nos espérances. Dans le premier cas, le cerveau ne fait en quelque sorte que réagir, tandis qu'il est essentiellement actif dans le second et n'obéit qu'aux forces intimes de l'âme.

La matière de l'encéphale en servant de racine au système nerveux tout entier en est naturellement le centre et le levier. Les divers rameaux qui s'en échappent pour s'étendre dans tous les membres, dans toute l'économie, en composant un merveilleux mécanisme, peuvent lui transmettre les diverses sensations qui viennent du dehors ; mais c'est de l'encéphale seul que partent les déterminations et les commandemens, du moins à fort peu d'exceptions près. Les actes involontaires de quelques uns de nos organes ont eux-mêmes leur principe dans la masse encéphalique.

Il faut que la matière nerveuse soit douée d'une sensibilité bien prodigieuse pour que les idées et les affections y occasionnent de si puissants ébranlements et viennent s'y imprimer si profondément ; il faut qu'elle soit bien singulièrement impressionnable pour se modifier, accroitre son énergie, se développer, sous l'influence de phénomènes purement intellectuels, moraux et affectifs.

La rapidité avec laquelle fonctionne le cerveau est incalculable. C'est surtout dans la combinaison improvisée d'un certain nombre de séries d'idées que ce mouvement extraordinaire se remarque. On ne saurait s'imaginer d'une manière exacte le travail qui s'opère dans l'esprit d'un homme qui improvise un discours. Et ici nous n'appelons pas improvisation ces phrases qui viennent s'ajuster dans un cadre longuement préparé, ni même ces répliques à une argumentation sur une question que l'on a étudiée. Nous entendons par improvisation cette éclosion spontanée, sur un sujet donné, d'un morceau d'ensemble traitant ce sujet d'une manière sérieuse. Voilà la véritable improvisation, l'improvisation intégrale. Eh bien ! qu'on se figure avec quelle vitesse il faut alors que l'esprit envisage les idées principales, les classe méthodiquement, passe ensuite aux idées accessoires en les groupant aussi avec logique, puis trouve des analogies dans ses connaissances, dans ses souvenirs, puis, enfin, brode le discours en l'enrichissant d'une expression claire, précise, gracieuse ou noble ! Qu'on se figure quelle doit être la rapidité du mécanisme qui donne lieu à un phénomène si compliqué et qui semble se dérouler sans le moindre effort, souvent même comme à l'insu de celui qui en est l'auteur; qu'on se rappelle surtout qu'un nombre immense d'individus, avec une éducation préalable et de l'habitude, pourraient le produire, et on sera certainement porté à admirer cet organisme miraculeux de l'intelligence humaine dont on n'a pu encore apprécier toutes les ressources.

Le système nerveux est un appareil au moyen duquel les forces exécutent divers mouvemens, conformément aux ordres de la volonté. Les cordons nerveux qui transmettent l'impulsion font les fonctions de corps conducteurs et le fluide qui les parcourt a la même rapidité que l'électricité avec laquelle il n'est sans doute pas sans analogie. De même que la sensation est aussitôt répercutée dans le cerveau qu'éprouvée dans telle ou telle partie du corps, de même l'action musculaire est aussitôt exécutée que conçue et commandée. La moelle épinière et la moelle allongée ont la propriété d'exciter immédiatement les contractions musculaires, ainsi que l'ont prouvé de nombreuses expériences pratiquées sur des animaux chez lesquels la vie automatique a continué malgré l'absence du cerveau et du cervelet. Ces deux organes semblent spécialement affectés aux perceptions et à la volonté. Cependant, comme les contractions musculaires ne sauraient avoir lieu sans but, il nous paraît évident que le principe des forces existe dans l'encéphale même et que la moelle épinière et la moelle allongée ne sont en quelque sorte que ses instrumens les plus immédiats.

Chaque partie de l'appareil nerveux a d'ailleurs sa spécialité. Les nerfs de l'oreille ne sont faits que pour les sons, ceux de la rétine que pour la lumière, ceux du nez que pour les odeurs, etc. Leur sensibilité n'est alors mise en activité que par les phénomènes auxquels ils sont destinés. Cela ne prouve-t-il pas avec évidence la diversité de nature des attractions sensuelles correspondantes aux différentes manifestations de la vie et du mouvement ?

La première propriété du système nerveux et celle qui, à nos yeux, les résume toutes est donc de servir de point d'application immédiat aux forces qui constituent l'âme, puis de leur servir d'instrument pour se répandre dans toute l'économie, se manifester au dehors, etc. Ce phénomène de transmission de force des centres aux rameaux nerveux et aux organes est ce qu'on nomme l'innervation. Quelle que soit la nature du fluide transmis, de l'influx qui répand la sensibilité et la vie, il est certain qu'il existe et qu'on est obligé de l'admettre.

IV.

Constitution organique de l'Encéphale.

Les deux substances dont se compose la matière nerveuse affectent, dans la boîte osseuse, certaines dispositions qui donnent lieu à des espèces d'organes généraux qu'on désigne sous les noms de cerveau, de cervelet, de protubérance annulaire et de moëlle vertébrale. Ces différentes parties sont unies entre elles par des lames et des commissures qui en forment un ensemble, d'un aspect sphéroïdal, revêtu de membranes et pénétré de nombreux vaisseaux.

Le cerveau, le plus considérable des organes de l'encéphale, occupe les trois quarts environ de la partie supérieure du crâne ; il présente la forme d'un ovoïde, légèrement comprimé sur les côtés, aplati en dessous et ayant sa plus petite extrémité tournée en avant.

Le cervelet, d'un volume ordinairement six fois moins gros que celui du cerveau, est logé sous ce dernier, à la partie inférieure et postérieure du crâne.

La protubérance annulaire, moins considérable que le cervelet, a la forme quadrilatère et se trouve située en dessous de la masse encéphalique, de manière à servir de centre et de point de réunion aux trois autres parties. La protubérance annulaire est en quelque sorte la jonction des quatre racines du cerveau et du cervelet, qu'on appelle bras et cuisses de la moelle allongée et qui ne sont que des prolongemens médullaires des parties moyennes et inférieures de ces deux principaux organes de l'encéphale.

Enfin la moelle vertébrale est une tige nerveuse irrégulièrement cylindroïde, qui occupe le canal vertébral et se continue avec la masse encéphalique.

Relativement à son volume, l'encéphale est celui de tous les organes qui reçoit le plus d'artères; elles sont connues sous les noms de carotides et de vertébrales et ont leurs troncs situés à la base du cerveau. Leurs principales branches se distribuent dans les sillons qui séparent les différentes parties du système encéphalique. Les rameaux des artères après avoir circulé à la surface de l'appareil, plongent dans les anfractuosités formées par les circonvolutions de la matière nerveuse et s'y divisent à l'infini, de manière à ce que celle-ci n'en reçoive que des ramifications extrêmement petites.

Reprenons maintenant chacun de ces organes pour les examiner dans leur structure particulière et leur assigner leurs principales fonctions.

V.

Du Cerveau.

Le cerveau se partage, au moyen des replis d'une membrane appelée la Dure-mère, en deux lobes latéraux. Le repli dont nous venons de parler se nomme faulx cérébrale et descend, antérieurement et postérieurement, jusqu'à la face inférieure de cerveau. Une lame blanche, le corps calleux ou mésolobe unit, par le milieu, les deux émisphères de l'organe cérébral et sert à leur communication.

Le cerveau offre à sa surface une multitude de sinuosités ondoyantes qui lui donnent l'aspect d'un amas de gros cordons pulpeux, où encore d'intestins, enroulés, et auxquelles on a donné le nom de circonvolutions. On pense qu'elles ont pour but d'augmenter l'étendue de la substance corticale. Ce qui semblerait confirmer cette opinion, c'est qu'elles diffèrent sous le rapport du nombre, de la dimension et de la configuration, d'une hémisphère à l'autre, comme elles varient aussi d'un individu à un autre.

La masse cérébrale possède à sa base, vers l'endroit où elle s'appuie sur le corps calleux, trois cavités ou ventricules. Les deux premiers nommés ventricules latéraux commencent derrière l'extrémité antérieure réfléchie du corps calleux. Le ventricule moyen, beaucoup moins grand, est situé entre les couches optiques, au devant des tubercules quadrijumeaux.

Deux corps membraneux, les Plexus choroïdes, flottants par leurs bords et dérivant de la Pie-mère, membrane qui tapisse toute la matière nerveuse et contient un grand nombre de vaisseaux sanguins, s'avancent dans les deux ventricules latéraux.

Gall qui a fait faire de si grands progrès à la physiologie du cerveau, prétend que celui-ci peut se déplisser et s'étendre en forme de nappe. Il n'est, suivant lui, qu'une vaste membrane froncée, à la convenance des facultés.

Toutefois, les études anatomiques faites dans la voie ouverte par Gall n'ont pas encore amené l'unité d'opinion à l'égard du déplissement total du cerveau. La société de médecine pense que cette opération n'est pas suffisamment prouvée.

Quant aux expériences tentées relativement aux fonctions du cerveau, elles démontrent d'une manière évidente qu'il est le siége exclusif de l'intelligence et que les perceptions et les volitions n'ont que lieu par lui.

L'altération d'une partie ou même la désorganisation tout entière d'un des lobes du cerveau n'enlève pas l'intelligence et n'en dérange même pas d'une manière appréciable les fonctions. On remarque seulement que la perception des images formées dans l'œil du côté opposé, n'existe plus. Le même phénomène doit avoir nécessairement lieu à l'égard de toute les sensations éprouvées par les organes de ce même côté, puisqu'elles n'ont plus de moyen de répercussion.

Un fait assez récent que viennent de révéler les assises des Basses-Pyrénées, confirme pleinement les expériences déjà faites relativement à la suffisance d'un seul organe pour les fonctions de l'intelligence ou de l'âme. Le nommé Cabanne, de Pontacq, s'étant pris de querelle un soir avec un de ses voisins, dans un cabaret de la commune, fut attendu sur la route quelques instans après par ce dernier et frappé d'un violent coup de marteau sur le côté droit du front, à la partie qui correspond à l'organe des localités. La blessure qui, à l'extérieur, présentait peu de gravité se cicatrisa presque immédiatement et fut jugée sans danger par le médecin. Le blessé reprit ses travaux au bout de quelques jours, mais il ne tarda pas à être obligé de les laisser par suite d'un mal de tête qu'on attribuait à une migraine. Enfin au bout de vingt jours il mourut sans donner le moindre signe de souffrance aigue et surtout de dérangement d'esprit. Cette catastrophe ne pouvant être attribuée qu'au coup qu'il avait reçu, provoqua la descente de la justice et un expert fit l'autopsie du corps. Le docteur trouva un abcès très considérable au cerveau, sous la boîte osseuse, à l'endroit même où l'assassin avait frappé.

Ainsi, l'inflammation s'était développée, par suite de l'action d'une esquille, avait désorganisé les membranes et la matière nerveuse elle-même sans que l'intelligence du malade ait paru s'en ressentir. N'est-ce pas là une nouvelle preuve de la suffisance des organes simples pour que le jeu des facultés puisse se manifester normalement? Le jour même de sa mort, le malade s'était levé et jouissait de toute la plénitude de sa raison, et cependant les ravages du mal avaient été tels que le volume du pus trouvé au siège de la lésion pouvait équivaloir à celui d'un œuf; mais tout le lobe gauche était demeuré sain et avait suffi aux opérations de l'intelligence.

VI.

Du Cervelet.

Le cervelet, composé des mêmes substances que le cerveau, occupe la partie postérieure et inférieure de la tête au dessous du repli de la dure-mère, espèce de tente formant cloison, beaucoup plus élevée à sa partie moyenne que sur ses côtés. Cette cloison qui sépare les deux principaux organes de l'encéphale est percée à sa partie moyenne antérieure pour laisser passage à l'éminence vermiculaire et aux cuisses de la moëlle allongée ; son but est d'empêcher que les lobes postérieurs du cerveau ne pèsent sur la partie dont il s'agit ici.

Le cervelet est plus large que long et ressemble à une sphère aplatie d'un volume six fois moins considérable que celui du cerveau. Il se partage comme ce dernier en deux lobes par le moyen des replis de la dure-mère, et de façon à ce qu'ils ne puissent se gêner ni l'un ni l'autre, quand le sujet se place sur le côté. Cette précaution de la nature prouve toute la liberté qui est nécessaire à cet organisme délicat pour qu'il ne soit pas entravé dans ses fonctions.

La surface de l'organe que nous examinons offre aussi un grand nombre de circonvolutions et d'anfractuosités, mais régulières au lieu d'être capricieuses comme celles du cerveau. Les sillons du cervelet, tous parallèles, le montrent comme divisé par tranches.

La constitution interne est analogue dans chaque lobe à celle des lobes du cerveau, c'est-à-dire que la substance blanche ou médullaire forme dans chaque émisphère une espèce de noyau communiquant avec son parallèle par une lame. Ces centres médullaires distribuent aussi des lames minces dans toutes les couches désignées plus haut; chacun d'eux donne encore naissance à trois prolongemens arrangés en faisceau et se rendant, l'un au cerveau, l'autre à la protubérance cérébrale ou annulaire et le troisième à la moëlle vertébrale.

On a reconnu que le cervelet détermine et règle les mouvements de locomotion; il les coordonne, suivant la volonté, en mouvements de marche, de course, etc. Mais, nous croyons qu'il a encore d'autres fonctions et qu'il est en même temps l'auxiliaire du cerveau dans plusieurs cas, en tant que siége de certains instincts et de certains appétits, tel que l'amour physique, l'attachement aux enfants, etc.

Un fait assez singulier, c'est que le cervelet paraît avoir le commandement exclusif des organes de la génération et de tout l'appareil qui s'y rapporte. Cela semblerait indiquer une prévoyance de la part de la nature qui a voulu que l'Espèce se perpétuât indépendamment des théories humaines qui pourraient venir contrarier son but.

VII.

De la Protubérance annulaire.

Elle est, comme nous l'avons déjà dit, le moins considérable des divers organes de l'encéphale.

Nous ne reviendrons pas sur la description que nous en avons donnée.

Le but de la protubérance annulaire est de servir de centre à l'appareil nerveux tout entier et d'établir l'unité entre le cerveau, le cervelet et la moëlle épinière.

VIII.

De la Moëlle vertébrale.

Le cordon de la moëlle vertébrale commence à la protubérance annulaire et descend jusqu'au niveau de la première ou de la seconde vertèbre des lombes. Sa grosseur diffère sur plusieurs points de son étendue. Les trois endroits où son volume est le plus considérable sont ceux de sa naissance, de la région cervicale et de la partie supérieure du dos. Elle se termine par une espèce de tubercule ovoïde.

La moëlle vertébrale présente sur sa face antérieure un sillon longitudinal. On remarque, en cherchant à l'écarter à son extrémité supérieure, plusieurs filets disposés obliquement, et qui se croisent d'un côté à l'autre. Ces filets sont les rameaux des différentes paires de nerfs qui répandent la sensibilité et le mouvement dans toute l'économie.

A l'endroit de l'entre-croisement des filets dont nous venons de parler, le sillon de la moëlle épinière est borné par quatre éminences symétriquement placées les unes à côté des autres. Celles qui se trouvent en dedans et qu'on nomme les éminences pyramydales sont séparées par la rainure médiane. Les deux autres qu'on désigne sous le nom d'olivaires sont arrondies à leur extrémité.

La surface de la moëlle épinière offre transversalement des plis sur toute sa longueur ; ils indiquent son élasticité et sa facilité à suivre tous les mouvemens que peut décrire la colonne vertébrale.

De chaque côté du gros cordon de la moëlle vertébrale et à des distances à peu près régulières, s'échappent de sillons collatéraux, les nerfs spinaux, de manière à former une espèce d'arbre renversé portant des rameaux dans la presque totalité de sa hauteur. Chacun de ces rameaux se bifurque un certain nombre de fois pour desservir les parties du corps qui lui sont assignées.

Une membrane blanchâtre très mince et transparente, que l'on appelle *ligament dentelé*, s'étend depuis le grand trou occipital jusqu'à l'extrémité inférieure de la moëlle. Elle embrasse, au moyen des petites languettes qui lui ont fait donner son nom, la moëlle épinière, par dessus la dure-mère qui lui sert de gaîne, et en laissant un passage libre à chaque paire de nerfs cervicaux. Le but de cette membrane paraît être de consolider l'espèce d'œil par où germe et se développe chaque nerf spinal et d'empêcher ainsi les déchiremens, en cas de violent effort, de la dure-mère. Tout est surabondamment prévu dans les œuvres de la nature.

C'est dans la moëlle vertébrale que réside le premier

mobile et le régulateur des mouvemens de respiration, detoux et d'éternuement. C'est là aussi que se coordonnent en mouvements d'ensemble les contractions musculaires immédiatement excitées par les nerfs. Néanmoins tout le système nerveux rachidien est subordonné à l'encéphale auquel seul appartient la spontanéité.

IX.

De l'unité organique du Cerveau.

Il est évident d'après toutes les données anatomiques qui viennent de passer sous nos yeux, que le centre encéphalique est un mécanisme parfaitement unitaire. Il ne saurait fonctionner régulièrement sans cette condition. On peut donc à *priori* et sans que la science ait encore rien déterminé de bien précis à ce sujet, affirmer que toutes les pièces de ce mécanisme sont en rapport exact avec les forces qui les font mouvoir et dont il a pour but de manifester les effets, soit intellectuels, soit affectifs.

Les médecins qui ont adopté le système de Gall, et parmi lesquels se trouvent de grandes lumières, ainsi que plusieurs de ceux qui ne croient pas à la localisation des facultés, acceptent pleinement la possibilité du déplissement du cerveau, fait qu'un certain nombre d'entre eux a sans doute vérifié. Or, comment se fait-il que l'Académie n'ait pas, pour une aussi importante question, nommé une commission chargée de surveiller en sa présence les opérations d'un anatomiste partisan de l'unité de membrane?

Sans rien préjuger dans le débat, nous ferons observer que les circonvolutions sembleraient indiquer cette unité de membrane contestée, tant par leurs dispositions externes que par leur constitution intérieure. Pourquoi, en effet, ces enroulemens et ces replis, si la masse cérébrale était homogène? Pourquoi ces superpositions toujours parallèles de matière blanche et de substance grise? Pourquoi cette immense ramification, presque toute extérieure, des canaux singuins? En conscience, tous ces signes organiques nous paraissent autant de témoignages irrécusables en faveur de l'unité de membrane, et nous croyons fermement que des expériences bien dirigées viendront la confirmer pleinement.

Et d'ailleurs, en supposant que Gall se fût trompé dans ses observations anatomiques, ce qui ne tiendrait aucunement à son système de Phrénologie, il ne suffirait pas de démontrer son erreur, il faudrait encore déterminer l'organisation vraie de la matière du cerveau ; car elle n'est évidemment pas jetée au hasard dans la boîte osseuse. Les opérations auxquelles elle donne lieu sont trop importantes, trop merveilleuses, pour que cette matière n'ait pas un organisme qui leur soit approprié; et cet organisme pour être encore enveloppé de mystères, quant à ses fonctions, n'est peut-être pas pour cela à tout jamais impénétrable à l'esprit humain. La nature ne refuse ses secrets qu'à l'ignorance et à la paresse, mais elle tient toujours en réserve de glorieuses récompenses pour le travail intelligent et dévoué.

L'appareil cérébral est si bien en rapport avec les fonctions qu'il doit remplir que les parties très délicates et très compliquées qui se trouvent à sa base et au centre, sont constamment les mêmes dans leurs dispositions comme dans la proportionnalité de la combinaison des deux substances nerveuses.

Les physiologistes qui combattent la Phrénologie et particulièrement la localisation qu'elle assigne aux facultés, trouvent un argument dans l'unité prétendue de la membrane qui compose le cerveau. — Ce fait, disent-ils, détruit la multiplicité des organes, car on ne conçoit pas alors comment les forces peuvent agir, ayant seulement pour instrument quelques points superposés d'une nappe nerveuse. — Nous ne voyons que ces choses soient inconciliables et impossibles ; et il ne nous semble pas plus difficile que les forces intellectuelles et affectives fonctionnent dans de pareilles conditions, une fois qu'elles sont mises en mouvement par les communications des sens avec le monde extérieur, que dans celles qui consisteraient dans l'homogénéité de la masse cérébrale. Rien n'empêche au surplus de réserver cette question jusqu'à ce que l'anatomie ait fait de nouveaux progrès.

CHAPITRE II.

DE LA PARTIE OSSEUSE DE LA TÊTE.

I.

De la nature des os.

Les os sont des corps durs et blancs, composés de substance inerte, salino-terreuse (phosphate calcaire), déposée dans un système de mailles ou cellules formées par de la gélatine. Toutes les pièces osseuses du corps, qu'elles présentent ce que l'on nomme le tissu celluleux ou le tissu compacte, sont constituées des mêmes élémens.

Les os sont enveloppés d'une membrane transparente, dense, très sensible, composée de fibres superposées par couches et laissant circuler entre elles un grand nombre d'artères, de veines, de vaisseaux lymphatiques et de nerfs. Cette membrane, qu'on appelle périoste, n'a pas seulement pour but d'unir la surface des os avec les muscles qui les environnent, mais aussi de leur servir de moyen d'accroissement par l'ossification successive de ses lames intérieures. On suppose encore qu'elle a peut-être la propriété de filtrer un suc propre à durcir les os et à réparer leurs altérations en cas de besoin.

L'intérieur des os est tapissé d'une membrane extrêmement mince qui renferme la moëlle et le suc médullaire, ce qui lui a fait donner ce dernier nom ; elle soutient en même temps les petits vaisseaux qui charient ce liquide dans les cavités internes des os.

Les os n'atteignent à leur qualité supérieure que par le développement du sujet. Leur premier degré est l'état de mucilage, puis ils passent à celui de membrane, puis encore à celui de cartilage. Les parties osseuses de l'économie se durcissent beaucoup par l'exercice au grand air et les travaux fatigants.

La charpente osseuse, d'une architecture d'autant plus savante que l'animal s'élève davantage dans l'échelle des êtres, détermine le système de locomotion de l'individu ainsi que la richesse et la majesté de ses proportions et de ses formes. Pour ce qui regarde la tête, partie dont nous nous occupons exclusivement, c'est la boîte osseuse qui donne la beauté et la pureté du galbe, qui imprime au front des lignes précises et arrêtées sans être cependant toujours stables ; mais elle a aussi pour but de protéger sous sa voûte puissante et artistement construite les organes les plus importants, ceux d'où partent et reviennent toutes les impulsions qui embrassent les trois sphères d'activité de la vie.

II.

De la boîte osseuse.

Le crâne humain est formé, dans l'adulte, de huit os que l'on nomme le coronal, les pariétaux, l'occipital, les temporaux, le sphénoïde et l'ethmoïde.

Ce nombre de la division des os du crâne est assez remarquable au point de vue analogique; en effet, il se retrouve partout, dans la constitution des forces radicales de l'âme, dans la gamme des sons, des couleurs, en y comprenant le blanc comme foyer, dans la classification des formes géométriques, etc., etc.

Les os du crâne ne se développent que progressivement. La partie supérieure du coronal qui se réunit aux pariétaux et en général les extrémités de toutes les pièces osseuses, vers leur jonction, ne s'ossifient complètement qu'au bout d'un certain âge.

Les différentes pièces qui composent le crâne se joignent entre elles par des sutures dentelées très finement.

Nous allons emprunter à M. G. Gabet la description de chacune de ces pièces.

§ Le coronal, ou os du front, est situé à la partie antérieure du crâne, et à la partie supérieure de la face. Sa forme est demi-circulaire. Le bord inférieur du coronal forme une partie des orbites, et au milieu s'élève une éminence ou apophyse appelée nazale, parce qu'elle soutient les os propres du nez. Dans la cavité de chaque orbite, on remarque un trou qui établit une communication avec les cavités des narines.

» Les pariétaux, au nombre de deux, sont situés sur les parties latérales et supérieures du crâne. Leur figure est presque carrée. Ils sont bombés comme tous les os du crâne. La face extérieure est lisse ; la face intérieure a un grand nombre d'enfoncemens qui répondent aux circonvolutions du cerveau. Ces os se joignent au coronal par la partie antérieure, à l'occipital par la postérieure, aux temporaux et au sphénoïde par l'inférieure et entre eux par la supérieure.

» L'occipital occupe la partie postérieure inférieure du crâne. Sa figure approche d'un losange. La partie inférieure de cet os, qui pose sur les vertèbres, est percée de cinq trous. L'un d'eux, appelé le grand trou occipital, donne passage à la moëlle allongée qui descend dans le canal de l'épine ; deux autres sont destinés à la sortie des nerfs, et deux servent d'issue aux veines. L'occipital est un des os les plus durs et les plus épais du crâne.

» Les temporaux, situés sur les parties latérales inférieures du crâne, sont d'une figure irrégulière. C'est dans ces os que sont creusées les oreilles. Les temporaux présentent deux faces, une externe et une interne. La face externe est convexe; la face interne est concave, et à peu près au milieu s'élève une grosse et longue éminence que l'on nomme le rocher. Les temporaux s'unissent avec les pariétaux, l'occipital, le sphénoïde, les os de la pommette et la mâchoire inférieure.

» Toutes les pièces osseuses que nous venons de décrire sont taillées comme les pièces d'une voûte et se terminent en forme de biseau à leurs extrémités. Ces extrémités, irrégulières dans leurs bords, sont appelées sutures ; dans l'enfance elles laissent entre les os des vides, des espaces plus ou moins sensibles, qui ont pour objet de donner du jeu aux pièces osseuses.

» Le Sphénoïde forme la base du crâne. C'est sur cet os que le cerveau est posé. Sa figure est extrêmement bizarre : sa face interne ressemble assez bien à une chauve-souris dont les ailes seraient étendues ; le milieu de l'os est creusé comme une selle à cheval, il correspond à l'origine du nez et on l'appelle fosse pituitaire. Les grandes ailes sont concaves, pour former les fosses moyennes du crâne. Les connexions du sphénoïde sont avec les os du crâne, avec les os maxillaires, avec ceux de la pommette, ceux du palais et le Vomer.

» L'Ethmoïde ou cribleux, ainsi nommé parce qu'il est percé d'une infinité de trous, est situé à la partie inférieure du coronal. Il a la forme d'un cube ou d'un dé à jouer. L'intérieur est creusé d'un grand nombre de cellules disposées en manière d'entonnoirs qui vont s'ouvrir séparément dans les narines. Ses usages sont de contribuer à la formation du crâne, à celle des narines et des orbites, de donner passage aux nerfs olfactifs, de rendre les cavités des narines anfractueuses, etc. » (1)

Comme le remarque M. G. Gabet, les espaces laissés entre les sutures par le défaut d'ossification, ont sans doute pour but de donner du jeu aux différentes pièces qui composent la boîte du crâne ; car la tête de l'enfant se développe proportionnellement avec beaucoup plus de rapidité que les autres parties du corps.

III.

Forme de la boîte osseuse.

Le crâne est une espèce d'ovoïde d'une épaisseur moyenne de 5 à 6 millimètres environ, et contenant la matière nerveuse de l'encéphale, à laquelle il emprunte sa forme.

» Le crâne se moule sur le cerveau, c'est un fait positif, dit Broussais. Le crâne cède quoiqu'il soit fort dur. Il

---

(1) Traité élémentaire de la science de l'homme.

change de forme avec le cerveau même dans l'âge adulte. On a beaucoup fait valoir contre la Phrénologie la dépression de la lame interne du crâne, ou même de la totalité de cette boîte osseuse, dans certaines maladies, à la suite de l'idiotisme et dans la vieillesse. Cette dépression, assure-t-on encore quelque part, ne permet pas de bien estimer le volume des organes... Mais remarquez que la différence de volume qui ne résulte que de cette cause n'est pas très considérable. On en a fait le calcul ; elle s'étendra tout au plus à un $1/8^e$ ou à un $1/4$ de pouce, tandis qu'il y a des différences naturelles de volume entre les organes qui s'élèvent jusqu'à plus d'un pouce. Comparez en effet la tête de ces sujets, qui sont ou des idiots, ou des meurtriers peu intelligens, avec celle du général Foy, ou celle de Bagnol, qui a été directeur de la compagnie des Indes, de l'Angleterre, et dont la probité, aussi bien que la haute intelligence, ont été citées pour modèle. Il y a là de quoi convaincre tout homme qui n'a pas juré de s'inscrire contre l'évidence. »

Ce qui a lieu pour la forme du crâne est donc en quelque sorte le contraire de ce qui a lieu pour les autres parties osseuses de l'économie. C'est en effet, partout ailleurs, la charpente qui détermine la forme générale et les proportions des membres, tandis qu'elles sont données à la boîte osseuse par le cerveau, suivant sa constitution originelle et les modifications que lui occasionnent la croissance et l'exercice.

Le crâne ne fait plus à proprement parler fonction de charpente, mais plutôt fonction de revêtement, d'enveloppe protectrice contre les accidens extérieurs. On peut concevoir l'encéphale contenu dans une boîte de substance cartilagineuse et accomplissant néanmoins ses opérations, tandis qu'il est impossible de comprendre notre position verticale et notre locomotion sans une grande solidité dans les pièces osseuses des jambes et du tronc.

La boîte osseuse n'est pas partout de même épaisseur. Les endroits qui en présentent le plus sont la partie inférieure de l'occipital et les parties inférieures du coronal qu'on appelle sinus frontaux. L'épaisseur du crâne n'est pas la même chez tous les sujets ni à tous les âges. Elle s'augmente avec les années, de même qu'elle est plus considérable chez les individus d'un type inférieur et grossier et qui ont été obligés à se livrer depuis la jeunesse à de rudes travaux.

IV.

Du développement de la boîte osseuse.

Le crâne se développe sous l'influence de deux causes, la croissance par le progrès de l'âge jusqu'à la maturité du sujet, et l'exercice de l'encéphale qui peut augmenter son volume jusque dans une époque assez avancée de la vie. La boîte osseuse suit les modifications qui lui sont imprimées par ces causes, mais naturellement avec une différence de vitesse, car on sait, d'une part, que les facultés ont moins d'énergie et les organes moins de souplesse dans l'âge avancé et, de l'autre, que le crâne devient avec le temps plus épais et plus dur.

Indépendamment des deux causes générales dont il vient d'être question et qui tendent à changer le volume et la forme de la tête, il y a aussi les besoins et les fonctions relatifs à certains âges, qui donnent la prédominance de telles ou telles facultés. Ainsi, par exemple, à partir de l'âge de trois mois environ jusqu'à celui de 8 ou 10 ans, le front se bombe dans la partie moyenne, parce que l'enfant doit, pendant cette période, acquérir une foule de connaissances qui lui sont indispensables. Cela prouve que la nature sait toujour établir la proportionalité entre la destinée des êtres et leurs facultés, comme aussi nécessairement entre celles-ci et les instrumens dont elles doivent se servir.

Le front est aussi relativement plus large dans l'enfance que dans l'âge mûr, à cause des instincts d'alimentivité qui sollicitent les jeunes sujets. Nous inclinons même à croire que les instincts affectueux qui siègent à la partie postérieure de la tête lui donnent également une certaine ampleur en cet endroit, dans le bas âge.

Plus tard, quand les facultés réflectives et les sentimens supérieurs se développent et viennent, pour ainsi dire, placer la vie sur un plan plus élevé, l'aspect général du crâne se modifie, le front se redresse et s'élève, la voûte de la boîte osseuse se rectifie et les contours s'arrêtent pour ne plus changer que d'une manière presque entièrement insensible.

Le système d'accroissement des os du crâne est le même que celui des autres parties de la charpente humaine; il a lieu par voie de déplacement et d'expulsion des molécules qui se renouvellent. Qu'on juge du travail qui doit s'opérer pour amener de notables changemens dans une tête dont la boîte crânienne est déjà arrivée à un grand degré de dureté.

Le cerveau se développe parfois avec une singulière rapidité, chez certaines natures dont les facultés sont puissantes. Ce phénomène d'extension dépasse de beaucoup chez les esprits laborieux, l'époque de la croissance. Broussais dont la tête avait été moulée vers l'âge de 45 ans, présentait, une quinzaine d'années plus tard, dans la région moyenne du front, une saillie plus considérable de 5 ou 6 millimètres. Cette augmention du volume des organes frontaux était évidemment due aux travaux constans de ce grand homme.

On ferait très certainement des observations analogues chez toutes les personnes qui passent leur vie dans des occupations intellectuelles de haute portée.

Voici à cette occasion un fait plus remarquable que celui qui concerne Broussais :

M. B., ingénieur des mines, fut, lors de son passage à l'Ecole polytechnique en 1839 et 40, un sujet d'étonnement pour ses camarades et tous ceux qui le connaissaient. La partie antérieure de sa tête se développait pour ainsi dire à vue d'œil et comme par éclosion. Les lobes frontaux semblaient s'épanouir comme ces végétaux qu'on a quittés la veille presque imperceptibles et qu'on retrouve le lendemain dans d'énormes proportions.

M. B. travaillait avec une assiduité extrême, et la matière nerveuse s'étendant sous l'action des forces intellectuelles, repoussait et agrandissait la boîte osseuse.

Ce dernier fait nous laisse douter que ce travail s'opère exclusivement par voie de substitution, comme le prétend Spurzheim. Nous inclinons à croire que la voûte du crâne jouit aussi d'une certaine élasticité qui lui permet de céder à l'impulsion du cerveau.

Toutefois, ce phénomène est consolant et très propre à faire admettre la Phrénologie. Il prouve combien il est facile à l'homme de se cultiver, d'augmenter l'énergie de ses forces intellectuelles en les exerçant et en leur donnant ainsi des instrumens de plus en plus puissants.

Bien que les organes de l'encéphale ne puissent se dispenser d'emprunter le secours des sens, soit pour s'alimenter d'émotions et de pensées nouvelles, soit pour transmettre au dehors le résultat de leurs opérations, il semblerait néanmoins que les émanations magnétiques de la masse nerveuse rayonnent à travers le crâne dans les parties dépourvues de cheveux. En effet, on croit voir ou du moins sentir le travail de l'esprit en considérant un front intelligent et uni. On devine en quelque sorte la force et la sûreté des pensées à la simple inspection d'une tête dans l'attitude la plus calme, comme on pressent leur énergie et leur rapidité aux éclairs qui jaillissent de certains yeux. Cette espèce de transparence du front, due premièrement à la finesse des tissus de la peau et peut-être aussi à la qualité supérieure de la matière osseuse du crâne, est sans doute le principe de cette métaphore populaire, par laquelle on exprime qu'un homme est sot, sans dispositions, peu éducable, en disant qu'il a *le front épais.*

CHAPITRE III.

DU VOLUME DE LA TÊTE.

I.

L'Encéphale humain est-il le plus considérable ?

Oui, l'homme est de tous les animaux celui qui présente la masse encéphalique la plus considérable, du moins relativement. Quelques auteurs ont prétendu que le cerveau humain était absolument plus grand que celui des animaux les plus gigantesques. C'est une erreur qui a été réfutée par de récentes observations. On conçoit d'ailleurs que cette question est insignifiante entre des êtres d'espèces diverses et offrant des appareils nerveux tout-à-fait différens. Il est juste cependant de remarquer que chez les animaux, même les plus supérieurs, le cervelet se rapproche beaucoup plus du volume du cerveau que chez l'homme où il se trouve, ainsi que nous l'avons vu, six fois plus petit.

Il faut encore remarquer que le cervelet chez l'homme, est non seulement subordonné au cerveau par la masse de celui-ci, mais encore par sa position, tandis qu'il s'élève, chez les animaux, presque au niveau de l'organe cérébral. Les singes les plus richement organisés ne sont pas exempts de cette loi. Il n'y a guère que les oiseaux qui semblent y échapper.

Le volume de la tête diffère avec les races et suivant es états sociaux. Les races supérieures et cultivées l'ont plus grosses que les autres et surtout d'une forme plus harmonique; cela tient à la multitude d'excitations qui viennent agir sur les facultés des individus qui vivent au sein des sociétés civilisées. Les sauvages chez les quels les facultés intellectuelles et les sentimens supérieurs ont si peu à faire, présentent communément des dépressions considérables aux parties antérieure et supérieure du cerveau.

« La puissance de manifestation, dit Broussais, est en raison du volume et de l'énergie. On insiste particulièrement sur le volume ; la Phrénologie n'a pas assez concédé, suivant nous, à l'activité. Moi, je lui accorde bien davantage. Je crois que le cerveau se remue et que les fibres de cet organe s'agitent dix fois plus chez un individu extrêmement actif, ou en état d'irritation, que chez un autre qui se trouve dans des conditions tout-à-fait opposées. Or, la différence de mouvement doit amener d'abord une différence correspondante dans les résultats, indépendamment des diversités de volume. C'est ce qui m'explique la grande différence qu'on voit dans les facultés des hommes à volume presque égal de la tête. En effet, une fois que la tête a acquis un certain développement, les facultés peuvent prendre un essor assez difficile à limiter. En dessous de ce développement, il n'y a pas possibilité de facultés tant soit peu éminentes. Mais une fois qu'une tête a acquis un certain volume, s'il existe un concours d'organes dirigés vers un but d'utilité, d'éclat, dans l'ordre social, et que ces organes soient convenablement exercés, en même temps qu'ils sont doués d'une activité très considérable, la tête qui le présente, quoique d'un volume médiocre, pourra dominer des têtes moins actives et moins bien assorties, quoique beaucoup plus volumineuses qu'elle. »

Ces réflexions du célèbre docteur sont extrêmement justes et rencontrent chaque jour dans le monde une éclatante confirmation. On n'a, pour citer des exemples, que l'embarras du choix. En effet, beaucoup d'hommes qui avaient un assez petit volume de tête ont joué des rôles importants. De ce nombre, nous citerons le général Lamarque dont l'organisation était assez médiocre, à l'exception de la partie du cerveau qui sert de siége aux sentimens. Du reste, il ne faut pas considérer seulement le diamètre de la tête pour juger de la masse de l'encéphale, car il s'en trouve de fort élevées qui contiennent plus de matière que d'autres qui mesurent une circonférence beaucoup plus grande, mais dont le sommet est aplati. Les Américains présentent assez fréquemment un crâne étroit, mais très élevé, ce qui annonce que les facultés sentimentales dominent chez eux les instincts. Walter Scott avait une forme de tête qui frappait par sa prodigieuse hauteur. Aussi que d'imagination, que de délicatesse dans ses observations psychologiques !

Aujourd'hui, nous avons plusieurs hommes distingués dont le volume de tête est peu considérable. Nous citerons parmi eux, MM. V. Cousin, Ch. Dupin et Martin de Strasbourg. Ce dernier surtout l'a remarquablement petite ; mais quelle supériorité dans la matière, quelle finesse dans les organes, quelle harmonie dans l'ensemble ! Comme ces lignes pures et délicates, comme ce galbe régulier, sentent la distinction de la race ! Comme la perfection de l'organisme doit facilement suppléer au défaut d'extension ! Comme l'équilibre et la convergence de toutes les facultés doivent merveilleusement servir la volonté, surtout quand une culture assidue et un grand raffinement s'y joignent ! Aussi M. Martin de Strasbourg est-il arrivé au talent, à la réputation, à l'autorité par un travail persévérant et une droiture soutenue.

On voit par l'opinion de Broussais et par le fait que nous venons de rapporter, que la Phrénologie ne condamne personne et que nul n'a le droit de se décourager quelle que soit la parcimonie avec laquelle la nature ou les circonstances l'ont traité, sous le rapport de l'organisation. Avec un travail opiniâtre, des intentions nobles et dévouées, il y a toujours moyen de s'élever, sinon à la gloire, du moins à l'utilité. Et d'ailleurs, qu'on ne l'oublie pas, celui qui reconnaît sincèrement ses imperfections n'est jamais une nature absolument médiocre et sans ressource ; pour peu qu'il veuille travailler à son amélioration intellectuelle et morale, il peut presque toujours être certain d'y atteindre.

Le diamètre réduit des plus petites têtes chez nous autres peuples civilisés, est de seize centimètres $1/2$ environ ; celui des têtes de moyenne grosseur, de 18 centimètres et celui des plus fortes de 19 $1/2$ à peu près ; ce qui donne une circonférence de cinquante-un, 55 et 60 centimètres environ pour chacune d'elles. Maintenant, répétons-le, ce procédé ne saurait dans tous les cas servir à déterminer d'une manière absolue la proportionalité des masses, puisqu'elles dépendent aussi du plus ou moins d'élévation des têtes. Cette opération ne pourrait se faire qu'en calculant le cube de la boîte osseuse, ce qui ne saurait encore donner qu'une approximation, puisqu'il est presque impossible d'apprécier la situation exacte de la table sphéroïdale.

Il faut, comme on le voit, un coup d'œil assez exercé et une certaine habitude pour apprécier le volume réel de la masse encéphalique.

II.

De l'Encéphale chez les deux sexes.

La tête diffère de volume et de forme chez l'homme et chez la femme, indépendamment de l'éducation et de la culture. Celle de l'homme est ordinairement plus volumineuse et plus forte dans sa partie antérieure. Celle de la femme offrant une conformation opposée, annonce que le sentiment et les instincts affectifs de la famille dominent chez elle. Son front moins proéminent et moins élevé, ses sourcils moins saillants, prouvent que la nature ne lui a pas spécialement confié la mission de rechercher les causes et les lois des faits. A l'homme d'observer patiemment, d'analyser, de disséquer, de philosopher, de résoudre les problèmes ardus; en un mot, de comprendre les objets dans leurs rapports variés; mais à la femme d'étendre gracieusement sur toutes choses le voile mystérieux et chaste de son inépuisable amour.

L'organisation fragile de la femme comporte nécessairement une santé chancelante et très variable. Aussi ne peut-elle se livrer à de rudes travaux, sans succomber, au moins sans déformer sa gracieuse nature. Voyez dans les campagnes les femmes qui partagent avec les hommes la culture des champs et, dans les villes, celles qui approvisionnent les marchés et transportent ce qui est nécessaire à la vie du peuple; leur voix, leurs gestes, leurs allures; jusqu'aux proportions mêmes de leurs corps, tout est changé : ce ne sont pas des hommes, ce ne sont plus des femmes; c'est une espèce ambigüe, sorte de transition bâtarde entre les deux sexes.

Bien que la structure de la femme soit plus délicate que la nôtre et les battemens de son cœur plus précipités, elle vit ordinairement plus longtemps. C'est sans doute parce que sa chaleur vitale est moins élevée. Son tempérament est presque toujours sanguin, nerveux ou lymphatique, rarement bilieux et plus rarement encore mélancolique.

L'esprit de la femme est fin et délié, doué d'une admirable tact, peu apte sans doute à l'unité des grandes conceptions, ainsi que le prouve l'harmonie particulière de son organisation, mais très capable de saisir avec rapidité tous les objets de détail. Cela ne veut pas dire que son intelligence soit absolument inférieure à la nôtre; mais elle n'a pas le même but; elle gagne en délicatesse ce qui lui manque en puissance. Aussi montre-t-elle en général peu de penchant pour les sciences positives, qu'on n'a pas su, il est vrai, lui rendre agréables, tandis qu'elle excelle souvent dans les objets d'art, dans tout ce qui tient au luxe. Sa vie est toute de grâce et de volupté; aussi ne dirige-t-elle son attention et ses facultés que vers ce qui est brillant et poétique. La femme est un astre radieux qui colore et enrichit tout ce qui reçoit ses bienfaisans rayons. Son esprit habituellement timide dans l'accomplissement de ses projets, devient tout-à-coup d'une hardiesse prodigieuse, s'il sent un bras vigoureux pour l'exécution. C'est ce qui autorise à dire avec vérité et sans craindre le dédaigneux sourire des esprits forts, que la femme est dans maintes circonstances un excellent conseiller. Rien ne prouve mieux, au surplus, la valeur de ses conseils que le nombre immense de ceux qui en font usage. Le plus infime d'entre les hommes a une amie qu'il consulte dans ses peines, et le plus orgueilleux génie lui-même reçoit l'influence d'une femme sans cesser pourtant de croire à son indépendance.

La femme est une bonne affection que Dieu a mise à côté de l'homme pour purifier son cœur et ranimer sa foi. Cependant, sans être trop défiant, que l'homme n'abandonne jamais son entendement, car si la plupart des femmes sont vertueuses et dévouées à la justice, il s'en trouve aussi dont l'âme est pleine de fiel et de perfidie, qui attirent et séduisent comme la Sirène, pour ensuite flétrir la malheureuse victime de leurs enchantemens.

Mais, c'est surtout à son caractère doux et bienveillant que l'homme doit le poli de ses mœurs et de ses habitudes. Quel empire bienfaisant elle exerce sur tout ce qui l'environne ! Tout, à sa voix pleine d'harmonie, prend une forme plus belle et des contours plus séduisants. Elle fait un citoyen généreux, un héros même de l'époux qu'elle s'est choisi, lorsqu'elle sait échauffer son cœur par ses divines inspirations; et les enfants que le ciel lui envoie, elle les présente à Dieu, comme de petits anges pleins de candeur et de pureté. O femmes ! quand votre âme formée pour la vertu, n'a pas dévié de sa noble destinée, vous couvrez la terre de fleurs et de parfums ! L'enfant qui ouvre les yeux à la lumière, vous rencontre près de son berceau, lui tendant une main secourable. Plus grand, et devenu homme par vos soins assidus, il vous trouve à ses côtés pour partager ses joies et ses chagrins, pour sourire à son bonheur ou essuyer les larmes que lui arrache l'adversité; enfin, quand usé par les fatigues, courbé par les années, ridé et blanchi par les réflexions amères, il se dispose à quitter ce monde qui l'a tant de fois déçu, à descendre dans la tombe, il vous rencontre encore là, près de son lit de mort, respirant sans dégoût son haleine empoisonnée, soulevant sans répugnance, son corps décharné et putride, l'aidant à élever ses mains vers le ciel et à s'élancer, les yeux éteints, dans l'éternité !

La différence générale de la combinaison des facultés chez les deux sexes, caractérise nettement la différence des rôles et des destinées particulières. Par l'ampleur de ses facultés perceptives, réflectives et instinctuelles, l'homme est beaucoup plus positif que la femme; la matière lui est plus précieuse, la vie réelle plus indispensable, les exercices violens et les travaux scientifiques plus familiers. Si l'un et l'autre sont faits pour être associés, on reconnaît de suite que la nature n'a pas voulu qu'ils accomplissent la même tâche, si ce n'est par exception. A l'un, les occupations graves, sérieuses, fortes ; à l'autre, celles dans lesquelles se trouvent répandus le charme et les délicatesses les plus exquises de l'art.

III.

Des variations de volume de l'Encéphale.

La différence des volumes de tête a plusieurs causes. Elle tient premièrement à la race, puis à l'application et à l'étude, et enfin aussi peut-être à l'influence du climat. Quant à la race, il est probable que le centre encéphalique se développe d'autant plus chez un sujet que ses parens sont plus intelligens et plus raffinés sous le rapport moral et intellectuel. Les parens transmettent naturellement à leurs enfans la prédominance qui constitue la nature de leur tempérament.

La grande différence qui se remarque dans le volume des têtes appartenant aux peuples civilisés, barbares et sauvages, prouve que le travail intellectuel, la multiplicité des connaissances, des sensations et des jouissances, ont une immense action sur le développement du cerveau. Plus les idées sont nombreuses et circulent facilement, plus les esprits deviennent studieux, méditatifs, et plus les organes cérébraux s'étendent.

Cette action incessante de l'atmosphère intellectuelle, si l'on peut s'exprimer ainsi, explique les changemens qui s'opèrent sur la physionomie des générations, à la suite des grandes révolutions qui viennent modifier la vie de l'humanité.

Le christianisme, par exemple, en donnant aux idées une direction différente et en imprimant aux mœurs un caractère nouveau, a dû profondément transformer le type humain des sociétés antiques. Son spiritualisme sévère, son exaltation mystique, durent surexciter singulièrement les facultés intellectuelles et sentimentales; et déterminer avec le temps une toute autre forme du crâne. Et, en effet, si l'on compare les têtes de l'antiquité grecque avec celle du moyen-âge et celles de nos époques modernes, on voit de suite qu'elles n'ont rien de commun ni pour le volume, ni pour les principales courbes.

L'exercice constant des forces de l'âme et de l'intelligence augmente nécessairement aussi le volume des organes du cerveau, et quelquefois d'une manière extraordinaire. Cependant cette cause n'agit pas toujours avec la même énergie, et l'on voit des sujets travailler assidûment et avec fruit sans que le volume de leur tête s'accroisse sensiblement. Il faut même dire que c'est ainsi que se passent les choses chez le plus grand nombre.

D'après de certaines observations, les conditions climatériques ne seraient pas non plus étrangères au développement de l'encéphale, et les provinces du midi de la France, par exemple, présenteraient des têtes généralement plus considérables que celles des provinces du nord. Cependant il y a un fait certain, c'est que le nord fournit beaucoup plus d'élèves aux grandes écoles, que le midi. Cela tiendrait-il uniquement à la légèreté et à la mobilité des esprits méridionaux? Toutefois, si la science est plus fructueusement cultivée dans le nord, on ne saurait s'empêcher de reconnaître la supériorité d'esprit et de brillant des populations du midi. Là, les passions sont bien plus vives, bien plus énergiques, bien plus promptes à éclore et à faire explosion, bien plus fougueuses et bien plus terribles dans leurs ravages. Il est évident pour nous que les proportions de l'appareil nerveux y sont pour quelque chose.

Un fait qui vient, au surplus, confirmer le principe de la Phrénologie, c'est que, malgré la supériorité des résultats obtenus par les élèves des colléges du nord, tous les inspecteurs généraux s'accordent à dire que, à travail égal, la jeunesse méridionale l'emporterait certainement. Or, ces trois faits de la différence du volume de la tête entre les habitants du nord et ceux du midi, de l'aptitude reconnue de ceux-ci, malgré les avantages remportés par ceux-là, à force de travail, prouvent : 1° la vérité du principe de la puissance proportionnelle à la masse ; 2° la compensation que peut produire un exercice assidu et persévérant des facultés ; 3° enfin, l'espoir que laisse la science aux sujets dont l'organisation est quelque peu défectueuse, soit sous le rapport de l'étendue, soit sous celui de la combinaison des organes.

Indépendamment de l'extrême mobilité des méridionaux et de l'impétuosité de leurs passions, qui font qu'ils donnent beaucoup plus que les occidentaux à la vie physique et sensuelle, il faut encore ajouter, comme cause de leur infériorité dans les concours, cette indolence à laquelle invite une nature riche et splendide, une atmosphère molle et énervante. La vivacité de l'imagination est souvent aussi un motif d'insuccès dans les études scientifiques. Nous pensons donc que les méridionaux de la France sont, en général, beaucoup plus aptes aux lettres et aux arts qu'aux sciences. Des recherches sur le pays des hommes qui se sont distingués dans ces différentes branches, confirmeraient vraisemblablement cette opinion.

IV.

Moyen d'apprécier exactement les têtes.

Nous avons déjà dit, page 246, à quels signes on reconnaît la qualité de la matière nerveuse chez un sujet vivant, nous allons indiquer maintenant par quels moyens on peut apprécier la différence relative des facultés intellectuelles chez les individus, indépendamment du volume de leur encéphale.

L'observateur intelligent ne doit jamais se laisser influencer par le volume des têtes qu'il examine. Sans doute, lorsque l'ampleur des facultés s'y trouve, c'est toujours une bonne présomption ; mais il arrive si fréquemment que la matière, en pareil cas, est de qualité inférieure, ou bien que le sujet est abruti ou tout au moins atrophié, qu'on ne saurait se hâter de prononcer un jugement. Non seulement, il faut tâcher de s'assurer du degré de vitalité du sujet par l'inspection des tons de la peau, de la nature de l'œil, etc., mais il faut encore tenir compte de la symétrie générale des organes ; de la prédominance de telle ou telle partie du cerveau. Ainsi, à volume équivalent et à culture égale, il peut y avoir, on le conçoit, une immense différence entre l'intelligence et les sentimens de deux individus, car les organes qui correspondent chez eux à ces deux ordres de facultés, peuvent être en pleine opposition. Mais, nous allons plus loin, et nous disons que deux têtes, douées d'une matière nerveuse de qualité identique, également cultivées, organisées semblablement dans toutes leurs parties antérieures, produiraient néanmoins des résultats très différens, si le reste de leur organisation différait sensiblement. L'une pourra aller très loin, tandis que l'autre s'arrêtera dès les premiers pas, faute d'ambition et d'énergie; l'une pourra exercer une action puissante autour d'elle, tandis que l'autre demeurera sans influence aucune. Cela n'aura tenu le plus souvent qu'à un peu plus ou un peu moins de développement de la partie supérieure postérieure du cerveau.

Le phrénologue doit prendre garde à toutes ces circonstances, s'il tient à obtenir de saines et justes appréciations. Quand il voit réuni à un galbe bien régulier dans toute la partie antérieure de la tête, et à tous les signes d'une vitalité énergique, un assez fort développement de la partie supérieure et postérieure du crâne, il peut toujours conclure hardiment à la valeur morale et intellectuelle du sujet, presque indépendamment du volume de l'encéphale qu'il présente.

En opérant sur la nature morte ou sur un plâtre, il est moins facile de se former une opinion exacte, puisqu'on ignore alors quelle a pu être la délicatesse du système nerveux. Tout ce qu'on peut faire en pareil cas, c'est de constater les aptitudes manifestées par les diverses protubérances du crâne. Il faut bien se persuader d'ailleurs que la Phrénologie n'a réellement pas autre chose à faire, même quand elle s'adresse à des sujets vivants. Elle n'a pas tant à dire ce qui est, dans la manifestation actuelle des facultés, que ce qui pourrait être;

car il arrive souvent qu'une faculté originairement grande, n'a jamais eu l'occasion de s'exercer et qu'elle peut être conséquemment ignorée de celui-là même qui la possède.

Ce n'est pourtant pas ainsi que le vulgaire conçoit le but de la science qui nous occupe : il veut absolument qu'elle soit faite pour lui révéler son état présent quelles qu'aient d'ailleurs été les hasards qui l'ont engendré ; il veut qu'elle lui dise ses sentimens et ses pensées du moment ; il exigerait presque qu'elle lui dévoilât l'avenir. Les gens de bon sens sauront rejeter ces exigences ridicules et reconnaître qu'il est assez glorieux pour la Phrénologie de lire sur le crâne les penchans naïfs, de signaler leurs développemens proportionnels, leurs diverses prédominances, en un mot, de révéler le vœu de la nature sur chacun de nous et conséquemment la destinée pour laquelle nous étions faits. En demander plus long à la Phrénologie, serait absurde, car ce serait supposer que nos sociétés sont en parfait rapport avec la nature humaine et ses infinies variétés, et l'on sait assez à quoi s'en tenir là dessus. Sans doute elle pourra arriver un jour à confirmer pleinement par ses observations toute la carrière de l'homme ; mais ce ne sera que lorsque notre civilisation aura fait place à une société plus élevée, plus parfaite, où l'être humain, quel qu'il soit, rencontrera la possibilité de faire éclore toutes ses vocations, de développer et de raffiner en les exerçant toutes ses facultés. La Phrénologie pourra alors, dans un semblable état de choses, parler presque à coup sûr de l'avenir des jeunes sujets qu'elle soumettra à son analyse ; mais encore on peut affirmer qu'elle ne s'amusera point à cela et qu'elle aura à remplir une tâche bien autrement importante.

CHAPITRE IV.

DES FORMES DE LA TÊTE HUMAINE.

I.

Forme générale du crâne.

L'homme est le seul être de la création dont la tête soit véritablement perpendiculaire. La situation du trou occipital et le développement des parties antérieure et supérieure de son crâne suffiraient pour lui assurer le premier rang parmi les animaux ; mais on sent, à la vue de ce front nud et plein de majesté, qu'une destinée toute particulière lui est réservée.

L'animal ne devant pas aller au delà de la sphère de ses besoins individuels, même quand il se rallie à l'homme pour lui prêter le secours de sa force ou de son adresse, l'animal condamné à demeurer dans la sphère d'instincts plus ou moins bornés, n'a pas besoin d'une autre organisation que celle dont l'a doué la nature. Chez lui, les perceptions et les combinaisons intellectuelles se rapportent toutes aux appétits matériels. Les instincts de maternité, si puissants et si énergiques lors de l'extrême jeunesse des petits, finissent même par s'éteindre et disparaître dès que ceux-ci peuvent se suffire. Ces instincts ne semblent être en quelque sorte qu'une précaution prise par la nature pour la conservation des espèces, précaution à laquelle les animaux obéissent d'une manière toute passive.

La vie de l'homme, infiniment plus large que celle de l'animal, exige des facultés de degré supérieur, propres à le mettre en relation avec des choses qui n'existent pas pour ce dernier. Ainsi, la sociabilité, le domaine illimité de l'intelligence, le monde de la métaphysique et des causes, demandent des facultés dont la brute n'a nul besoin; et comme les facultés propres à ces ordre de faits sont nécessairement supérieures à celles qui sont affectées à la satisfaction des appétits purement sensuels, il faut qu'elles occupent dans l'organisme encéphalique des positions relatives à l'importance de leurs fonctions et à leur rang hiérarchique. Voilà comment, dans l'univers, tout se trouve en parfaite analogie, comment les choses sensibles correspondent toujours à leur principe et à leur fin; en un mot, comment tout est fait, dans la création, avec poids, nombre et mesure.

Plus les organes s'élèvent et dominent et plus les facultés qu'ils desservent tendent à éloigner l'individu de l'existence égoïste, pour le faire pénétrer dans les régions de la pensée, de l'intelligence, de l'idéalité et des sentimens. C'est le développement des parties antérieure et supérieure de la tête qui font l'homme distingué par l'esprit et par le cœur, à moins que les facultés n'aient été étouffées, mais alors même elles témoignent encore de leur présence par quelques rares éclairs.

II.

De la ligne du front.

Le front en se rapprochant de la perpendiculaire, donne de la noblesse au visage et indique toujours une somme assez considérable d'intelligence, puisque les organes des facultés intellectuelles et réflectives sont alors amplement développés en avant. Cette conformation frontale annonce une plus ou moins grande aptitude philosophique, unie à de la bonté, quand la partie antérieure du crâne s'élève fortement.

Le contraire a lieu avec une organisation opposée, et l'on voit fréquemment des hommes à front déprimé manquer tout-à-fait du sens des causes, de la faculté philosophique, quoique doués d'une finesse extraordinaire de perception.

Le dernier degré de dépression frontale donne pour résultat l'idiotisme, ou l'absence complète de réflexion. Les organes intellectuels et réflectifs sont si faibles alors que leurs fonctions ne peuvent avoir lieu et que les malheureux qui sont dans cet état en sont réduits, comme la brute, à de simples instincts. On voit des idiots qui faute de pouvoir arriver à comprendre le sens des mots, demeurent privés de la parole ou ne possèdent qu'un très petit nombre d'articulations.

Cependant, il faut prendre garde, en examinant un crâne, de confondre, sous le rapport de la dépression, l'apparence avec la réalité ; car il y a des déplacemens généraux ou des organisations particulières, qui rejettent en arrière le sommet du front, de manière à le faire supposer déprimé.

La première chose à examiner en pareil cas, c'est la position du trou auriculaire ; car c'est lui qui détermine la longueur du rayon des différentes parties de la tête et conséquemment la proportionalité de leur masse. Si ce trou se rencontre à une grande distance de la racine du nez, il est évident, quelleque soit la ligne du front, que la masse de la portion antérieure du crâne est considérable ; s'il se trouve situé bas, le résultat est à peu près le même. Si les organes perceptifs placés à la partie inférieure du front sur la ligne des arcs sourciliers sont très forts, ils font aussi paraître la ligne frontale très inclinée ; mais, dans ces trois cas, les facultés réflectives peuvent être pourvues d'instrumens d'une bonne dimension et les sujets posséder une intelligence ferme et profonde. Toutefois, ces organisations seront toujours plus spéciales qu'universelles et appartiendront plus volontiers à des savants, à des artistes, qu'à des hommes d'un génie profondément synthétique.

Parmi les personnages remarquables qui ont offert une organisation conforme à celles que nous venons de décrire, nous citerons Louis IX, Louis XIV, Louis XVI, Louis XVIII, Buffon, Volney, Mirabeau, Lamarque, Lafayette, Carnot, Danton même. Aujourd'hui, parmi les hommes éminents qui présentent un front plus ou moins incliné, nous citerons MM. Guizot, Michel Chevalier, etc.

III.

Des différentes formes de la tête.

On peut ramener à trois le nombre des têtes d'une organisation bien tranchée : les crânes oblongs, les crânes sphériques et les crânes latéraux, aplatis à la partie supérieure. Toutes les organisations rentrent forcément dans l'un ou dans l'autre de ces types.

La forme de tête allongée peut être considérée à la fois comme la plus agréable à la vue et comme la meilleure, car les sentimens dominent toujours plus ou moins chez elle. L'individu qui en est doué se laisse rarement entraîner par les instincts inférieurs et par l'égoïsme, car les organes latéraux sont toujours alors dans une proportion ordinaire, souvent même assez faible.

Les têtes arrondies annoncent des tendances différentes, puisque les facultés qui attachent l'homme aux faits positifs et à la matière se trouvent alors puissantes et énergiques. La rondeur complète de l'encéphale donne quelque chose de lourd et de peu distingué à la physionomie. Les personnes qui possèdent cette disposition d'organes, sont ordinairement pourvues d'un grand sens pratique, d'une aptitude remarquable à spéculer et d'un sentiment très vif de personnalité. Elles sont, du reste, peu portées vers la métaphysique et vers les idées de sacrifice, qu'elles considèrent comme une illusion et une duperie. Constamment préoccupées des affaires d'intérêt, il est rare qu'elles ne réussissent pas dans les entreprises qu'elles forment et qu'elles savent habituellement poursuivre avec habileté et persévérance. Autant les premières têtes sont passionnées pour l'art en général et les nobles choses, autant celles-ci aiment la vie réelle, positive et le succès matériel. Il faut, au surplus, leur rendre la justice de reconnaître qu'elles montrent une grande facilité pour l'étude des connaissances exactes, de même qu'une certaine supériorité pour les intrigues de la vie publique.

Les têtes latérales et écrasées sont en même temps les plus laides et les plus défectueuses ; on ne saurait trop s'en défier, car elles appartiennent à des êtres égoïstes, malfaisans, dépourvus de moralité, dangereux.

Ces organisations, heureusement assez rares, ont leur refuge dans les bagnes et les maisons de détention. C'est là qu'on rencontre ces formes hideuses qui semblent rapprocher l'homme du renard et du tigre. Ces types tout-à-fait inférieurs et exceptionnels ont leur cause dans la misère, l'ignorance et la grossièreté des mœurs. Les altérations organiques, les vices, l'abrutissement se transmettent comme la pureté du sang et la beauté de la race. Que pourrait-on vouloir qui sortit d'êtres complètement dépravés, fatalement condamnés par leur origine, leurs conditions et leurs fâcheux antécédens, à croupir dans l'infamie ? Comment concevoir la possibilité d'améliorer moralement de pauvres enfans nés de parens corrompus et dressés à la corruption dès l'âge le plus tendre ? Non, ces misérables qui déshonorent l'humanité ne disparaîtront que par l'amélioration des conditions sociales, que par le bienfait d'une organisation qui rendra le travail facile et fructueux pour tous, qui assurera à l'honneur et à la vertu mille fois plus d'avantages qu'il n'en a été assuré jusqu'aujourd'hui au savoir-faire, à la ruse, à l'indélicatesse.

Il arrive parfois qu'une organisation très latérale et fort déprimée sur le sommet, s'allie avec une intelligence distinguée. La raison peut, dans ce cas, servir de guide et jusqu'à un certain point de soutien à cette moralité chancelante ; mais il est extrêmement rare cependant qu'elle supplée à ce qui manque, dans toutes les circonstances de la vie, surtout quand ces circonstances sont si souvent difficiles. Si au contraire cette intelligence se met au service des bas instincts exagérés outre mesure, elle devient alors un dangereux auxiliaire et conduit le sujet à l'illustration du crime ou tout au moins de la rouerie. Ces exemples d'une vaste intelligence consacrée à de mauvaises passions et conduisant de certains individus à de hautes fortunes, ne sont pas rares, de notre temps.

IV.

Y a-t-il un type unique ?

Cette question a été résolue affirmativement dans le paragraphe qui traite des races humaines, où l'on a vu que le type caucasique est le plus parfait de tous. Lui seul, en effet, présente un galbe régulier en tous sens, une belle harmonie de forme ; lui seul réunit, dans l'expression, la beauté, l'intelligence et la majesté ; lui seul, par la riche proportionnalité de ses masses, par l'ampleur de ses contours, par l'aplomb de ses lignes principales, est digne d'être considéré comme l'idéal du crâne humain. Tout est savamment combiné dans le type caucasique de manière à présenter un ensemble complet des facultés, un brillant équilibre de forces, tandis que les différens autres offrent des dépressions tantôt dans telles parties, tantôt dans telles autres, avec des lacunes correspondantes dans les penchants.

Il y a donc un type en quelque sorte unique auquel on peut tout rapporter comme à un point de comparaison sûr. Bien que cet idéal de la forme humaine soit assez rare dans la nature réelle, on en trouve cependant quelques exemplaires semés comme des étoiles parmi les générations innombrables de notre humanité. Ces points radieux qui fixent tous les regards sont les êtres les plus extraordinaires par le génie, aussi sont-ils marqués du signe de la perfection dans la forme du crâne, en témoignage de leur mission. Nous n'en citerons que deux, pris dans nos temps modernes, Cuvier et Napoléon. Ces deux hommes si étonnants par l'étendue de leur intelligence, ne possédaient pas seulement des cerveaux considérables, mais aussi des têtes d'une merveilleuse harmonie de forme. On sent surtout en considérant le crâne du second, en voyant cette admirable symétrie de développement, combien il devait être passionné pour l'unité, combien il était fait pour dominer ses semblables par l'ascendant du génie. La tête de Napoléon, idéalisée par M. Paul de La

Roche dans le beau portrait qu'il a fait du grand homme, peut être regardée comme un des types les plus riches de l'encéphale humain.

CHAPITRE V.

LA FORME DE LA TÊTE DÉTERMINE L'INDIVIDU.

I.

De la prédominance des masses.

Comme l'énergie des facultés est proportionnelle à l'étendue de leurs organes, il s'ensuit que les masses les plus considérables de la tête sont toujours celles qui entraînent l'individu, du moins dans le plus grand nombre des cas.

Il est donc très facile de connaître la tendance générale d'un sujet à l'inspection de son crâne, car l'éducation ne peut presque rien contre une organisation fortement prononcée. Quelle que soit la circonspection qu'il apportera pour dissimuler ses penchants dominants, s'ils sont du degré inférieur, on pourra toujours conclure hardiment, de la disposition encéphalique générale, au caractère.

Cependant, on le conçoit, la tendance principale est tempérée et nuancée suivant les diverses combinaisons qu'elle présente avec les autres masses de la tête. Il y a nécessairement ici, comme dans la disposition particulière des organes, une multitude de variétés qui donnent lieu à autant de caractères différens.

Le caractère proprement dit dépend surtout des sentimens et des instincts correspondant aux neuf passions sensitives et sensuelles. Le caractère exclusivement intellectuel, si toutefois il s'en trouve, ne peut être considéré que comme une exception, car il n'a rien de commun avec les liens de sociabilité et ne rattache qu'indirectement celui qui le possède à ses semblables.

Les têtes parfaitement harmoniques étant assez rares, nous allons nous occuper de la prédominance particulière des grandes divisions phrénologiques qui distinguent le plus grand nombre.

II.

Prédominance des parties postérieure et latérales.

Cette organisation donne à l'individu quelque chose de lourd, de commun, de bestial, qui choque à première vue le sentiment des gens délicats ; on reconnaît de suite un type grossier, une nature inférieure, un être exclusivement fait pour les jouissances de la matière.

Et, en effet, c'est dans ces régions qu'habitent les instincts qui attachent l'homme à la terre et le font vivre de la vie exclusive de la brute. On conçoit alors dans quelle fange il doit se rouler quand l'intelligence et les sentimens ne viennent pas l'élever dans des sphères supérieures.

Et ici nous ne voulons pas condamner, tant s'en faut, des penchants qui ont leur utilité et leur légitimité; nous voulons simplement établir qu'ils ne doivent pas, tout naturels et tout indispensables qu'ils sont, absorber l'homme tout entier, le maintenir dans une existence absolument limitée par la matière. En un mot, ce que nous considérons comme un mal, ce ne sont pas telles facultés en elles-mêmes, toujours saintes puisqu'elles viennent de Dieu ; mais c'est l'abus qui peut résulter de leur exercice exclusif, quand elles ne sont pas modérées par celles d'un autre ordre, destinées à leur faire équilibre.

Et c'est si bien au défaut d'équilibre et d'harmonie que nous nous en prenons ici, que nous reconnaissons de suite que l'organisation opposée à celle que nous venons de décrire ne laisse pas que d'avoir aussi de graves inconvénients. Ainsi, par exemple, si avec un puissant développement des parties postérieure et latérales de la tête, et une intelligence et des sentimens faibles, on ignore les délicatesses exquises de l'amour, les joies épurées et ennoblies de la famille, le dévouement à l'amitié, les brûlantes ardeurs d'une ambition élevée, on évite aussi, avec un peu plus d'équilibre général, les illusions fiévreuses des grandes passions et les déceptions douloureuses dont le monde est semé. Par là même qu'on vit comme la brute, on n'est point exposé aux chutes de l'ange.

Il faut encore remarquer une chose, c'est que le peu de ressources de nos sociétés actuelles et leur monotonie pour l'individu jettent forcément celui-ci dans les excès auxquels le prédispose sa nature, dans de semblables circonstances. Cet usage immodéré des facultés dominantes, cet abus occasionné par le défaut d'alternance et d'équilibre, affaiblit nécessairement les forces dominées, en proportion de la surexcitation qu'éprouvent celles qui l'emportent. C'est cette espèce d'atrophie des facultés qui se trouvent en dose inférieure, qu'on appelle abrutissement; il résulte de l'excessif exercice des unes et du repos presque complet des autres.

Pour se relever et s'améliorer autant que possible, de pareilles organisations ne devraient jamais être abandonnées à elles-mêmes, mais se trouver constamment sous une influence énergique qui sût les passionner. Comme elles sont généralement peu fermes, on réussirait ainsi facilement à les modifier, à les retenir sur la pente de la déviation ; à en tirer un parti avantageux pour la société et pour elles, enfin, à les diriger dans la voie de leur véritable destinée ; mais où chercher dans notre monde social cette haute prévoyance, cette bienfaisante organisation ? Où trouver des dispositions propres à faire éclore, à développer toutes les vocations et à prévenir les récurrences passionnelles engendrées par la compression de certaines forces ? Cet état de choses que le sens philosophique suffit pour nous faire entrevoir possible, est encore malheureusement une utopie pour le plus grand nombre. On n'a aujourd'hui, pour tempérer la fougue des natures inférieures, que les conseils de la morale, toujours inefficaces, stériles. C'est là ce qui explique la multiplicité des entraînemens et des chutes, la dépravation profonde dans laquelle tombent certains êtres, tout en ayant jusqu'à un certain point conscience des dangers qu'ils courent.

III.

Prédominance de la partie supérieure.

Quand la tête s'élève régulièrement et, en quelque sorte, carrément, elle acquiert à l'œil une certaine grâce et une certaine dignité de forme, car les sentimens supérieurs, qui dominent alors, semblent rayonner au dehors.

Si les parties latérales et postérieure sont faibles et évidées, l'aspect général de la tête présente quelque chose d'idéalisé, de mystique. Les Américains sont assez fréquemment doués d'une semblable organisation.

C'est dans le sommet de la tête que résident les principes de haute sociabilité; aussi ceux qui l'ont fortement développé sont-ils toujours justes, bons, délicats et dignes. Mais cette organisation ne se borne pas aux rapports de l'homme avec ses semblables, elle possède aussi les facultés qui l'élèvent à ses propres yeux et lui permettent de pressentir les choses éternelles; en un mot, la sphère des sentimens emporte l'homme au dessus de la matière et de la vie terrestre pour le plonger dans les affections pures et éthérées.

L'individu chez lequel la tête est fort élevée est naturellement religieux, entraîné vers la contemplation et les idées métaphysiques, vers les phénomènes merveilleux. Mais cela ne prouve pas, quand sa raison est éclairée et sa conscience indépendante, qu'il soit plus accessible qu'un autre à la superstition. Il y a une distance immense entre le scepticisme ignorant et entêté, et la crédulité imbécille. L'homme, richement organisé et cultivé d'esprit, doit être aussi éloigné de l'un que de l'autre.

C'est parmi les personnes qui ont le siége des sentimens très dévoloppé, qu'il faut chercher les esprits à convictions profondes, les cœurs chauds et dévoués, les apôtres et les martyrs. Elles savent toujours placer les principes et la vérité au dessus de tous les autres intérêts, et rarement on les voit transiger avec leur conscience. Sévères dans leurs mœurs, fidèles dans leurs engagemens, fermes et tenaces devant les préjugés et les persécutions du monde, c'est à elles que sont plus spécialement confiées les grandes causes à leur origine ; elles conservent et défendent religieusement ces dépôts sacrés, jusqu'à ce que l'humanité plus instruite et plus sage leur en demande compte.

Lorsque le galbe du crâne, au lieu de se cintrer régulièrement d'arrière en avant, fléchit dans la partie antérieure, de manière à former ce qu'on appelle une tête pointue ; lorsqu'il y a aussi un fléchissement analogue sur les côtés supérieurs du sommet, cette noblesse de nature, cette ampleur de sentimens, ce caractère apostolique que nous venons de mentionner, fait alors place à un orgueil raide, entêté, indomptable, à un esprit remuant, ambitieux, intriguant. Il peut y avoir, et il y a ordinairement beaucoup d'énergie, de fermeté ; mais il y aussi un égoïsme sec, dur et froid.

Cette poésie contemplative, ces élans vers le monde invisible, disparaissent d'ailleurs aussi presque complètement dans ce cas, et l'individu n'est plus guère préoccupé que de son intérêt et de son ambition.

Rien de plus facile, on le voit, que de distinguer ces deux nuances si tranchées d'organisation.

On n'a sans doute pas oublié que nous avons fait ressortir, en traitant de la différence d'organisation générale entre les deux sexes, que la femme présente ordinairement des dispositions analogues au cas qui fait le sujet de ce paragraphe. Ce fait, est pour ainsi dire, la meilleure confirmation des conclusions qui précèdent, car personne n'ignore quelles sont les éminentes qualités morales qui distinguent les femmes bien nées et bien élevées. Si l'on remontait aux grandes époques de crise où des idées et des sentimens nouveaux durent se produire dans le monde, pour sa régénération, on verrait que le caractère féminin a toujours su prendre une noble et courageuse initiative et qu'il a eu aussi sa large part des palmes du martyre. Or, ce n'est pas à autre chose qu'à leurs sentimens que les femmes doivent la sainte exaltation et le divin enthousiasme qui les pousse à prendre parti pour la justice et la vérité ; et ces sentimens sont toujours annoncés, suivant leur énergie relative, par le plus ou moins grand développement de la partie supérieure du crâne.

Quand l'intelligence est ordinaire, que les instincts sont faibles, mais que l'imagination est vive et ardente, les têtes extrêmement élevées donnent facilement dans les habitudes mystiques, dans la retraite et dans la solitude. Pour peu que ces organisations soient rudement éprouvées par les déceptions du monde, elles ne manquent jamais de prendre la vie réelle et pratique en aversion. Combien elles souffrent alors de leur contact habituel et forcé avec un milieu corrompu où elles ne peuvent rencontrer un abri ! Il y a, à cet endroit, dans nos institutions philanthropiques, une lacune que les communautés religieuses ne comblent plus. Les pauvres âmes inquiètes et fatiguées ne savent plus où se retirer pour jouir d'un repos et d'une paix que la société leur refuse.

La prédominance des sentimens ou affections supérieures et sociales, si l'on peut s'exprimer ainsi, dispose à l'exaltation poétique et prophétique.

L'homme qui possède cette combinaison d'organes est entraîné vers les plus hautes aspirations ; ses idées flottent en quelque sorte au dessus de l'atmosphère terrestre et s'impreignent de la lumière du ciel. Les éclatants témoignages rendus à la foi ne lui sont ordinairement pas plus étrangers que les actes de sacrifice et de dévoûment ; en un mot, c'est la prédominance de la partie supérieure du crâne, quand elle est régulière et harmonique, qui constitue ce qu'on nomme les caractères d'élite.

IV.

Prédominance de la partie antérieure.

C'est dans cette région du cerveau que siégent les forces intellectuelles. Lorsqu'elles sont très puissantes et qu'elles donnent à la partie antérieure de la tête un développement prépondérant, celui-ci est toujours le signe du génie scientifique. De pareilles organisations bien cultivées produisent des savans, des inventeurs, des philosophes, en un mot, des hommes distingués par l'esprit ou les connaissances.

Du reste, qu'ils soient ou non doués d'ambition, les individus organisés de cette manière ne vivent guère que pour l'étude et la méditation. L'influence des masses cérébrales est telle, qu'elles sollicitent et entraînent les sujets à leur insu. On a de nombreux exemples de prodiges d'intelligence accomplis par de simples laboureurs dépourvus de toute espèce de connaissances élémentaires. Cela prouve l'excellence absolue de l'esprit humain et l'effort des facultés en faveur des destinées particulières.

Quelque soit le caractère moral, c'est toujours une bonne chose quand l'intelligence est vaste, car elle sert de guide au sujet; étend sa vie et la rend utile à ses semblables. Et puis d'ailleurs, l'intelligence est le signe auquel on reconnaît surtout la royauté de l'homme. Si l'amour échauffe et crée, l'esprit conçoit et découvre.

Le genre du génie diffère suivant la disposition des organes que renferme la partie antérieure du crâne. Il est particulièrement perceptif et analytique, si la ligne inférieure du front est fort avancée; philosophique et synthétique, si la région supérieure l'emporte sur cette dernière. Mais lorsque les autres masses de l'encéphale sont faibles, l'organisation qui nous occupe, si distinguée qu'on le veuille, ne constitue pas moins une spécialité.

V.

Secours que se prêtent les masses encéphaliques.

Les grandes masses de la tête s'opposent ou se prêtent appui entre elles, comme le font les organes particuliers, en sorte qu'il y a des équilibres généraux comme il y en a de partiels. Ce fait est trop simple en lui-même et trop facile à comprendre pour que nous nous arrêtions à le démontrer. On sait que les forces cérébrales doivent naturellement se faire équilibre, afin que l'homme se maintienne dans les trois sphères de son existence. Ainsi, l'intelligence sert de contrepoids aux penchans inférieurs, comme les sentimens tiennent la balance entre eux et l'ordre des facultés intellectuelles.

L'équilibre le plus exact entre les trois sphères, convenablement actives et développées, d'une tête, constitue le type humain le plus parfait, ainsi que nous l'avons vu; mais il ne faut cependant pas considérer comme des vices et des imperfections absolues les variétés produites par la distribution, en doses diverses, des facultés et des groupes de facultés qui composent chacune de ces sphères. Ce sont là les degrés hiérarchiques qui résultent de la loi universelle de progression qui régit l'espèce humaine comme toutes les autres créations.

Toutefois, quand la distribution des forces de l'âme s'éloigne trop du principe d'équilibre, il y a infirmité, monomanie, même aliénation complète. Néanmoins, ceux de ces phénomènes qui tiennent à la cause que nous venons d'indiquer sont extrêmement rares, et encore peut-on affirmer que cette cause n'est point originelle, mais purement accidentelle; car Dieu ne crée pas d'âmes défectueuses. Ce n'est que par des déviations, par des faussemens de destinée qu'elles le deviennent.

Si tous les hommes, sans exception, ont toutes les facultés, sauf les différences de degré, il n'en est pas moins vrai qu'il peut s'en trouver de tellement faibles que leur manifestation soit rendue impossible. Et ce que nous disons là de facultés isolées peut également se dire de certains groupes. Quand un de ces groupes de forces intellectuelles, animiques ou instinctuelles est en quelque sorte atrophié, celui des trois qui domine maîtrise complètement l'activité, détermine fatalement le mode d'existence de l'individu.

Ces impulsions irrésistibles qui, ôtant à certains sujets toute liberté, constituent la monomanie, produisent, quand elles sont d'un ordre supérieur, ou de ces génies passionnés pour la science et qui lui sacrifient tout, ou de ces esprits sensibles, romantiques et enthousiastes qui méprisent les intérêts positifs, ou bien, quand elles sont d'ordre inférieur, de ces êtres, esclaves de penchans réprouvés, tels que le vol et autres. Ces anomalies placent l'individu sous une véritable fatalité qui lui enlève réellement la responsabilité de ses actes. Dans l'intérêt d'une foule de malheureux peut-être plus à plaindre qu'à blâmer, nous voudrions voir, dans de certains cas de criminalité, où les motifs de l'action ne peuvent pas être clairement établis, les tribunaux ordonner des enquêtes phrénologiques pour éclairer la marche de la justice et la conscience des jurés. Ces enquêtes faites par des hommes honnêtes et instruits, empêcheraient presque toujours les instructions et les réquisitoires de s'égarer dans des hypothèses parfois odieuses et souvent ridicules. Les déclarations de la science seraient d'ailleurs abandonnées à la discussion et à l'appréciation entièrement libre des parquets et des avocats, comme le sont, en pareille matière, les expériences des chimistes ou les expertises des médecins.

Les différentes masses de la tête se soutiennent et se font mutuellement valoir, tandis que leur défaut d'équilibre peut parfois amoindrir l'énergie et la valeur des facultés dominantes. Ainsi, par exemple, une belle partie antérieure du crâne, mais avec un sommet postérieur trop écrasé, donne lieu à un caractère mou, dénué de tout stimulant d'ambition, souvent même sans dignité morale et sans noblesse. Si, avec cette opposition, les instincts sont faibles, l'esprit pourra manquer du sens pratique ; si, au contraire, ils sont puissants, l'individu sera probablement égoïste et grossier.

D'un autre côté, une belle organisation supérieure, mais privée d'intelligence et d'un développement suffisant de penchans sensuels, peut conduire à une exaltation extravagante des passions affectives. Soutenue par des massses bien équilibrées, elle produit l'homme intelligent, actif, plein de droiture et de probité, ferme dans ses convictions, incapable de les renier et de les trahir.

Enfin, de larges instincts, unis à une intelligence et à des sentimens très faibles, fournissent, comme nous l'avons déjà dit, ces types bruts, tandis que secondés par les facultés d'ordre supérieur, ils constituent les hommes d'action, ces natures robustes et persévérantes qui viennent presque toujours à bout de vaincre les difficultés et les obstacles.

VI.

Avantages d'un galbe régulier.

C'est dans les têtes bien harmonisées que l'on reconnaît surtout de quelle importance est le secours que se prêtent entre elles les grandes masses de l'encéphale, car ces têtes sont les seules qui présentent véritablement une aptitude générale. Amplement développées et cultivées avec soin, elles recèlent le génie. C'est à elles qu'appartient la direction des sociétés, la domination du monde. Les prédominances quelconques font les spécialités; mais les organisations complètes sont seules dignes de placer ceux qui les possèdent, à la tête de leurs semblables.

La Phrénologie confirme pleinement, comme on le voit, la définition que donnait Buffon, du génie, quand il l'appelait *une aptitude générale*. Il n'est, en effet, que le sentiment réfléchi d'une parfaite unité, ou la conscience plus ou moins nette de l'ordre universel. Mieux l'homme est organisé, plus il est la fidèle image de Dieu et du monde, et plus il est près, conséquemment, de pénétrer leurs mystères. Ces prodiges d'intelligence et en quelque sorte de divination de la part de quelques esprits sans culture, sont la preuve éclatante de ce que peuvent des organisations harmoniques, ces natures d'élite marquées d'un sceau divin, comme pour indiquer le classement social qui leur appartient.

Les individus dominés par le sentiment de l'unité sont ordinairement systématiques. L'ignorance, la confusion des choses et des idées, ont fait considérer cette épithète comme injurieuse. Il y a de prétendus esprits forts qui croient avoir jugé un homme, sans retour, en le traitant de *systématique*. A leurs yeux, c'est presque l'équivalent de fou. Les gens éclairés et surtout habitués aux études sérieuses, positives, n'agissent pas avec cette légèreté; ils savent que les esprits systématiques sont les meilleurs, puisqu'ils sont les plus avides d'unité et que l'unité est le but et la fin de toutes choses. L'esprit systématique est celui qui cherche à coordonner tous les faits d'un même ordre, à les faire converger et pivoter autour d'un centre unique ; l'esprit systématique est celui qui veut que la méthode préside à tout, aussi bien à l'ensemble des connaissances qu'à chacune des branches du savoir humain ; l'esprit systématique est enfin celui que sollicitent les plus hautes aspirations, celui auquel est réservé la glorieuse mission de résumer les travaux des générations passées et de faire accomplir à l'humanité de nouveaux progrès.

On n'a qu'à rechercher tous les grands hommes qui ont servi de flambeaux à leur époque et qui ont donné au monde de puissantes impulsions, on verra qu'ils étaient tous systématiques. L'esprit de système qui n'est autre chose que l'esprit synthétique, et qui résulte de la plus complète harmonie possible des facultés, est donc le cachet des intelligences éminentes. Les bonnes gens qui le tournent en dérision, le vulgaire qui le baffoue, prouvent simplement qu'ils sont hors d'état de le comprendre. Ceux qui se font gloire de le répudier, ne font que confesser leur infirmité intellectuelle et leur sottise.

Du reste, cette défiance des intelligences vulgaires contre les esprits systématiques, a sa raison d'être et prespresque sa justification dans les erreurs de toutes sortes qui ont été créées par certains cerveaux et propagées par diverses écoles. De ce qu'on a vu une foule de systèmes erronés régner sur le monde et déchirer les siècles par des schismes, on en a conclu que l'esprit systématique était le plus souvent faux et toujours dangereux. C'était le contraire qu'il fallait conclure; car, évidemment, il prouvait son excellence par son invincible tendance vers l'unité, et sa bienfaisaisance, en assurant, par la discussion et par la vérification patiente, la stabilité, l'avenir des principes justes, et le mouvement progressif des idées. Concevrait-on le mouvement général de l'esprit humain, la marche intellectuelle et morale des générations, sans le secours de la systématisation à certaines époques données? Comment, sans cela, aurait-il pu et pourrait-il se former une opinion générale? Comment aurait-on pu réaliser successivement tous les faits acquis aujourd'hui, si on ne s'était arrêté pendant des intervalles nécessaires, sur de vastes systèmes d'idées ? Les différents systèmes religieux, philosophiques et politiques qui nous ont conduits jusqu'à notre civilisation actuelle, sont les échelons, les degrés taillés dans le tems par le génie pour rendre possible l'ascension de l'humanité. C'est encore par des systèmes que nous franchirons le présent pour arriver plus loin et plus haut. L'esprit de système qui est pour ainsi dire le souffle de la providence, pousse donc sans cesse la barque de l'humanité, jusqu'à ce qu'elle atteigne au port définitif, à la station dernière.

Il y a des philosophes qui déplorent, comme de fâcheuses illusions, les systèmes défectueux qui ont passé sur le monde. A leurs sens, c'est tout au moins du temps qu'ils ont fait perdre au genre humain. Sans doute, il y eut eu avantage à saisir d'emblée la vérité absolue et à l'appliquer intégralement aux relations sociales; mais la la loi de progression ne permet pas ces miracles et ces impossibilités; il faut que tout, créatures, humanités, univers, passe par les degrés hiérarchiques de la série; il faut que tout subisse le mouvement fatal de la vie, ou cesse d'être. C'est donc en vertu de cette loi inflexible, mais souverainement sage et juste, que l'humanité a dû passer par plusieurs conceptions, par plusieurs systèmes, pour s'élever dans sa force et dans sa liberté. Ainsi, nécessité des lois universelles de la création, nécessité de l'ordre humain, nécessité d'équilibre dans le mécanisme des progrès sociaux, voilà les grandes raisons justificatives des systèmes qui ont dominé à certaines époques, et de l'esprit qui leur a donné naissance.

Maintenant, qu'il y ait des esprits systématiques faux et niais, qui le conteste? Parcequ'il y a de faux savans, de mauvais architectes, de mauvais artistes, faut-il conclure que la science, l'architecture et l'art sont des sottises et des folies ? Parce qu'un maladroit ou un ignorant ne sait point se servir du compas, faut-il soutenir que c'est un instrument inutile ? Ou bien encore, parce qu'on abuse des ressources de la chimie pour falsifier une foule de substances alimentaires et empoisonner les consommateurs, faut-il supprimer la chimie comme dangereuse et malfaisante? Aucun homme sensé ne s'avisera de raisonner ainsi. Eh bien ! pourquoi donc tiendrait-on une autre conduite à l'égard de l'esprit de système? Est-ce que chacun ne demeure pas indépendant, dans sa raison, pour juger de ses œuvres? Est-ce qu'il est si difficile d'examiner sans prévention et avec conscience la coordination d'un ensemble d'idées ou de faits? Est-ce que des esprits justes et impartiaux doivent se laisser influencer à *priori* par le seul mot de système, comme le pourraient faire des gens sans lumières et d'une intelligence commune? Est-ce qu'il est raisonnable, pour une prévention que rien souvent ne justifie, de se priver d'une étude, dont on aurait peut être retiré le meilleur fruit ? Non, des hommes graves et vraiment instruits ne procèdent pas de cette manière. Avant de condamner, ils s'approchent, regardent, se rendent compte.

Si les hommes sérieusement intelligens et consciencieux savent examiner avec impartialité tout système nouveau et se tenir ainsi au courant du mouvement intellectuel qui s'accomplit autour d'eux, que penser de ces gens qui entendent parler pendant 20 ans de systèmes importans, qui voient les idées qu'ils contiennent se propager et grandir, le nombre de leurs adeptes s'augmenter constamment, et qui néanmoins ne songent même pas à les étudier dans leurs parties les plus élémentaires ? Malgré tout le respect qu'on doit à la liberté individuelle, n'est-on pas obligé de convenir que la conduite de ces gens passe de l'indifférence, de l'apathie, du sommeil, au crétinisme et à l'imbécillité? Et quand on pense que ce sont la plupart du temps ces immobilistes et ces momies qui s'arrogent le droit de conspuer les intelligences vivantes, actives, chercheuses !

CHAPITRE VI.

TOPOGRAPHIE DU CRANE.

I.

Développement des organes.

Le mécanisme spirituel qui compose l'âme est unitaire et harmonique : c'est la série passionnelle, système de principes identiques à ceux qui constituent la vie en Dieu et dans l'univers.

Les forces primitives de l'âme humaine, qui ne sont, dans leur principe, que des impulsions, que des attraits, deviennent, en passant par les organes et en se combinant dans leur action avec les objets du monde extérieur, de véritables passions.

Pour arriver à exister en tant que passions, les attractions humaines ont donc besoin, non seulement de se former des organes d'une certaine puissance, mais encore de se trouver en contact par l'intermédiaire de ces organes avec les phénomènes extérieurs pour lesquelles elles sont créées. L'idiotisme qui n'est autre chose que l'absence d'un développement suffisant du cerveau ou son altération complète, prouve d'une manière évidente ce que nous venons d'avancer, puisque alors les facultés et passions ne peuvent se révéler. Chez les idiots se manifestent seules, en effet, les facultés desservies par des organes assez étendus, tandis que les autres demeurent, sinon dans le néant, au moins dans le sommeil.

Comme l'énergie d'une faculté quelconque pousse en avant la partie de l'encéphale qui lui sert de siège, il faut conclure que le travail des forces spirituelles se fait par voie de rayonnement. On peut donc, par hypothèse, se représenter la protubérance annulaire comme principal centre d'application du système passionnel, point d'où s'échappent en tous sens les courants qui vont alimenter, mettre en mouvement et étendre les divers organes. En même temps que les forces spirituelles sont indispensables pour animer et développer la matière, celle-ci ne l'est pas moins pour contenir l'expansion de ces forces dans une certaine limite et déterminer ainsi l'unité de l'être. Cette nécessité réciproque conduit à admettre cette croyance de toutes les religions, à savoir que l'âme a une forme semblable à celle de notre corps, ce qui implique évidemment dualité de matière dans notre organisme, pendant la vie terrestre. (1).

Lors même que la forme sphéroïdale de la tête ne suffirait pas pour prouver que les forces cérébrales procèdent, dans leur jeu, par voie d'expansion et de rayonnement, les renflemens présentés par les organes forts ne

---

(1) Quoique conforme au fond à toutes les idées révélées, sur la nature et les conditions de l'âme après la mort, cette opinion n'en paraîtra sans doute pas moins étrange. Elle est cependant, après le principe de l'affinité, le seul moyen rationel d'expliquer le lien qui groupe et retient les forces constitutives de l'âme en un système unitaire. Au surplus, on conçoit que la substance dont il est ici question est très subtile, éthérée, complètement invisible pour nos yeux matériels. C'est elle qui compose le *corps glorieux* dont parle l'apôtre, corps tellement dominé dans notre existence terrestre par nos lourds organes que nous n'en avons nulle conscience et que nous croyons le revêtir quand la mort vient nous frapper.

Le phénomène de la croissance ne saurait non plus s'expliquer autrement que par l'hypothèse dont il s'agit. La matière subtile qui, jointe aux forces essentielles, constitue l'âme, fait en quelque sorte fonction de ressort d'expansion à l'égard de notre être sensible, quelle pénètre.

Le sentiment de vie que les gens amputés ressentent dans le membre qui leur manque est la preuve la plus concluante qu'on puisse indiquer de la dualité de la matière en nous.

Au surplus, comme cette opinion exigerait, pour être discutée, des développemens qui ne peuvent trouver place ici, on peut la considérer comme non avenue.

laisseraient aucun doute à cet égard. En effet, les protubérances originelles ou produites par la persévérance du travail, offrent sur la tête de petites éminences ordinairement arrondies et qui prouvent que la force d'impulsion est toujours perpendiculaire au centre. La plus ou moins grande élévation de ces éminences indique le degré d'énergie de la faculté, comme aussi sa puissance relative lorsqu'il s'agit pour elle de se manifester.

Comme les rayons spirituels ou courants magnétiques qui jouent parallèlement dans les deux hémisphères du cerveau et dans les autres grands organes de l'encéphale, sont nombreux et vont tous du centre à la circonférence, il en résulte qu'ils concentrent mutuellement leur énergie en se limitant les uns les autres. Alors, en même temps que le diamètre de la protubérance tend à se réduire à la surface du crâne, ou du moins ne s'agrandit que difficilement, le rayon vertical s'allonge par la poussée. C'est là l'explication de la forme affectée par les organes que présente le crâne.

Mais il arrive parfois que les éminences crâniennes n'ont pas une régularité parfaite ou subissent quelques légers déplacemens, tantôt dans un sens, tantôt dans l'autre. La cause de ces petites modifications est bien facile à déterminer : elle est dans la différence d'énergie des facultés contiguës. Ainsi, on conçoit que la plus forte devra nécessairement envahir sur la plus faible, la refouler, ou réduire son diamètre, s'il s'en trouve une également puissante de l'autre côté. Du reste, comme la disposition hiérarchique des organes ne permet guère qu'une faculté puisse fonctionner isolément, et qu'elle agit presque toujours avec le concours de celles du groupe auquel elle appartient, il y a nécessairement une certaine proportionnalité et une certaine harmonie entre les diverses protubérances qui s'avoisinent. Les déplacemens, par la même raison, ne sont pas non plus brusquement donnés, mais ils le sont d'une manière plus ou moins insensible par le développement d'un groupe de quelques organes. Toutefois, le fait général ne prouve aucunement l'impossibilité de l'exception.

II.

Despositions topographiques générales.

On a déjà vu que la surface totale du crâne se divise en trois grandes régions, celle des penchants, celle des sentimens et celle des facultés perceptives et réflectives.

L'emplacement assigné aux penchants ou instincts occupe la partie postérieure du crâne jusqu'à la moitié de sa hauteur environ et comprend trois organes dans cette élévation. Puis, elle s'étend en décrivant une courbe, quelque peu ascendante, arrivant à l'angle de la voûte crânienne, jusqu'à la ligne qui partage en deux la distance qui règne entre l'extrémité extérieure de l'arc sourcillier et le trou auriculaire.

Les penchants sont indiqués sur la planche par des hachures croisées.

Onze organes sont contenus dans cette première division, en y comprenant l'*alimentivité*, la *brophilie* et la *constructivité* pour laquelle nous avons déjà fait quelques réserves. Nous ne nous occupons, bien entendu, que de la topographie extérieure et apparente de la boîte osseuse.

Chez le sujet formé, toutes les opérations qui dérivent des penchants contenus dans la région que nous venons de désigner, se touchent et s'enchaînent. Leur but est la conservation de l'individu et de l'espèce.

Les sentimens, qui sont indiqués sur la planche par des hachures simples, occupent tout le sommet de la tête, jusqu'à la limite supérieure des penchants; ils s'arrêtent, antérieurement et au milieu, à une petite distance de l'angle formé par le haut du front et s'avancent ensuite un peu de chaque côté sur les parties ordinairement laissées nues par l'échancrure des cheveux.

En considérant la *circonspection*, l'*idéalité*, la *gaieté* et l'*imitation* comme des sentimens, ce qui nous semble contestable jusqu'à un certain point, ainsi que nous l'avons dit, on aurait douze facultés connues dans la circonscription que nous venons de tracer.

Dans l'âge fait, les sentimens ont pour but de nous identifier avec les beautés du monde physique et du monde moral, c'est par eux que nous sommes sociables et que nous nous élevons jusqu'à la vertu ; c'est par eux aussi que nous créons l'art qui n'est que la faculté d'imiter la nature dans ses manifestations les plus riches par le nombre, la mesure et l'harmonie.

Les organes qui servent d'instrumens aux perceptions se trouvent placés à la partie antérieure du crâne et embrassent toute la surface du front jusqu'aux lignes qui bornent les instincts, en avant de l'oreille, et jusqu'à celle sur laquelle viennent s'appuyer les sentimens.

La partie comprise entre les perceptions et les sentimens, sur le sommet du front, est réservée aux facultés réflectives, les plus précieuses et les plus fécondes de toute l'économie cérébrale ; cette partie qui renferme deux organes seulement est laissée en blanc sur la planche.

Les perceptions qui donnent la conscience des différentes manières dont les sens sont affectés, siégent nécessairement dans le voisinage de ceux-ci. Sans les facultés perceptives, toutes les sensations se réduiraient à un acte de sensibilité confuse ; c'est par elles que nous nous rendons compte des divers phénomènes du monde extérieur. Aussi, rien de plus naturel, puisqu'elles sont destinées à nous diriger, qu'elles se trouvent situées à la partie antérieure du crâne.

Le classement des facultés de perception est parfaitement logique comme dans toutes les autres grandes divisions. Il présente l'ordre naturel suivi dans l'appréciation des phénomènes sensibles. Ainsi, pour ce qui est de la vue, l'homme considère abstractivement les objets, puis il perçoit leur forme, leur étendue, leur volume relatif, leur couleur, leur classement et leurs rapports. Pour ce qui est de l'ouie, il perçoit les sons, puis leur durée ou la mesure. Au dessus des organes situés sur l'arc sourcillier, on rencontre au milieu du front et dans sa partie moyenne, l'*éventualité* ou sens et mémoire des événemens ; de chaque côté, les *localités* ou faculté propre à saisir les ensembles, à s'orienter et à reconnaître les lieux. Nous verrons plus tard que les phrénologues n'ont peut-être pas encore reconnu toutes ses applications.

Pour nous, les facultés de la *merveillosité*, de l'*idéalité*, de la *gaieté* et de l'*imitation* appartiennent plutôt, comme nous l'avons vu, aux perceptions supérieures qu'aux sentimens. En acceptant cette subdivision des facultés perceptives en simples et composées on aurait alors pour siége topographique particulier de ces dernières, la partie moyenne et médiane du front dans une largeur des deux tiers environ, puis les deux angles de la partie antérieure du crâne en se rapprochant un peu au dessus des organes de la causalité.

Les facultés perceptives sont teintées en gris sur la planche. La teinte la plus foncée est pour les perceptions simples ou inférieures; l'autre pour les perceptions d'ordre supérieur. Nous avons rangé parmi celles-ci les facultés qui nous paraissent avoir été classées à tort dans les sentimens.

D'après la division que nous venons d'indiquer, il y aurait jusqu'à présent neuf facultés de perception simple et sept de perception composée. Nous les grouperons en tableau lorsque nous en donnerons l'analyse.

Le *langage* qui n'est à proprement parler que la perception et la mémoire des mots, se trouve dans la partie supérieure du cône formé par l'orbite.

Le *calcul* au moyen duquel on perçoit des masses plus ou moins considérables d'unités et leur différentes combinaisons, nous semble aussi devoir prendre rang parmi les perceptions composées, bien qu'il soit placé à l'extrémité des sourcils dans la partie inférieure des tempes.

Si les facultés perceptives approvisionnent toutes les mémoires de l'esprit, les facultés réflectives ou philosophiques ont seules la puissance fécondante. Ce sont elles qui, d'après les souvenirs, comparent, recherchent et déterminent les causes. Les facultés réflectives sont les organes de la génération intellectuelle ; aussi se trouvent-elles diamétralement opposées à l'*amativité* qui est celle de la génération physique. Ces deux facultés, nommées *comparaison* et *causalité*, les plus générales et les plus importantes, opèrent sur toutes les autres ; ce sont elles qui donnent à l'homme sa plus haute valeur,

III.

Développement successif des organes.

Bien que l'enfant apporte en naissant à peu près le type de son organisation générale, le crâne présente cependant de certaines modifications dont l'observateur doit tenir compte. Ces modifications varient suivant les âges. Le nouveau-né, qui a la tête pointue, par suite des fortes pressions qu'il a endurées lors de l'accouchement, la montre bientôt presqu'entièrement arrondie; puis elle se développe rapidement dans la région moyenne de la partie antérieure ; enfin, à partir de l'enfance jusqu'à l'adolescence, il est probable que le plus grand travail d'excitation s'opère dans les régions supérieures, si non pour développer le cerveau en cet endroit, du moins pour en mûrir en quelque sorte la matière.

Cette succession, dans le développement des diverses parties du crâne, est subordonnée aux différens besoins du sujet. Ainsi, les instincts de conservation qui dominent seuls dans la plus basse enfance, entraînent le poupon à s'emparer de tout ce qui l'environne pour le porter à sa bouche. Puis, quand ses sens de la vue et de l'ouïe sont plus développés et que ses besoins sont plus nombreux, les facultés de la région moyenne du front qui lui sont indispensables, acquièrent une grande énergie et poussent les organes en avant. Enfin, quand ses forces lui permettent de se mouvoir et de commencer à marcher, comme il est exposé à mille obstacles et à mille dangers, la nature lui prodigue le secours de la circonspection.

C'est merveilleux de voir avec quelle facilité et quelle rapidité le petit enfant s'éduque et enrichit sa mémoire. Malgré sa mobilité et l'impossibilité dans laquelle il est de réfléchir, il retient une immense quantité de faits et de mots; il apprend à son insu et sans que sa volonté y soit pour la moindre chose ; il se soumet volontiers à la direction qu'on lui imprime; en un mot, il n'est en quelque sorte qu'un miroir dans lequel viennent se réfléchir les habitudes et les idées de ceux qui l'élèvent.

Dès que la passion du goût ne domine plus exclusivement l'enfant, les affections simples, telles que l'amour filial et l'amitié apparaissent en lui. Il est alors aimant et caressant, capable de tout sacrifier, ses jeux et sa gourmandise, à ceux qui lui inspirent une affection vive. C'est à ce moment que les parents, la mère surtout, ont le plus d'influence sur lui. Heureux ceux qui savent en profiter pour jeter de bonnes semences dans les jeunes cœurs qui rayonnent vers eux! Les impressions que nous recevons à cette époque de notre enfance ne s'effacent jamais et ont une puissante action sur notre vie morale pendant toute la durée de notre existence. L'âme de l'enfant est alors à sa première floraison. Malheur à lui, mais aussi malheur à ses père et mère, s'ils ne savent pas la favoriser par une douce chaleur. Le jeune cœur qu'on empêche d'éclore ou qu'on referme, perd ordinairement pour toujours ses parfums de sensibilité.

Cet état de l'enfance pendant la période à laquelle nous faisons allusion se manifeste phrénologiquement par un assez fort développement de la partie moyenne postérieure du crâne, siége des instincts qui donnent alors le ton à la vie affective.

En arrivant aux environs de la quinzième année, à l'âge de l'adolescence, les jeunes gens bien nés se passionnent facilement pour les hauts sentiments, pour les idées de justice, pour l'amour du vrai et du beau. Les cordes les plus généreuses de l'âme sont alors en pleine vibration. Qu'on rassemble une masse d'écoliers de cet âge et qu'on leur fasse appel en faveur d'une noble cause, tous s'entraîneront d'un seul mouvement. C'est vers cette époque de la vie qu'on est le plus disposé à l'abnégation et qu'on donne le plus volontiers, indépendamment de tout calcul et de toute arrière pensée.

Aujourd'hui même que la jeunesse participe à l'apathie et à la corruption générale; aujourd'hui que les écoliers ne se passionnent plus guère que pour la toilette et le cigarre, on trouverait certainement encore de nombreux faits de confirmation à ce qui précède; car la malfaisance d'un régime à beau être puissante, elle ne saurait l'être assez pour métamorphoser complètement la nature humaine.

C'est à l'époque de l'adolescence que les sentiments supérieurs ont le plus d'exaltation et d'empire ; aussi, dit-on des hommes qui conservent longtemps la chaleur du dévouement, qu'ils sont toujours jeunes et, quelquefois même, qu'ils agissent comme des enfants. C'est en effet, par le temps qui court, se montrer bien puéril, que de se dévouer pour les autres, quand tous professent le plus brutal égoïsme !

Après le règne des sentiments d'abnégation et de sacrifice vient celui de la poésie, de l'amour, dans lequel entre assurément plus d'égoïsme qu'on ne le saurait croire, surtout s'il s'agit de l'homme. Cette révolution, qui s'accomplit vers l'âge de 18 ou 20 ans, annonce, du reste, que l'énergie vitale envahit les facultés intellectuelles et ne tardera pas à les rendre fécondes. En effet, quelques années d'expérience sont à peine écoulées, que l'empire reste seul à la raison et à l'ambition. Le point de vue devient positif, les allures plus calmes et plus sûres, le but plus invariable et plus sérieux, l'esprit plus concentré et plus calculateur, le cœur moins expansif et plus personnel. La vie qui avait offert jusque-là plusieurs floraisons successives, qui avait prodigué les richesses de son printemps, se replie peu à peu sur elle-même, devient égoïste et avare.

Dans la maturité, c'est l'ambition qui dirige, sous le double stimulant des sens et de l'esprit de famille. Tout ce que l'homme fait a de facultés, il le met au service de son présent et de son avenir. Améliorer sa position, ouvrir des débouchés à ses enfants, voilà jusqu'où s'étend son horizon ; il prend pour de l'héroïsme les efforts qu'il fait en vue de sa famille. Cet amour exclusif excuse et justifie à ses yeux tout ce qui est entrepris en son nom, de même que l'ambition finit par employer indifféremment tous les moyens pour atteindre son but.

Voilà, dans une société où le jeu des passions n'est ni prévu, ni réglé, où elles ne peuvent être satisfaites que par les seules ressources de l'individu et souvent contre l'intérêt général, voilà où conduisent les instincts les plus impérieux et les plus légitimes de la nature humaine ; voilà où nous mènent les plus saintes impulsions, quand elles ne sont pas réprimées par la raison et de nobles sentiments, en attendant que nos formes sociales soient organisées conformément aux plans de Dieu.

Dans l'état actuel des choses, c'est triste à dire, mais l'homme sensé que le hasard n'a pas favorisé de la fortune doit s'imposer, par devoir, une foule de privations, sous peine de se créer mille embarras et d'y entraîner d'autres êtres avec lui. Ainsi, par exemple, c'est une folie et même plus, c'est un acte intolérable d'égoïsme que de se marier dans une situation précaire et instable, qui presque toujours ne réserve que la misère à une femme et à des enfants. C'est en vérité s'en remettre bien imprudemment au hasard ou faire preuve d'une bien étonnante légèreté ; car c'est faire dépendre l'existence de toute une famille d'une maladie, d'une mort du caprice d'un maître, d'une crise industrielle ou de tout autre accident aussi commun et aussi probable. Il faut, pour que les classes ouvrières osent s'engager aussi facilement dans le mariage qu'elles n'aient réellement aucun souci du lendemain ou qu'elles comptent alors sur des miracles de la Providence.

Quant à ceux qui, sans aisance, appartenant cependant par leur éducation et leurs fonctions à la bourgeoisie, ne craignent pas non plus d'unir leur destinée à celle d'une femme de leur condition, ils sont peut-être moins excusables encore, car ils assument sur eux une responsabilité beaucoup plus lourde. La femme du peuple travaille, ses enfants, mal vêtus, mal nourris, trouvent un refuge momentané à la sale d'asile et aux écoles primaires, en attendant qu'ils entrent en apprentissage ; sans doute, ces charges sont lourdes et durent assez longtemps pour mettre le ménage dans l'impossibilité absolue de faire des économies ; le pauvre ouvrier le sait, il s'y attend et y est résigné d'avance. Mais le commis, le simple employé, le petit fonctionnaire, qui ne reçoivent qu'un modique traitement et qui sont néanmoins astreints à une certaine représentation, que feront-ils de leurs enfans? Comment s'y prendront-ils pour leur donner de l'éducation? Avec quoi paieront-ils les annuités de pension et de collége? Comment conduiront-ils, jusqu'à 18 ou 20 ans, leurs fils, pour les mettre à même d'entrer aussi dans des administrations? Leurs ressources matérielles ne le leur permettent évidemment pas. En feront-ils des ouvriers? Ils considéreraient cela comme une humiliation. Ils devront donc vivre dans une gêne douloureuse qu'ils feront partager à leurs femmes et à leurs enfants, et mille fois heureux s'ils en sont ainsi quittes.

Mais, objectera-t-on, outre que l'amour ne s'enquiert pas de la fortune quand il envahit un cœur, il est aussi le meilleur gardien des bonnes mœurs et le plus sûr garant de l'ordre social. Oui, sans doute, nous ne contestons pas le grave inconvénient qui pourrait résulter du renoncement au mariage de tous ceux qui ne se trouvent pas dans une position, sinon brillante, du moins assurée. Il n'en est pas moins vrai que les ménages pauvres sont d'affreux enfers et que le soi-disant amour des époux et des pères pour la stabilité n'est le plus souvent qu'une preuve de leur dépendance.

Cette condition de dépendance qui fait du père de famille pauvre une espèce de bête de somme constamment attelée au manège industriel, pour arriver à nourrir sa femme et ses enfans, est d'ailleurs la base de toute la politique des chefs des nations civilisées. En poussant les ouvriers au mariage et à la pullulation, ils les enchaînent par la crainte de la famine et les soumettent forcément aux lois et aux salaires qu'il leur plaît d'établir. Les gouvernants savent qu'ils n'ont rien à redouter des malheureux dont les bras doivent sans cesse travailler pour gagner le pain de leur famille, et les exploiteurs profitent aussi de cette nécessité pour leur imposer leurs volontés.

Et puis, ajoutera-t-on encore, faut-il que le grand nombre déjà déshérité de tant de jouissances soit encore privé de celles du cœur et de la famille? A la bonne heure; mais cela prouve simplement que la plupart des individus s'associent par égoïsme et non pas dans un but de dévouement au pays, à l'espèce, et d'abnégation.

Avec l'âge avancé reparaît la vie exclusivement animale. Les sentimens généreux depuis longtemps évanouis, l'intelligence affaissée, les instincts de famille affaiblis eux-mêmes, ne laissent plus dominer que les sens, principalement, celui du goût. La carrière de l'homme se termine donc d'une manière analogue à son commencement; les deux extrêmes se touchent, les extrémités de la série sont identiques.

En suivant avec attention le mouvement des phases diverses qui se succèdent pendant la carrière humaine, on pourrait suivre les modifications correspondantes qui s'opèrent sur le crâne. Les plus remarquables et celles qui ont conséquemment le plus frappé les observateurs, sont celles de la partie moyenne du front et de la partie postérieure où siége la circonspection. Mais en examinant avec plus de soin, nul doute qu'on n'arrive à constater celles que nous avons fait entrevoir plus haut.

IV.

Influence de l'âge sur l'organisation.

Si les différentes phases de la jeunesse impriment à l'encéphale un mouvement de croissance, le contraire a lieu dans la décrépitude. Le grand âge n'a pas seulement pour effet d'ossifier les membranes qui enveloppent le cerveau et d'augmenter ainsi l'épaisseur de la boîte osseuse, il réduit aussi la masse totale du crâne. La matière semble s'affaisser sur elle-même dès qu'elle ne permet plus aux forces passionnelles de circuler convenablement. Mais, cette réduction de volume s'accomplit insensiblement et sur la totalité, sans qu'on ait remarqué que telle partie diminue plutôt que telle autre.

Toutefois, l'influence de l'âge ne se fait sentir que fort tard à l'encéphale. Les cheveux sont gris ou blancs depuis longtemps, souvent même il n'en reste plus, que le cerveau possède encore toute son énergie et qu'il est encore susceptible de s'accroître par l'exercice des facultés. Le cerveau est ordinairement l'organe qui résiste le mieux à l'âge. On voit fréquemment des hommes dont le corps est vieux et cassé conserver néanmoins toute leur verdeur de tête.

Il y a une différence notable entre les développemens successifs du crâne, que l'âge amène naturellement dans la jeunesse et ceux qui résultent, après la croissance, d'un travail opiniâtre. Les premiers sont dûs à l'influence de la loi sériaire qui établit l'ordre dans l'éclosion des facultés et qui alterne le rôle des passions, tandis que les seconds n'ont d'autre cause que l'application constante de la volonté du sujet.

L'aliénation mentale, qui n'est en quelque sorte qu'une espèce de décrépitude ou de neutralisation des facultés intellectuelles, produit comme le grand âge, la diminution du cerveau. En effet, toute folie d'un caractère quelconque jette le sujet dans l'idiotisme après avoir usé ses organes par une surexcitation trop prolongée. C'est, comme on le voit, le même phénomène que celui de la vieillesse, mais anticipé.

Néanmoins, comme la réduction amenée par l'âge s'opère d'une manière à peu près égale et conserve ainsi les différentes protubérances du crâne, on retrouve toujours, quelle que soit la vieillesse du sujet, les signes indicateurs des facultés qu'il a eues. Ces signes sont même plus apparents par suite de la diminution des muscles, du dessèchement et de la tension de la peau.

V.

Méthode pour étudier la topographie crânienne.

La marche à suivre pour bien se rendre compte de la topographie des organes est fort simple. Il faut d'abord commencer par examiner les grandes masses pour s'assurer de leurs développemens relatifs, puis voir quelles sont les parties dominantes de chacune d'elles. Quand on a fait à l'aide de l'œil ces deux opérations extrêmement faciles, on descend alors aux détails.

Ainsi, par exemple, supposons qu'on ait reconnu, dans une tête, la partie antérieure comme la plus considérable et qu'on ait ensuite remarqué que la base du front l'emporte sensiblement sur le sommet, on aura à rechercher, parmi les organes perceptifs qui occupent cette base, quels sont ceux qui offrent le plus de développement.

Si cette triple opération est faite avec soin et précision, ou aura immédiatement, et les diverses prédominances des groupes d'organes sur le crâne soumis à l'observation, et l'étendue relative et proportionnelle de tous les organes entre eux. C'est le rapport consigné de cette appréciation exacte que nous désignons sous le nom de topographie.

VI.

Grande division des organes.

Maintenant, si l'examen topographique est simple et facile, il n'est pas le seul qu'il y ait à faire, car, tout en contenant intégralement les élémens de l'appréciation des facultés, il demande encore d'autres calculs pour conduire à la détermination des caractères réels. Effectivement, il y a dans la tête humaine des facultés qui se secourent, et d'autres qui s'opposent et se combattent. Toutes n'en sont pas moins utiles; et le phénomène que nous venons de mentionner est plutôt un effet des contrariétés qu'exerce sur nous un état de choses peu en rapport avec notre nature, que le résultat du jeu régulier de nos forces passionnelles. Il ne faut pas perdre de vue que l'homme a été fait pour l'unité et que toutes ses facultés ont nécesssairement été combinées dans ce but.

Ce système d'équilibre résultant de certaines convergences et de certains contrastes est donc une prévoyance du grand Etre qui a voulu prévenir ainsi les excès et les abus, en arrêtant l'essor illimité d'une faculté par le contrepoids d'une autre.

Les facultés qui se secondent entre elles se nomment *auxiliaires* et celles qui se combattent, *antagonistes*. Il y a nécessairement à tenir compte de cette grande division des organes et à reconnaître leur puissance relative pour atteindre à des appréciations phrénologiques d'une valeur sérieuse.

Qu'elle soit sociale ou égoïste, une faculté puissante a toujours de graves inconvénients quand elle est dépourvue de contrepoids. Ainsi, une *destructivité* énergique, sans conscience et sans bienveillance, peut conduire facilement à la violence et au crime, de même qu'une bienveillance extrême, sans fermeté et sans circonspection, mènera presque toujours à la prodigalité, à la duperie, à la ruine. Un bon développement des sentimens et des facultés latérales donnera lieu à un caractère bienveillant, juste, mais sévère et résolu dans l'occasion.

Comme on le voit, il arrive parfois que les organes qui se trouvent en contraste agissent de concert. C'est un effet de la loi du contact des extrêmes.

VII.

Moyen d'arriver à des conséquences justes.

Arrêtons-nous encore un moment, avant de passer à l'étude détaillée des organes de l'encéphale, sur les moyens propres à obtenir les meilleurs résultats possibles des observations phrénologiques. On ne saurait d'ailleurs trop insister sur les précautions à prendre pour éviter les erreurs, car ce sont elles qui donnent des armes aux adversaires de la science et qui souvent découragent les esprits bien intentionnés qui l'abordent sans persévérance.

Ce qu'on veut surtout obtenir de la Phrénologie, ce sont des indications certaines sur l'état des penchants natifs de l'homme, sur les diverses dispositions dont l'a doué la nature, en un mot, sur les aptitudes révélatrices de sa destinée. Ce qu'on veut ensuite, c'est un moyen d'expliquer les actes qui sortent de la vie ordinaire et qui laissent la plupart du temps la philosophie et la psychologie muettes.

Si la Phrénologie a réellement une valeur et sait remplir ses promesses, elle doit conduire à la solution de ces divers problèmes, mais y conduire d'une manière claire, précise, incontestable; si elle dévoile sérieusement la proportionnalité des attractions humaines chez tel individu donné, elle doit, avec sa prétention à l'exactitude de la science, mener à des conséquences morales parfaitement justes ; en un mot, si la Phrénologie veut justifier son titre et ses affirmations, il faut qu'elle porte une vive lumière dans les profondeurs de l'âme humaine et qu'elle en éclaire tous les plus secrets replis.

Mais, en même temps qu'elle doit atteindre à ce but important, elle doit aussi, en tant que science, rendre presque impossible les erreurs de ceux qui l'explorent.

C'est là la question d'étude et de méthode. Nous osons croire qu'elle sortira assez lumineuse de l'ensemble de ce travail.

Pour arriver à la déduction de conséquences psychologiques justes et certaines, il faut d'abord que les organes assignés sur la tête à telles et telles facultés soient reconnus bien réels ; il faut qu'il ne puisse pas y avoir confusion entre eux, sous le rapport topographique ; que les développemens relatifs soient bien appréciés ; que les facultés soient bien constatées, bien définies dans leur nature, leur rôle et leur but ; que leurs applications variées soient également connues et bien déterminées ; enfin, que leur équilibre soit assez rigoureusement évalué, pour qu'on sache reconnaître à l'avance quand telles d'entre elles pourront fonctionner en mode subversif, c'est à dire tomber dans un essor illimité, dans l'excès.

Nous en avons dit assez dans les deux sections qu'on vient de lire, sur les principes de la science et sur la topographie générale des masses ; nous allons, dans la section qui va suivre, nous occuper de l'étude particulière de chacune des facultés et des organes qui leur correspondent.

TROISIÈME SECTION.

EXPOSITION ANALYTIQUE.

CHAPITRE I.

PLAN GÉNÉRAL DE L'EXPOSITION.

I.

Distribution des chapitres.

C'est de l'exposition phrénologique proprement dite que nous allons nous occuper dans cette Section. Eu égard aux remarquables travaux qui ont été publiés sur cette partie de la science, on conçoit qu'elle n'est qu'accessoire dans cet ouvrage, et, conséquemment, qu'elle sera aussi succincte et aussi résumée que possible. Elle offrira cependant plusieurs aperçus nouveaux, et c'est là peut-être ce qui lui fera pardonner de venir après tant d'autres.

La distribution des chapitres sera donnée par la classification générale des organes, suivant leur ordre particulier. Ils traiteront donc successivement des penchants, des sentimens, des facultés réceptives et réflectives. Cette division nous a paru la plus intelligible et la plus méthodique, car elle sépare d'une manière bien tranchée les différentes régions de la topographie, de même qu'elle classe symétriquement aussi les divers organes qui appartiennent à ces régions.

Au lieu de suivre la classification généralement adoptée par les phrénologues, nous la modifierons conformément aux critiques qu'elle nous a suggérées dans les deux sections précédentes. Mais cette disposition nouvelle ne tendra pas plus à introduire la confusion dans l'étude de la science, qu'elle ne saurait en contrarier les principes. C'est là une affaire purement philosophique et qui ne porte aucune atteinte, ni à la valeur de la théorie, ni à celle des travaux accomplis jusqu'à ce jour, ni enfin à la certitude des organes découverts et admis par tous les hommes qui ont suffisamment expérimenté.

II.

Méthode particulière.

Chaque division topographique donnant un chapitre spécial, les facultés qui les composent en formeront nécessairement les paragraphes. Chacun de ces paragraphes contiendra l'examen de la faculté en elle même, l'appréciation de son but, de son utilité, la désignation de l'organe qui lui est propre ; puis l'historique de la découverte de cet organe, la détermination de sa situation relative, sa description ; puis encore l'appréciation des résultats qu'il est susceptible d'amener à tel ou tel degré de développement et celle des modifications qu'apportent à ces résultats l'existence des autres organes qui lui servent d'auxiliaires ou d'antagonistes.

Avec une pareille méthode, il nous semble impossible que le lecteur impartial et intelligent n'arrive pas à se rendre compte de la haute valeur des vérités enseignées par la Phrénologie, car ces vérités se soumettent d'elles-mêmes au contrôle de la raison philosophique et de l'observation, et nous pouvons dire qu'elles en sortent victorieuses.

Dans toute la section qui va suivre, il ne faut pas oublier de considérer comme démontrés d'une manière absolue: 1° l'existence des facultés, 2° le fait qu'elles ont leur siége dans l'encéphale. Ces deux vérités, admises à la fois par la science et par la philosophie, ne sauraient d'ailleurs faire doute aujourd'hui aux yeux des esprits éclairés, et elles se trouvent ainsi hors de toute discussion.

Les différentes études que nous venons d'indiquer sur chacune des facultés, sont en quelque sorte les derniers rameaux de l'analyse du moral humain. Quand toutes les facultés phrénologiques seront découvertes, ce qui ne peut tarder, à cause de l'excellent cadre que nous devons à la théorie de l'attraction passionnelle, on connaîtra l'homme dans ses facultés intimes, dans ses forces spirituelles comme on le connaît aujourd'hui anatomiquement.

Déjà, sauf quelques lacunes peu importantes, la Phrénologie peut se flatter de présenter un ensemble d'observations bien supérieur à celui qu'offre la philosophie la plus avancée; déjà, on lui doit d'avoir dissipé bien des mystères et bien des préjugés. Qu'elle accomplisse encore quelques progrès et elle deviendra la seule base sérieuse de la science de l'homme.

Au surplus, il y a un moyen bien simple de vérifier dès à présent l'importance de la Phrénologie, comme méthode générale d'analyse psychologique, c'est de grouper logiquement tous les faits particuliers qu'elle déduit, soit à l'égard de chaque organe, soit à l'égard des groupes qu'ils forment dans leur ordre respectif, soit enfin à l'égard des tendances de chacune des masses de la tête, et de voir si toutes ces données constituent bien l'homme de la nature. Si, à l'aide de tous ces détails analytiques, on peut recomposer une synthèse frappante de vérité; si l'unité de l'âme humaine sort brillante et complète de ce faisceau; si l'homme apparaît alors, non pas tel que des rêveurs ont pu l'imaginer, mais bien tel qu'il est réellement, sans voiles et sans mystères, réfléchissant en lui l'ordre de la nature, manifestant avec évidence la destinée qui lui est dévolue, fournissant une boussole certaine pour conduire l'Espèce dans les voies de l'avenir, la Phrénologie ne méritera-t-elle pas qu'on l'élève au rang de science positive et qu'on ait en ses principes une foi absolue ?

Eh bien ! qu'on remonte, quand on aura lu cet ouvrage, jusqu'aux idées générales qui lui servent de fondement; qu'on examine avec soin, si les conséquences sont bien logiquement rattachées aux principes; qu'on cherche s'il y a une formule plus nette, plus précise, plus complète que la série passionnelle, pour exprimer l'individu humain; qu'on s'assure si la philosophie, si les religions mêmes ont expliqué l'homme d'une manière plus satisfaisante et on conviendra que la Phrénologie est, non seulement une science trop peu connue, mais encore que le plus bel avenir lui est réservé.

III.

Objet de l'analyse des facultés.

L'objet principal de cette section est de reconnaître, de définir, de constater les élémens constitutifs des passions et conséquemment d'arriver à compléter analytiquement la science de l'homme moral.

L'étude appliquée des facultés cérébrales ne nous conduit pas seulement à leur classement hiérarchique, mais aussi à la connaissance du mécanisme passionnel tout entier, et c'est un avantage que la philosophie n'avait pu encore nous donner.

En découvrant le principe et le mobile de toutes les actions humaines, en se trouvant à même de mesurer l'énergie des forces qui nous poussent, on peut immédiatement expliquer tous les cas possibles de la conduite de l'homme et rendre compte de ses déterminations les plus bizarres et les plus contradictoires en apparence.

Mais c'est surtout à la psychologie, nous ne saurions trop le répéter, que l'étude détaillée des facultés apporte un puissant secours en lui donnant à la fois une méthode positive et une base organique, toujours soumise aux investigations des observateurs.

Si l'analyse que nous avons donnée de l'âme humaine, dans le VI⁰ Chap. de la première partie, a déjà jeté de vives lumières sur la nature intime de l'homme, on va voir que l'observation particulière des facultés ne laisse plus rien à désirer à cet égard.

Pour quiconque, en effet, veut examiner de bonne foi les révélations du système de Gall, comme nous avons essayé de le faire, au point de vue de la théorie de l'attraction passionnelle et de la loi sériaire, il doit paraître évident que les secrets du cœur humain sont entièrement dévoilés, puisque tout l'organisme spirituel est alors connu.

Quand nous allons être descendus dans les limites les plus reculées de l'analyse, rien ne sera plus facile que de reconstituer la synthèse en rétablissant l'unité harmonique qu'on appelle l'Etre humain. Il suffira, pour cela, de rassembler, conformément au tableau de la page 177, les divers élémens ou facultés qui composent les forces complexes ou passions, puis de grouper celles-ci sous leur foyer respectif en les faisant rentrer dans la sphère d'activité qui leur est propre, puis enfin de relier ces trois sphères entre elles en les faisant pivoter sur ce que nous avons nommé l'Unitéisme.

L'homme faisant aussi lui-même fonction de pivot dans la création, jouit nécessairement d'un système de facultés propre à le mettre en rapport avec tous les phénomènes de l'univers ; aussi nous verrons que chaque force correspond à un fait général du monde extérieur. Cette coïncidence analogique forcée mettra évidemment ceux qui voudront en tenir compte sur la voie des facultés et des organes à découvrir. Comme on le voit, les moyens de confirmation sont loin de manquer à la Phrénologie.

IV.

Digressions éventuelles.

Tout en résumant le plus possible cette partie d'exposition pure et directe, nous ne craindrons cependant pas d'entremêler quelques digressions, quand les sujets que nous rencontrerons l'exigeront. Ce procédé rendra d'ailleurs la lecture plus variée et plus attrayante, en reposant l'esprit de la sécheresse des définitions et de l'enseignement.

Nos digressions, qui n'envahiront jamais la matière spéciale que nous traiterons, au point de la faire perdre de vue et de la faire oublier, auront surtout pour but principal d'expliquer et d'essayer de résoudre maints phénomènes et problèmes jusqu'ici négligés ou incompris. Elles contribueront souvent aussi à révéler de nouvelles propriétés de certaines facultés et à faciliter les applications.

Rien n'est plus propre à piquer la curiosité, à attacher, à faire réfléchir, que les faits qu'on produit à l'appui des idées théoriques nouvelles. Bien souvent ils agissent plus que les raisonnemens les mieux fondés et les plus vigoureux.

Et puis, il ne faut d'ailleurs pas oublier qu'il n'est point ici question d'un traité ordinaire, ce qui serait tout au moins une tentative inutile, mais qu'il s'agit, encore une fois, de grouper le plus possible de considérations nouvelles autour des élémens de la science.

V.

Considérations relatives aux penchants.

L'instinct ou penchant, ayant été défini d'une manière générale dans le paragraphe 3 du chapitre VI de la première section, nous n'y reviendrons pas. Nous nous bornerons à faire remarquer que les organes des instincts sont dans un rapport plus intime avec les viscères, que les sentiments et les facultés intellectuelles. Il en résulte que les phénomènes qui leur sont relatifs remuent et émotionnent davantage les viscères et qu'ils commandent plus directement les actes, tandis que les facultés intellectuelles, pour arriver à ce but, sont obligées d'agir sur les sentiments, puis sur les penchants. L'intimité des instincts et des viscères fait donc que lorsque les premiers sont frappés, la commotion est ressentie par l'un quelconque des seconds, le cœur chez tel, l'estomac chez tel autre, etc.

L'ordre logique exigerait certainement que l'on partît, dans l'examen des organes, de celui de la *Biophilie* ou attachement à la vie, puis de *l'Alimentivité*, etc. et qu'on n'arrivât à *l'Amativité* qu'en dernier lieu, puisque le cervelet n'acquiert son développement qu'à l'époque de la puberté, c'est-à-dire, quand toutes les parties du cerveau sont à peu près rendues à leur plus haut degré de croissance. Une autre raison voudrait peut-être encore qu'on procédât de cette manière, car le cervelet forme un organe à part et se trouve situé, pour ainsi dire, en dehors des autres.

Néanmoins, nous adoptons la méthode suivie par Broussais et en voici la pricipale cause : c'est que les têtes marquées sont numérotées d'après elle, et que nous les considérons comme indispensables pour étudier fructueusement. Nous allons donc suivre l'ordre généralement adopté.

Nous mentionnons ici, une fois pour toutes, que les numéros de la planche jointe à ce volume, correspondent exactement à ceux des têtes marquées du naturaliste Guy.

CHAPITRE II.

DES PENCHANTS OU INSTINCTS.

I.

Amativité.

C'est sous le nom *d'amour physique* que l'instinct générateur avait d'abord été désigné par Gall qui, le premier, en découvrit l'organe. Puis, plus tard, Spurzheim, en rectifiant la nomenclature du fondateur de la science, l'appela *Amativité.* Ce mot, assez expressif en lui-même, a surtout l'avantage d'être unique, ce qui est presque indispensable lorsqu'il s'agit d'une nomenclature scientifique.

L'instinct générateur est une impulsion naturelle qui pousse l'un vers l'autre, les deux sexes, pour la reproduction de l'Espèce. On conçoit qu'une fonction de cette importance doit nécessairement dériver d'une faculté primitive et essentielle, d'un attrait puissant et indestructible.

Le cervelet est le siége de l'organe de *l'Amativité.* C'est en remarquant que les individus portés vers l'acte génésique, avaient généralement la nuque fort large, que Gall le découvrit. Des observations sans nombre sont venues depuis confirmer la découverte du maître et ne laissent aucun doute sur sa valeur et sa réalité.

On a déjà vu qu'elle est la place qu'occupe, dans l'ancéphale, le cervelet; sa partie externe est recouverte par les muscles du cou et son volume ne peut guère s'apprécier que par le développement latéral de la nuque et la saillie qu'elle est susceptible de présenter quand il est très-considérable.

Dans l'âge adulte, le cervelet est au cerveau dans le rapport de un à six environ ; mais il n'en est pas de même dans l'enfance où il ne forme guère que sa quinzième ou vingtième partie ; aussi, rencontre-t-on presque toujours chez les enfants une forte dépression dans les régions que nous venons d'indiquer plus haut. Toutefois, il croît très-rapidement vers l'époque de la puberté, de manière à atteindre la proportionnalité qu'on lui a reconnue dans l'âge adulte.

Il y a aussi une différence de volume dans le cervelet des deux sexes. Celui de l'homme est ordinairement plus fort que celui de la femme. On remarque le même fait chez les animaux ; aussi, l'impulsion sexuelle, l'attaque en amour, part-elle toujours du mâle ?

Dans l'Espèce humaine, quand cette loi générale est renversée, la conduite des sexes en amour tend naturellement à être inverse, et cela peut rendre jusqu'à un certain point compte des démarches hardies, avanturreuses, de quelques femmes.

On prétend aussi, et cela paraîtra évident aux esprits réfléchis qui ont bien saisi les principes de la science, que les penchants érotiques entre personnes du même sexe, tiennent à une conformation encéphalique particulière, à une interversion dans les doses des affections qui nous constituent hommes ou femmes.

D'après Broussais, le cervelet ne doit pas être considéré comme le siége immédiat des idées vénériennes, mais comme l'excitateur de ces idées et comme un moyen de les entretenir et de les rappeler.

En effet, le cervelet ne paraît être que le centre de l'impulsion purement physique, le réservoir de la puissance génératrice et non point le principe des idées érotiques proprement dites. Il n'exerce guère une influence fort étendue, à ce dernier égard, que pour rappeler à l'esprit, comme le fait remarquer Broussais, des souvenirs et des images. Ainsi, on voit assez fréquemment des hommes au cervelet considérable, maîtriser facilement leurs penchants érotiques, comme on en voit aussi y céder avec excès dans des conditions organiques tout opposées.

On croirait d'abord que ces faits contredisent les

affirmations de la Phrénologie, mais il n'en est rien. Effectivement, un sujet peut être doué à la fois d'un instinct générateur puissant et d'une volonté ferme. Si cette volonté, unie à l'intelligence et aux sentiments élevés, lui commande la continence en faveur d'une œuvre qui le passionne, il fera taire sans grand effort les sollicitations érotiques. Les Annales religieuses sont remplies de faits analogues. D'un autre côté, un individu désœuvré, contrarié dans plusieurs de ses passions, livré en esclave au démon des récurrences et des déviations, pourra très-bien abuser des plaisirs de l'amour, sans, pour cela, présenter un ample développement du cervelet. L'excès, dans un sens ou dans un autre, ne dépend pas toujours, il faut se le rappeler, de l'énergie de telle ou telle de nos facultés, mais souvent de l'essor détourné de plusieurs attractions non satisfaites.

Dira-t-on que cette manière d'expliquer les exceptions phrénologiques annihile et détruit la science ? Ce serait une erreur, car la science n'a pour but principal que d'établir l'existence, la dimension des organes, et, par suite, l'énergie plus ou moins grande des facultés qu'ils servent. Elle considère, étudie l'homme selon la nature et non pas selon les déviations dans lesquelles le jettent nos formes sociales vicieuses. La recherche des causes et l'explication de ces déviations sont l'affaire du philosophe.

En dehors de ces causes, dues exclusivement aux conditions sociales, il y a aussi celles de l'éducation, des exemples, des habitudes ou de certaines maladies ; mais elles ne prouveront rien non plus contre le principe de la Phrénologie dont le premier but, encore une fois, est de dire là où réside la force et quelle est sa puissance. Rien n'empêche assurément un individu à cervelet étroit de forcer sa nature à l'égard de l'acte génésique, mais rien non plus alors ne le garantira d'un abrutissement plus prompt et d'une destruction plus prochaine.

L'accomplissement de l'acte génésique maintient le cervelet dans son degré normal de développement, tandis qu'il diminue dès que les organes génitaux cessent absolument de fonctionner. Ce phénomène est frappant chez les êtres que l'on soumet à la castration, surtout quand ils subissent cette opération avant le développement complet de l'appareil génital.

Un fait assez remarquable, c'est que chez l'homme soumis à la castration, il ne se produit pas d'idées érotiques, s'il l'a subie antérieurement à l'évolution de la puberté, tandis qu'il lui en reste dans la mémoire, dans le cas contraire. Cela prouve évidemment que le cervelet réagit sur le cerveau pour réveiller en lui le souvenir des actes qu'il a provoqués de la part des organes génitaux.

Quand l'organe de l'*Amativité* est fortement développé, que le cervelet gouverne par suite de la faiblesse des facultés intellectuelles et sentimentales, l'individu devient une espèce de brute susceptible des plus honteux déréglements. Quand il est au contraire dans une bonne proportion et qu'il jouit d'une certaine énergie, il imprime quelque chose de viril aux pensées et aux actions, inspire une galanterie qui fait le charme de la vie, donne enfin au caractère un ton qui lui sied dans les relations du monde.

Un cervelet trop exigu laisse dans l'isolement à l'égard de l'autre sexe. Ceux qui présentent cette conformation demeurent volontiers dans la continence et le célibat et témoignent même souvent de l'aversion pour les personnes d'un autre sexe. On dit que Newton était organisé de cette manière. Ces cas sont d'ailleurs fort rares, car la nature tend invinciblement à conserver les espèces.

De même qu'il y a certaines professions sédentaires qui prédisposent ceux qui les exercent à l'acte de la génération, de même aussi il y a des travaux qui nécessitent une dépense assez considérable d'activité intellectuelle pour en détourner, ou du moins, en rendre le besoin assez rare. Parmi eux, on peut mettre au premier rang l'étude des sciences et principalement des mathématiques, quand on les cultive passionnément.

Il ne faut pas considérer l'*Amativité* comme conduisant directement au mariage, bien que la plupart des hommes qui la possèdent à un haut degré de développement s'engagent assez ordinairement dans ses liens. Le mariage est une institution purement humaine, qui n'est que la détermination, dans telle ou telle société donnée, des rapports de l'homme et de la femme. Sans doute, les législateurs ont dû régler ces rapports pour prévenir les désordres dans les sociétés nombreuses; il a été aussi d'une haute politique de faire sanctionner cette institution par la religion; mais il n'en est pas moins vrai que la nature agit en toute indépendance à l'égard de la reproduction de l'Espèce, et que *l'Amativité*, en tant que faculté isolée, n'a rien de commun avec les lois que nous dicte la moralité humaine, toujours variable et progressive. Tout ceci soit dit sans porter la moindre atteinte aux institutions matrimoniales, puisque nous reconnaissons qu'elles résultent des sentiments les plus élevés et de la plus saine raison des peuples.

D'ailleurs, ce qui prouve combien ces institutions méritent le respect des hommes, c'est que ce sont toujours, en général, les caractères les plus droits et les plus consciencieux qui s'y soumettent. Si ce n'est pas par dévouement ou par calcul d'égoïsme et afin de s'attacher indissolublement sa compagne, que l'homme se marie, c'est évidemment alors pour ne point se trouver en contravention avec les lois de la morale et donner à ses enfants une position civile et sociale qu'ils ne pourraient avoir en dehors du mariage. Et cet hommage public qu'il rend aux lois et à sa dignité personnelle, prouve encore une fois, la valeur du principe des institutions matrimoniales.

L'Amativité, ou appétit du sexe, ne forme pas seul l'amour complet. Pour obtenir ce résultat, cette faculté a besoin de se combiner avec plusieurs autres d'un ordre plus élevé, telles que *l'Affectionivité*, la *Bienveillance*, *l'Idéalité*. C'est effectivement en fixant toutes ces facultés sur un objet qu'on arrive à l'aimer, à le poétiser et à lui être fidèle. L'amour qui est une des plus nobles passions, ne pouvait évidemment pas se composer seulement d'éléments inférieurs, mais il devait au contraire emprunter aux trois sphères de l'activité humaine.

L'amour se nuance, du reste, suivant la combinaison

des facultés du sujet qui l'éprouve. Ainsi, par exemple, la *Céladonie* ou amour platonique, tel que celui que ressentait J.-J. Rousseau pour madame d'Houdetot, est le résultat d'une tendresse empreinte de vénération et très idéalisée. Aussi, le grand écrivain disait-il en parlant de cette femme : « L'éclat de ses vertus ornait à mes yeux l'idole de mon cœur; en souiller la divine image eût été l'anéantir.... Je l'aimais trop pour vouloir la posséder. »

L'amour constant, dévoué, tient à la fois aux qualités qui distinguent l'objet aimé et aux sentiments supérieurs, à l'estime de soi, à la fermeté de celui qui aime.

L'amour jaloux prend ordinairement sa source dans un orgueil déréglé, dans un égoïsme trop susceptible. En un mot, les différentes nuances d'amour, comme les coutumes qui régissent cette passion dans telle ou telle société, dérivent nécessairement de la manière dont elle se combine avec les autres facultés.

L'Amativité est favorisée et stimulée dans son action par la plupart des affections sociales, par les facultés de réception qui nous rendent sensibles aux jouissances des arts, nous disposent aux sentiments tendres, même quelquefois par une application exagérée de l'estime de soi et de l'ambition. Ce fait n'est même sans doute pas étranger à la raison qui a porté à désigner les bonnes fortunes sous le nom de *conquêtes*.

Le même organe trouve, au contraire, des antagonistes dans toutes les facultés qui tendent à rendre l'individu concentré, timide, réfléchi, intéressé, comme aussi dans celles qui le passionnent pour l'étude, la science, l'activité créatrice du génie.

II.

Philogéniture.

Il ne suffit pas que la nature pousse les espèces à se reproduire, il faut encore qu'elle leur donne la faculté de conserver le fruit qui doit les perpétuer. Cette faculté n'est autre chose que l'amour des petits, ce sentiment puissant qui attache les pères et mères à leur progéniture, cette impulsion instinctive au moyen de laquelle ils aiment leurs enfants jusqu'à se dévouer pour leur conservation et leur bonheur.

On a désigné l'impulsion dont il s'agit sous le nom de *Philogéniture* et ce mot nous semble fort exact, car elle ne constitue pas non plus à elle seule le lien de famille; elle agit beaucoup plus des parents aux enfants que de ceux-ci aux premiers. Cela est rationel, puisque les enfants ne sauraient se passer des parents pour vivre et s'éduquer, tandis que les parents n'ont, en général, nul besoin de leurs enfants.

Et puis, ce qu'on nomme amour filial tient plutôt à des considérations purement sociales qu'à une impulsion primitive de la nature. Sans doute, le fait de la génération doit établir un certain lien entre le père, et surtout entre la mère et le fils; mais il y a mille motifs de reconnaissance, d'amour-propre, d'intérêt même qui font aux enfants un devoir d'aimer et de vénérer les auteurs de leurs jours. L'attachement pour les parents, dans l'enfance, a principalement pour cause l'instinct affectueux, que les soins et les faveurs réveillent toujours en elle.

Le puissant attrait qui relie les enfants aux parents et qui fait que ceux-ci endurent pour eux mille privations et mille sacrifices, suffirait à lui seul pour prouver qu'il est une faculté essentielle de la nature humaine, si l'observation n'avait pas levé toute espèce de doute à cet égard. En effet, on a reconnu que l'amour des enfants a son siége à la région postérieure et inférieure du cerveau, immédiatement au-dessus de l'*Amativité*, au-dessus de la tente du cervelet. Lorsque la faculté est grande, elle donne lieu à une saillie assez large, marquée du n° 2 sur la planche, saillie qu'il ne faut pas confondre cependant avec la protubérance occipitale correspondant au sinus.

Bien que la *Philogéniture* ne constitue pas seule le familisme, on peut la considérer comme son principe et son pivot. Les autres facultés qui concourent avec elle à former la passion de famille, servent aussi à la caractériser, suivant leur prédominance relative.

Ainsi, l'amour paternel est tendre, vaniteux, nuancé d'orgueil, ou équitable, suivant le caractère des parents.

Comme le rôle des deux sexes diffère à l'égard des enfants, l'organe de la philogéniture doit évidemment se modifier d'une manière analogue. Il est effectivement plus grand chez la femme que chez l'homme, car c'est à elle que sont dévolus les soins tendres et assidus dont le bas âge ne peut se passer. Rien ne répugne à une mère quand il s'agit de son enfant; et la nature a transformé en plaisir pour elle les occupations les plus rebutantes.

L'homme, plus mobile, plus préoccupé par les choses générales et par les travaux importants; l'homme, appelé par sa force et par ses vocations scientifiques et industrielles à de longues et patientes méditations, ou à de rudes fatigues, ne saurait prodiguer aux enfants ces minutieuses attentions qui leur sont indispensables. Cette tâche étant donc échue à la femme, il a fallu qu'elle fût douée en conséquence et c'est ce qui a eu lieu.

Les Phrénologues croient généralement, Broussais entre autres, à la réversibilité de cette faculté des parents aux enfants. S'il en était ainsi, elle serait mieux nommée par le mot de *Consanguinité* ou autre analogue, que par celui de *Philogéniture* qui veut dire seulement amour des petits. Ce qui a porté les observateurs à accorder à la *Philogéniture* un double emploi, à en faire un principe d'affection réciproque entre les parents et les enfants, c'est qu'ils ont rencontré une dépression à l'endroit qu'on lui a assigné, sur la tête de plusieurs parricides. Évidemment, si cette observation continue à se confirmer, leur conséquence est parfaitement juste; mais alors, il faudra, de toute nécessité, rectifier la nomenclature.

Ce qu'il y a de bien positif, c'est que les affections égoïstes l'emportant sur les affections sociales, chez les criminels qui obéissent à une nature malheureuse, il n'y a rien d'étonnant à ce qu'on leur trouve déprimée la partie du crâne qui correspond à la *Philogéniture*, à l'*Affectionivité*, ainsi que celle qui correspond aux sentiments supérieurs.

On a remarqué, et c'est sans doute là une prévoyance de la nature, que l'organe de la *Philogéniture* se trouve plus fort sur la tête des individus qui appartiennent aux nations sauvages que sur les nôtres. Les Caraïbes eux-mêmes l'ont toujours développé. La conservation de ces espèces deviendrait beaucoup plus difficile s'il en était autrement.

Les malheureuses qui, dans nos sociétés civilisées, détruisent leurs enfants, ont toujours l'organe dont il s'agit faible et déprimé. Cependant, comme l'infanticide puise souvent ses motifs et sa cause en dehors du défaut d'affection de la mère, il pourrait se faire qu'on rencontrât la faculté dans un état de développement moyen chez quelques personnes convaincues de ce crime. La crainte du déshonneur, l'idée de perdre une position acquise et de compromettre toute une carrière, l'abandon lâche et honteux du père de l'enfant, voilà bien des motifs capables de faire tourner la tête d'une pauvre fille. Mais ce qu'il y a de certain, c'est qu'il n'y aura jamais de crime de cette nature de commis par la femme qui aime véritablement les enfants et possède un organe puissant de la *Philogéniture*.

Cet organe est appuyé et soutenu par ceux de l'*Affectionivité*, de la *Bienveillance*, de la *Vénération*, de la *Consciencioisité*, de l'*Espérance*.

Il rencontre au contraire un antogoniste dans l'*Acquisivité* et quelquefois même dans l'*Estime de soi*, quand l'individu juge qu'un enfant peut nuire à son avenir et à son ambition. Ce dernier effet, tient du reste, principalement aux circonstances du milieu social.

III.

Habitativité.

C'est par Zpurzheim que cette faculté et son organe ont été découverts. Gall ne les avait pas même soupçonnés.

Non seulement, le plus grand nombre des hommes ne sont pas cosmopolites, mais il est même constant qu'ils tiennent avec plus ou moins d'amour aux lieux qui les ont vu naître et où ils ont contracté des habitudes et des affections. Cet amour qui ne se raisonne point, qui même bien souvent ne saurait se justifier, ni par la beauté du pays, ni par la clémence de son climat, ni par la bonté de ses institutions, ni par le bien-être dont on y jouit, cet amour qui se compose aux yeux des philosophes, d'une multitude d'élémenis, serait, au dire des phrénologues, un instinct spécial, ayant son principe dans une faculté primitive, essentielle, de notre nature. Dès lors, le sentiment de la patrie ou l'attachement au sol, combiné avec l'esprit de nationalité, avec l'unité de mœurs, de langage, avec cette espèce de solidarité qui relie les citoyens d'un même empire et les associe dans des œuvres communes, le sentiment patriotique ne serait plus dès lors une chimère, un rêve de quelques cerveaux exaltés, ou une création politique de quelques ambitieux. L'amour de la patrie, qui a inspiré de si nobles dévouements, de si sublimes actions, l'amour de la patrie qui brille comme la plus glorieuse des passions publiques à l'apogée des empires, aurait donc sa racine dans la nature même de l'homme et serait conséquemment destiné à survivre à toutes ces époques d'égoïsme général et de corruption qui font tache dans l'histoire des peuples.

Certes, cette idée est consolante pour les âmes animées des plus hautes passions qu'il soit donné à l'homme d'éprouver. C'est un immense bonheur pour les caractères d'élite, enthousiastes des grands accords nationaux et de l'unité, de pouvoir se convaincre que l'amour de la patrie n'est pas à jamais étouffé dans les cœurs par les honteux calculs d'un égoïsme passager et mal entendu.

L'*Habitativité* qui, dans son application la plus limitée, la plus restreinte, détermine instinctivement le choix des lieux à habiter; cette faculté qui nous attache à notre pays, à notre demeure, au milieu enfin dans lequel nous sommes nés et où nous avons nos habitudes, l'*Habitativité* en s'alliant aux sentiments supérieurs, en remuant ce qu'il y a de plus délicat et de plus noble en nous, s'élève donc aux proportions d'une grande affection sociale, d'un sublime amour; de celui de la patrie.

Le jeu isolé de cette faculté est frappant dans le choix que chacun de nous fait de son habitation. Il y a beaucoup de personnes qui ne se trouvent bien que lorsqu'elles sont à une certaine exposition, qu'elles ont devant les yeux de l'espace, des arbres, un horizon rempli d'air. Ces susceptibilités très communes chez les artistes et les gens de lettres, tiennent particuliérement à la faculté dont il s'agit.

On sait, par exemple, que Buffon ne pouvait travailler que dans de certaines conditions extérieures : il avait besoin d'être dans un joli pavillon au milieu d'un parc splendide, environné d'un arrangement symétrique, mis avec autant de recherche que s'il se fût agi d'aller en visite. Que d'hommes de valeur, mais maniaques à ce point, n'ont jamais fait ce qu'ils auraient pu faire, s'ils étaient nés dans l'aisance !

C'est surtout chez les animaux que la réalité de l'instinct du choix des lieux a pu se constater d'une manière concluante, car, en même temps qu'ils annoncent chacun une préférence particulière pour telle ou telle habitation, ils présentent aussi, tous, un développement plus ou moins considérable de l'organe.

L'organe de *l'Habitativité*, coté 3 sur la planche, est situé immédiatement au-dessus de la *Philogéniture*, sur la région médiane du crâne, entre les organes de *l'Affectionivité*, et audessous de *l'Estime de soi*, ce qui semble indiquer que cette faculté ne doit pas être étrangère aux passions de famille, d'amitié, d'amour et d'ambition. Il y a effectivement de tout cela dans le vaste sentiment du patriotisme et même dans le simple amour du pays.

Cette faculté est si réellement une affection sociale, qu'on a remarqué que les criminels par organisation, c'est-à-dire, par défaut d'équilibre dans les forces cérébrales, en sont presque tous privés. Celui qui porte atteinte à la vie de son semblable et à l'ordre de la société, ne saurait avoir de patrie, ni même d'attachement puissant pour tel lieu plutôt que pour tel autre.

Cependant, un fait assez curieux et qui semblerait contrarier l'observation phrénologique, c'est que tous les condamnés libérés, ou du moins le plus grand nombre, ne manquent jamais de revenir au pays natal, sur la fin de leur carrière, lorsqu'ils le peuvent. Est-ce l'amour du pays qui les y pousse, ou bien est-ce parce qu'ils espèrent y rencontrer plus de ressources? Nous inclinons à croire qu'ils agissent sous l'influence des deux raisons, car l'homme, quelleque soit l'ingratitude de sa nature, est entraîné par un mystérieux instinct, à rapprocher le plus possible sa tombe de son berceau.

Quand l'organe de l'*Habitativité* est très-fort chez un sujet et que celui-ci est éloigné de son pays et de ses affections, il donne lieu à la maladie nommée nostalgie. C'est une langueur mêlée de tristesse et de regrets, que le retour seul peut guérir.

Ce cas particulier fournit l'explication de toutes les altérations physiques dues à ce qu'on appelle des causes morales. Le chagrin provient de la privation de quelque passion ou de l'impossibilité d'exercer quelques facultés. Ce défaut d'activité de facultés énergiques, jette ordinairement le trouble et la perturbation parmi les autres. L'individu souffre de sa situation, concentre son chagrin, en fait son unique occupation, puis les facultés réagissent sur les viscères et déterminent toutes ces maladies bizarres, extrêmement variées, qui nous emportent rapidement ou abrègent au moins considérablement nos jours. Quelquefois, l'économie générale résiste et c'est la tête qui se dérange. D'autre fois, c'est le caractère qui se modifie, toute la vie qui se décolore et s'empreint d'une sombre originalité.

Quelques critiques peu sagaces, entr'autres M. Adolphe Garnier qui a fait un livre pour prouver que la Psychologie est plus certaine que la Phrénologie, quelques critiques ont prétendu que l'*Habitativité* était une espèce de double emploi de l'*Acquisivité,* qu'elle empiétait sur cette dernière faculté comme goût intellectuel de certains lieux, et sur l'autre, comme prise de possession.

Cette confusion existe apparemment dans l'esprit de M. Garnier, mais elle n'existe assurément pas dans la

Phrénologie qui pose en principe absolu, par là même qu'elle fait de l'*Habitativité* une faculté spéciale, que l'attachement au lieu, à l'habitation, est inné dans l'être et conséquemment indépendant de la mémoire des lieux et de l'instinct d'appropriation. D'abord, les espèces ne naissent, en général, que là où elles trouvent les conditions d'existence qui leur sont nécessaires. Et c'est justement à cause de cela que la nature leur a donné une force, un penchant, propre à les retenir dans les régions qui les ont vu naître, afin qu'elles ne fussent pas exposées à des chances de mort par des émigrations capricieuses. Si ce n'est pas le sens que tous les phrénologues ont donné à la faculté dont nous nous occupons, c'est évidemment, ce nous semble, celui que doit lui restituer la raison.

Plusieurs phrénologues ont avancé que l'*Habitativité* a une autre application distincte de celle que nous lui avons reconnue et qui consisterait à favoriser la concentration de plusieurs facultés, en vue d'un objet quelconque. Sans nul doute, l'homme et même un grand nombre d'animaux jouissent de cette propriété précieuse de fixer plus ou moins longtemps leur attention. C'est là un fait incontestable, fait sans lequel une foule d'opérations ne pourraient pas avoir lieu, sans lequel nos actions n'auraient aucune suite et sans lequel aussi il serait impossible de poursuivre un but tant soit peu éloigné. La concentration dérive donc nécessairement d'une faculté particulière, d'une force distincte, inhérente à notre organisme cérébral, et doit, en conséquence, y avoir son organe.

Maintenant, cette faculté de concentration est-elle bien la même qui attache aux lieux qu'on habite? Rien n'autorise à le croire. Qu'y a-t-il, en effet, de commun entre la puissance d'attention et l'amour du gîte, du domicile ou du pays? Quel lien sent-on entre ces deux facultés? Aucun, ce nous semble. C'est donc, suivant nous, commettre une erreur que d'attribuer à l'une les fonctions de l'autre et de leur donner un organe commun. Mais, dira-t-on, on a constaté à cette partie de la tête un développement assez considérable, chez les individus comme chez les animaux qui témoignent à la fois de l'attachement aux contrées qu'ils habitent et une attention soutenue, difficile à distraire. Eh bien ! pourquoi, au lieu d'un seul organe dans cet endroit, n'y en aurait-il pas deux? Pourquoi n'accepterait-on pas, comme fondée, l'hypothèse de M. Vimont, qui assigne à la *Concentrativité* la partie supérieure de l'organe jusqu'ici exclusivement attribué à l'*Habitativité?*

Pour nous qui, avec Broussais et d'autres phrénologues, sommes convaincus que toutes les facultés ne sont pas découvertes, et qu'il faudra nécessairement, à mesure qu'on en complètera le nombre, subdiviser plusieurs des emplacements attribués aujourd'hui à des organes uniques, nous considérons l'hypothèse de M. Vimont comme plausible et comme devant fixer désormais l'attention des observateurs.

Les affections douces et la vénération peuvent être considérées comme les auxiliaires immédiats de l'*Habitativité*, tandis que les *Localités*, l'*Idéalité*, la *Merveillosité*, l'ambition aventureuse, qui inspirent le goût des voyages, sont ses antagonistes naturels.

Pour ce qui est de la *Concentrativité*, la *Secrétivité*, la *Fermeté*, les facultés d'observation et de réflexion la secondent puissamment, tandis que la *Gaieté*, l'*Idéalité*, l'*Approbativité* et la *Combativité* tendent à en réduire l'influence.

IV.

Affectionivité.

Cette faculté qui fut découverte par Gall et surprise en quelque sorte dans son application la plus ordinaire, fut, à cause de cela, primitivement nommée *amitié;* mais Spurzeim pensa avec raison que ce nom la spécialisait trop et qu'il fallait lui en chercher un plus général. C'est alors qu'il lui donna celui d'*Affectionivité* qui exprime bien, en effet, l'attachement, l'affection en général.

D'autres phrénologues ayant sans doute voulu étendre encore l'application de cette faculté, l'ont désignée, sur la proposition de M. G. Combe, sous le nom d'*Adhésivité*.

Indépendamment de l'obscurité qui s'attache à cette expression, elle manque peut-être aussi d'exactitude en ce qu'elle montre la faculté dans une de ses limites extrêmes, au lieu de l'offrir dans ses résultats moyens, ce que doit rechercher avant tout une nomenclature qui tient à être claire et précise. Ainsi, lorsque l'organe dont il s'agit est très fort, et que l'estime de soi et la fermeté sont au contraire faibles, l'individu est effectivement disposé à une condescendance extrême, à une affection purement attractive, comme celle du chien pour son maître. L'individu organisé de cette manière se laisse facilement conduire et dominer par celui qui lui inspire de la confiance et de l'amitié. Il admet, il croit, il veut tout ce que veut celui-ci ; il est sans volonté comme sans résistance. C'est probablement ce résultat qui a porté Combe à changer le nom d'*Affectionivité* en celui d'*Adhésivité* ; mais il aurait dû réfléchir qu'il prenait ici un cas particulier pour le cas général, à moins cependant qu'il n'ait entendu désigner que le simple phénomène d'affinité spirituelle.

L'*Affectionivité* dispose l'homme à l'amitié pour son semblable ; elle le porte aussi à l'amour de son espèce et l'y rattache par un lien sympathique. Elle pousse à l'égalité et à la confusion des rangs en faisant voir partout des frères et des amis. Cet instinct puissamment social règne surtout dans le jeune âge, à l'époque où les différences de conditions sont si peu importantes, qu'elles n'existent même pour ainsi dire pas.

Si l'*Affectionivité* est le principe et la base de la passion d'amitié chez l'homme, elle est, chez les animaux, le principe de la conservation des espèces, en les empêchant de se détruire entre elles et en les poussant même à se réunir pour s'aimer et se protéger par le nombre. Il est entendu que nous ne parlons ici que des animaux supérieurs.

Broussais, qui a beaucoup relevé les animaux dans

son cours de Phrénologie, insiste sur ce point. Ce grand philosophe, qui à été l'objet de critiques si amères et si injustes, comprenait que ce n'est pas en déprimant la bête que l'homme s'élève réellement, mais qu'il n'a qu'à gagner en se rendant équitable envers elle et en mettant en lumière ses facultés souvent si étonnantes. L'homme n'a à craindre de rivalité avec la brute, qu'autant qu'il est dégradé et avili dans sa nature; autrement, plus les animaux qui se rapprochent de lui seront réhabilités dans leurs instincts et leurs passions, et plus il verra grandir sa propre gloire.

L'*Affectionivité* qui constitue la passion affective dominante de l'enfance et devient la source des amitiés que nous contractons dans le cours de notre vie, se nuance naturellement suivant les autres facultés dominantes que nous possédons. L'homme droit, d'une éducation solide et exempte de préjugés, d'une organisation bien équilibrée, s'attachera aux individus qui lui offriront de bonnes qualités, indépendamment de leur position sociale. L'homme ambitieux recherchera la puissance; le vaniteux, ce qui brille; le corrompu, ce qui est dépravé. Mais on conçoit que ce sont là des déviations de la tendance primitive, essentielle, de la faculté qui nous occupe, et qu'elle n'agit plus alors dans les conditions de sa nature, mais bien sous l'influence d'autres facultés qui la dominent.

L'organe de l'*Affectionivité* est situé à la partie postérieure de la tête, de chaque côté de l'*Habitativité*, au-dessus de la *Philogéniture*, et coté n° 4. Il peut être fort sans être très saillant; il élargit alors quelque peu la tête dans l'endroit qu'il occupe.

Ce sont les organes latéraux qui atténuent ordinairement l'énergie de l'*Affectionnivité*, tandis que ceux de la partie supérieure la favorisent.

V.

Combativité ou *Réactivité*.

Dans le chapitre VIII de la première partie, pages

213, 214 et 215, nous avons dit que le mot de *Réactivité* nous paraît plus propre à désigner exactement la faculté dont il s'agit.

Gall l'avait originairement nommée courage physique, et M. Vimont a cru devoir lui conserver ce nom.

Broussais, tout en admettant la rectification, donne de la faculté une définition qui semble militer en faveur du terme nouveau que nous proposons.

La voici :

« C'est une tendance à s'offenser par la résistance, à redoubler d'action pour vaincre l'opposition, à ne pas se laisser abattre, décourager, et, lorsque l'organe est très prononcé, à déployer d'autant plus d'action, que l'obstacle est plus considérable. Cette impulsion est soutenue, elle agit d'une manière continue sur le caractère et fournit un fond de contradiction et d'opposition qui agit toujours du plus au moins. Ce n'est pas l'impulsion colérique du moment, l'emportement passager, mais c'est une hardiesse habituelle, soutenue, qui affronte le danger, qui le contemple sans s'effrayer, et qui puise de nouvelles forces dans les obstacles qu'elle rencontre. »

Ajoutons, pour préciser d'avantage le sens que nous attachons à la faculté, qu'elle nous semble particulièrement constituer l'énergie au moyen de laquelle nous résistons et protestons jusqu'à la violence, s'il le faut, contre ce qui nous paraît injuste ou porter atteinte à notre dignité et à notre intérêt, en un mot, contre ce qui nous déplaît à un titre quelconque.

Sous ce rapport, la faculté en question ne serait le plus souvent que secondaire et n'agirait que dans l'intérêt des autres facultés, c'est-à-dire, pour combattre ce qui leur ferait obstacle. Quant à son rôle actif indépendant qui consisterait à donner de la confiance dans le danger de la hardiesse et de l'audace pour la lutte, il serait alors beaucoup plus temporaire que constant.

L'organe de la *Réactivité*, coté n° 5, se trouve sur la partie inférieure et un peu latérale de l'occipital, à côté de la *Philogéniture* et audessus de l'extrémité extérieure de *l'Amativité*.

Cette faculté est sans contredit précieuse, puisque

c'est à elle que nous devons l'énergie dans la défense et bien souvent le salut dans le danger. On l'a peut-être cependant trop glorifiée, car enfin, elle n'est qu'un instinct que l'homme partage avec la brute et que celle-ci possède même la plupart du temps en dose plus considérable que lui.

Ce qui a fait qu'on a exagéré outre mesure l'importance de la réaction énergique, c'est qu'elle est le principe du duel, du courage et de l'ardeur que l'homme montre dans le combat ; c'est que c'est elle qui fait la bravoure et l'intrépidité, souvent même l'héroïsme, quand elle seconde une noble cause. Mais on n'a pas semblé faire attention, que c'était, encore une fois, un instinct aveugle qui pouvait aussi s'unir avec de mauvaises passions pour protéger et soutenir l'iniquité.

Les têtes sur lesquelles l'organe en question se trouve très développé, ont assez généralement de puissants instincts, ce qui n'est certes pas un signe de distinction et une garantie de délicatesse et de moralité. Celles, au contraire, qui sont fort élevées et qui présentent un beau galbe de la partie antérieure, ont ordinairement ce même organe assez faible ou tout au moins moyen.

Ce qui prouve au surplus de la manière la plus évidente que l'instinct qui fait le duelliste hardi, n'a rien de commun avec le véritable honneur, c'est qu'il arrive tous les jours que ceux qui sont le plus disposés à se battre, sont souvent aussi ceux dont les antécédents sont le plus équivoques. La gentilhommerie du duel, a révélé dans ces derniers temps, des faits suffisamment concluants à cet endroit.

Qu'on cesse donc de glorifier l'homme qui sait marcher au danger d'un pas ferme, quand il s'agit de sa vanité ou de son intérêt. La bête aussi se bat pour défendre sa proie. Ne pouvons-nous pas faire ce qu'elle fait ?

Quant à ces caractères si prétendûment chatouilleux, sur ce qu'ils appellent le point d'honneur, quant à ces personnages qui ne transigent pas sur un terme ambigu, bien que toute leur vie ne soit le plus souvent qu'une honte et un scandale, nous aimerions à voir à nu le courage dont ils font parade.

Bien que cette faculté soit éminemment utile à l'homme, il peut cependant montrer du courage sans la posséder à un haut degré. C'est alors aux sentiments d'estime de soi qu'il a recours pour suppléer au défaut de développement de l'organe dont il s'agit. L'homme ferme et digne n'est jamais lâche, tandis que le spadassin peut être sans véritable honneur.

Un équilibre convenable des facultés, ainsi que l'éducation, peuvent tempérer l'énergie de la *Réactivité*, ce qui ne saurait avoir lieu pour le sauvage ou l'individu abandonné à toutes les habitudes d'une complète indépendance.

La *Combativité* n'a pas que des applications physiques, elle sert aussi dans les luttes morales et intellectuelles, dans les polémiques, dans les controverses. Elle accuse sa présence chez l'écrivain au ton provocateur et tranchant, qui ne sait point discuter sans blesser son adversaire; chez l'orateur incisif et mordant qui ne saurait ouvrir la bouche sans faire des personnalités plus ou moins fâcheuses; chez le philosophe et chez le critique qui vont au-devant de la contradiction. Elle est, dans ce dernier cas, fort précieuse pour éclairer et former l'opinion.

Ce que nous venons de faire entrevoir des applications variées de la *Réactivité* prouve suffisamment quel rôle important elle joue dans la passion dite *Cabaliste*, passion du discord, de la réaction, de l'intrigue. Elle est sans contredit son principal ressort, et c'est par erreur de typographie qu'elle ne se trouve pas portée au tableau de la page 178.

Il faut bien se pénétrer d'une chose, c'est que l'application de nos facultés varie avec les différents états sociaux que traverse l'humanité. Ainsi, par exemple, la *Réactivité* qui, chez les sauvages et les barbares, pousse l'homme à se distinguer par la force physique, par le courage et par la lutte, lui sert encore, à un degré de société plus élevé, à soutenir des combats d'un autre genre, et où l'intelligence devient presque la seule arme. Dans l'avenir, quand nos querelles et nos disputes politiques et religieuses auront cessé en présence de l'unité, quand notre anarchie industrielle aura fait place à l'association, notre faculté soutiendra et animera les concurrences émulatives, les rivalités convergentes. Nul progrès social ne saurait donc condamner à l'inutilité aucune de nos facultés.

Bien que l'organe de la *Combativité* nous soit indispensable pour réagir et soutenir vigoureusement nos droits ou nos passions, ce n'est cependant pas à lui que les phrénologues attribuent la colère. C'est dans la *Destructivité* qu'ils trouvent la source et le principe de ce sentiment occasionnel et non primitif.

Cette opinion ne nous paraît pas suffisamment satisfaisante, car la colère est un phénomène moral très complexe qui peut aussi bien avoir sa cause dans des sentiments que dans des instincts froissés, qui peut puiser ses motifs dans la conscience indignée comme dans le plus condamnable égoïsme. Dans un cas comme dans l'autre, c'est toujours par une réaction que l'individu manifeste son mécontentement et sa colère. Le caractère de cette réaction ne se dessine qu'ensuite, d'après l'organisation du sujet. S'il possède un organe puissant de la destruction, il brisera des objets et se livrera à des voies de fait ; si cet organe est faible et que la *Secrétivité* le domine, il roulera dans son esprit des projets de vengeance ; s'il est verbeux et exalté, il s'emportera en invectives. Mais on voit que le mobile de sa manifestation, quelle qu'elle soit, est toujours la faculté de la réaction mise elle-même en jeu par un intérêt quelconque, puisque nul, à moins de folie, ne se fâche sans raison.

On conçoit que les auxiliaires de la Réactivité se rencontrent ordinairement parmi les sentiments d'amour-propre et les instincts d'égoïsme. Elle peut cependant aussi être stimulée et mise en action par l'amour du bien, du juste et du vrai. Le soldat qui l'emploie sur le champ de bataille, au service de sa patrie, comme l'homme public qui s'en sert pour défendre les institutions et les idées favorables au progrès de l'humanité, lui impriment le cachet de la plus haute noblesse à laquelle elle puisse atteindre.

L'attachement à la vie, une extrême circonspection,

arrêtent et compriment l'essor de la *Réactivité*. Il arrive aussi par fois qu'une longue expérience du monde et la conscience d'une grande valeur personnelle, qui a d'ailleurs fait ses preuves, peuvent produire les mêmes résultats.

VI.

Destructivité.

C'est en comparant les animaux carnassiers aux herbivores que Gall arriva à découvrir l'organe de la *Destructivité*, qu'il confondit d'abord avec celui de la *Combativité*, dont il est immédiatement voisin.

La *Destructivité* que Gall avait originairement désignée sous le nom d'*instinct carnassier* et de *penchant au meurtre*, parce qu'il avait dû saisir l'organe sur des têtes où il se trouvait très prononcé et qu'il avait dû conséquemment pousser au crime, la *Destructivité* est la faculté qui donne à l'être l'énergie nécessaire pour détruire, soit en vue de sa conservation, soit en vue de sa défense.

Pour l'homme, les motifs de destruction se multiplient à l'infini, suivant les diverses variétés d'organisation qu'il peut présenter. Ainsi, l'un détruira par excès de colère, l'autre par une vengeance froidement calculée, l'autre par cupidité ou par intérêt, etc.

Nul être organisé, dans la nature, ne saurait vivre sans détruire. Les espèces carnassières sont la proie les unes des autres : il faut donc aux individus une faculté qui les mette à même de pouvoir briser des existences à leur profit. Pour la brute, dominée par la faim ou emportée par la fureur, on conçoit que la destruction soit facile. Pour l'homme, doué de bienveillance, de justice, de sentiments affectueux, c'est différent ; aussi, lui faut-il, pour détruire, même les animaux qui servent à l'alimenter, une organisation particulière ou une certaine habitude. Ces dispositions ont naturellement besoin d'être forcées encore, s'il s'agit de son semblable.

Toutefois, cette faculté de destruction est tellement utile à l'homme, que presque tous la possèdent, si non à un degré éminent, au moins dans un développement moyen. Elle est indispensable aux militaires et surtout aux généraux qui doivent combiner et préparer de sang-froid la destruction de grandes masses humaines. Un capitaine qui, sur le champ de bataille, voudrait s'amuser à faire de la philanthropie, aurait évidemment quatre-vingt-dix neuf chances pour se faire battre. Là, pendant l'action, tous les sentiments humains doivent se taire, s'annihiler. Le héros le plus habile est celui qui sait détruire avec le plus d'énergie et de promptitude.

Les généraux qui ont une *Destructivité* puissante adoptent communément la tactique du combat à l'arme blanche. Cela convient mieux à leur nature, que le coup de feu, qui prolonge beaucoup plus l'action et ne rassasie pas aussi bien leur penchant.

La *Destructivité*, qui n'a eu, dans les temps passés, que des triomphes sanglants, trop souvent prodigués à d'odieux excès, n'aura dans l'avenir, que des applications nobles et avantageuses à l'unité sociale. L'homme ne concentrera alors ses efforts et son énergie que pour vaincre les obstacles qui pourraient s'opposer au bonheur de l'Espèce. La gloire n'appartiendra plus au meurtre et à la dévastation, mais bien aux victoires remportées sur les éléments et aux grands travaux accomplis en vue de l'assainissement et de l'embellissement du globe. En un mot, la faculté de la destruction qui ne sert aujourd'hui qu'à satisfaire des besoins purement égoïstes, qui n'est mise en œuvre au point de vue social, que lorsqu'il s'agit de fléaux tels que la guerre, ou bien qui ne fonctionne qu'en mode subversif chez les criminels, la faculté de la destruction jouera alors son véritable rôle, son rôle utile dans l'échelle des fonctions humanitaires.

La chasse, qui fut originairement un plaisir princier, exige, pour arriver à l'état de passion, un assez fort développement de la *Destructivité*. Les grands remplaçaient autrefois les émotions de la guerre par celles de la chasse. Ils aimaient à tuer des animaux pour se dédommager de ne pouvoir tuer des hommes? Du reste, par les combinaisons et l'adresse qu'elle nécessite, par les incidents pleins d'intérêt qu'elle amène, on comprend que la chasse puisse passionner profondément des caractères avantureux et avides d'intrigues et de mouvement. (1)

Il y a au contraire des personnes qui ne peuvent se résoudre à détruire le moindre animal et qui fuient toute scène sanglante. Ce ne sont pas ces personnes qui sont susceptibles de faire la fortune des sombres mélodrammes tels que ceux qui ont marqué l'apogée du règne de la littérature échevelée; ce ne sont pas elles non plus qui figurent dans les épisodes de violence et dans les duels. Ces personnes ont l'organe de la *Destructivité* faible.

Une dépression semblable se remarque sur la tête du plus grand nombre des Indous, peuples qui, répugnant à détruire les êtres organisés, ne vivent, comme on sait, que de végétaux.

Cependant, comme les Indous ont cru longtemps et croient peut-être encore à la métempsychose, il pourrait se faire que ce fût là le motif primitif de leur répugnance à détruire des êtres animés et, par suite, la cause de leur organisation particulière. La nature aurait été d'abord modifiée par les croyances religieuses, et plus tard, elle aurait agi sous l'empire exclusif de cette modification.

Quand cet organe est très fort, et qu'il ne s'allie pas avec une bonne intelligence et des sentiments suffisamment élevés, il pousse l'instinct de destruction jusqu'au besoin et à la monomanie. Les exemples d'un pareil état mental sont moins rares qu'on ne l'imagine. Le meurtre commis à Milan vers le mois d'août 1845, sur le docteur Goblet par le jeune Troyer, qui voyageait avec lui pour sa santé, prouve combien est funeste l'influence exclusive de l'organe de la destruction.

Rien n'est hideux comme ces têtes de criminels qui offrent un immense développement latéral et un affaissement aux parties antérieure et supérieure, destinées aux facultés intellectuelles et aux affections sociales.

---

(1). La chasse faisait partie de l'éducation publique en Perse, comme une préparation indispensable au métier des armes.

Un fait de monomanie destructive assez curieux existe à Abbeville. Un propriétaire riche de cette ville a la fantaisie de tuer des porcs et ne néglige aucun moyen de la satisfaire. Dans le but de s'assurer le plus possible de jouissances à cet égard, il accorde une prime à tous ceux qui veulent bien lui donner leur cochon à égorger. Cette prime, qu'il avait d'abord fixée à 3 fr., est montée à 5, par suite de l'exploitation de la cupidité qui sait profiter de tout, des besoins légitimes comme des travers. Cet homme apporte un tel raffinement dans l'exercice de cette singulière vocation, qu'il fabrique et repasse lui-même ses couteaux. Il ne serait certainement pas sans intérêt de s'assurer si l'organe de la *Destructivité* est fortement développé sur sa tête.

Cet organe est situé immédiatement audessus du trou auditif, entre l'*Alimentivité* et la *Réactivité*, et coté n° 6. Il est sensible à l'œil quand il est très fort, car il élargit alors la tête un peu en avant de l'oreille à la hauteur du sourcil.

L'instinct de la réaction, de la violence, celui de la faim et de la ruse, secondent la *Destructivité* et lui servent d'auxiliaires. Elle a, au contraire, pour antagonistes la raison, la bienveillance, en un mot, tous les sentiments de justice et de bonté.

VII.

Alimentivité.

Thomas Reid, l'un des principaux docteurs de la philosophie écossaise, admet, dans sa nomenclature des facultés humaines, un *appétit de la faim et de la soif*, à peu près analogue à l'*Alimentivité* de la Phrénologie. Seulement, cette dernière au lieu d'arriver à la découverte de cette faculté par la contemplation toujours plus ou moins imparfaite du *moi*, y est arrivée par la voie empirique et l'observation.

On conçoit à *priori* et indépendamment de toute donnée matérielle, qu'il doit nécessairement exister une faculté propre à éclairer l'animal dans le choix de ses aliments et à déterminer, chez l'homme, ce que nous appelons le goût gastronomique. Non-seulement, nous n'aimons pas tous les mêmes choses, mais nous présentons encore des différences immenses dans l'aptitude à déguster les mets ou les liqueurs. Nous rencontrons des gens extrêmement difficiles, délicats, raffinés, des gens qui font autorité en matière de gastronomie, comme nous en voyons d'autres pour qui les aliments sont à peu près indifférents et qui ne distinguent pas ce qui est de première qualité et bien assaisonné, de ce qui est quelque peu inférieur et accomodé médiocrement; en un mot, il y a des degrés pour le sens du goût, comme il y en a pour les autres.

La plus simple réflexion aurait donc dû suffire pour conduire à admettre qu'il devait y avoir au moins une faculté pour apprécier les phénomènes du goût, comme il y en a pour apprécier ceux qui sont relatifs à la vue, à l'ouïe, etc. Aujourd'hui, grâce à la Phrénologie, cela ne peut plus faire contestation.

L'*Alimentivité* n'est pas précisément la faculté au moyen de laquelle on a le sentiment de *l'appétit*, car on peut avoir besoin de manger beaucoup et se rendre bien compte des phénomènes de la faim, sans présenter un grand développement de son organe. L'*Alimentivité* est la faculté qui sert à bien analyser les sensations du palais et à bien apprécier les propriétés agréables des aliments, en un mot, c'est elle qui constitue le gastronome habile.

Ce qui fait que les personnes qui ont l'organe de l'*Alimentivité* fort, consomment ordinairement beaucoup, c'est qu'elles sont entraînées à multiplier les jouissances du palais, bien plutôt qu'à satisfaire des besoins réels de l'estomac. Du reste, comme les besoins s'augmentent par l'habitude, rien de plus simple qu'elles finissent par manger considérablement et souvent même d'une manière préjudiciable à leur santé. Mais, répétons-le, ce ne sont pas là de vrais gastronomes ; ce sont des organisations gloutonnes et grossières.

Dans l'enfance, l'organe de *l'Alimentivité* est toujours développé, car toute la vie consiste alors dans la nutrition. Aussi, l'enfant nouveau-né porte-t-il à la bouche tous les objets qu'il peut saisir, et n'est-il dominé que par l'instinct d'alimentation. Cette impulsion est tellement indépendante de la faim, que le nourrisson exerce encore la succion sur le mamelon qui lui est présenté après qu'il est rassasié. Un fait analogue a lieu chez les gourmands, dans un âge avancé. On en voit beaucoup dépasser leur appétit et s'exposer même à se rendre malades plutôt que de s'abstenir des mets qui les séduisent. On a un grand nombre d'exemples de vieillards qui se sont tués par abus de régime alimentaire. Assurément, ce n'était pas la faim qui les dominait.

George Combe ayant remarqué que le nerf olfactif vient s'épanouir dans les circonvolutions de la base du lobe moyen; ayant été surtout frappé du volume considérable de ce nerf chez les moutons, en conclut que la portion du système nerveux dans laquelle il venait se fondre, devait nécessairement contribuer au choix des aliments de l'animal et lui faire repousser les herbes qui ne lui convenaient point.

Plus tard, des observations ayant été faites par d'autres phrénologues, dans cette voie ouverte par le célèbre docteur anglais, on en vint à admettre l'organe de *l'Alimentivité*, mais en le considérant cependant comme douteux. Aujourd'hui que la science s'est enrichie de faits nouveaux et nombreux, l'existence de cet organe et le siége qu'on lui assigne, ne sauraient plus faire l'objet du moindre doute.

L'organe de *l'Alimentivité*, coté A, est situé, d'après les phrénologues qui l'admettent, dans la fosse zygomatique, un peu audessus de l'arcade qui porte le même nom, en avant de l'oreille. Il accuse sa présence, quand il est fortement développé, en élargissant la tête à cet endroit et en faisant saillir le muscle temporal qui le recouvre.

Comme le nerf olfactif vient aboutir dans cette région du cerveau, il est évident qu'elle est à la fois le siége des perceptions des odeurs et des saveurs qui nous paraissent les principaux éléments de *l'Alimentivité*. Les premières observations de George Combe conduisaient directement à cette conséquence.

En général, les gourmets sont très sensibles aux odeurs et aiment à en jouir. Le fin gastronome apprécie autant par le nez que par le palais. Il est probable que le nom d'*Alimentivité* est non seulement une désignation trop vague, mais aussi que le siége qu'on lui assigne renferme plus d'un organe: Nous reviendrons bientôt sur cette idée en nous occupant de la *Biophilie*.

Toutefois, en confondant sous le nom d'*Alimentivité* le groupe d'organes que nous croyons nécessaires au sens du goût, nous dirons qu'elle n'est pas seulement utile à l'individu pour lui procurer le raffinement des jouissances de la table, mais qu'elle a encore un rôle très important, un rôle tout à fait social. En effet, la cuisine qui semble presque insignifiante, exerce une haute influence sur la destinée des peuples. Elle pousse au développement des cultures, au perfectionnement de l'industrie; elle contribue puissamment à policer les mœurs, à resserrer les liens de famille et d'amitié, à réchauffer les sentiments publics.

L'importance si grande que Fourier donne à ce qu'il appelle la *Gastrosophie*, expression qui relève et ennoblit si gracieusement l'art culinaire, tient à ce qu'elle joue réellement un rôle fondamental dans le régime d'association qu'il propose, rôle qui consiste à soutenir l'attraction et l'enthousiasme pour le travail dans toutes les classes, à fortifier le lien de l'unité sociale et à améliorer l'Espèce par le bien-être.

Il n'y a pas de bon cuisinier, de bon pâtissier, de bon confiseur, même de bon somelier possible, sans un certain développement de la partie du cerveau qui correspond à ce que les phrénologues appellent l'*Alimentivité*. Pour s'occuper avec succès des branches qui concernent la gastronomie, il faut être gourmet soi-même. Brillat-Savarin qui n'était pas phrénologue, mais qui était homme d'observation et de beaucoup d'esprit, ne manque pas, dans le portrait qu'il donne des Apicius, de les représenter avec une conformation analogue à celle que nous venons d'indiquer.

Le développement considérable de l'organe de l'*Alimentivité* ne nous paraît pas devoir entraîner forcément, comme le croient la plupart des phrénologues, la glontonnerie et l'ivrognerie. Sans doute, quand l'individu qui le présente à cet état, manque d'intelligence, de dignité et surtout de l'esssor de quelques autres passions, il peut tomber dans de grossiers excès; mais on voit que l'énergie des facultés d'alimentation se trouve alors augmentée de celle de quelques autres forces comprimées, ce qui fait que leur jeu devient anormal. Pour l'*Alimentivité*, comme pour toutes les autres facultés, il faut de l'équilibre et de l'alternance; bien souvent avec les plus légères modifiations apportées aux conditions sociales, les abus qu'on met sur son compte n'auraient certainement pas lieu.

Le siége de l'*Alimentivité* est ordinairement développé chez les personnes qui ont le goût dépravé et mangent toute espèce de choses extraordinaires, comme chez les fous qui se repaissent d'aliments dégoûtans. Cependant, on voit des fous qui, avec cet organe fort, conservent parfaitement les délicatesses du sens du goût. Ainsi, il se trouve, dans l'hospice des aliénés de Pau, une femme qui, atteinte d'un dérangement tenant à une affection vermiculaire, offre une conformation des plus remarquables sous le rapport de la faculté qui nous occupe. Cette femme, quoique soumise à un bon régime alimentaire, récrimine sans cesse, se plaignant que la nourriture n'est ni assez abondante, ni assez bien préparée.

La médiocrité des facultés intellectuelles et la puissance des instincts, une vie calme, sans activité, dépourvue d'intrigues, laissent généralement prendre un grand empire à l'*Alimentivité*. Au contraire, une grande activité d'esprit, un penchant prononcé pour l'étude et la méthaphysique, des sentiments distingués, une forte estime de soi-même en combattent, si non les exigences, du moins les excès.

VIII.

Biophilie.

La nature, ayant départi une destinée à chaque être,

et ayant attaché des plaisirs à l'exercice de chacune de ses facultés, elle a dû en même temps le douer d'un certain instinct de conservation qui le retînt le plus fortement possible dans les liens de la vie. Rien ne prouve mieux l'éternité du principe de la vie, que la tendance invincible et universelle à la retenir et à la prolonger. Tous les êtres ont horreur de la mort et la fuient.

Il ne suffisait pas, pour remplir le vœu de la nature, que les jouissances de toutes sortes nous fixassent à la terre, il fallait que nous eussions en nous un instinct particulier qui nous attachât à la vie pour la vie même. En effet, sans ce sentiment de conservation, l'être eût pu se détruire, dans de certains moments de douleur, dans de certaines situations désespérées, et l'ordre général eût alors été exposé à être incessamment troublé par des disparitions violentes.

Les hommes les plus utiles au progrès du genre humain, qui bien souvent, sont ceux qui envisagent la mort avec le plus de calme, et qui, presque toujours aussi, sont ceux dont le fardeau est le plus lourd, auraient pu se soustraire aux déboires et aux déceptions de tous genres, sans achever leur tâche. La Providence n'a pas voulu qu'il en fût ainsi. Ne faisant rien sans utilité, elle a mis au fond de l'être un instinct puissant qui l'enchaîne sans qu'il sache pourquoi et qui lui fait souvent paraître la mort plus épouvantable que la misère et les souffrances les plus horribles.

C'est cet instinct de conservation, cet attachement à la vie, qui dérive bien certainement d'une faculté essentielle, puisque nous le trouvons fortement prononcé chez tous les animaux et chez l'immense majorité des hommes.

Cependant, tous les individus, dans l'Espèce humaine, ne sont pas attachés à la vie au même degré ; il en est même qui y tiennent si peu, qu'ils se détruisent, quand le malheur vient les frapper, ou même quand la mélancolie s'empare d'eux et sans motif apparent, tel que cet individu du hameau d'Arbrisseau, commune de Wastignies (Nord), qui tenta plusieurs fois de se détruire, sans que rien, dans sa position, pût motiver le désespoir et sans que rien non plus indiquât un dérangement dans ses facultés. C'est cette différence, cette opposition entre les individus qui ne peuvent pas se résoudre à mourir et ceux qui se suicident pour des motifs puérils, ou même parfois sans aucun motif, qui a fait découvrir l'organe de la *Biophilie*.

M. Vimont qui, le premier, proposa la faculté, par suite des observations qu'il avait faites sur l'instinct qui porte les animaux à fuir spontanément le danger et ce qui les effraye, ne put d'abord arriver à des résultats bien concluants, quant à l'organe de l'attachement à la vie. Il réussit cependant, à force de persévérance, à constater que la partie inférieure et interne du lobe moyen, était plus considérable chez les animaux qui fuyaient au moindre bruit que chez ceux de la même espèce ou d'espèce différente, qui montraient plus de hardiesse. Il reconnut aussi que cette partie était très développée chez tous les animaux craintifs, tels que le singe, le chat, le renard, la martre, le putois, la marmotte, le lièvre, le blaireau.

La situation de l'organe de la *Biophilie* ne nous paraît pas encore suffisamment bien précisée. Broussais et quelques autres phrénologues, d'après M. Vimont, lui assignent pour siége la partie du cerveau qui se trouve derrière l'arcade zygomatique et immédiatement au dessous de l'*Alimentivité* ; mais quelques observations qui nous sont personnelles, une entr'autres sur un aliéné de l'asile départemental de Pau, nous font incliner à croire que l'organe en question pourrait bien, au contraire, se trouver derrière le trou auriculaire, un peu au dessus, entre la *Destructivité* et la *Réactivité*, là où nous l'avons indiqué sur la planche par un B. Nous avons généralement remarqué une dépression à cet endroit chez les personnes qui tiennent peu à la vie.

Quant au fou dont nous venons de parler et qui est affecté de la manie du suicide, cette dépression est considérable et domine toute celle qui règne sur les organes de l'*Alimentivité*, de la *Destuctivité* et de la *Sécrétivité*.

Maintenant, pour ce qui est du classement logique, la *Biophilie* nous paraît tout au moins aussi convenablement située entre la *Destructivité* et la *Combativité*, pour les stimuler quand il s'agit de la défense et de la conservation de l'individu, qu'elle nous le semble audessous de *l'Alimentivité*.

Si la *Biophilie* occupe réellement la partie que nous lui assignons, il y aurait donc à chercher la faculté qui siége à l'endroit qu'on lui a jusqu'ici attribué. Cette faculté ne serait-elle pas celle des odeurs, ou plutôt, celle-ci n'habiterait-elle pas la région qu'on a donnée à *l'Alimentivité*, tandis que *l'Alimentivité* siégerait audessous, à la place qu'on a indiquée pour la *Biophilie*? Nous n'avons aucune observation précise à cet égard, aussi, ne livrons-nous notre opinion que comme une simple conjecture, reposant uniquement sur le fait de l'épanouissement des nerfs olfactifs dans les circonvolutions de la base du lobe moyen.

Tous les instincts qui attachent l'homme à la matière, doivent évidemment fortifier l'énergie de la *Biophilie*, tandis que les facultés supérieures doivent, au contraire, l'empêcher d'absorber à son service toutes les autres forces cérébrales.

IX.

Sécrétivité.

Il faut à l'homme, pour vivre en société, une faculté qui lui permette une certaine réserve dans ses paroles et dans ses actes, une certaine prudence de conduite, propre à lui faire éviter de froisser les autres sans nécessité ou de se défendre de leurs piéges et de leurs embûches ; en un mot, l'homme a besoin de pouvoir, dans de certains moments, dissimuler ses sentiments, ses impressions, les passions qui l'agitent.

Cette faculté que Spurzheim a définie *le penchant à être clandestin* en pensée, en projet, en action, fournit donc les moyens détournés de vaincre les difficultés qui peuvent s'opposer à nos intérêts et à notre bonheur.

On entrevoit de suite de quelle importance elle est

pour l'homme, surtout dans les sociétés qui ne reposent pas sur les principes ouvertement pratiqués de la justice et de la vérité. Mais elle doit aussi avoir son utilité indépendante des formes sociales, son utilité absolue. C'est cette utilité que nous avons établie, quand nous avons dit que la *Sécrétivité* inspire une conduite réservée et tend à perfectionner le savoir-vivre. Elle est encore d'un puissant secours dans les arts littéraires et dramatiques pour simuler, peindre, traduire les sentiments qui se rattachent à telles ou telles situations; pour faciliter à l'artiste l'identification avec son sujet ou son rôle; pour donner du tact dans les ciconstances où le personnage public doit plaire et se concilier les suffrages; enfin, elle est aussi un des auxiliaires de cette passion du discord, de la rivalité, de l'intrigue émulative qui est un des plus énergiques ressorts de l'âme humaine.

L'exercice de la *Sécrétivité*, dans les sociétés imparfaites, se trouve naturellement faussé et la plupart du temps fort exagéré, puisque l'homme est toujours en butte à toute espèce de piéges et de dangers, et que les moyens francs et loyaux ne suffisent presque jamais à le protéger d'une manière suffisante. C'est dans ces phases subversives où l'intrigue et l'égoïsme règnent sans partage, que la *Sécrétivité* lui est d'un immense secours, mais aussi qu'elle le conduit souvent à la duplicité, à la fourberie, au mensonge.

Dans les sociétés barbares et civilisées, la *Sécrétivité* fait, dans ses applications inverses, de véritables prodiges de rouerie. Elle est l'esprit, la ressource unique des courtisans et des ambitieux; c'est par elle qu'ils dirigent leur conduite et leurs affaires, qu'ils s'insinuent auprès des grands, qu'ils arrivent au pouvoir et s'y maintiennent. Si éclairé, si intelligent, si ferme et si noble que soit un homme, il n'arrivera jamais au premier rôle dans nos civilisations, s'il est dépourvu de la faculté de dissimuler, de feindre et de ruser avec finesse. La ruse tenace et opiniâtre, jointe à une vanité qui ne doute de rien, vaut mieux aujourd'hui que tous les talents et toutes les vertus imaginables. Nous avons sous les yeux de hautes fortunes qui ne reposent que sur ces deux bases de fange;

nous avons eu et nous avons encore des hommes qui ont escaladé le gouvernement à l'aide seulement du charlatanisme. Le charlatanisme, c'est le triomphe de nos sociétés modernes ; elles l'ont perfectionné au point d'en faire un Dieu qui a ses autels et opère des miracles. Avec du charlatanisme et de l'audace, il n'y a plus rien d'impossible.

Si la *Sécrétivité* a son utilité, on voit donc qu'elle a aussi ses abus et même ses dangers, puisque c'est par elle que l'homme peut tromper son semblable, conduire au succès le savoir-faire qui n'est pas toujours, tant s'en faut, le vrai savoir et le mérite, mettre le vice et la corruption à la place de l'honneur et de la vertu.

Tout est calculé chez les personnes qui ont l'organe de la *Sécrétivité* dans une assez forte proportion. Leurs démarches, leurs discours, leurs moindres actions même ont un but caché. Cependant, il ne faut pas croire que ce soit là toujours une preuve de supériorité intellectuelle. Il y a des gens très rusés dans les affaires, dans la conduite de la vie, mais qui n'en sont pas moins en réalité fort sots. Leurs manœuvres ténébreuses sont alors faciles à découvrir et à éventer.

La *Sécrétivité* a pour principal auxiliaire la *Circonspection* avec laquelle elle est contigüe. Les facultés réflectives doivent aussi sans doute la fortifier quand cela paraît utile à l'individu pour seconder ses projets. Il est également probable que les penchants très prononcés qui entraînent dans toutes les satisfactions excessives d'un égoïsme grossier, ajoutent encore à l'énergie de cette faculté.

Au contraire, la *Sécrétivité* trouve des antagonistes dans la bienveillance, dans tous les sentiments affectueux qui poussent à l'expansion, dans la gaieté et l'imagination qui sollicitent l'individu à se manifester extérieurement, enfin, dans l'estime de soi et le sentiment de la justice qui font préférer la vérité et la droiture à toutes les voies détournées que commandent parfois la politique et l'intérêt du moment.

X.

Acquisivité.

Il existe dans l'homme, à un degré plus ou moins étendu, une faculté qui le porte à acquérir et à posséder. Gall qui en avait remarqué l'organe, sur des têtes où il était très développé et conséquemment très puissant, l'avait désigné sous le nom *d'organe du vol.* C'est que, en effet, il conduisait là les sujets qui avaient servi à ses premières observations. L'illustre docteur avait nommé la faculté d'après les résultats extrêmes qu'il lui voyait produire.

Spurzheim, ayant reconnu que l'organe en question ne conduit pas nécessairement au vol, surtout quand il rencontre un contrepoids suffisant dans les sentiments supérieurs, ou qu'il n'a qu'un développement moyen; ayant compris en outre quelle résistance éprouverait dans l'opinion l'admission d'un semblable penchant, comme faculté inhérente à notre nature, crut devoir encore changer à cet endroit la nomenclature du Maître et proposer le mot *d'Acquisivité.*

Cette désignation, parfaitement exacte, qui a été adoptée par tous les phrénologues, exprime bien, en effet, le rôle et le but de la faculté qui nous pousse à la possession des choses que nous jugeons utiles à notre bonheur.

En découvrant le sentiment de la possession, dont les philosophes n'ont pas su voir la racine dans l'essence même de la nature, la Phrénologie a rendu un immense service à la société, car elle a condamné, par le fait le plus concluant que l'on puisse offrir, toutes ces théories subversives qui voudraient établir dans le monde une communeauté égalitaire et tyrannique. Toutes les déclamations relatives à l'abolition de la propriété tombent devant la simple observation qui constate l'existence d'une faculté qui nous pousse à acquérir et à posséder. Du moment que la nature a mis en nous ce désir, il faut bien admettre forcément sa légitimité, sauf à lui créer des équilibres et à régulariser son essor et ses fonctions.

Ce qui a donné lieu au communisme et ce qui le rend spécieux, c'est la confusion que présententent nos sociétés actuelles dans lesquelles le plus grand nombre se trouve déshérité, tandis que quelques-uns possèdent souvent outre mesure et illégitimement. Cette distribution inégale due au hasard, jointe au préjugé qui consiste à croire la production rendue à sa dernière limite, prête aux doctrines communistes une apparence de justice et de vérité, bien propre à séduire les masses. Mais cette apparence s'évanouit dès qu'on reconnaît : 1o que la propriété a bien réellement son principe en nous ; 2o que nous pouvons conséquemment posséder très légitimement les valeurs que nous créons par l'application au travail, de nos facultés industrielles, ou qui nous sont léguées par ceux qui les ont acquises de cette manière ; 3o enfin, que la richesse générale peut s'augmenter immensément par une meilleure combinaison des forces productives.

Voilà comment une vérité, quelle qu'elle soit, a toujours des conséquences fécondes pour le progrès des institutions et des sociétés.

L'Acquisivité est l'élément matériel de l'ambition ; c'est elle qui nous porte à multiplier nos moyens de jouissance par l'accroissement de nos ressources.

On conçoit qu'elle doit nécessairement avoir des applications très variées, suivant la tendance générale du caractère. Elle portera celui-ci à thésauriser, celui-là à faire des collections, cet autre à rassembler des livres, cet autre encore à élargir le cercle de ses affaires, etc.

Tous les hommes qui réussissent à faire fortune dans nos carrières encombrées et au sein de nos concurrences anarchiques, ont toujours l'organe de *l'Acquisivité* fortement développé. Quand il se réunit à une intelligence capable et à des sentiments élevés, il produit ces industriels ou ces négociants à la fois habiles et estimables qui contribuent à accroître la prospérité dans les centres où ils sont établis. Quand il n'est pas moralisé par la conscience et la bienveillance, il fait de ces industrialistes, de ces forbans mercantiles pour qui tous les moyens sont bons. Enfin, quand il est extrêmement exagéré et que les facultés sont faibles, il mène directement à l'escroquerie et au vol, surtout si le besoin se fait sentir.

Nous avons dit tout à l'heure que les hommes ordinairement heureux dans les affaires, ont presque toujours l'organe de la propriété très fort. Cela s'explique facilement, car ils ont souvent en même temps la faculté de la finesse et du savoir faire, de la *Destructivité*, de la *Combativité*, de la *Constructivité*, du *calcul*, dans une bonne proportion. Comment, avec tous les moyens possibles de bien combiner leurs opérations, de spéculer habilement, de se défendre des ruses et des pièges de leurs concurrents, n'arriveraient-ils pas au succès? Comment, en vivant constamment dans les faits pratiques, en ne se laissant détourner par aucune idée, par aucune théorie, en persévérant avec force dans la poursuite de leur but qui est la fortune, ne réussiraient-ils pas à l'atteindre?

La prospérité des individus qui sont organisés de cette manière, prouve comment les organes peuvent agir par groupe et se prêter mutuellement secours. Mais, il y a des phénomènes particulièrement propres à ces têtes latérales et qui n'ont pas, que nous sachions, suffisamment arrêté l'attention des observateurs. Nous allons essayer d'en aborder au moins un des principaux.

On a pu remarquer que les hommes à succès ne le doivent pas toujours à leurs calculs et à leurs prévisions, mais quelquefois aussi au hasard qu'ils maîtrisent en quelque sorte. Ainsi, combien de gens dont on dit que tout leur réussit! Ce bonheur n'aurait-il pas sa cause comme tous les effets du monde? Et cette cause, ne pourrait-elle pas se trouver dans l'organisation cérébrale elle-même? Nous inclinons beaucoup à le croire et nous allons dire pourquoi.

On comprend, sans avoir besoin d'invoquer les données de la physique et de la chimie, que tous les corps et tous les êtres de la nature sont en relation ou du moins peuvent y entrer.

Les expériences faites à Londres par M. Faraday, sur l'universalité de l'action magnétique, ne permettent plus aujourd'hui de douter de l'existence d'un lien invisible entre tous les corps, puisque tous sont sensibles, d'une manière ou d'une autre, à l'aimentation.

Quelle que soit la nature intime et essentielle de cet agent, il nous suffit de savoir qu'il existe et qu'il agit sans cesse et partout, présentant des phénomènes toujours plus compliqués et plus merveilleux, à mesure qu'il s'élève en montant les degrés de la perfection organique.

S'il y a dans la matière brute un principe actif qui la met en rapport avec d'autres corps, nous ne voyons pas pourquoi une propriété analogue, mais infiniment plus riche, n'existerait pas chez les animaux et surtout chez l'homme. Cette propriété à laquelle plusieurs croient et qu'on a désignée sous le nom de magnétisme vital, agit sur les objets du monde extérieur, comme ces objets réagissent à leur tour sur elle.

Cette force qui constitue le principe même de notre vie, et que nous dirigeons avec plus ou moins d'énergie dans le sens de nos déterminations, ou selon notre volonté, cette force peut, dans de certains cas, produire des résultats tout-à-fait extraordinaires.

Sauf les réserves à faire relativement aux phénomènes psychologiques plus ou moins merveilleux qui peuvent résulter de quelques états particuliers de nos facultés, nous pensons que tous les esprits exempts de préjugés accepteront les principes généraux que nous venons de poser. Quant aux personnes qui croient au magnétisme et à celles qui connaissent la théorie de l'attraction passionnelle, cela ne peut faire aucune difficulté pour elles.

Maintenant, comme nous ne croyons pas que les forces de l'âme humaine puissent agir ici-bas indépendamment des organes qui leur ont été subordonnés, nous supposons que l'appareil nerveux, réservoir indispensable de ces forces, en rend la manifestation plus ou moins énergique, proportionnellement à son étendue et à sa perfection. C'est là un principe fondamental de la Phrénologie. Mais, on conçoit que l'appareil nerveux peut être, quant à la transmission du fluide magnétique qu'il dégage, plus ou moins favorablement disposé. En d'autres termes, y a-t-il une organisation particulière chez laquelle le fluide produit soit plus abondant et plus facilement transmis au dehors ?

Nous n'hésitons pas à nous prononcer pour l'affirmative.

C'est sans doute le mouvement déterminé dans l'appareil nerveux, centre de la vie, qui donne lieu à la transmission du fluide vital dans toute l'économie et même au dehors avec plus ou moins d'intensité, quand la volonté s'en-mêle. Plus l'appareil est vaste et le mouvement rapide, et plus la quantité dégagée de ce fluide est abondante. La transmission de cet agent invisible doit se faire d'autant mieux que les masses cérébrales qui commandent immédiatement aux organes des sens, sont plus puissantes.

Effectivement, on remarque que les individus qui présentent une organisation latérale, sont ordinairement agiles, souples, vigoureux, pleins d'énergie physique et morale.

Ces faits sont confirmés par les observations comparées auxquelles donnent lieu les animaux qui offrent une disposition cérébrale analogue. Ainsi, tous les félins sont d'une souplesse musculaire étonnante, d'une ténacité très énergique dans leurs instincts, d'un courage et d'une confiance en eux ordinairement remarquables. Mais, ce qui est fort important pour les conséquences que nous avons à tirer de l'organisation particulière dont il s'agit, c'est que ces animaux jouissent aussi de la propriété de dégager facilement de l'électricité. C'est au développement considérable des masses latérales du cerveau que nous pensons qu'il faut surtout rapporter cette dernière propriété.

L'homme qui possède un appareil nerveux bien complet et qui réunit aux facultés latérales un bon développement de la fermeté et de l'estime de soi, peut toujours exercer une grande influence sur ses semblables. C'est de ces hommes qu'on dit, quand ils jouent un rôle public, qu'ils dominent et électrisent les assemblées.

Mais nous croyons que l'action de ces organisations ne se borne pas là et qu'elle peut s'étendre jusque sur les corps inertes, quand elles sont stimulées par un desir énergique de possession et soutenues par une puissante volonté.

C'est ici que nous entrons sur un terrain qui pourra paraître purement imaginaire à plusieurs; aussi, ne donnons-nous les réflexions qui vont suivre que comme de simples hypothèses.

Bien que l'action de l'homme qui se trouve dans un état électrique, soit en général assez difficile à apprécier et paraisse fort extraordinaire, quand elle a lieu sur des corps extérieurs et inertes, elle n'en est pas moins très réelle. Tous les magnétiseurs y croient; mais pour nous, ce qui détermine notre conviction, ce sont ces tours si merveilleux que font les escamoteurs, les jongleurs et les équilibristes distingués. Il y a sans doute chez eux une rare adresse des mains, une grande habitude, une parfaite connaissance des objets dont ils se servent dans leurs exercices. Cependant, tout cela ne nous paraît pas encore suffisant et nous pensons que de certaines émanations magnétiques, agissant sur les instruments, viennent aider à leur insu la volonté et les mains. Ainsi, voyez-les dans leurs exercices; les corps avec lesquels ils jouent, semblent dominés par une espèce d'attraction; on dirait que ces corps obéissent au commandement plutôt qu'à l'impulsion qui leur est communiquée; ils paraissent venir trouver d'eux-mêmes les mains confiantes qui les attendent.

Eh bien ! il y a plus que de la simple adresse dans ces faits; il y a évidemment une action nerveuse, une espèce d'aimantation, produite par les efforts de la volonté.

Nous soupçonnons que la chance aux jeux de hasard n'a pas d'autre cause que cet état électrique plus ou moins puissant, suivant qu'on jouit d'une organisation plus ou moins propre à lui donner lieu.

En effet, qu'on examine les joueurs habituellement heureux, on leur trouvera toujours un appareil cérébral latéralement fort avec un assez grand développement de l'organe de la propriété ; car ; tout joueur passionné, obéit principalement à un vif désir de possession. Le vrai joueur ne joue pas pour l'intrigue, mais surtout pour gagner; c'est l'appât du gain qui le stimule et le détermine, et c'est là aussi, du reste, ce qui peut seul attacher à des occupations dans lesquelles l'élément du hasard l'emporte constamment sur les plus habiles combinaisons.

Le joueur qui, avec une organisation favorable, se trouve dans un état magnétique satisfaisant, voit s'établir une espèce de rapport entre lui et les instruments du jeu, rapport qui détermine dans sa durée, ce qu'on appelle une *veine*. Ainsi, s'il joué à l'écarté, au piquet, au wisth, les bonnes cartes lui arriveront; s'il joue au domino, sa main ira instinctivement chercher les meilleurs ; s'il joue à un jeu d'adresse, son coup-d'œil sera plus sûr, sa main plus adroite et plus confiante ; s'il joue à un jeu de calcul, ses combinaisons seront plus promptes et plus certaines.

Il est probable que le joueur agit aussi, mais souvent à son insu, sur son adversaire, de manière à le troubler et à le rendre hésitant.

Cette influence personnelle des joueurs nous semble le seul moyen d'expliquer la chance ordinairement constante qui se manifeste de tel ou tel côté aux tables d'écarté. En effet, les parties ne se distribuent plus aussi régulièrement en séries alternantes, que lorsqu'il n'y a que deux adversaires, et l'on voit fréquemment un côté gagner toute une soirée, sans que l'autre puisse réussir à établir l'équilibre. Les joueurs prétendent alors que cela tient particulièrement à la place; mais cette raison est évidemment absurde, car, quel rapport y a-t-il entre un siège, une portion de table, un côté d'appartement et les bonnes cartes, toujours relatives, du jeu? D'autres, attribuant indirectement une sorte de faculté de détermination aux cartes elles-mêmes, demandent à changer de couleur; mais cela ne rompt presque jamais la *veine*. Il est donc probable que la chance ne se fixe que du côté où les joueurs qui se trouvent dans un bon état magnétique l'emportent, que là où l'unité morale et attractive est la plus puissante.

L'instinct qui est toujours plus près de la nature que notre raison remplie de préjugés, semble montrer la cause du phénomène de la chance dans la pratique même des joueurs. Les plus incrédules à l'endroit de l'influence vitale, ne manquent jamais, en effet, de battre, lorsque l'usage du lieu le permet, les cartes de leurs adversaires. Ils disent alors que c'est pour les mêler, mais c'est en réalité le besoin de les palper qui les conduit.

Nous aurions à citer mille faits analogues qui prouvent tous combien le joueur est entraîné à toucher, à caresser en quelque sorte les objets du jeu. Ces observations nous mèneraient trop loin.

Ainsi, d'après ce que nous venons de dire, le bonheur au jeu serait donc le résultat d'un phénomène purement électrique ou magnétique, phénomène qui se manifesterait avec plus ou moins de puissance, selon l'organisation et la disposition particulière des sujets.

S'il en est ainsi, il doit y avoir des conditions., si non propres à créer ce phénomène physiologique, du moins à en favoriser la production et l'expansion. Les principales sont la santé, une vitalité puissante, l'absence de fatigue et de préoccupations, une bonne disposition d'esprit et une confiance inébranlable.

Voici, à ce sujet, une anecdote qui prouve ce que peut la foi unie à une certaine surexcitation nerveuse :

M. G., officier du génie, se trouvait un soir dans un salon où jouaient plusieurs dames. Il s'amusait à deviner les cartes que prenait l'une d'elles et rencontrait presque toujours juste. Cette personne, étonnée, supposait alors qu'il les connaissait par leur transparence; mais il n'en était rien. M. G., enhardi par ces premiers succès de divination, s'écria, en plaisantant, qu'il tirerait bien, en les nommant, les quatre rois. L'assemblée, piquée au jeu, l'en défia. Alors, M. G., prenant les cartes et les battant, se mit en devoir de tenir sa promesse qu'il considérait lui-même comme une forfanterie. Cependant, après avoir écarté plusieurs cartes, il annonce le roi de trèfle qu'il retourne en effet, puis, après quelques autres, le roi de carreau qu'il retourne encore, puis le roi de cœur et, enfin, le roi de pique, qui ne manquèrent pas plus à l'appel que les deux premiers. La réunion ne se fit pas faute d'applaudir l'adroit sorcier; mais M. G., qui est un homme de réflexion, fut en quelque sorte effrayé en lui-même de cette puissance qui venait de lui être accordée. Vivement frappé par ce fait étrange, il ne trouva pas d'autre explication à lui donner, que l'état de surexcitation nerveuse dans lequel il se trouvait en l'accomplissant.

Une observation constante, c'est que l'épuisement, en paralysant l'action nerveuse, détruit ou au moins atténue la chance. Les contrariétés, le malaise, un simple refroidissement, un voisinage incommode ou importun, la distraction, la mollesse au jeu, suffisent pour faire perdre. Il faut, pour jouer avec avantage, se posséder tout entier, s'exalter, se passionner; aussi, le joueur dépense-t-il une activité incroyable quand il se trouve dans une partie gravement intéressée pour lui. Rien n'absorbe et n'use comme le jeu, tant par la dépense de force vitale qu'il nécessite que par les émotions vives et concentrées qu'il occasionne.

En admettant comme fondée la théorie que nous venons d'esquisser, on conçoit qu'elle ne s'adresse qu'à l'élément dit du hasard et qu'elle n'exclut naturellement pas le cacul, les combinaisons, l'expérience, qui font les habiles joueurs.

Maintenant, en supposant que la chance ait vraiment sa cause dans l'influence magnétique, qui résulte du mouvement de l'appareil nerveux dirigé par la volonté, peut-on se placer à son gré dans les conditions nécessaires à maîtriser l'élément du hasard? Nous ne croyons pas que cela soit impossible; mais l'industrie du jeu est si contraire au véritable ordre moral, en ce qu'elle enrichit ou ruine d'un tour de main et sans aucune espèce de travail productif, que le joueur est ordinairement l'homme le plus dénué de prudence. Moissonnant l'or sans fatigue apparente et sans peine, il est entraîné à le dépenser avec prodigalité; peu satisfait dans le fond de sa conscience, il a besoin de s'étourdir dans le tourbillon de ses passions, et se jette presque forcément dans les excès. Cet épuisement du système nerveux, en tarissant le plus souvent les sources de la chance, conduit parfois le joueur à chercher d'autres moyens de fixer les sourires de la fortune.

p.

Toutefois, l'homme qui est en veine le sent au bien-être physique qu'il éprouve, comme à l'épanouissement de ses facultés; la vie semble, dans ces moments-là, circuler en lui avec plénitude et sa foi dans son étoile est calme et sereine. La disposition contraire se révèle par de secrets sentiments d'irritabilité, ainsi que par un doute vague, mais impossible à surmonter. Celui qui joue gros jeu devrait alors s'abstenir, si le démon de la cupidté ne le sollicitait pas à mépriser ses mystérieux et salutaires pressentimens.

Du reste, il est heureux que les spéculateurs au jeu rencontrent un abîme inévitable sur le chemin qu'ils parcourent, car on verrait, autrement, beaucoup plus d'esprits aventureux se jeter dans cette espèce de carrière; et vraiment, le nombre des parasites qu'engraisse notre société, est déjà bien assez considérable.

L'organe de l'*Acquisivité* auquel nous venons d'attribuer de si importants résultats, appartient au groupe des facultés latérales; il occupe l'angle du crâne au dessus de la *Sécrétivité*, un peu en avant et porté le n° 8.

S'il est éminemment utile pour stimuler les facultés industrielles, et conduire l'homme à la perfection sociale, par la constitution de plus en plus équitable de la propriété; s'il est indispensable pour fonder l'importance de l'individu, d'après les richesses qu'il peut créer; s'il mène, par la possession, à l'indépendance, au bien-être, à la plus grande somme possible des droits du citoyen; on comprend combien doivent être à plaindre, surtout aujourd'hui, ceux chez qui il fait défaut, quand ils n'ont pas de grands talents. Avec une faculté d'*Acquisivité* faible, une intelligence médiocre et des sentiments généreux, on ne peut espérer que la misère dans notre monde actuel, car on n'aura jamais l'énergie et l'habileté nécessaires pour faire fortune si on est né pauvre, et on courra grand risque de se ruiner si on possède un patrimoine.

Les entreprises réussissent ordinairement mal à ceux qui ne sont pas dominés par un puissant désir de s'enrichir ou qui n'apportent pas au moins dans la spéculation un certain talent et une persévérance opiniâtre. Les premiers échecs décident souvent alors de toute une carrière ; l'individu s'affaisse sous l'insuccès et finit par se croire poursuivi par une sorte de fatalité. Dans une société bien ordonnée, ce résultat n'aurait pas plus lieu que celui qu'amène une organisation tout-à-fait opposée, en jetant une foule de malheureux dans le vol, par suite de leur misère et de leur défaut d'éducation.

Quand les facultés intellectuelles sont riches, que les sentimens sont nobles, mais que le désir d'acquérir est nul, le caractère revêt le ton du dévouement, et c'est l'élément spirituel de l'ambition qui le domine et le dirige. L'abbé Grégoire présente une organisation de cette nature très remarquable.

L'organe de l'*Acquisivité* existe chez un grand nombre d'animaux, principalement chez les quadrumanes. L'orang-outang l'a généralement très prononcé ; aussi, et a-t-on vu voler des objets tout-à-fait étrangers à leurs besoins. On a remarqué que les chiens et les chats bien nourris ne volent pas ; ce qui prouve que le besoin de s'approprier est subordonné chez eux aux nécessités de l'alimentation.

L'*Acquisivité* rencontre un contrepoids à son entraînement excessif dans l'intelligence et les sentimens de justice et d'équité qui règlent les moyens légitimes d'arriver à la possession. La bienveillance, l'orgueil, l'amour de l'approbation et les affections sociales viennent aussi contrebalancer son influence. Au contraire, tous les instincts égoïstes la secondent énergiquement.

XI.

Circonspection.

Cette faculté, que la plupart des phrénologues ont classée parmi les sentimens, appartient peut-être plutôt aux instincts, tant par le rôle qu'elle joue dans l'organisation humaine, que par la situation réelle qu'elle occupe sur la tête. Quoique Broussais ait donné de nouvelles et ingénieuses applications de la *Circonspection* aux actes de l'intelligence, il n'était pas très loin de cette opinion. Il la considérait, en effet, comme un penchant supérieur.

La *Circonspection*, en tant que faculté phrénologique, inspire une défiance instinctive qui porte à éviter tout danger, même avant de l'avoir prévu. Pour que la faculté répondît exactement, sous le rapport grammatical, au nom qu'on lui a donné, il faudrait qu'elle pût amener, en quelque sorte, la perception de tous les objets présents ou supposés l'être, qui environnent l'individu à chaque instant. Or, si elle fonctionnait de cette manière, elle serait évidemment une faculté intellectuelle et non plus même un sentiment.

La *Circonspection* redoute particulièrement le danger physique, l'accident compromettant pour la vie. C'est là le caractère fondamental de son impulsion primitive. Ce n'est que plus tard et par extension qu'elle s'applique aux choses morales et intellectuelles; mais cette application est plutôt due à l'action de l'intelligence et des sentiments supérieurs sur elle, qu'à son influence. Son rôle spécial est de contenir l'essor des autres facultés, de manière à empêcher des ruptures d'équilibre qui pourraient devenir plus ou moins préjudiciables à l'individu.

Ce sont ces considérations bien simples qui nous semblent revendiquer la place de la *Circonspection* parmi les instincts.

Broussais, tout en insistant sur la haute utilité de la faculté en question, sur son importance dans la conduite et dans la politique de l'homme, réduit néanmoins son rôle à une action unique, celle de la cohibition à l'égard de la manifestation des autres facultés. « La Circonspection, dit-il, page 314, est la faculté de retenir la manifestation de toutes les facultés et de les laisser sortir à propos, non dans le but de tromper, mais pour donner aux notions acquises le temps de se mûrir et de se coordonner de la manière la plus propre à en obtenir de grands résultats. »

La faculté de calcul et de combinaison profonde accordée ici à la *Circonspection* est peut-être un peu exagérée. C'est lui faire une assez belle part que de dire que c'est par elle que nous pouvons résister à nos premières impressions et prendre ainsi le temps de réfléchir. La réticence, pour être éminemment utile à l'homme, indispensable même quand il vit en société, n'en est pas moins une faculté très secondaire. Combien de gens ne doivent leur réputation et leur mérite qu'à un à propos plus ou moins heureux ! Combien d'autres se nuisent et se perdent pour ne pas savoir se taire, ou pour manquer de circonspection dans leurs actes !

Nous ne voulons certainement pas contester le fond des assertions de Broussais, touchant l'immense influence de la *Circonspection* dans la vie ; nous ne voulons pas nier non plus qu'elle doive se trouver forte chez la plupart des personnages remarquables qui arrivent à exercer une grande action sur leurs semblables ou leur époque ; mais nous pensons qu'on ne saurait admettre d'une manière absolue qu'il n'y a pas de grand homme sans un fort développement de la partie qu'on lui attribue pour siége dans le cerveau.

La *Circonspection* est si bien un instinct qui peut se passer du concours de l'intelligence, qu'elle est toujours forcément développée dans la basse enfance, qui est exposée à mille chutes et à mille dangers. Malgré son ignorance et son défaut d'expérience, l'enfant fuit assez ordinairement ce qui peut lui être nuisible ; et comme si cette faculté eût été donnée pour suppléer à la faiblesse, on la voit reparaître dans l'âge avancé, à mesure que les chances de destruction reviennent menacer l'individu.

La *Circonspection* semble suivre une marche inverse dans la carrière de l'humanité, et nous voyons les sociétés primitives beaucoup plus insouciantes que les autres sur les moyens de protection et de garantie, comme aussi beaucoup plus disposées à sacrifier les personnes. Cela tient vraisemblablement au défaut d'organisation, de solidarité, d'unité dans le corps social, car on voit la vie des citoyens devenir de plus en plus précieuse à mesure que se resserrent les liens politiques et sociaux.

En tant que faculté de cohibition s'appliquant conséquemment alors à toutes les autres, la *Circonspection* ne saurait être considérée comme un élément bien distinct d'une passion quelconque. Cependant, on sent tout le parti qu'en peut tirer l'ambition pour seconder et conduire à bonne fin ses projets.

L'organe de la circonspection, coté n° 12, se trouve à la partie latérale et un peu postérieure de la tête, dans la région moyenne, derrière la *Destructivité*, la *Sécrétivité* et l'*Acquisivité*, immédiatement audessus de la *Réactivité*; en avant de l'*Affectionivité* et de l'*Approbativité*, au dessus de la *Conscienciosité*. Occupant à peu près le centre des penchants les plus impérieux de notre nature, il semble avoir peur but, en se concertant avec le besoin de l'estime des autres et la conscience, de les modérer, de leur poser un frein.

Cet organe embrassant un assez large espace dans la division topographique actuelle, et ce fait ayant inspiré à quelques phrénologues l'idée qu'on avait bien pu confondre plusieurs organes en un seul, idée qui nous est venue aussi à nous-même, Broussais penche à croire qu'elle n'est peut-être pas fondée, à cause du rôle important qu'il attribue à la Circonspection, ce qui nécessiterait, suivant lui, une masse plus considérable. Cette raison ne nous paraît pas concluante, car, la *Circonspection* ne s'applique que spécialement et successivement à tel ou tel cas donné, comme la *Sécrétivité*, la *Combativité*, etc.

Une erreur assez grave, qui a été commise dans la topographie de la figure 2 de la planche, a interverti l'ordre de l'*Affectionivité* et de la *Circonspection*, cotés 4 et 12. C'est la place qui leur est assignée sur la figure 1 que ces organes occupent; c'est là qu'il faut les étudier et non sur la tête vue de profil qui présente à tort l'organe 4 immédiatement au dessus de la *Réactivité*, au lieu de lui conserver son véritable siège au côté externe de l'*Habitativité* (3) et au dessus de la philogéniture (2). Cette faute de rapport et de concordance, de la part de l'artiste, fait que la *Circonspection* (12) ne vient plus, comme elle le doit, s'appuyer sur l'organe 5; qu'elle se trouve un peu trop reportée en arrière, ainsi que les organes 7 et 8, et que l'organe 11 n'a pas une configuration très rationnelle. Heureusement, la figure 1 suffit pour fixer exactement la position de ces divers organes.

D'autres erreurs de concordance existent encore entre les deux figures 1 et 2, pour les organes 3, 10 et 15; mais elles ne présentent aucune difficulté sérieuse ; elles ne constituent que des incorrections de dessin.

Quand l'organe de la Circonspection est très fort, celui de la *Sécrétivité* qui lui est contigu l'est aussi; alors, on a de ces gens qui se composent suivant les circonstances, qui ont une physionomie différente pour chaque personne et pour chaque position sociale. Ces gens sont adroits, insinuants, prudents, habiles à dissimuler leurs impressions, leurs sentimens, lorsque cela est nécessaire à leurs vues ; ils savent peser leurs démarches, calculer longuement leurs entreprises, organiser patiemment le succès ; en un mot, pour peu qu'ils soient intelligents et qu'ils aient de beaux sentimens, ils excellent dans la pratique de la vie. On comprend, d'après cela, comment on rencontre le plus souvent cet organe dans une bonne proportion chez les hommes éminents qui ont gouverné leurs semblables, car dans notre monde politique d'aujourd'hui, il ne faut pas que de grands talents pour s'élever aux premiers postes de l'Etat, il faut aussi, et surtout, beaucoup d'esprit de conduite et de tactique. On est même forcé de convenir que cette dernière habileté tient trop souvent lieu de toutes les autres.

Lorsque l'organe fait, au contraire, défaut, on a de ces esprits étourdis et légers, qui se laissent facilement deviner et percer à jour et qui ne réussissent alors presque jamais à être acceptés comme chefs ou comme guides par les groupes ou par les masses dont ils font partie. Dans les affaires privées, ils ne sont guère plus heureux, car ils manquent ordinairement de suite et de ténacité.

La *Sécrétivité*, la réflexion, l'estime de soi, l'amour de l'approbation, même aussi sans doute, dans certains cas, le sentiment de la justice, secondent la Circonspection. Au contraire, la *Réactivité*, qui produit l'emportement; la *Gaieté*, qui ote par fois la réflexion ; l'*Affectionivité* et la *Bienveillance*, qui poussent à l'expansion, doivent puissamment atténuer ses effets.

Si nous avons ajouté la *Circonspection* au chapitre des penchants, on remarquera que nous en avons retranché la *Constructivité*, qui nous semble incontestablement appartenir aux facultés intellectuelles. Broussais partage cet avis. Nous reviendrons avec détail, en traitant de cette faculté, sur les quelques mots que nous avons déjà dit, page 172, à l'occasion de son classement actuel.

CHAPITRE III.

DES SENTIMENS.

I.

Estime de soi.

Nous renvoyons pour la définition générale du sentiment, au paragraphe 4 du chapitre IV de la première section et nous entrons immédiatement dans l'analyse des facultés qui composent celui-ci.

L'*Estime de soi* est un sentiment qui nous fait croire à notre propre valeur et qui nous en donne réellement une en nous portant à nous respecter nous-mêmes, en stimulant nos facultés en vue de notre élévation, d'une ambition plus ou moins légitime. Cette faculté, en nous inspirant un juste orgueil, qand elle s'allie à une intelligence saine et capable, nous met à même d'entreprendre des travaux susceptibles de nous distinguer. Elle est indispensable pour nous donner confiance en nos propres forces. Sans elle, l'homme doute de lui-même et manque de hardiesse pour s'élancer dans une carrière publique ; avec elle, au contraire, ses facultés acquièrent plus de vigueur et de ressort.

L'*Estime de soi*, qui imprime au caractère un cachet de dignité naturelle qui ne s'acquiert jamais quand l'organe fait défaut, est le pivot de l'ambition, le principal mobile du classement hiérarchique, la source de toutes les distinctions honorifiques qui s'établissent dans les sociétés, dans le but de récompenser le mérite et les efforts utiles.

En donnant à l'individu une conscience plus ou moins profonde de sa valeur et de sa dignité personnelle, *l'Estime de soi* pousse à l'indépendance, puisqu'elle tend à rendre insupportable l'autorité despotique d'autrui. C'est donc, comme le fait remarquer Broussais, la faculté qui a dû le plus contribuer, à toutes les époques de l'histoire, à l'émancipation des peuples et des races, au progrès politique des institutions, et c'est elle qui achèvera, avec le secours de la science, d'opérer la rédemption sociale à la tête de laquelle la France n'a cessé de marcher.

On attribue à cette faculté le désir du pouvoir, par suite de la haute opinion d'eux-mêmes qu'elle inspire à ceux qui la possèdent à un degré éminent et qui fait qu'ils se croient dignes de diriger, de donner l'impulsion, de régir leurs semblables. Cette tendance qui, en produisant d'insatiables ambitions, a causé tant de crimes, d'iniquités et de bouleversements, est cependant d'une immense importance, car c'est elle qui, dans les phases d'enfance sociale, conduit à la formation des unités politiques, puis des nationalités puissantes; c'est elle qui entretient le mouvement et la vie dans les empires en faisant surgir sur la scène politique de brillantes intelligences et de grands caractères. En effet, nul sentiment ne s'exalte plus facilement que *l'Estime de soi* dans les assemblées nombreuses qui agissent en présence de tous. L'orgueil laisse alors ses proportions ordinaires pour se mettre à la hauteur des circonstances et du but général; l'homme n'est plus l'instrument de sa fortune, il devient l'organe des intérêts publics, le défenseur du droit de tous, quelquefois même l'agent de la Providence, quand il sauve des états par les ressources de son génie ou l'énergie de son courage.

C'est évidemment à *l'Estime de soi*, ce centre de la passion d'ambition, qu'on doit la fondation des sociétés humaines, lesquelles ne sauraient fonctionner avec unité sans hiérachie; c'est à elle aussi qu'on doit les diverses aristocraties, les créations nobiliaires, etc., toutes choses qui ont leur droit légitime d'existence et leur utilité, puisqu'elles ont leur racine dans la nature même de l'homme.

Les titres de noblesse n'ont rien d'absurde quand ils

sont fondés sur de grandes actions, sur d'éminents services rendus au pays ou à l'humanité. Il est même bon et sage que la société récompense le mérite et qu'elle le recommande au respect de tous. La réversibilité de l'anoblissement par voie d'hérédité, n'a rien non plus d'illégitime, mais ceux qu'elle favorise ne doivent pas oublier qu'elle oblige à acquérir, pour la justifier, en honorant les ancêtres, des talents et des vertus. Un fils de grande famille qui souille son nom ou ne sait pas le porter, est moins honorable que le plus humble des artisans.

Il ne faut pas confondre l'orgueil avec la vanité ; il y a entre eux la même distance que celle qui sépare le génie de l'esprit. L'orgueil pousse aux grandes choses, la vanité précipite dans les petites ; l'orgueil élève, grandit le caractère et l'intelligence, la vanité rapetisse l'un, éteint l'autre et les rend tous deux ridicules ; enfin, l'orgueil nous permet de marcher dignement à la tête de nos semblables, d'obtenir leurs suffrages, tandis que la vanité nous rend leurs jouets et leurs bouffons.

Si l'*Estime de soi* ne répugne point aux distinctions glorieuses, mais méritées, ce n'est point elle que l'on doit rendre responsable de ces vaniteuses mesquineries, comme il s'en fait tant de nos jours, à l'égard des décorations ou des particules. Tous ces gens qui se distribuent des *de* ou achètent des cordons par des bassesses et sans pouvoir en justifier la possession par leurs œuvres, sont simplement ou des intrigants ou des fous, mais nullement des cœurs hauts et fiers tels que les fait l'*Estime de soi*. Nous verrons bientôt à quel sentiment exagéré ils obéissent.

En attendant, puisqu'il existe une faculté qui, par la conscience qu'elle nous donne de notre valeur, ou par l'amour qu'elle nous inspire pour le commandement et les dignités, nous rend plus ou moins ambitieux, toutes les théories morales sur l'égalité absolue et sur l'excellence de l'humilité comme vertu, tombent d'elles-mêmes. Cela ne veut pas dire assurément que tous les hommes ne doivent pas être égaux en droits et libres d'aspirer à toutes les positions, sauf à prouver leur capacité, ni que tous les caractères doivent être fiers et avides de gloire. Non, pour être dans la nature, l'ambition n'en a pas moins ses degrés ; tous les hommes ne sont pas nés pour des destinées semblables ; tous ne sont pas faits pour occuper les sommités de l'échelle sociale, quoique tous aient le droit d'y aspirer. Et puis d'ailleurs, il faut aussi remarquer que, dans la masse des caractères ambiteux, le plus grand nombre se bornent à des spécialités. L'un se trouve heureux de briller dans telle carrière qui ne sera pas celle que préfère l'autre, et ainsi de suite ; et comme la nature fournit plus de spécialités que d'hommes de génie, il en résulte qu'il doit y avoir place et satisfaction pour tous dans une organisation sociale bien conçue.

Ce qui fait aujourd'hui qu'il y a tant de conflits parmi les ambitions, c'est que les débouchés manquent. Un grand nombre se jettent alors sur un seul poste. De là, lutte acharnée, et déception, désespoir, pour ceux qui échouent.

L'avenir réserve une toute autre scène au noble sentiment de *l'Estime de soi*. Quand notre monde social se sera élevé à l'association, il y aura place pour tous ; nul ne pourra échouer, car, toutes les supériorités seront précieuses et pourront se justifier par le concours. La justice et la vérité, une fois établies sur la terre, ne permettront pas que l'intrigue effrontée usurpe la récompense du mérite et du talent.

Le sentiment de l'estime de soi ou de l'amour-propre a toujours été admis comme mobile humain par les philosophes. Plusieurs ont même cherché à établir des doctrines en rapportant tout à lui. Sans contester son immense importance, nous nions cependant qu'il soit le principe unique de toutes les actions de l'homme vivant en société. Le nombre de ceux qui s'absorbent tout entiers dans l'ambition, est même assez restreint. Néanmoins, nous reconnaissons qu'il est un des plus énergiques ressorts de l'âme humaine, et il était nécessaire qu'il en fût ainsi, puisqu'il devait principalement déterminer le progrès des grandes unités politiques qu'on appelle les Etats.

Si quelques philosophes ont considéré l'amour-propre, l'orgueil comme le fondement de la nature humaine, les moralistes ne l'ont guère accepté que comme un vice conduisant à l'égoïsme et à la dureté.

Le Catholicisme, en le faisant remonter jusqu'à la faute originelle et à la révolte de Lucifer, l'a condamné de la manière la plus absolue et l'a inscrit parmi les péchés capitaux. Cette réaction religieuse contre l'esprit de brutale domination des anciens, a puissamment secondé l'établissement des idées d'égalité et de fraternité parmi les peuples. Ça été une chose utile et grande de prêcher l'humilité, tant que l'ambition ne pouvant pas avoir d'essor régulier et de contrepoids, tendait à fouler et à opprimer les hommes. Sans doute, cela ne pouvait déraciner une faculté inhérente à l'âme humaine, mais on en comprimait les dangereux élans et c'était déjà beaucoup.

Toutefois, si le catholicisme, chargé de mettre la doctrine de Jésus à la portée de nations encore sous l'empire d'instincts grossiers, dût condamner absolument l'ambition, le christianisme lui fit entrevoir le triomphe et lui enseigna le moyen de se légitimer. « Que celui d'entre vous qui voudra être le premier, dit Jésus, soit le serviteur de tous. » N'était-ce pas fonder la hiérarchie sur le mérite et l'utilité ? Il n'y a effectivement pas d'autre chemin pour arriver à la considération, et c'est celui que conseille une estime de soi bien entendue.

Le Christianisme ne condamne pas non plus un légitime amour de soi, puisqu'il ordonne d'aimer son prochain comme soi-même et qu'il en fait même le principe, le fondement de la loi. Partout, on voit dans les doctrines du Christ percer l'idée de hiérarchie et de rémunération selon les mérites et les œuvres. Eh bien ! *l'Estime de soi*, qui occupe la partie supérieure et postérieure de la tête, est placée là pour dominer les instincts, réveiller en nous le sentiment du devoir et nous pousser dans les voies de notre destinée. Ceux qui le possèdent à un assez fort degré de développement, se sentent effectivement appelés à un rôle quelconque et brûlent de se distinguer, de se recommander à la considération de tous.

L'organe de *l'Estime de soi*, coté 10, se trouve immédiatement au dessus de *l'Habitativité* et régularise le galbe de la tête en cet endroit, quand il est raisonnablement fort.

« C'est un des organes qui manquent le moins, dit Broussais; vous ne trouverez presque dans aucun organe un rayon aussi étendu que celui-là, ou très rarement. » Cela n'est peut-être pas fort exact. L'organe qui se trouve ordinairement le plus éloigné du trou auditif est celui de la *vénération*, et l'on voit trop souvent le crâne fléchir dans sa région supérieure à partir de son sommet. Notre civilisation est d'ailleurs peu propre à favoriser le développement des sentimens de fierté et de dignité. Qu'ont à faire de cette faculté des millions de mendiants et quelques roués pour qui le but sanctifie les moyens? Aussi, ne partageons-nous nullement l'opinion que l'organe de *l'Estime de soi* est très commun. S'il est question de celui qui engendre la vanité et dont nous nous occuperons tout-à-l'heure, rien de mieux; celui-là ne nous est habituellement guère ménagé.

L'éducation, les mœurs, les états sociaux, la destinée, ont une immense influence sur l'organe de *l'Estime de soi*. Ainsi, on le trouve communément plus développé chez les hommes que chez les femmes, dans les classes instruites et aisées, que dans celles qui ne le sont point, chez les nations libres, que chez celles qui sont avilies par un long esclavage.

L'Estime de soi a ses contre-essors et ses déviations comme toute autre faculté, quand elle se trouve refoulée par des circonstances défavorables. Elle peut alors produire indirectement l'envie, l'intrigue, même la ruine et la perte de rivaux heureux ou redoutables; quand elle n'est pas retenue par la bienveillance et une grande conscience; mais avec un fort sentiment de justice, elle n'emploie que des moyens légitimes pour rivaliser.

Elle nous rend extrêmement sensibles les froissements que nous éprouvons dans nos passions. Elle empoisonne la vie d'amertume et de douleur, quand elle se voit condamnée à l'inertie. Les humiliations la désespèrent, car elle fait tout pour les éviter. Cette faculté, éminemment précieuse quand elle fonctionne normalement, peut encore occasionner mille tortures et conduire à la misanthropie, quand celui qui la posssède unie à une certaine capacité intellectuelle, se voit méconnu et sacrifié à d'autres individus qui ne le valent réellement pas ; mais on conçoit que ces effets puisent alors leur principale cause dans l'anarchie sociale, dans l'absence d'ordre et d'équité qui donne lieu à des déclassements choquants.

L'Estime de soi, qui peut être considérée comme le sentiment de la personnalité, imprime un ton particulier à celui qui la possède à un fort degré. C'est surtout dans l'expression du visage, dans la fierté du regard, dans la gravité du maintien qu'elle se fait remarquer. Ces signes, naturels aux gens qui s'estiment beaucoup, se prononcent encore quand ceux-ci occupent une position sociale qui les habitue à commander.

Il paraît certain, que l'organe existe chez plusieurs animaux parmi lesquels on peut citer le cheval, le chien, le mulet, le coq.

Gall, qui fut le premier à faire ces observations judicieuses, hasarda l'opinion que, chez les animaux, cet organe n'était pas étranger au choix qui fait préférer les hauteurs et les sommets à quelques-uns d'entre eux. L'idée du fondateur de la Phrénologie, dont les plaisants se sont réjouis, a plus de profondeur qu'on ne le croirait, car, indépendamment du génie qui l'a conçue, elle repose encore sur un sentiment de correspondance analogique très rationnel. Dans l'étiquette admise chez tous les peuples, les places d'honneur sont toujours les plus élevées, les plus en vue ; de tout temps, les rois ont eu des trônes pour signifier que leur position domine dans l'Etat. C'est le premier rang, le point culminant que l'ambition recherche. Il y a un tel lien entre les hauteurs physiques et l'élévation morale, que si l'on examinait bien les allures instinctives des personnes qui cèdent à *l'Estime de soi*, on les verrait presque toujours, dans les réunions publiques, s'arroger les meilleures places.

Un singulier cas, observé dans l'asile départemental

de Pau, semblerait prouver que la dualité d'application
du sentiment d'ambition n'est pas réellement impossible.
L'individu auquel nous faisons allusion devint fou par
suite de déceptions et de chagrins. Son ambition, dans
cet état, était sans bornes. Convaincu que le ciel lui
appartenait comme la terre, il voulut un jour s'envoler.
Il monta donc sur sa maison et se précipita dans le vide;
mais il avait compté sans ses ailes et il se cassa une
jambe en tombant. Ce fait étonnant, rapproché de l'affirmation de Gall et de Spurzheim, qui prétendent rencontrer un développement analogue à l'*Estime de soi* sur la
tête des animaux qui habitent des lieux élevés, n'est-il
pas, si non une preuve concluante, du moins, une forte
présomption en faveur du double emploi de la faculté
qui nous occupe?

Si un développement trop considérable de l'organe
de l'*Estime de soi*, relativement à l'intelligence, conduit
à un orgueil arrogant et ridicule, une organisation
opposée produit le défaut de tenue, de dignité, d'ambition, et empêche presque toujours d'arriver loin.

L'*Estime de soi*, sentiment pour ainsi dire pivotal
de l'être humain, rencontre des auxiliaires dans la
satisfaction légitime et le succès de toutes les autres facultés, en un mot, dans l'équilibre fécond des organes. Il
perd, au contraire, sa valeur et son influence, quand les
instincts dominent exclusivement et conduisent ainsi
l'individu à la dégradation.

II.

Approbativité.

Il est un autre sentiment qui dérive de l'amour de soi,
c'est celui qui recherche l'approbation d'autrui, la
mettant au dessus du témoignage intérieur et direct
de la conscience. Ce besoin de paraître, d'attirer l'attention, de briller, de plaire extérieurement, est bien un
des éléments de notre nature, élément très distinct de

l'*Estime de soi* que nous venons d'examiner dans le paragraphe précédent, et que les philosophes n'ont pas manqué néanmoins de confondre avec elle, à l'exception de quelques profonds moralistes tels que Pascal, La Bruyère, Larochefoucauld. Etre enclin à s'estimer soi-même ou à désirer les suffrages des autres, ce sont deux choses fort différentes, et, en quelque sorte, les deux pôles extrêmes de l'amour-propre. En d'autres termes, puiser en soi ou chez autrui, le sentiment de sa valeur, vivre de sa propre estime ou de la flatterie qu'on s'efforce d'arracher à ceux qui nous environnent, c'est se placer au point de vue de l'orgueil ou de la vanité.

Et ce que nous disons là n'a pas pour but de faire considérer l'amour de l'approbation comme une faculté ridicule, nuisible, ou tout au moins puérile. Dieu ne nous a donné que des ressorts utiles et propres à nous conduire au bonheur en nous rattachant les uns aux autres. L'*Approbativité*, qui nous conduit souvent à des mesquineries déplorables, n'est donc plus dans sa tendance primitive et normale quand elle agit ainsi, mais dans une déviation due à nos éducations imparfaites et vicieuses. Les excès de L'*Approbativité* proviennent en effet, d'une surexitation de la personnalité, jointe à une absence complète de contrôle et de critique efficace. Les êtres vaniteux sont en général greffés sur ces petits prodiges qu'on admire et qu'on loue avec exagération dans leur enfance, de manière à leur persuader que l'approbation des autres leur est toujours légitimement acquise et qu'ils n'ont qu'à se présenter pour l'obtenir. Mais on conçoit que ce n'est plus là la faculté dans son état naturel et qu'elle est exhubérante, pléthorique, malade, quand elle produit de tels résultats.

Rien n'est plus naturel, plus juste, que le désir d'être approuvé dans ses actes et dans sa conduite par ceux qui nous connaissent; rien non plus ne saurait être aussi favorable à la sociabilité et aux bonnes relations qui doivent exister entre des gens destinés à vivre ensemble. L'*Approbativité* est le plus puissant auxiliaire du lien qui s'établit entre les personnes qui composent les groupes auxquels donnent lieu les quatre passions affectives.

Il est effectivement indispensable de plaire pour être heureux en amour, en famille, en ambition et en amitié. Cette faculté, modérément développée, en équilibre avec l'estime de soi et la raison, est donc éminemment précieuse, tant pour rendre l'individu aimable, que pour contribuer au maintien de la sociabilité. Elle donne au caractère un ton d'affabilité, d'entrain, d'empressement, qui le fait rechercher. En un mot, elle détermine les prévenances, la galanterie, la bonne tenue dans les habitudes morales, comme dans la mise.

Nous venons de voir la faculté dont il s'agit, dans les meilleures conditions possibles, c'est-à-dire, dans un développement moyen, et unie à une intelligence saine, ainsi qu'à des sentiments dignes. Voici, maintenant, les résultats qu'elle amène dans des conditions opposées.

L'individu dominé par *l'Approbativité* pousse la vanité jusqu'au ridicule; il veut paraître et être remarqué à toute force, et les excentricités les plus bouffonnes ne lui coûtent point pour arriver à ce but. Le vaniteux place surtout son amour-propre dans les petites choses, dans les choses purement extérieures. Se croyant sans cesse l'objet de l'attention d'autrui, ou voulant à tout prix l'attirer, il est toujours maniéré, forcé dans ses attitudes, sa tournure, ses gestes, ses actions. Plus il prête à rire aux autres par ses travers, et plus il se croit digne d'un succès sérieux. Le vaniteux ne sait rien faire avec simplicité. Les vapeurs de l'amour personnel, le tiennent constamment dans l'ivresse et dans l'aveuglement sur son propre compte. Il confond la pasquinade avec la dignité, le pédantisme burlesque avec le grand air. En un mot, le bon sens et la vraie dignité n'ont pas d'ennemi plus dangereux que le sentiment d'approbation quand il est trop exagéré.

C'est à *l'Approbativité* qu'il faut rapporter cette monomanie de *gentilhommerie* qui s'est emparée de la classe des *inutiles* de notre époque ; c'est elle qui fait croire à de pauvres fous qu'il est d'un ton exquis de s'habiller ridiculement, de s'occuper de chevaux, de jouer gros jeu et de se ruiner en quelques mois. Et en effet, la vanité seule peut donner de pareilles inspirations.

Une différence qui tranche bien l'orgueilleux et le vaniteux, qui montre bien la distance qui sépare l'ambition élevée de la vanité mesquine et terre-à-terre, c'est que le premier n'est jamais satisfait de sa position présente et tend incessamment à monter, tandis que l'autre semble toujours dominé par sa situation quelle qu'elle soit. Ainsi, le véritable ambitieux, rendu au plus haut poste de l'État, sera encore tourmenté du besoin de se grandir, de se recommander par ses œuvres; le vaniteux, au contraire, se montrera aussi fier sous l'écharpe de simple adjoint ou sous la livrée du Suisse, que s'il était revêtu de la pourpre royale; il trouvera, lui, qui sa personne est plus que suffisante et qu'il est déjà beaucoup par lui-même sans rien faire.

Si *l'Estime de soi* exerce une influence sensible sur l'expression de la physionomie, *l'Approbativité* se révèle plus manifestement encore à l'air de contentement de soi-même qu'elle fait rayonner sur la face de celui qui la possède à haute dose. Rien n'est comique comme cette satisfaction qui épanouit le vaniteux, ou cet air important qu'il se donne quand il est en représentation.

L'amour excessif de l'approbation pousse l'individu à se mettre en scène le plus souvent possible. S'il exerce une carrière publique, il ne négligera aucune occasion de parader et de poser; s'il essaie d'écrire, il ne résistera pas au plaisir d'entretenir ses lecteurs de ses impressions, de ses émotions et de lui-même; le *moi* tombera à chaque instant de sa plume et révèlera la ridicule maladie dont il est affecté. Un grand talent ne suffit pas toujours pour faire passer ce travers; qu'est-ce donc, quand il se rencontre chez quelque jeune provincial, dupe des flatteries exagérées de parents aveugles?

Comme la nature est souverainement bonne, elle semble avoir voulu que *l'Approbativité* fût en raison directe des défectuosités physiques ou morales qui nous atteignent, afin de les atténuer et de les faire, en quelque sorte, disparaître à nos propres yeux. Il est évident que si nous pouvions nous voir tels que nous sommes réellement, le plus grand nombre d'entre nous serait dans un désespoir continuel. Nos infirmités de toutes sortes nous paralyseraient à chaque instant. Se figure-t-on ce que serait un homme convaincu de sa nullité, ou de son impuissance, ou de sa laideur? Il nous faut, dans nos relations et dans nos entreprises, une certaine confiance en nous et la certitude que nous ne produisons pas sur autrui une impression trop désagréable, autrement, nous serions arrêtés à chaque instant.

Cette disposition à croire que nous ne déplaisons pas, est, en général, d'autant plus forte que nous avons réellement moins de raisons pour plaire. Les petits hommes, qui ne sont pas doués d'un esprit supérieur, les personnages ridicules et grotesques, se croient toujours les plus susceptibles d'être remarqués et de produire sensation. Rien de plus ordinaire que de voir des lourdeaux ou des êtres disgracieux se flatter, par exemple, des plus brillants succès en amour Il est vrai que leurs triomphes sont le plus souvent imaginaires, ou des créations dues exclusivement à la vanité. Toutefois, cela n'en prouve pas moins l'admirable bonté de la Providence qui met au fond des cœurs un trésor de consolation pour compenser nos misères.

L'Approbativité est donc presque toujours fortement développée chez les êtres imparfaits, soit au physique, soit au moral, et cette faculté leur suggère mille moyens de se mettre en valeur, d'arriver à atténuer aux yeux d'autrui les défectuosités dont ils sont affligés. Sans doute, ils n'y réussissent pas toujours; mais cela dépend alors de leur défaut d'intelligence, ainsi qu'on le voit chez les êtres, pour ainsi dire, microscopiques, qu'une vanité désordonnée rend plus ridicules encore, en leur donnant une tournure, des manières et des prétentions capables d'agacer les nerfs les moins sensibles.

L'Approbativité, imprimant au caractère un ton particulier, est naturellement susceptible de donner un certain cachet aux mœurs d'un peuple, quand la majorité des individus qui le composent, possèdent cette faculté dans une assez forte proportion. Aussi, est-ce à elle que les phrénologues anglais attribuent la galanterie française. Ils n'ont peut-être pas tort; mais il est probable que *l'Affectionnivité*, *l'Idéalité et la Gaieté* contribuent beaucoup aussi dans la tournure de notre caractère national.

L'organe de *l'Approbativité* (11) est situé au dessus de la partie postérieure et supérieure de l'os pariétal, de chaque côté de *l'Estime de soi* et au dessus de *l'Affectionnivité*. Il est surmonté par la *Conscienciosité* et borné extérieurement par la *Circonspection*.

La manifestation de *l'Approbativité* est secondée par tous les sentimens expansifs, comme aussi par la faiblesse des organes de la réflexion et de la conscience, qui empêche l'individu de bien s'apprécier. Elle est, au contraire, retenue, modérée par une grande dignité personnelle, par une haute raison, par un juste sentiment des convenances. Celui qui s'estime beaucoup, sait ce qu'il vaut, et a la conscience de bien faire, sait se passer des témoignages publics, de l'approbation des autres ; il poursuit sa tâche et son but avec courage et fierté, bien sûr de forcer un jour la justice des hommes à lui décerner sa récompense. C'est ainsi que le noble orgueil peut faire taire la misérable vanité.

III.

Bienveillance.

Pour ne pas intervertir la méthode habituellement suivie dans l'examen successif des organes, d'après les n°s qu'ils portent, nous passons à la *Bienveillance* (13). Elle a son siége à la partie supérieure du front, au dessus de la *Comparaison*, immédiatement en avant de la fontanelle. C'est son organe qui, en se fondant avec celui de la *Comparaison*, élève la partie antérieure de la tête et contribue tant à donner de la noblesse, de l'intelligence, de la bonté à l'expression.

La *Bienveillance* est le sentiment de l'amour universel. C'est elle que le Christianisme a désignée sous le nom de charité et dont il a fait le principe et le fondement de l'unité de la famille humaine. « Je ne suis rien, si je n'ai pas la charité, disait St-Paul, » Et, en effet, c'est la charité, ou la bienveillance, qui donne une valeur à l'individu et en fait un membre actif de la grande famille. La *Bienveillance* nous rattache à tous les hommes par des liens sympathiques indépendants de tout calcul ; elle nous inspire le désir de les voir heureux, elle nous pousse à les servir, à nous dévouer pour eux, à les considérer comme des frères, selon le vœu du Père céleste.

L'homme bienveillant possède en lui un trésor d'amour ; son premier mouvement à l'égard de son semblable est toujours sympathique et généreux ; son cœur rayonne et répand autour de lui une douce chaleur ; il est heureux du bonheur d'autrui, comme il souffre de son mal et de ses douleurs ; en un mot, l'homme bienveillant est celui qui s'identifie le mieux avec le prochain, qui sait le mieux sentir et vivre hors de lui, qui cherche avec le plus d'ardeur les moyens de faire le bien.

La *Bienveillance* est la faculté qui constitue l'ange, en ce qu'elle assigne à celui qui la possède à un haut degré, un rôle tutélaire, une mission de charité céleste. Et il semblerait que les inspirés et les poètes ont eu le sentiment de cette vérité, quand ils ont mis une flamme sur la tête des anges qu'ils nous représentent, à l'endroit même où la Phrénologie place la bienveillance. Cette faculté est effectivement un foyer pur et divin qui brille au dessus de l'intelligence humaine pour lui enseigner sa voie. Aussi, remarque-t-on qu'elle est située de manière à élever la réflexion au dessus de la personnalité, de l'intérêt individuel, comme aussi de manière à profiter des bons exemples par le voisinage de *l'Imitation*, et à agir en vue de la cause suprême, par sa position à l'égard de la *vénération*.

On voit de suite que la *Bienveillance* n'a rien de commun avec *l'Affectionnivité* qui est l'instinct au moyen duquel nous faisons élection des individus qui nous conviennent comme amis. Cette dernière faculté qui n'a d'autre mobile qu'une jouissance personnelle, est bien dans sa position logique à la partie postérieure de la tête réservée aux affections sensuelles, tandis que l'autre, éminemment spirituelle, sociale, religieuse, doit régner au centre des plus nobles attractions. L'*affectionnivité* groupe et associe les individus en tant qu'unités ; la bienveillance les réunit et les confond dans un même amour.

« Pourquoi donc n'admettrait-on pas, chez le genre *Homo*, dit Broussais en parlant de la *Bienveillance*, un organe destiné à faire partager les jouissances intellectuelles à ses pareils ? Pourquoi paraîtrait-il étrange que cet organe fût placé auprès de ceux de l'intelligence, comme celui qui fait partager aux autres les plaisirs des instincts est placé à proximité des organes qui en sont les instruments ? C'est ainsi que je conçois la bienveillance. Aussi, si je modifiais l'ordre des *facultés*, je ne classerais pas celle-ci ailleurs que dans celles que je regarde comme ampliatrices des facultés intellectuelles, comme la Gaieté, l'Idéalité, le merveilleux et la construction. »

Nous ne partageons pas absolument cette opinion, pour notre compte. La Bienveillance nous paraît bien être un sentiment dans toute l'acception du terme, et même un sentiment si général, qu'il ne s'applique pas qu'aux êtres de notre espèce, mais aussi aux animaux et même jusqu'à un certain point aux plantes. Il y a des personnes qui soignent leurs fleurs, leurs arbres, avec une véritable affection. Il semblerait enfin que la bienveillance nous rattache à tout ce qui a vie à un degré quelconque.

La *Bienveillance* n'est donc pas non plus la sympathie proprement dite que nous pouvons éprouver pour telle ou telle personne, ainsi que l'ont pensé quelques critiques. M. Garnier, dans son ouvrage sur la Psychologie et la Phrénologie comparées, semble confondre à plaisir l'amitié, l'amour maternel, la sympathie, afin de se fournir l'occasion de critiquer le sens que les Phrénologues ont attaché à la faculté qu'ils ont nommée *Bienveillance*. A travers les argumentations confuses de ce représentant trop fidèle de la philosophie de notre époque, nous avons cru démêler qu'il considère la bienveillance comme une espèce de double emploi des facultés de la *Philogéniture*, de l'attachement amical, en un mot, comme un mode de toutes les affections du cœur, lesquelles, suivant lui, déterminent les motifs de nos dispositions plus ou moins favorables à l'égard des personnes. Il résulte alors de cette opinion que la bienveillance au lieu d'être, pour lui, une faculté active, n'est plus qu'un résultat, une nuance de l'affection en général. C'est là méconnaître du même coup, et l'observation de la nature et l'idée très nettement exprimée des phrénologues qui affirment qu'il existe une impulsion primitive, indépendante, en vertu de laquelle nous sommes portés à un amour général, complètement désintéressé.

Maintenant, que les fondateurs de la Phrénologie aient hésité, tâtonné, erré même, si l'on veut, dans la détermination précise du sens de la faculté en question, qu'est-ce que cela prouve? Qu'une science ne se formule pas tout entière du premier coup. Mais appartient-il bien à des hommes de la force de M. Garnier, qui parlent au nom des vieilleries scholastiques, d'en faire un crime à la science même? Personne ne le pensera.

On ne saurait confondre aussi, sans commettre une grossière erreur, la *Bienveillance* avec la pitié, qui n'est qu'un témoignage de sympathie dans tel ou tel cas donné. Il ne peut y avoir pitié qu'autant qu'il y a, d'une part, souffrance, et, de l'autre, sensibilité et bienveillance. La pitié n'est donc qu'un sentiment occasionnel, qu'un phénomène passager d'identification produit à l'aide de l'imagination et de la bienveillance, et nullement une faculté. Reid se trompe donc doublement en considérant comme synonimes les mots de bienveillance, de sympathie et de pitié. La langue phrénologique est plus exacte que cela.

La *Bienveillance* est certainement un des plus précieux élémens de *l'Unitéisme*, cette passion suprême qui n'est satisfaite que par l'ordre et le bonheur général.

Plus la faculté qui nous occupe est sainte, et plus elle doit rencontrer d'entraves dans nos sociétés infernales. Malgré les exhortations de la religion, il est bien difficile, si non impossible, d'être complètement bon et dévoué. L'opposition constante des intérêts, l'absence de solidarité, l'abandon de chacun par tous, rendent presque toujours préjudiciable à l'individu la générosité qu'il peut avoir pour autrui. Le soin donné aux autres est autant d'enlevé pour soi-même ; aussi, faut-il être doué tout-à-fait exceptionnellement pour se livrer sans restriction aux impulsions de la bienveillance.

L'homme habile de notre monde est celui qui se donne les dehors de la bonté, qui sait le mieux se faire un masque de la bienveillance, pour cacher ses calculs égoïstes, ses vices et son ambition. Mais celui qui s'abandonne sans réserve à ses instincts généreux, est toujours certain d'en être dupe tôt ou tard.

Cette triste vérité doit exciter tous les cœurs honnêtes à hâter l'avénement du règne de la sincérité, puisque c'est seulement alors que l'homme pourra se livrer, sans crainte et sans danger, à ses plus nobles impulsions. Il y a assez longtemps que les plus hauts enseignemens du Christianisme en sont au point de vue de la théorie ; il faut désormais s'occuper de les faire passer dans la pratique, dans les faits ; en un mot, il faut travailler à établir un milieu social dans lequel l'homme puisse être en unité avec lui-même, c'est-à-dire, donner à toutes ses facultés, sans exception, un rôle actif et harmonique.

Telle est la malfaisance de nos sociétés actuelles, que la bienveillance a besoin de facultés propres à la diriger ou à lui faire contrepoids, pour ne pas tourner contre celui qui la possède. Ainsi, supposez un esprit sans lumières suffisantes, sans ordre, sans fermeté, avec une grande bienveillance, et vous aurez un prodigue, un dissipateur, un imprévoyant. Supposez-en un autre sans conscience sévère, sans estime de soi, et vous aurez un caractère comme celui de ce malheureux Dodd, ministre anglican par vocation, qui se fit pendre pour avoir fait des faux, dans le seul but d'obliger de ses amis qui se trouvaient dans l'embarras.

Un acte de bienveillance extrême, qui n'eut pas heureusement d'aussi fâcheuses conséquences, conduisit, il y a environ deux ans, Mlle Louise Crombach devant les assises de la Seine. Elle avait favorisé l'évasion de la prétendue comtesse de Caylus, retenue à St-Lazare sous la prévention de plusieurs faux en écritures. Mlle. Crombach était dame inspectrice de la prison; elle devait cette position aux relations que lui avaient faites ses travaux littéraires, parmi lesquels plusieurs poésies ont été couronnées par l'Académie française.

Mlle. Crombach, douée d'une excessive sensibilité, d'une grande bienveillance, d'une imagination vive et exaltée, se laissa persuader par l'adroite détenue qui, en protestant de son innocence, la menaça de se suicider, si elle ne la sauvait. La jeune inspectrice ne put résister aux larmes, au désespoir de la fille Chaylus, aussi habile comédienne que belle, dit-on. Sans doute, c'était manquer à un devoir impérieux; mais les plus honorables témoignages d'humanité qu'on produisit en grand nombre en faveur de Mlle Crombach, ne venaient-ils pas excuser le crime de son trop bon cœur? Le jury de Versailles, devant qui la cour de cassation renvoya l'affaire, le pensa ainsi et l'acquitta.

Ce qui prouve avec évidence que l'action de Mlle Crombach avait bien réellement pris sa source dans le sentiment de la bienveillance, ce sont ces vers, pleins d'une naïveté charmante, qu'elle écrivait, de la conciergerie au Roi, le jour de sa fête:

« Un jour aussi, je voulus être reine!»
Amable Tastu.

» Sire, pardonnez-moi, j'ai péché contre vous!
» Oui, j'ai voulu régner une heure dans ma vie!
» Et du sceptre usurpant le seul droit que j'envie!
» J'ai fait grâce! Oh! pardon pour ce crime si doux!»

La *Bienveillance* s'allie très fréquemment avec une haute intelligence, comme le remarque Broussais; il faut même ajouter qu'elle ne peut jamais être faible dans ce dernier cas. Au contraire, il peut arriver parfois qu'elle soit forte et que les facultés intellectuelles soient déprimées; mais alors, elle perd beaucoup de sa valeur, car elle est d'autant plus variable qu'elle peut moins bien se fixer sur les motifs qui la mettent en mouvement.

On conçoit que la *Bienveillance*, en se combinant, soit avec les instincts affectueux, soit avec les instincts latéraux, soit avec les sentimens supérieurs, soit avec les facultés intellectuelles, donne lieu à des caractères tout-à-fait différens et tranchés ; qu'il est extrêmement facile de déterminer avec les notions les plus élémentaires de la Phrénologie.

C'est toujours une chose fâcheuse quand l'organe de la *Bienveillance* est déprimé, même chez les organisations les moins défavorables, car si elles ne font pas le mal, elles sont également incapables de faire le bien, dans n'importe quel ordre de faits.

Les instincts égoïstes, ceux de réaction, de possession et de destruction, combattent et neutralisent, quand ils sont assez puissants, l'action de la bienveillance. Au contraire, les facultés affectueuses, la secondent très fortement en aidant son identification avec les circonstances particulières, propres à éveiller nos sympathies pour nos semblables. C'est ainsi que notre sensibilité est plus vive pour les malheurs de famille, d'amour, de fortune, suivant que les organes qui correspondent à ces affections sont plus développés.

Un assez grand nombre d'animaux ont l'organe de la bienveillance, du moins en esquisse. Il occupe la même place que chez l'homme, chez les quadrumanes. Chez les quadrupèdes, il se trouve à la partie moyenne, supérieure et un peu antérieure de l'os pariétal. Il se fait remarquer chez le cheval, le mouton et surtout chez le chien, qui le possède souvent à un degré supérieur. Les personnes les plus étrangères à la science reconnaissent desuite à l'élévation du crâne en cet endroit, les chiens les plus affectueux et les plus caressans. Ces animaux ne se battent ordinairement que lorsqu'ils sont poussés par la colère.

M. Vimont prétend avoir trouvé l'organe en question prédominant chez le chevreuil et chez le cochon d'Inde.

L'existence de la bienveillance chez les animaux supérieurs semblerait prouver que la tendance primitive de la faculté n'est pas de faire partager à autrui nos jouissances intellectuelles. Cela évidemment ne doit être qu'une de ses applications variées dans la nature humaine.

M. Garnier, en sa qualité de philosophe, trouve que c'est placer sur la même ligne le *Chevreuil* et le philanthrope, que d'accorder la bienveillance aux animaux et prétendre que c'est elle qui les rend d'un caractère doux et caressant. Il est cependant facile de comprendre, quand on n'a pas l'esprit obscurci par la fausse science, que la bienveillance, à son état en quelque sorte rudimentaire, doit être à peu près passive et ne se traduire que dans la forme de la douceur. Il est aussi, ce nous semble, non moins facile de comprendre que toute faculté a ses degrés, échelonnés et différenciés à la fois par l'étendue de son organe et la combinaison de celui-ci avec les autres. Ces deux causes donnent lieu évidemment à une foule de nuances, dont il serait assez curieux de dresser le tableau pour chaque faculté, si ce travail ne devait pas nous entraîner trop loin.

IV.

Vénération.

Il faut, pour que l'ordre et l'autorité puissent se maintenir dans les sociétés, qu'il y ait dans l'homme un certain sentiment qui le porte au respect, à la vénération à l'égard des personnes et même des choses. Si chacun n'avait d'estime que pour soi-même, ne voulait reconnaître d'autre supériorité que la sienne, n'avait nul souci des œuvres d'autrui, enfin, considérait avec une égale indifférence toutes les intelligences, tous les caractères, tous les faits, quels que soient leur importance et leurs degrés, il est évident qu'il n'y aurait plus de hiérarchie, plus de direction, partant plus de société possible. Il ne suffit donc pas que nous ayions conscience de la valeur des personnes, il faut que nous soyions entraînés à leur rendre hommage et à leur céder le pas.

C'est ce sentiment de vénération qui nous fait profiter de l'autorité légitime qui s'attache à la science, au talent, au pouvoir. Sans lui, nous ne prendrions conseil que de nous-mêmes, sans égard pour l'expérience acquise; avec lui, au contraire, nous sommes dociles aux enseignemens qui nous viennent d'une source supérieure.

L'impulsion primitive de la *Vénération* est donc utile, puisqu'elle nous porte à la déférence envers ce que nous jugeons respectable, et qu'elle contribue ainsi à resserrer les liens de sociabilité qui unissent les hommes entr'eux.

La *Vénération* a des applications très variées, relatives aux âges, aux conditions, etc. On conçoit qu'elle se fortifie aussi par l'éducation et les usages. Du reste, quelle que soit l'énergie du sentiment, il est indispensable que l'être ou le fait auquel il s'applique, le justifie pour le rendre durable. Ainsi, l'enfant est naturellement doué de vénération pour ses père et mère et cependant il peut cesser de les respecter quand ils manquent de dignité dans leur conduite.

L'écolier est aussi disposé à vénérer son maître, mais il faut que celui-ci joigne le savoir à un caractère honorable, autrement, il le méprise. Dans l'armée, dans les administrations, le grade et le poste supérieur imposent par eux-mêmes; mais il est également nécessaire que le mérite vienne soutenir le prestige qui s'y attache. En un mot, le sentiment de vénération n'est pas plus que les autres indépendant de la raison, et il cesse d'exister dès que celle-ci le condamne formellement.

Tout ce qui est imposant, à un titre quelconque, exerce de l'influence sur le sentiment de la vénération. Les titres, la puissance, la richesse, le génie, l'âge lui-même, le rendent tributaire. Ce phénomène, que les phrénologues ont jugé inexplicable, semble n'être autre chose que le sentiment instinctif de la valeur des termes les plus considérables de la série. Ainsi, par exemple, l'importance des fonctions se mesure à leur élévation; celle des positions sociales, à la capacité ou à la fortune; celle de l'expérience, à l'âge. La carrière humaine, les positions et les fonctions sociales sont donc autant de séries progressives dans lesquelles les derniers termes sont naturellement les plus influens. De là, la vénération qu'ils commandent.

La vénération impose le respect à l'égard des personnes

et des choses, le sentiment supérieur de l'ordre et du droit; elle inspire l'amour de l'harmonie, de l'unité; elle élève jusqu'au désir de voir se réaliser le but final de la création qui ne peut être que l'ordre et le bonheur. Voilà pourquoi l'individu qui la possède en dose suffisante est ordinairement enclin aux idées religieuses, à l'adoration de la cause suprême.

Et ici, nous n'entendons pas par idées religieuses les aspirations mystiques qui jettent dans une stérile contemplation, dans une adoration irréfléchie. Nous entendons par idées religieuses, celles qui tendent à confondre tous les hommes dans une unité parfaite et à rattacher cette unité à la pensée du plan universel; nous entendons par idées religieuses, celles qui conduisent à l'amour le plus élevé auquel puisse atteindre la créature, amour complexe qui embrasse à la fois la science et l'activité, qui perfectionne en créant. Le sentiment religieux, ainsi compris, ne dépend plus d'un culte particulier; il les enveloppe tous et les emporte dans une sphère supérieure.

Eh bien! quel homme doué d'intelligence, animé de sentimens bienveillans, n'est pas religieux de cette façon? Quel esprit quelque peu philosophique, n'a pas de pareilles tendances? Seulement, quand la vénération est forte, elle contribue à élever le désir jusqu'à la foi.

Gall prétend que l'idée de Dieu dérive de la faculté qu'il avait nommée *théosophie*. Broussais conteste cette opinion. Cette différence de manière de voir doit-elle être considérée comme une preuve de l'incertitude de la Phrénologie? Pas le moins du monde; car elles ne sont absolument fausses ni l'une ni l'autre. En effet, si les facultés réflectives sont indispensables pour arriver à une cause première, la *Vénération*, par sa tendance à respecter ce qui est puissant, monte aussi progressivement de phénomène en phénomène jusqu'à celui qui lui paraît le premier de tous; en d'autres termes, si la cause suprême, ou Dieu, se révèle à l'intelligence par la réflexion, elle se révèle au cœur par la foi dont la vénération est le principal levier.

Néanmoins, dans l'état actuel de la théologie et de

la philosophie, on peut être très vénérant et ne pas croire en Dieu. C'est alors que la raison et le sentiment ne sont pas d'accord. Chez l'homme complet, la foi veut être raisonnée, veut s'appuyer sur la démonstration ; et on est bien obligé de reconnaître que cette exigence est difficile à satisfaire aujourdh'ui que le désordre règne généralement et que la science qui doit le faire disparaître est encore inconnue de l'immense majorité. Aussi, l'incrédulité, l'athéisme, n'est-il pas toujours le signe d'une infirmité intellectuelle. Loin de là, un esprit logique, distingué, qui a sondé les profondeurs du mal sans avoir pu en découvrir le remède, doit forcément conclure de l'éternité du désordre à l'absence de toute Providence. En partant de ce point de vue, qui est celui *du Système de la nature*, attribué au baron d'Holbach, on serait inconséquent de croire en Dieu, ajoutons même qu'on serait impie, puisqu'on le supposerait ou méchant ou tout au moins impuissant.

Comme on le voit, la foi intégrale se composant de la double adhésion de l'intelligence et du cœur, n'a pas encore pu exister dans le monde. C'est principalement par un sentiment vague de crainte ou d'espérance que l'humanité a cru jusqu'à présent, ce qui indique que la *Vénération* a joué un rôle fort important dans la religion. Désormais, il en sera autrement, car la foi s'appuiera exclusivement sur la science, sa base naturelle; et le sentiment d'adoration n'étant plus ébranlé par les doutes et les assauts de la raison, pourra s'élever jusqu'au ravissement, jusqu'à l'extase, sans craindre de tomber dans les illusions superstitieuses. C'est alors seulement que l'homme goûtera les suprêmes jouissances de la religion et qu'il verra éclater en lui, comme une gerbe radieuse, tous les principes passionnels qui constituent ce que nous appelons l'Unitéisme.

« La vénération étant jointe au merveilleux, dit Broussais, lui prête des forces et produit l'adoration. La vénération seule ne la produirait pas ; il y a un sentiment plus profond, représenté par cette expression *adoration*, que le mot *Vénération* ne rend pas ; et comme cette expression *adoration* existe dans toutes les langues, on ne peut pas nier l'existence du senti-ment qu'elle représente. »

D'après ces paroles, non seulement la *Vénération* ne produirait pas l'adoration, mais elle n'en serait pas même le principe. Cette opinion de l'illustre médecin peut être, ce nous semble, contestée. En effet, quelle que soit la nature et l'importance des idées ou des faits que la *merveillosité* suggère à l'esprit, c'est toujours la vénération qui leur rend hommage, suivant le juge-ment qu'en porte l'intelligence. Si les perceptions, vraies ou fausses, dues à la *merveillosité*, sont empreintes d'un caractère de grandeur sublime et que la *Vénération* soit assez forte, elles jettent l'individu dans l'adoration. Mais l'imagination, quand l'intelligence est peu déve-loppée et que l'estime de soi est faible, peut amener exactement le même résultat. C'est donc bien la vénéra-tion qui est toujours le principal mobile de ce sentiment exalté d'admiration et de respect qu'on nomme l'adora-tion. Et ce qui prouve que ce phénomène sentimental n'a réellement pas d'autre cause, c'est qu'on voit des esprits très religieux, enclins même au mysticisme, et qui néanmoins ne tombent jamais dans une adoration contemplative. J.-J. Rousseau, qui ne manquait cer-tainement pas de merveillosité et dont les aspirations religieuses sont si hautes et si nobles, s'écriait cepen-dant : O homme, pourquoi t'agenouiller ? N'es-tu pas assez petit devant Dieu ?

Si *l'Estime de soi* sert de centre et d'axe à la person-nalité, on peut dire que la *Vénération* fait de l'homme le centre du monde en lui donnant, à l'aide de la raison et de la conscience, le juste sentiment de sa position relative. C'est ce haut caractère qui doit la faire considé-rer comme le pivot direct de *l'Unitéisme*.

L'organe de la *Vénération* (14) occupe une position analogue au rôle qu'il est destiné à remplir parmi les facultés ; il est situé au milieu de la tête, au point de réunion de l'os frontal avec l'angle supérieur des pariétaux, en un mot, à l'endroit de la fontanelle antérieure et supérieure.

Soit que cela dépende de l'éducation ou tienne à la

nature, comme nous inclinons beaucoup à le croire, l'organe de la vénération se trouve ordinairement plus développé chez les femmes que chez les hommes. Elles sont souvent aussi plus disposées à la religion et à l'adoration que nous, ce qui milite encore en faveur de la cause que nous avons attribuée plus haut à ce dernier sentiment.

Quand l'organe est très fort, il pousse à l'humilité; tout personage nouveau impose, surtout quand il est précédé d'un nom ou d'un prestige quelconque. Si l'estime de soi est faible, ainsi que l'intelligence, une vénération exagérée peut conduire au culte des personnes, à l'idolâtrie, au servilisme. Elle a donc besoin d'être éclairée par la réflexion comme aussi d'être relevée et soutenue par les autres sentimens. Si, au contraire, l'organe est faible, déprimé, ou a de ces caractères que tout laisse calme et en pleine possession d'eux-mêmes, de ces gens peu disposés à la déférence et jamais à l'adoration. Quand l'estime de soi, la conscience, la bienveillance viennent à faire défaut en même temps, ou a de ces êtres cyniques qui ne respectent rien, pas même ce qui est un objet de vénération pour tout le monde. Si les facultés latérales sont alors puissantes, ou a l'organisation qui mène directement aux crimes contre les propriétés ou les personnes.

L'imagination, ce qu'on a appelé le merveilleux, les sentimens affectueux, la bienveillance, sont les auxiliaires naturels et les plus ordinaires de la *Vénération*.

Les antagonistes les plus directs de la *Vénération*, parmi les penchants supérieurs, sont peut-être l'*Estime de soi* et l'*Approbativité*, bien que Broussais ait fait du premier un de ses auxiliaires. On est, en général, peu disposé à reconnaître et à proclamer la supériorité chez les autres, à s'humilier devant les croyances humaines, quand on professe pour soi-même un amour qui va jusqu'au culte et à l'adoration. Cependant, s'il existe des croyances, une foi vive et sincère, l'orgueil vient fortifier et exalter la *Vénération*, car l'individu se croit l'objet des attentions et des complaisances de la Divinité.

Les instincts égoïstes et violens viennent aussi fréquemment faire taire le sentiment de la vénération, soit à l'égard des choses saintes, soit à l'égard des personnes.

Comme notre but, dans cette exposition analytique, n'est que de présenter quelques essais sur la philosophie des facultés, nous renvoyons, encore une fois, pour les exemples, aux ouvrages pratiques et aux Annales qui ont été publiées sur la matière.

Contrairement aux phrénologues antérieurs à lui, Broussais accorde, du moins en esquisse, la *Vénération* à quelques espèces chez les animaux vertébrés. C'est à cette faculté, réduite à l'état d'instinct, qu'il attribue la reconnaissance d'un chef parmi les êtres qui vivent en troupeaux, où voyagent en colonnes et qui choisissent toujours pour guider leur marche le plus expérimenté d'entre eux. « Le chien, dit le grand médecin philosophe, est assurément un des animaux chez qui ce sentiment est des plus prononcés par rapport à l'homme. Il se manifeste aussi chez l'éléphant, chez le cheval, qui respectent leur maître, plus que les autres personnes. Dans ce cas, la vénération s'adresse à l'homme. Il existe chez les animaux dont les cerveaux se rapprochent du nôtre, un sentiment qui place l'homme au dessus de tous les êtres vivants. »

V.

Fermeté, Persévérance.

C'est d'après les désirs et les besoins que réveillent en nous nos facultés que nous nous déterminons ; mais chacun de nous apporte dans cet acte une plus ou moins grande fermeté. Les uns marchent à leur but avec énergie et persévérance, les autres se laissent facilement détourner, enfin, quelques-uns changent eux-mêmes à chaque instant de volonté.

Si la volonté ne constitue pas une faculté spéciale, comme nous l'avons vu pages 147 et 148, la ténacité dans les déterminations en est une bien réelle et que la plus simple observation suffit pour faire reconnaître. Et cependant, les métaphysiciens ne l'ont point aperçue, car, on ne peut assurément pas considérer comme analogue ce que Reid appelle la *liberté* ou le *pouvoir* que l'homme possède de *se décider* par lui-même.

L'énergie dans les déterminations, qu'on désigne sous les noms de fermeté, de persévérance, d'opiniâtreté, d'entêtement, suivant le degré de lumière qui y préside, et qui a été confondue tantôt avec la puissance des passions, tantôt avec la volonté elle-même, est donc une faculté particulière propre à maintenir l'unité convergente des autres facultés nécessaires à l'accomplissement d'un but quelconque.

On conçoit sur-le-champ qu'il ne saurait y avoir de suite possible dans les actions sans cette faculté. Tout désir, tout but qui ne pourrait pas être immédiatement satisfait et réalisé, se verrait abandonné pour un autre, lequel ne tarderait pas à échouer à son tour. Les appétits sensuels, les besoins indispensables seraient seuls assouvis ; mais quand aux travaux d'avenir, quant aux recherches, aux découvertes, aux conceptions de l'intelligence, ils deviendraient complètement impossibles.

La faculté découverte par les phrénologues et désignée sous les noms de *Fermeté* ou de *Persévérance*, est donc d'une réalité évidente, puisque nulle opération prolongée de l'esprit humain ne saurait avoir lieu sans elle. C'est la *Fermeté* qui relie spirituellement les facultés qui ont servi à produire une détermination, de manière à mener celle-ci à bonne fin ; c'est elle qui réunit en faisceau les divers élémens qui constituent nos passions ; en un mot, la *Fermeté* paraît n'avoir pas de tendance individuelle, isolée, indépendante, mais être uniquement destinée à agir sur les autres facultés, soit pour les soutenir, les tenir en excitation, soit pour les grouper.

« La détermination bien prononcée, dit Broussais, en définissant l'influence primitive de l'organe, est la constance, la persévérance, la ténacité de caractère. » En effet, celui qui possède cette faculté à un degré éminent se montre ordinairement résolu, persiste avec fermeté dans ce qu'il veut. Quand la *Fermeté* se joint à l'estime de soi et à la conscience, elle produit ces caractères héroïques qui savent tout braver, même le martyre, lorsqu'il s'agit de leurs convictions. Quand elle s'allie avec une haute intelligence, de grands talens, une noble ambition, elle conduit à l'accomplissement de travaux glorieux. Enfin, on comprend qu'elle est, comme toutes les autres facultés, susceptible de donner lieu à une foule de combinaisons, selon les organisations générales avec lesquelles elle s'allie. Mais, répétons-le, elle est extrêmement importante, tant pour l'individu que pour l'humanité, puisque c'est à elle que l'un et l'autre doivent les conquêtes qu'ils font dans le domaine de la science et du progrès.

L'organe de la fermeté, qui porte le n° 15, est situé à la partie postérieure de la ligne médiane de la voûte du crâne, entre la vénération et l'estime de soi, borné extérieurement par la *Conscienciosité*.

Cet endroit, assigné sur la boîte osseuse à la fermeté, ne correspond pas à une circonvolution particulière du cerveau ; mais à l'extrémité de celles qui composent les organes contigus. Ce fait qui a semblé à plusieurs critiques le fondement d'une objection sérieuse, paraîtrait confirmer le caractère de généralité que nous avons attribué à la faculté de la persévérance. Destinée à servir de lien et de point d'appui aux autres facultés et principalement aux sentimens supérieurs, rien ne plus simple qu'elle emprunte son organisme au leur. Au surplus, cette difficulté est sans importance. Tout consiste à savoir si les sujets qui ont la tête élevée dans cette partie sont véritablement doués d'un caractère plus résolu, plus ferme que ceux chez qui elle fléchit au même endroit. Or, les observations nombreuses qu'ont recueillies les phrénologues les plus distingués ne permettent plus aucun doute raisonnable à cet égard.

C'est à l'intelligence, à la réflexion qu'il appartient de régler l'action de la fermeté, afin qu'elle ne tombe point dans l'entêtement et la sottise. L'intelligence la fortifie donc ou la fait taire à son gré, suivant qu'elle reconnaît que son objet est bon ou mauvais.

L'estime de soi, la conscience, l'espérance et la vénération avec lesquelles elle a des liens intimes, la secondent puissamment dans un grand nombre de cas. Enfin, s'appliquant avec efficacité à toutes les passions, elle rencontre nécessairement des auxiliaires dans toutes les facultés qui leur servent d'élémens constitutifs. Cependant, il est probable que la bienveillance, l'imagination et la gaieté l'ébranlent et en triomphent parfois. Les gens trop bons ou trop évaporés sont rarement d'une grande fixité dans leurs opinions ou leurs déterminations.

Comme il n'y a pas de grande tâche possible sans persévérance, il s'ensuit qu'il n'y a pas de grand homme sans fermeté ; aussi, trouve-t-on cet organe très développé sur la tête des personnages remarquables.

Au contraire, quand il fait défaut, le caractère est faible, indécis, irrésolu, à la merci des volontés fortes et opiniâtres qui agissent sur lui. Si la circonspection prédomine en même temps, on a des gens incapables de rien entreprendre de hardi ; si elle manque, on a des girouettes, des esprits tout-à-fait inconsistans.

Les phrénologues les plus éminents s'accordent pour admettre la fermeté chez les animaux supérieurs. Cette faculté leur est effectivement indispensable soit pour guetter leur proie avec patience, soit pour se défendre et se battre. « On voit quelquefois des chiens de chasse, raconte Broussais, d'après M. Vimont, qui se mettent en arrêt dans une position assez extraordinaire, ou dans un lieu qui ne paraît pas favorable à leur maître pour être le gîte d'un gibier de quelque valeur, et cependant ces chiens, quoique leurs maîtres leur ordonnent de partir, les appellent, les maltraitent, persistent dans leur arrêt et ils ont très souvent raison. » Le rôle de la persévérance est certainement évident ici, mais il y a aussi, évidemment, réflexion et jugement.

VI.

Conscience.

On a beaucoup disserté, sans s'entendre, sur l'importante question de la conscience. Les philosophes et les théologiens ont vu en elle une lumière divine, une règle absolue du bien et du mal. Le dernier mot des premiers a été que la conscience était le *sens du devoir*, la faculté du jugement moral.

La Phrénologie, tout en rendant à la Psychologie le service de découvrir un organe à la faculté, n'est guère allée plus haut dans ses définitions. Ainsi Broussais dit que la conscience est le sentiment de ce qui est juste et injuste, du devoir, de l'obligation morale. — Nous croyons que c'est là confondre le principe avec un résultat purement transitoire.

Car, qu'est-ce que le devoir? Qu'est-ce que le juste et l'injuste? Où est la règle absolue de l'obligation morale? Ne sont-ce pas là autant de conventions humaines, puisque ce qui est juste aujourd'hui peut ne l'être plus demain, et que ce qui est considéré comme une obigation sainte dans telle société peut être regardé comme un crime dans telle autre? D'où viennent les morales religieuses? N'est-ce pas de la manière dont se trouve affectée la raison humaine selon les temps et les lieux? Et cette raison générale en agissant sur l'individu, en l'éduquant, en lui imposant une manière de voir et de juger les actes personnels ou publics, ne met-elle pas en lui un *criterium* relatif qui lui sert de moyen d'appréciation pour ses pensées et ses propres actions?

La conscience, bien que constituant une faculté particulière et absolue dans chacun de nous, n'a donc pas été libre jusqu'à présent. Elle a opéré sur nos connaissances, vraies ou fausses, sur nos facultés modifiées de telle ou telle façon; en sorte que ses résultats n'ont jamais fait que refléter le rapport de nos idées et de nos sentimens avec la raison générale et le sentiment commun.

Eh bien! cette marche de la conscience, naturelle et utile dans les temps d'incertitude et de chaos social, devra se modifier profondément dans l'avenir, quand le libre essor des facultés, des attraits, des vocations, aura remplacé la loi de contrainte et de hasard qui préside seule aujourd'hui au classement et à la distribution des rôles.

Qu'on suppose, en effet, pour un instant, l'ordre et la liberté établis dans le monde ; qu'on suppose une société organisée conformément à la nature humaine et donnant satisfaction à ses types infiniment variés ; qu'on suppose un état de choses dans lequel chacun de nous emploierait son activité pour son plus grand bonheur et le plus grand intérêt de tous ; en un mot, partant de la bonté native de l'homme et admettant le règne de Dieu sur la terre, qu'on suppose l'accord des inspirations de l'esprit et du cœur de chacun avec le plus grand avantage de tous. Que deviendraient, dans une semblable hypothèse, les notions de droit et de devoir? Le droit de l'individu d'utiliser ses facultés pour en jouir, ne serait-il pas en même temps le droit de la société intéressée au concours libre de cet individu ? Et quant au devoir, puisque chacun serait entraîné par sa constitution passionnelle, par sa propre nature, à fonctionner en parfaite harmonie avec le mouvement universel, peut-on dire qu'il constituerait alors une obligation, le paiement forcé d'une dette envers la société ? Non, assurément.

Ces notions de droit et de devoir, essentielles, indispensables dans nos sociétés de contrainte, ne sont donc que transitoires en réalité. Cela n'empêche pas qu'il soit nécessaire d'en entretenir les esprits, en les étudiant de plus en plus pour l'avantage du grand nombre, même de tous. En effet, ce sont les idées de droit et de devoir qui ont servi de principe et de base à tous les progrès politiques, religieux, sociaux. Plus les esprits se sont éclairés, plus les puissans ont vu s'accroître leurs devoirs et les masses leurs droits. Le terme du mouvement de rapprochement du droit et du devoir sera précisément cette fusion dont nous parlions tout-à-l'heure, fusion qui établira l'identité de la liberté et de l'ordre, de l'impulsion individuelle avec le vœu et le but collectifs. C'est vers ce point que marchent tous les esprits qui parlent et agissent au nom du droit et de l'égalité, tous les hommes de cœur qui se vouent avec plus ou moins de lumières au triomphe de la justice.

La définition des philosophes et des phrénologues est donc doublement défectueuse : 1° parce qu'elle s'appuie sur des idées purement transitoires, essentiellement variables, impossibles à fixer ; 2° parce qu'elle ne donne pas le caractère absolu, la tendance primitive de la conscience en tant que faculté.

Pour arriver à définir nettement le caractère absolu de la conscience, il fallait s'affranchir complètement de tous les jugemens et sentimens moraux qui fixent les règles de la conduite à tenir dans telle ou telle société; il ne fallait pas la considérer dans ses rapports avec les faits acquis par l'esprit humain, mais uniquement dans sa tendance primitive et indépendante, dans son action sur l'homme lui-même, isolé de toute influence. C'est ainsi qu'il fallait se placer, une fois la faculté de la conscience bien constatée, pour réussir à apprécier exactement la nature de son rôle.

La Phrénologie, par ses observations empiriques dont le résultat a été la reconnaissance d'un organe de la conscience, a seule mis à même d'atteindre à une définition absolue de la faculté. Cependant, il ne faut pas s'étonner qu'elle l'ait manquée jusqu'à présent (1), car une science ne se perfectionne et ne s'achève pas en quelques années.

Voyons si nous serons assez heureux pour donner à la conscience la définition qui lui convient.

La conscience est la faculté de sentir son état physique et moral, de voir en quelque sorte en soi-même, d'établir l'unité entre les attractions diverses de son être et avec le monde extérieur tout entier. En un mot, la conscience est le sentiment de tous les phénomènes qui nous affectent, le sentiment de notre unité, de notre intégralité et de notre identité.

C'est par la conscience que nous respectons les droits de la nature chez autrui, c'est-à-dire, leurs pensées, leurs affections ou ce qui s'y rattache, parce que la raison nous apprend que ce que la conscience nous montre en nous, existe aussi chez les autres, et que le meilleur moyen d'assurer nos droits est de ne pas violer ceux d'autrui.

---

(1) L'ouvrage de Broussais est considéré ici comme le plus haut terme philosophique atteint par la Phrénologie.

Le Christianisme a résumé admirablement, au double point de vue négatif et positif, le principe de toute loi morale, le rôle absolu de la conscience, quand il a ordonné de ne pas faire à autrui ce que nous ne voudrions pas qui nous fût fait, et de lui faire tout ce que nous voudrions qu'on nous fît. Ce double précepte, qui contient à la fois la justice et la charité, est effectivement d'une vérité absolue, d'une origine toute céleste, puisqu'il a sa preuve et sa confirmation dans la nature même.

Ainsi, voilà donc le rôle réel de la faculté de la conscience : elle voit en nous, puis tient sans cesse présent à notre esprit tout ce qui constitue les droits éternels de notre nature, afin que nous ne puissions les violer chez autrui sans déterminer une souffrance, un remords chez nous-mêmes.

La conscience, en nous révélant ce qui se passe en nous, s'adresse en quelque sorte à notre raison et à nos sentimens supérieurs pour leur demander un jugement sur nos pensées, nos projets et nos actes. Seule, elle ne suffirait pas pour remplir cette tâche, car elle n'est que la faculté au moyen de laquelle nous percevons notre intérieur, et si forte qu'on veuille la supposer, elle pourrait se tromper si l'intelligence était trop défectueuse. D'un autre côté, si elle est très faible, son action peut être entravée, dominée par d'autres facultés plus puissantes. C'est ce qui arrive chez les gens qui sacrifient tout à leurs passions et à leur égoïsme, qui étouffent facilement en eux le sentiment du respect des droits d'autrui, de la justice.

La faculté de la conscience se développe comme toute autre par l'éducation et le travail. L'homme voit mieux aujourd'hui ce qui se passe en lui et conséquemment ce qu'il y a aussi chez les autres, que dans les temps anciens. Ce progrès de la connaissance de nous-mêmes ou de la conscience, est le principe du perfectionnement des diverses morales, de l'extension du droit public. Du moment qu'il devient de foi générale, par exemple, que tous les hommes, quelles que soient leurs races, possèdent toutes les facultés, on est immédiatement obligé d'admettre qu'ils sont égaux en droits et, partant, de respecter en eux la dignité humaine. Les préjugés de castes n'ont pas d'autre cause qu'une altération de la conscience qui nous empêche de voir chez quelques-uns tout ce qui s'y trouve et nous fait voir chez nous beaucoup plus qu'il n'y a. Ces préjugés sont donc en réalité une infirmité, car la véritable supériorité repose sur la différence des dégrés et non sur la possession chimérique de ce qui manquerait absolument à d'autres.

Dès qu'il sera d'opinion que les facultés de l'âme humaine sont également respectables chez tous les hommes et ont droit à une satisfaction proportionnelle à leur valeur, le moment d'une complète révolution sociale sera venu, car la conscience publique est toujours impatiente de faire passer dans les faits ce qu'elle considère comme juste. C'est donc la conscience qui sert de crible à toutes les idées et à tous les sentimens que remue l'esprit humain; c'est elle qui décide les progrès à accomplir et sanctionne par son adhésion chaque pas qui se fait dans les voies de la perfection.

Par là même que la faculté de la conscience peut comme toutes les autres se développer, s'agrandir, elle peut aussi s'altérer et même disparaître dans certains cas; mais elle était toujours alors primitivement faible. La conscience s'éteint quand on lâche la bride aux penchans égoïstes, qu'on s'absorbe tout entier dans les sensations, qu'on impose silence au cœur et à la raison. Cependant, quand la faculté est forte, si elle ne réussit pas à empêcher ces déviations, elle ne se laisse pas non plus étouffer par elle. Voilà pourquoi il se rencontre parfois chez des natures déchues de si sublimes élans vers le bien et la justice.

Gall rapportait à la bienveillance le phénomène de la conscience. Ce fut Spurzheim qui le particularisa, y reconnut une faculté et lui découvrit un organe. Cet organe (16) est situé des deux côtés de la fermeté, en avant de l'approbativité, en arrière de l'espérance et au déssus de la circonspection. La circonvolution du cerveau qui lui correspond se dirige obliquement de la fermeté vers la circonspection.

La découverte due aux observations sagaces de Spur-

zheim est d'une immense portée, car elle prouve irrécusablement l'utilité de soigner l'éducation morale de
l'enfance, afin de développer, ou tout au moins de fortifier en elle les sentimens de justice. Elle réclame aussi
l'indulgence en faveur de ces malheureux qui ont été dès
leur bas âge abandonnés à la pernicieuse influence des
mauvais exemples ou qui sont nés privés de la faculté
qui constitue le sens moral.

La position de l'organe de la Conscienciosité est parfaitement logique au milieu de la circonspection, de l'approbativité, de l'estime de soi, de la fermeté, de l'espérance et de l'acquisivité, car nous devons respecter notre
semblable dans ses susceptibilités même, dans sa dignité,
dans ses volontés, dans ses biens, dans ses espérances,
et à défaut de raison et de bonté, la prudence nous en
fait une loi.

La faculté de la conscience est générale et s'applique
conséquemment à toutes les manifestations intellectuelles
et affectives de notre être. Elle donne lieu à des modifications très variées, suivant les combinaisons que forme
son organe, plus ou moins développé, avec les autres
organes de l'encéphale.

Ce qui prouve que les jugements que nous portons sur
nous-mêmes ou sur les autres ne sont pas le résultat
exclusif de la conscience, c'est qu'ils sont toujours
empreints du caractère de nos autres facultés dominantes.

Ainsi, nous reprochons-nous nos excès, notre indolence, notre dissipation ou nos iniquités? c'est parce qu'ils
froissent en nous les sentimens de conservation, de
dignité personnelle, d'ambition, d'ordre et de noble
orgueil. Jugeons-nous la conduite d'autrui? c'est toujours
par la comparaison de ce que nous trouvons et aimons
le plus en nous-mêmes. La conscience n'opère donc pas
seule, soit qu'il s'agisse de prononcer sur nous, soit
qu'il s'agisse de le faire sur le compte de nos semblables.
Elle ne fait que découvrir notre intérieur à notre intelligence et à nos affections, puis ce sont elles qui jugent
concurremment.

« On sent combien il importe, dit Broussais, que la
conscience soit éclairée par l'intelligence, et, lorsqu'elle

l'est convenablement, elle doit encore être secondée par l'existence des autres sentimens supérieurs. Autrement, la conscience se modèle sur l'exemple ; on juge bon ce qu'un autre a jugé bon ; ce que celui que l'on vénère a jugé tel ; ce que la personne que l'on regarde comme la plus instruite, la plus importante, a jugé convenable. On juge donc d'après l'inspiration des sentimens et de l'intelligence des autres. Mais quand l'organe est très fort, et qu'en même temps il y a de l'intelligence et d'autres sentimens supérieurs, on juge d'après soi. Cette faculté devient ainsi l'origine du sentiment de la satisfaction de nous-mêmes, qui s'ajoute au sentiment de l'estime de soi et au sentiment de l'estime des autres. »

Quand nous jugeons d'après autrui, cela tient à la limite de nos connaissances, à la faiblesse de notre esprit, à l'autorité que nous accordons à ceux dont nous acceptons, sans examen, les opinions. Ce fait peut avoir lieu avec une conscience extrêmement forte.

C'est, au contraire, uniquement par suite de la solidarité de notre raison et de la confiance en nous-mêmes que nous jugeons avec indépendance. On conçoit que nos jugemens sont plus fermes quand la conscience nous éclaire convenablement sur notre propre valeur.

Toutefois, cela n'empêche pas la *Conscienciosité* d'être un instrument parfaitement exact quand il fonctionne dans des conditions normales, c'est-à-dire, quand il réfléchit une organisation parfaitement équilibrée et unitaire, et en pleine harmonie avec son milieu.

Comme c'est par la conscience que nous savons ce qui est en nous, c'est évidemment par elle que nous arrivons à établir des identifications de sentimens et à avoir des opinions morales, car, ainsi que l'a fait observer Spurzheim, tout ce qui s'accorde avec l'ensemble des facultés propres à l'homme est *bien*, tout ce qui n'y est pas conforme est *mal*. C'est cette même théorie que nous avons essayé d'esquisser plus haut.

Quand un individu, faute de lumière suffisante pour lire en lui-même ce qu'il doit respecter chez autrui, ou même pour se concevoir une destinée quelconque, cède à toutes ses impulsions inférieures, il est incomplet et cesse en quelque sorte d'être responsable de ses actes. C'est à ce défaut de conscience, d'une part, et, de l'autre, à la prédominance de quelque penchant inférieur qu'il faut attribuer ces faits de monomanie, devant lesquels les tribunaux sont forcés de recourir aux circonstances atténuantes.

La bienveillance, l'estime de soi, l'amour de l'approbation, la circonspection, les facultés de réflexion, sont autant d'auxiliaires de la *Conscienciosité*, soit pour en augmenter l'énergie, soit pour en éclairer la sphère et les opérations.

Toutes les autres facultés affectives et intellectuelles qui peuvent et devraient toujours se mettre au service de la conscience, font souvent aujourd'hui opposition à son action. Quand elle est faible et que les penchants latéraux sont puissants, il en résulte une organisation dangereuse. Quand les penchants affectueux la dominent, ils peuvent aussi la fausser, l'altérer. La camaraderie, l'égoïsme de famille, ne laissent pas toujours la conscience parfaitement indépendante.

Ce n'est pas, comme l'ont cru la plupart des philosophes jusqu'à présent, la conscience qui constitue essentiellement l'homme. Cette faculté, pour être puissante en lui, ne lui appartient sans doute pas exclusivement. Il paraît, au contraire évident, comme le remarque Broussais, que les animaux dont les cerveaux se rapprochent le plus de celui de l'homme, en possèdent une esquisse, ainsi que des autres sentimens. Et en effet, les animaux supérieurs pratiquent une espèce de justice les uns à l'égard des autres et semblent apprécier jusqu'à un certain point l'équité de la conduite qu'on tient envers eux.

VII.

Espérance.

Deux phénomènes intellectuels rattachent l'homme au passé et à l'avenir: ce sont la mémoire, qui est une propriété générale de chacune de nos facultés, et l'espérance qui constitue elle-même une faculté spéciale. C'est par ces deux liens que l'homme tient à la double série des temps; à l'aide de la mémoire, il remonte l'échelle des âges; par l'espérance, il plonge dans l'avenir et jusque dans l'éternité. Qu'on retranche ces deux pôles de l'être humain et il n'y a plus de tradition et de mouvement progressif possibles pour l'Espèce. L'homme n'est plus qu'un animal supérieur, uniquement destiné à vivre dans le présent.

C'est encore à Spurzheim qu'on doit, non seulement la découverte de l'organe de l'espérance, dont Gall avait laissé la place en blanc sur sa tête modèle ; mais c'est aussi à lui qu'on doit d'avoir signalé dans ce sentiment une faculté primitive, ce que Reid n'admettait que vaguement et ce que la philosophie française actuelle rejette d'une manière absolue, ne considérant l'espérance que comme «le résultat d'un certain mode de l'affectivité.»

Après de sérieuses observations dirigées dans la nouvelle voie ouverte par Spurzheim, Combe et plusieurs autres phrénologues étrangers s'empressèrent d'admettre la faculté de l'espérance, qui ne fait plus doute aujourd'hui pour les adeptes éclairés de la science.

Mais il est temps de définir cette faculté.

« Il faut, dit Spurzheim, distinguer l'espérance d'avec le désir, chaque faculté désire, mais chaque faculté n'espère pas. On peut désirer ardemment et ne rien espérer... L'espérance fait croire à la possibilité de ce que les autres facultés désirent. » Cette différence, très nettement caractérisée, entre la tendance de toute faculté qui veut être satisfaite et l'aspiration de l'esprit, de l'âme ou des sens vers un avenir plus ou moins éloigné, suffirait, ce nous semble, pour établir que l'espérance est bien une faculté particulière et primitive.

« Ce sentiment, ajoute le même auteur, est nécessaire au bonheur de l'homme dans presque toutes les situations, et il y contribue plus que la réussite de ses projets. Cette circonstance seule, indépendamment des autres preuves, me disposerait à placer l'espérance au rang des facultés primitives. »

Cet argument paraît tout-à-fait dépourvu d'importance et de valeur à M. Garnier, qui trouve bien plus concluante cette définition de l'espérance : *le résultat d'un certain mode de l'affectivité.* On voit bien que la philosophie enseigne à être content de peu.

Cependant, il faut convenir que la Phrénologie n'a guère donné, de la faculté découverte par Spurzheim, une définition précise et satisfaisante. Broussais, le meilleur philosophe qu'elle ait eu à son service, après Gall, se borne à caractériser l'espérance par son propre nom, ce qui assurément ne saurait suffire pour fixer l'esprit et mettre fin aux controverses qui se sont élevées à l'occasion de ce sentiment.

L'espérance est la faculté de vivre dans son idéal, de croire à la réalisation ultérieure de ses aspirations, à la légitimité, et conséquemment, à l'accomplissement des désirs naturels que Dieu a mis en nous ; l'espérance, en un mot, est la foi dans ce que nous jugeons comme indispensable à notre bonheur, foi qui nous soutient pour marcher en avant et travailler avec persévérance à la réalisation de nos projets.

Essayons d'éclairer cette définition par quelques développements.

Si l'activité humaine n'agissait qu'en vue du présent, elle ne dépasserait guère la sphère de la brute, qui ne tend qu'à la satisfaction exclusive de ses besoins matériels. L'homme n'entreprendrait plus alors rien de grand, car il douterait de la possibilité de mener à bonne fin la réalisation de ses conceptions. Il y a de certaines œuvres de génie qui ne seraient jamais entreprises. Les perfectionnemens, les réformes, les grandes régénérations politiques, sociales ou religieuses, seraient complètement impossibles, car il faut aux peuples pour en venir à bout contre les résistances qu'ils rencontrent, une immense espérance, une foi inébranlable dans l'avenir.

Mais, comme l'intelligence humaine ne serait pas détruite par l'absence complète de l'espérance, il en résulterait que l'impuissance de poursuivre un but quelconque dans l'avenir, deviendrait une affreuse torture pour elle. Elle se sentirait une glorieuse destination à accomplir, sans jamais pouvoir y réussir. Elle se trouverait scindée, mutilée dans son essor, ne voyant passer dans les faits que ses désirs les plus inférieurs. Et même nous faisons encore trop large et trop belle la part d'un être intelligent comme l'homme, entièrement dépouillé d'espérance. Disons plutôt qu'il ne saurait pourvoir à toutes les fonctions qui lui sont indispensables, qu'il ne saurait vivre enfin sans cette faculté.

Pour nous, cette conviction est si profonde, que nous n'hésitons pas à accorder, à un degré quelconque, l'espérance aux animaux qui chassent, voyagent ou se livrent à de certaines entreprises. Elle nous paraît indispensable, par exemple, au cheval auquel on fait franchir une haie ou un fossé, et la preuve, c'est que l'animal refuse d'exécuter l'ordre de son maître, quand il juge que ses forces sont au dessous de ce qu'on lui commande. Quand il échoue après avoir obéi, c'est évidemment qu'un vague sentiment d'espérance le soutenait. Il faut donc espérer, comme le dit Broussais, « qu'une observation plus attentive, plus soutenue, fera peut-être découvrir, chez les animaux, quelques impulsions dépendant de cet organe. »

Ce qui précède nous semble suffisant pour établir, à *priori*, l'existence de l'espérance en tant que faculté primitive, puisqu'on pourrait, si elle n'était qu'un mode passager de l'affectivité, selon la définition si louche de la philosophie, en supposer l'anéantissement sans que la vie de l'espèce humaine fut menacée le moins du monde. Mais il y a encore d'autres raisons, c'est que l'espérance présente très clairement la plupart des caractères qui distinguent, d'après les phrénologues, toute faculté considérée comme essentielle et primitive.

La religion, en faisant de l'espérance une vertu théologale, c'est-à-dire, une des bases de la vie chrétienne, proclame évidemment que ce sentiment a son principe dans la nature même de l'homme ; car il serait absurde d'imposer à l'individu, comme condition de salut, c'est-à-dire, comme condition de son propre bonheur, une obligation qui ne correspondrait pas à sa constitution intellectuelle et animique. L'espérance qui repose comme la foi et la charité sur des principes éternels, ne peut donc pas plus qu'elles se trouver en dehors de l'âme humaine, mais elle doit, au contraire, s'appuyer sur une de nos principales facultés. Or, ce principe, ce lien qui nous rattache à l'avenir et, finalement à Dieu, centre de toute perfection et de tout bonheur, c'est la faculté de l'espérance dont la Phrénologie a eu l'honneur de prouver l'existence et de découvrir l'organe. L'espérance nous soutient sur la terre et nous emporte vers les cieux ; elle nous aide à accomplir notre destinée terrestre et nous montre au delà de la tombe, si heureux que nous ayions été ici-bas, une autre vie plus splendide et plus heureuse encore ; en un mot, l'espérance est en quelque sorte l'organe de la Providence en nous. Faut-il s'étonner que le Christianisme l'ait divinisée.

De même que tous les sentimens, la faculté de l'espérance a une application générale. C'est surtout ici que cet axiome : *qui peut le plus, peut le moins*, est d'une vérité frappante. Colorant de ses reflets divins notre existence tout entière, elle nous montre le succès partout et rend possible à nos yeux la réalisation de nos désirs les plus ambitieux.

Comme toutes les autres facultés, l'espérance est diversement mesurée à chacun de nous. Quand elle est puissante et énergique, elle donne le ton au caractère, lequel se nuance à son tour, suivant la combinaison des autres penchants ou affections. Tout est riant alors, et l'avenir ne contient que des trésors et des triomphes pour ces heureux esprits.

Quand elle est faible, au contraire, l'individu se renferme dans le présent, souffre de ses doutes, de ses incertitudes et tombe dans le découragement.

L'espérance a aussi, comme les penchants ou les autres sentimens, ses écarts et ses dangers, quand elle se trouve hors d'équilibre ou associée à d'autres facultés qui la secondent et la surexcitent trop énergiquement.

Ainsi, par exemple, quand elle s'allie à une imagination vive et à une forte *merveillosité*, elle emporte l'esprit dans la sphère des rêves et lui fait faire mille châteaux en Espagne. Le jeu, les spéculations folles et irréfléchies, une confiance puérile dans un avenir qu'on n'a pas préparé, un défaut presque constant de jugement, tels sont les écueils qu'ont à redouter les organisations de cette nature.

Mais si l'espérance a, dans les cas que nous venons de déterminer, de graves inconvénients, elle n'en est pas moins, ainsi qu'on l'a vu plus haut, une des plus précieuses facultés affectives de l'âme humaine. En nous poussant vers l'avenir et en soutenant notre courage dans la réalisation des progrès successifs, elle montre suffisamment la place qu'elle tient dans cette grande passion de l'unité qui est au fond de tous les hommes, mais qui fait les grands caractères chez ceux où elle domine.

La situation de l'organe de l'espérance prouve d'ailleurs quels sont ses liens d'intimité avec les plus hauts sentimens de notre nature. Il se trouve en effet, de chaque côté de la Fermeté, en arrière du Merveilleux, en avant de la Conscience, et au dessus de l'*Idéalité* et de l'Acquisivité. Cette position n'indique-t-elle pas clairement, puisque tout est réglé avec logique dans les œuvres de la création, que l'homme a le droit d'espérer, pourvu qu'il soit juste et ferme, le bonheur ici-bas comme ailleurs? Oui, qu'il s'agisse du monde sensible comme de la vie spirituelle, il y a en nous une faculté qui nous pousse à espérer le dernier degré de la perfection dans l'un ou dans l'autre.

La faculté de l'espérance, qui est exaltée par l'imagination et ce qu'on a appelé le sentiment du merveilleux, est aussi secondée par l'intelligence qui, en fournissant les moyens nécessaires pour l'accomplissement des projets, donne confiance dans la possibilité de les réaliser. Les hommes d'un génie vaste et sûr ont toujours en eux une confiance qui les rend maîtres de l'avenir. Si l'intelligence est faible et aveugle, qu'elle ne puisse s'élever à l'appréciation exacte des chances de succès, l'espérance en triomphe encore facilement. Mais si elle est moyenne, qu'elle manque de ressources puissantes, sans être néanmoins dépourvue d'une certaine clairvoyance, elle peut alors, en s'unissant à la circonspection, modérer et même dominer entièrement l'espérance, ainsi que le fait observer Broussais.

CHAPITRE IV.

DES FACULTÉS INTELLECTUELLES EN GÉNÉRAL.

I.

Considérations générales.

Les trois ordres de facultés humaines sont en analogie et en rapport avec les trois principes essentiels de la nature.

Ainsi, les sensations proprement dites sont faites pour la matière qui seule les met en mouvement.

Les facultés rectrices ou intellectuelles sont mixtes; participant à la fois des deux principes matériel et spirituel.

Enfin, les affectives appartiennent réellement à l'amour ou principe divin, esprit de vie qui sert de fondement et de lien à tout l'univers.

Nous avons vu, en nous occupant de l'analyse des penchans et des sentimens, toutes les nuances graduées de l'amour chez l'homme, depuis l'affection purement égoïste jusqu'au sentiment sublime qui le rattache à l'être collectif, l'humanité, et à Dieu, l'être universel par qui tout vit et se meut dans l'espace sans bornes et dans la durée sans limites.

Nous allons voir, maintenant, cette loi de l'attrait passionnel à son degré primaire, c'est-à-dire, dans ses rapports avec les corps du monde extérieur et leurs divers attributs. En un mot, nous allons examiner les forces qui rattachent l'homme aux phénomènes de la nature sensible.

Toutefois, les facultés qui remplissent en nous ce rôle

sont celles qui sont mises directement au service de nos sens ou des organismes qui sont susceptibles de se sentir affectés par les attributs des corps différemment modifiés.

Mais, parmi les facultés intellectuelles classées par la Phrénologie, sous le nom générique de *facultés perceptives* et de *sentimens*, il s'en trouve de supérieures, dont l'action s'étend à toutes les modifications internes ou externes que nous pouvons éprouver.

Cette différence de caractère, de fonction, d'importance, exige nécessairement un nouveau classement, et c'est à quoi nous aviserons tout-à-l'heure. En attendant, essayons de définir d'une manière générale la faculté intellectuelle.

II.

Définitions.

La faculté intellectuelle, en général, est donc un instrument qui nous sert à connaître ce qui se passe au dehors ou en nous-mêmes, et destiné conséquemment à nous mettre en rapport avec tous les phénomènes possibles. Cette universalité de fonction donne à la faculté intellectuelle un caractère tout différent de celui des penchants ou des affections, qui ne puisent le plus souvent leur propre impulsion et leur mouvement qu'en eux-mêmes.

C'est dans la partie antérieure du cerveau que siègent les facultés intellectuelles.

Quoique parfaitement distinctes des sens et supérieures à eux, les facultés intellectuelles, du moins celles qu'on appelle perceptives, et qui occupent la partie antérieure et inférieure de l'encéphale, ne sauraient fonctionner sans l'intermédiaire de ces canaux qui transmettent à la substance cérébrale les impressions produites par les différents corps. Ces impressions, en se réfléchissant dans le cerveau, en arrivant aux facultés propres à les apprécier, donnent lieu à ce qu'on nomme les perceptions. Chaque faculté perceptive étant douée de mémoire, il en résulte, par suite d'un exercice plus ou moins prolongé, une certaine somme de connaissances. Puis, ces connaissances se fécondent par la réflexion ; l'esprit s'élève à la systématisation, à la constitution de la science, en un mot, à l'intelligence des phénomènes du monde extérieur; de l'économie de la création. Ce travail, qui est la tâche attribuée à l'esprit humain, ne s'accomplit d'abord qu'à grand renfort de siècles, mais, de même ici qu'en physique, le mouvement s'accélère à mesure qu'avancent les générations ; et les intelligences supérieures, profitant de l'acquis réalisé, deviennent chacune à son tour un instrument de progrès.

Dans sa plus haute généralité, la faculté intellectuelle est donc, suivant l'ordre auquel elle appartient, un instrument d'appréciation, soit d'une sensation, soit d'une perception, soit d'un sentiment, d'une idée; c'est un principe analogue au phénomène particulier pour lequel il est fait et qu'il a pour but de placer devant la lumière de la conscience.

III.

Classement des facultés intellectuelles.

La diversité des opérations intellectuelles nécesssite des facultés de différents ordres. Deux fonctions générales résument l'intelligence, l'une consiste à percevoir, l'autre à comprendre ou à déduire des conséquences de la première. Il y a donc alors des facultés de perception et des facultés de réflexion ; les premières qui se trouvent directement en rapport avec les phénomènes du dehors, ou de l'intérieur, qui transmettent au cerveau ou à la conscience la nature des sensations; les secondes qui agissent sur le produit de ces sensations perçues.

On voit donc que les facultés perceptives ou réceptives (1)

---

(1) Broussais fait remarquer qu'il n'accepte pas le mot de *faculté réceptive* dans toute sa rigueur. En effet cette expression assigne peut-être un rôle trop absolument passif aux facultés dont il s'agit. Nous négligerons pour cette raison de nous en servir.

ne sont que les instrumens qui nous tiennent immédiatement en relation avec le monde extérieur et avec nous-mêmes, par l'intermédiaire de la conscience, en nous mettant à même d'apprécier, par la réflexion, les diverses sensations que le monde réveille en nous, comme aussi les émotions intimes qui résultent de nos affections pour les personnes ou pour les choses morales.

Les facultés réflectives, qui habitent les hauteurs de la partie antérieure de la tête, n'opèrent au contraire que sur les perceptions acquises par les facultés de perception. La différence de rôle est donc nettement tranchée.

Mais les facultés perceptives ne sont pas elles-mêmes bornées à une classe unique, car les faits qu'elles sont chargées de transmettre aux facultés de réflexion ne sont pas tous simples, même en apparence, ni de même nature.

Ainsi, il existe des objets isolés, offrant plus ou moins de qualités et de propriétés, comme il existe des ensembles d'objets présentant des unités complexes.

Eh bien! on conçoit que les facultés qui perçoivent ces derniers doivent nécessairement différer d'aptitude et de degré. Autre chose est de percevoir un arbre et de percevoir un paysage, de considérer un édifice isolé ou une ville entière. Il faudra évidemment saisir plus d'objets dans le second cas que dans le premier. De même, il y a une immense différence entre la perception d'un être, d'un objet et de sa forme, et la perception de la beauté qui le distingue. Il existe donc, sans qu'il soit possible d'en douter, des facultés perceptives de divers degrés, les unes propres aux sensations simples, les autres propres aux sensations complexes. Nous désignerons tout naturellement leur résultat d'après le rôle qu'elles remplissent, et nous aurons alors des perceptions *simples* et des perceptions *composées*.

Cette distinction avait déjà été entrevue. Broussais partage les facultés perceptives en inférieures et en supérieures. Néanmoins, nous croyons devoir entrer dans quelques détails pour caractériser davantage cette distinction.

Chaque sens a pour but, comme nous l'avons déjà dit, de nous mettre en rapport avec quelques-uns des attributs des corps, puis de transmettre aux organes du cerveau, qui lui servent de principe, de point de départ, de racine en quelque sorte, les impressions que produisent sur lui ces attributs, ces qualités. Les organes propres à recevoir ces impressions, en font chacun, suivant sa spécialité, une espèce de décomposition, d'analyse, dont la comparaison et les souvenirs de l'expérience déterminent la valeur, et c'est ainsi que nous finissons par apprécier d'une manière quelconque les différens phénomènes perçus.

Il n'est pas nécessaire de nous arrêter longuement sur le rôle des sens. On conçoit que la vue nous aide à percevoir, à distance, la forme des corps, leur étendue, leur couleur, etc.; que le tact nous met à même d'apprécier l'état de leur surface, leur ductilité; que l'ouïe nous sert à percevoir leurs vibrations; enfin, le goût et l'odorat, leurs saveurs et leurs odeurs. Comme ces cinq états généraux des corps présentent fréquemment des modifications particulières, il faut évidemment, dans le cerveau, des instrumens pour en rendre compte à la conscience et c'est ce qui a lieu, en effet. Ainsi, nous possédons des facultés propres à mesurer l'étendue en espace et en durée, à distinguer les classemens symétriques, etc.; en un mot, nous pouvons analyser avec plus ou moins d'exactitude, suivant la perfection de notre organisation, chacun des phénomènes généraux que nous révèlent nos sens.

Quelques sens peuvent se suppléer jusqu'à un certain point, mais pas cependant d'une manière absolue.

Par le moyen des facultés perceptives inférieures, l'homme peut arriver aux plus petits détails analytiques des qualités des corps; mais lorsqu'il s'agit d'envisager ces qualités réunies dans un certain ordre, ou bien d'apprécier plusieurs corps groupés dans un certain rapport, ces facultés ne lui suffisent plus et il lui en faut de plus complexes, de plus générales. Ce sont ces dernières que nous désignons sous le nom de facultés perceptives composées ou de perceptions supérieures. Elles servent, en effet, à répercuter dans le cerveau les sensations produites par des phénomènes composés. Ainsi, quand nous sommes affectés par la vue d'un tableau, d'un paysage, d'un scène quelconque, par l'audition d'une symphonie, d'un chœur, par des saveurs ou des parfums combinés, chacune de ces perceptions complexes nous arrive bien dans toute son unité, ne nous saisissant que par son caractère principal, culminant.

D'un autre côté, bien que nos facultés perceptives simples nous servent aussi à nous rendre compte de nos diverses sensations internes, elles ne suffiraient cependant pas non plus aux phénomènes qui ont lieu en nous, puisque nous sommes faits à l'image du monde et que rien ne se passe en lui qui ne se répète en nous.

Comme toutes choses sont en analogie parfaite, on a, en examinant l'ordre de la nature, l'image fidèle du mécanisme de nos facultés. Ainsi, de même, qu'il y a des attributs particuliers de corps, puis ces corps eux-mêmes, puis des ensembles de faits différemment combinés, puis des rapports entre ces faits, puis des lois, il y a aussi dans l'homme, des sens, des perceptions analytiques et synthétiques, si l'on peut s'exprimer ainsi, puis des réflexions, ou la faculté de concevoir la distribution sériaire des phénomènes et de la reconstituer au besoin. Voilà donc tout l'homme, on ne saurait trop s'arrêter là-dessus : trois sphères d'activité correspondantes à l'esprit, à la matière et au principe neutre ou mathématique (loi une et multiple qui régit l'ensemble des choses); série de facultés propres à saisir les phénomènes les plus simples ; série de facultés propres à saisir les phénomènes composés ; facultés supérieures propres à comparer, à percevoir les rapports, à remonter aux causes, ou réflexion ; faculté d'appliquer intégralement à tous les ordres de phénomènes ces divers faisceaux de forces, comme chacune d'elles ; enfin, unité de toutes les facultés dans chacune des trois sphères, et des trois sphères entre elles ; unité avec la nature, unité avec le système général des créations en Dieu, et sentiment réfléchi de bonheur dans l'exercice des facultés en vue d'une destinée vraie, tel est encore une fois, ou tel doit être l'homme.

Mais revenons au sujet de ce paragraphe.

Les facultés réflectives opèrent sur les perceptions composées comme sur les perceptions simples, par voie de comparaison et de proportionnalité; seulement, quand il s'agit d'analyser et de déterminer la valeur relative des élémens qui les constituent, elles ont besoin du secours des facultés perceptives inférieures. Toutefois, celles-ci sont insuffisantes pour donner le sentiment du beau et de l'harmonie dans les choses.

On a confondu, jusqu'à présent, les deux espèces de perceptions, de même qu'on a rangé plusieurs des facultés perceptives supérieures parmi les sentimens. Sans avoir la prétention d'arriver d'emblée à une classification parfaitement exacte, nous essayerons, toujours plus bas, de rectifier l'ordre admis aujourd'hui.

En attendant, quelques mots suffiront pour établir que les facultées perceptives supérieures sont bien réellement les foyers des perceptions inférieures, correspondant à chacun des sens. Ainsi, la mémoire des mots et des faits se concentre dans *l'Eventualité*, ou sens des événemens; les facultés qui desservent la vue convergent vers les *localités*, ou sens des lieux et des ensembles; la perception des unités distribuées en groupes, vers le *calcul* ou sens des nombres; celles des rapports d'équilibre et de mécanisme vers la *Constructivité*; celle des actes des personnes vers l'Imitation. Enfin, toutes les perceptions correspondant à tous les phénomènes possibles des deux mondes visible et invisible, vers *l'Idéalité* et la *Merveillosité*.

— Chaque groupe de perceptions simples a donc son pivot particulier, comme toutes en ont un double dans les deux dernières facultés que nous venons de nommer.

Entrons maintenant dans quelques détails sur les sens proprement dits, qui sont les moyens de communication ordinaires des facultés perceptives avec les attributs particuliers des corps.

IV.

Des Sens.

Les sens ont leur principe et leur racine dans le cerveau, puisque c'est cet organe central de la vie qui se forme le premier, organe dont tous les autres s'échappent comme autant de rayons destinés à le mettre en relation avec le milieu extérieur.

Mais chacun des sens constitue un appareil particulier, exclusivement propre aux fonctions qu'il doit remplir, et en rapport seulement avec l'ordre de phénomènes dont il doit transmettre les perceptions au cerveau. Ainsi, par exemple, les nerfs olfactifs sont également insensibles aux sons, à la lumière, au contact des corps, tandis que les odeurs agissent immédiatement sur eux. Les vibrations sonores existent seules pour l'ouïe, comme les couleurs et les formes pour l'œil, et les saveurs pour le palais, du moins les plus faibles, car le goût et l'odorat se confondent souvent, quand les saveurs sont fortement caractérisées. En un mot, chaque sens a ses attributions spéciales qui correspondent à telles ou telles modifications de corps.

Comme on le voit, les sens ne sont qu'une espèce d'extension de certains organes du cerveau, au moyen desquels les facultés perceptives sont mises en jeu par les émotions matérielles produites par les objets extérieurs. Sans les sens, ces facultés resteraient donc oisives, du moins dans la grande généralité des cas, puisqu'elles manqueraient de stimulants, faute d'appareils intermédiaires. Les sourds et les aveugles sont organisés cérébralement comme tout le monde, et cependant, les attributs des corps qui ne peuvent se percevoir que par l'intermédiaire de l'ouïe et de la vue n'existent pas pour eux.

Les facultés perceptives, dans l'état actuel de nos conditions d'existence, n'agissent donc qu'autant qu'elles se trouvent en rapport avec les phénomènes sensibles par le secours des sens. C'est là du moins, encore une fois, la loi générale.

Cette nécessité de la matière et des sens pour mettre en jeu nos facultés intellectuelles, est ce qui a donné lieu à la théorie des sensations et à l'Ecole qu'elle a fondée. Cette théorie, jusqu'à présent incertaine et incomplète, beaucoup trop exclusive surtout, ne repose évidemment pas sur un principe faux, puisque la vie intellectuelle et morale de l'homme n'est qu'une réaction envers la nature dont il est le miroir et l'image. Et, en effet, du moment que l'homme pourrait penser et agir en dehors du monde; du moment qu'il pourrait avoir des idées, dont le principe ne serait absolument qu'en lui seul, il est clair qu'il y aurait alors un vice de rapport dans la création et que l'homme lui serait supérieur. Mais il fait lui-même partie de cette création, il est lui-même un agent dans l'ordre universel, bien qu'il le résume, il faut donc qu'il coïncide, en quelque sorte, avec toutes les branches du mouvement intégral, et voilà pourquoi les forces de son intérieur, les élémens de ses passions doivent rigoureusement correspondre, par l'intermédiaire des sens, avec tous les phénomènes du monde. Cette vérité capitale a été sentie de tout temps, mais il n'appartenait qu'à la science d'en fournir la démonstration.

V.

Hiérarchie des Sens.

Les sens ne sont pas égaux en importance, ainsi qu'on l'a généralement compris, mais le classement hiérarchique qu'on en a donné a été plus arbitraire que rationnel et logique. Cependant, Condillac et les philosophes de son École n'ont pas hésité à accorder la priorité au tact; mais c'était en se plaçant au point de vue purement intellectuel et parce qu'ils le considéraient comme indispensable pour rectifier les opérations plus ou moins incertaines des autres sens.

La valeur et le rang des sens doivent être considérés,

au point de vue de leur utilité quant à la vie générale du sujet, et non pas seulement quant aux services qu'ils rendent à une sphère quelconque de notre activité.

Voici l'ordre naturel des cinq sens et les titres qui leur assignent leur rang particulier :

1° *Goût.* Comme il est impossible de se conserver sans manger, et que la nature attache toujours une immense importance à notre conservation, attendu qu'elle a départi un rôle à chacun de nous, elle a dû donner aux facultés qui nous font rechercher les alimens une grande influence. Aussi, voyons-nous le goût se développer le premier et s'éteindre le dernier chez l'homme. Il est la jouissance principale et presque exclusive des enfans et des vieillards

Indépendamment de sa durée, il exerce sur nous un puissant empire, et rien ne le prouve mieux que l'arrêt qu'a prononcé contre lui la religion, en classant la gourmandise au rang des péchés capitaux. Malgré cette loi sévère de répression, la gourmandise n'en a pas moins continué de régner sur le genre humain. Nul ne résiste à l'amour de la bonne chère, dut-il encourir pour cela la damnation, car les mets exquis procurent au palais des jouissances ineffables. La gourmandise, que chacun dissimule comme une chose honteuse, est la grande passion au moyen de laquelle on gouverne le monde. Personne ne peut lui résister quand elle est habilement exploitée. Depuis les enfants et les femmes jusqu'aux tribuns qui se croient des Brutus, jusqu'aux diplomates qui se croient au dessus de la nature humaine, jusqu'aux papes eux-mêmes qui se croient des demi-dieux, tout le monde sacrifie plus ou moins à son estomac, car les mets savoureux et les liqueurs parfumées ont des influences qui nous laissent sans force pour les repousser. Que d'amitiés, que de sermens d'amour, que d'engagemens solennels ont été violés, trahis par les conseils perfides de la passion du goût ! Aussi, en attendant que son emploi puisse être généralisé par l'association, qui conduit à la richesse par la combinaison des forces productives et l'économie ; en attendant qu'elle soit équilibrée par le libre essor des autres passions, le Catholicisme a-t-il bien fait de la condamner, afin d'opposer une digue à ses débordemens.

Pour ces raisons, le goût mérite donc d'occuper le premier rang parmi les sens.

2° Le *Tact* qui s'étend jusqu'aux sensations provoquées par l'acte géuésique doit figurer au second rang dans le tableau des cinq sens, car il procure comme le goût des jouissances actives, résultant d'ébranlemens nerveux. En même temps qu'il nous sert à acquérir une foule de connaissances en nous révélant des propriétés de la matière qui échapperaient à nos autres sens, le tact nous occasionne aussi mille sensations voluptueuses. Nous verrons qu'il n'en est pas de même pour la vue et l'ouïe qui sont presque exclusivement intellectuelles.

3° *L'Odorat*, sans correspondre directement à un besoin essentiel de notre nature, est cependant pour nous une source de jouissances et, dans de certains cas, un guide d'une haute utilité. Ainsi, par exemple, s'il ne nous avertissait de la présence de certains gaz délétères, nous ne pourrions pas toujours fuir à temps l'asphyxie.

Néanmoins, bien qu'actif, l'odorat n'étant pas franchement indépendant, mais en quelque sorte un auxiliaire du goût, doit être considéré comme un sens mixte ou neutre, participant, en dose à peu près égale, des deux que nous venons d'examiner et des deux autres qu'il nous reste à définir et à classer.

4° *La vue*, quoique l'un des sens auquel on tient le plus, n'éprouve point de jouissances voluptueuses et directes, mais simplement des plaisirs subordonnés aux facultés de l'esprit. Elle a, au contraire, des souffrances très positives qu'il ne lui est pas toujours possible d'éviter. Ce rôle passif ne permet pas de se méprendre sur le rang de la vue, malgré son immense utilité.

5° *L'ouïe*. Elle se trouve dans une position tout-à-fait analogue à celle de la vue, servant aux jouissances intellectuelles, sans en éprouver elle-même par voie de sensation nerveuse. En un mot, l'ouïe et la vue sont des instrumens passifs presque entièrement dépendants de la volonté, tandis que les trois autres ont une irritabilité qui leur permet d'entrer d'eux-mêmes en mouvement, dès que les phénomènes pour lesquels ils sont faits se trouvent en leur présence.

On peut donc classer les sens hiérarchiquement en *actifs*, *neutre* et *passifs*, d'après les caractères généraux que nous venons de leur reconnaître, ou bien en *simple*, *ambigu* et *composé*, selon la nature des jouissances qu'ils ont pour but de procurer. Ils peuvent aussi se partager en deux modes, le majeur et le mineur, suivant les nuances fortes et franches, ou douces et sympathiques, qu'ils acquièrent par leur union avec les passions affectives de l'un ou de l'autre ordre.

En considérant les sens comme passions ou facultés complexes, leurs degrés de nuances sont donnés par leur plus ou moins de perfection, tandis que leurs degrés puissanciels, c'est-à-dire, par gamme de nuances, résultent du caractère essentiel, mais complet, qu'elles revêtent en passant d'un genre à un autre. Ainsi, par exemple, il y a degré de nuance visuelle entre la myopie et la vue ordinaire ou forte, mais il y a échelon de puissance entre notre vue et celle de l'Albinos, qui est co-nocturne, etc.

VI.

Imperfection actuelle des Sens.

Les sens, considérés chacun comme instrument général, sont encore de nos jours extrêmement imparfaits, malgré les progrès tant vantés de notre civilisation.

L'homme de la nature a besoin d'être soumis à la greffe de l'éducation pour produire des fruits convenables, et malheureusement, le plus grand nombre est encore privé de cette utile et bienfaisante culture. Il y a plus, les privilégiés de nos sociétés actuelles ne reçoivent aussi qu'une instruction très incomplète sous ce rapport et n'arrivent conséquemment qu'à un développement fort insuffisant.

En général, et on commence heureusement à le comprendre, notre éducation est beaucoup trop théorique ; elle s'adresse bien à l'esprit d'une manière convenable en matière de science, mais elle laisse les sens entièrement livrés à eux-mêmes, en sorte que ces serviteurs naturels de l'intelligence ne se trouvent plus en rapport avec elle et qu'il leur arrive la plupart du temps de la fourvoyer.

On ne saurait croire, en effet, combien les gens les plus instruits sont souvent incapables d'apprécier ce qui est du ressort des sens proprement dits. Les personnes les plus éclairées s'absorbent ordinairement dans la réflexion, dans les recherches théoriques, et négligent, ou n'aperçoivent pas même une foule de petits faits matériels qui pourraient parfois leur être d'un immense secours; témoin la pomme qui, en tombant aux pieds de Newton, le mit sur la voie du calcul de la gravitation universelle. Cette inaptitude à l'observation des faits passe alors chez nos savans pour l'extase du génie de l'abstraction; mais ne tiendra-t-elle pas quelque peu à nos systèmes d'éducation qui ne s'occupent pas le moins du monde de développer et de raffiner les sens? Assurément, il ne faut pas que l'esprit s'évapore dans la multiplicité des sensations, quand il doit se livrer à un travail sérieux; mais il est évident qu'une connaissance plus approfondie de nos diverses perceptions et un exercice mieux entendu des facultés qui nous les procurent, ne pourraient que nous être extrêmement utiles dans une multitude de cas.

Les passions sensitives, les facultés d'observation sont les premières à se développer chez les sujets. Si elles sont encore dans un si triste état chez les classes aisées et instruites, qu'on juge de ce qu'elles sont chez les classes ignorantes et pauvres. Aussi, les voyons-nous chez celles-ci plus ou moins grossières et lésées, au point de leur faire supporter, sans s'en apercevoir, ce qui choque vivement des organisations rendues plus délicates par l'éducation. Chez les classes pauvres, non seulement il n'y a aucune jouissance pour les sens, mais ils sont émoussés, presque détruits par leur contact continuel avec des objets désagréables.

La négligence est telle en matière d'éducation des sens que nous sommes encore, sous plusieurs rapports, inférieurs à certains animaux, comme l'ont remarqué plusieurs naturalistes. Ainsi, le chat, les félins et la plupart des oiseaux ont une vue prodigieuse à côté de la nôtre ; le chien a un odorat dont nous ne nous faisons pas une idée ; quelques autres animaux ont une finesse d'ouïe admirable. Et cependant, ce qui prouve que la nature n'a pas voulu nous tenir, sous ces rapports, dans une condition d'infériorité absolue, c'est que nous voyons certaines exceptions à cet état de choses général, exceptions qui ne résultent pas toujours de l'exercice.

Les sens demandent donc une culture très assidue, non seulement pour se raffiner, mais encore pour atteindre à leurs développemens puissanciels. Aussi, conviendrait-il qu'elle commençât dès le jeune âge et qu'elle fût habilement dirigée.

L'intelligence étant éduquée parallèlement, gagnerait beaucoup à ce raffinement des sens, car les opérations de l'esprit sont d'autant plus exactes que les facultés qui lui fournissent des matériaux, apprécient mieux les attributs des corps et sont conséquemment plus subtiles.

Peut-être, ceux qui considèrent nos facultés sensuelles comme des instrumens purement organiques, propres à servir notre corps dans ses besoins, diront-ils, qu'il importe peu que ces facultés soient extrêmement cultivées, puisque nous avons des moyens de contrôler leurs opérations. Sans doute, nous pouvons nous assurer de la rectitude avec laquelle elles fonctionnent et les rectifier quand elles se trompent ; cependant, comme nous n'en avons pas toujours l'idée et surtout le loisir, nous devons faire en sorte de nous prémunir le plus possible contre les impressions défectueuses et erronées.

VII.

Éducation des Sens.

Et puis d'ailleurs, l'importance des sens nous prive d'une multitude de jouissances qui ne sont nullement à dédaigner, puisqu'elles ont pour but de réagir sur nos

facultés actives et de nous pousser au perfectionnement
des choses, qui nous procure ces jouissances A mesure
que les sens se raffinent, les produits de l'industrie et des
arts suivent une progression parallèle. Ce serait donc
arrêter l'intelligence humaine, l'enfermer dans un cercle
étroit, que de maintenir les facultés sensuelles de l'homme
dans l'état de grossièreté où elles se trouvent dans les
sociétés primitives.

Il est vrai que les familles pauvres, que la multitude,
ne peut ni ne veut élever ses enfans dans l'amour du
luxe extérieur, des jouissances des sens, car ce serait
leur rendre les privations dans lesquelles ils doivent vivre
et mourir, plus dures et plus amères. L'instabilité des
fortunes et des positions vient encore faire, en quelque
sorte, un devoir de prudence, aux gens peu aisés, de défendre leurs enfans contre la tendance aux raffinemens
dispendieux. Alors, ceux qui montrent le plus de dédain
pour les plaisirs sensuels sont estimés les plus forts, les
plus philosophes et les plus vertueux. Triste obligation
de la morale dans les états sociaux où règne la misère
et le dénuement !

Mais on comprend que cet état de choses ne saurait
être définitif, s'il y a moyen d'accroître suffisamment
la richesse générale et d'établir des conditions qui permettent à tous d'y concourir et d'y participer équitable-
ment. Les jouissances matérielles qui sont condamnables
quand elles mènent à l'épuisement de la santé ou à la
ruine, seront assurément très légitimes dès qu'elles seront
accessibles à tous et que, sagement équilibrées, elles
contribueront à l'éducation de chacun et au progrès de
tous les objets sur lesquels elles reposent.

Alors, l'éducation raffinée des sens pourra, non seulement avoir lieu sans inconvénient, mais elle sera d'une
immense importance, tant pour le perfectionnement des
races que pour la prospérité de l'état social. Et ce
développement des sens, réagissant sur les facultés
intellectuelles, leur donnera une aptitude, une précision,
une sûreté dont nous ne nous faisons aucune idée aujourd'hui.

Déjà, maintenant, rien n'empêcherait qu'on introduisit dans l'éducation de la jeunesse des exercices pour la vue et l'ouïe, qui tendent moins impérieusement au luxe que les trois autres sens. Ce serait un bon germe, un acheminement vers l'éducation intégrale à laquelle il faudra bien tôt ou tard arriver. Les cours de dessin et de musique, qui ont certainement une grande utilité ne suffisent pas pour remplir le but que nous indiquons, car ils sont bornés à une seule application, sans pouvoir agrandir le moins du monde la puissance des sens auxquels ils s'adressent.

Nos sens, limités aujourd'hui à l'essor brut et simple, devront donc s'élever, tant par le secours du raffinement exercé sur chacun d'eux, que par l'action intime de la nature transfigurée par le progrès intégral, nos sens devront s'élever à l'essor composé. L'homme sera alors susceptible d'acquérir les propriétés sensuelles que nous voyons éparses dans le règne animal, propriétés qui, en le mettant à même d'atteindre à sa destination progressive, rendront réelle sa royauté sur la création.

Mais qu'on ne se le dissimule pas, des efforts individuels seraient impuissants pour obtenir de si gigantesques résultats. Il faut, pour y arriver, que l'humanité constitue dans son sein l'association, et que la terre, suivant la belle expression de Béranger, forme avec le ciel un hymen. Car, dans nos sociétés subversives, les organes des sens s'altèrent bien plutôt qu'ils ne se développent.

Il y aurait encore sur ce sujet d'importantes considérations à dérouler, mais cela nous conduirait trop loin. Nous renverrons ceux de nos lecteurs qui voudraient étudier profondément l'analyse des passions sensuelles, aux ouvrages spéciaux (1) qui ont été publiés sur la matière, et nous passons immédiatement à l'examen général des facultés de perception et de réflexion.

---

(1) On peut consulter, entr'autres travaux, les remarquables articles de Fourier, publiés dans les livraisons de la *Phalange* des mois de juillet, août et septembre 1846.

VIII.

Des Perceptions simples.

Les observations phrénologiques ne seraient pas là pour établir d'une manière incontestable l'existence des facultés perceptives, en général, que nos sensations suffiraient pour nous édifier à cet égard. Celles de ces facultés que nous appelons *simples* pour les distinguer des autres, ne nous transmettent que des phénomènes également simples, du moins au point de vue de notre organisation et de nos rapports avec la nature ; car il n'existe pas de phénomènes absolument simples. Tout n'est qu'apparence, suivant l'état des facultés de tel ou tel être. Quand nous employons, soit à l'égard de certaines facultés, soit à l'égard de certains phénomènes cette désignation purement relative, c'est donc uniquement pour faciliter nos classifications. Du reste, on conçoit qu'il existe toujours une proportionnalité parfaite entre un être quelconque et les choses principales du milieu dans lequel il est destiné à vivre, autrement il n'y aurait pas pour cet être possibilité de bonheur. Pour l'animal, il n'existe réellement que les choses qui tombent dans la moyenne des facultés dont il a été doué. Pour l'homme, la latitude est infiniment plus vaste, puisque, indépendamment des degrés qui différencient ses modes d'appréciation, il peut encore, par ses instrumens s'aider puissamment dans l'étude des phénomènes qui échappent à ses sens, quelque raffinés qu'ils soient.

Eh bien ! ce que nous appelons perception simple, n'est autre chose que le sentiment de la présence d'un corps ou d'une qualité de ce corps.—

Si on peut supposer une perception simple sans trop de difficulté, il n'en est pas ainsi pour la faculté qui lui donne lieu ; car il faut bien qu'elle puisse apprécier les nuances et les degrés du phénomène pour lequel elle est faite. Ainsi, par exemple, la faculté qui perçoit les couleurs doit les distinguer, ou du moins être affectée différemment par chacune d'elles, mais elle doit aussi percevoir chaque nuance de chaque couleur, ce qui donne lieu évidemment, de la part de l'organe, à une foule de modifications. Or, pour être ainsi modifiée par toutes les nuances d'un phénomène quelconque, ne faut-il pas qu'une faculté présente autant de degrés de sensibilité ? La faculté perceptive, comme tout autre, est donc une force multiple, constituée en vaste série, embrassant plusieurs gammes graduées.

Nos études analytiques et nos classifications sont encore trop imparfaites, pour que nous puissions généralement nous rendre compte de cet admirable mécanisme de nos facultés ; mais on y arrive insensiblement.

Ce que nous venons de dire, relativement à la perception des couleurs, a lieu également pour les odeurs, les saveurs, les sons, en un mot, pour toutes les modifications susceptibles de se rencontrer dans les phénomènes qui peuvent affecter nos sens.

Si nos facultés n'étaient pas distribuées de cette manière, les analyses un peu difficiles nous seraient entièrement impossibles, et la plupart de nos travaux d'art et de science manqueraient conséquemment de perfection. Il est vrai que nous ne nous en appercevrions pas nous-mêmes, car la perfection dans les choses que nous voyons ou que nous créons est tout-à-fait relative à l'état de développement de nos facultés.

Quand les facultés perceptives inférieures dominent dans une tête, on a des intelligences propres aux détails les plus minutieux, des hommes d'analyse. Quand, au contraire, ce sont les facultés perceptives supérieures et qu'il s'y joint un bon équilibre général, on a des esprits synthétiques, de ces hommes qui ont besoin de saisir une vue d'ensemble avant de descendre aux élémens. Les uns et les autres, sans être égaux en importance, sont également utiles, les premiers pour amasser des matériaux, les seconds pour déterminer les lois et construire.

Tous les organes perceptifs cérébraux ne sont pas encore découverts, ainsi que nous l'avons avancé dans la première section de ce travail. Cette opinion est celle

de Broussais et de plusieurs autres phrénologues instruits.
« Les organes cérébraux des perceptions de l'odorat, du goût, manquent ou à peu près, dit l'illustre docteur que nous venons de nommer. »

La détermination exacte des organes des perceptions simples et des perceptions composées est assez difficile à établir et demandera vraisemblablement encore de longues recherches. Nous allons cependant essayer de l'indiquer pour ceux qui sont actuellement découverts et reconnus.

Surtout, qu'on n'oublie pas que nous considérons comme perception simple, la connaissance qui nous arrive, par les sens, des divers attributs des corps. Ainsi, bien que la perception des figures, des formes, paraisse avoir plusieurs élémens, nous la regardons comme simple; de même pour l'étendue, l'ordre, etc.

Au surplus, les controverses qui pourraient s'engager sur ce sujet, ne font absolument rien à la certitude des observations phrénologiques bien faites et confirmées par de nombreuses expériences. Les adversaires de la science auraient donc tort de lui objecter les tentatives, plus ou moins heureuses, qui peuvent être faites dans le but de la compléter et de la perfectionner. Ces recherches n'aboutiraient-elles qu'à de grossières erreurs, que les faits positifs acquis à la science ne sauraient en être le moins du monde ébranlés.

Parmi les facultés perceptives connues jusqu'à présent, nous en trouvons neuf que l'on peut ranger dans la classe dont nous venons de nous occuper, les voici : L'*Individualité* la *Configuration*, l'*Etendue*, la *Pesanteur*, le *Coloris*, l'*Ordre*, les *Temps*, les *Tons* et le *Langage*. Nous dirons, en traitant de chacune d'elles, qu'elles sont les raisons qui nous ont déterminé à les classer ainsi.

IX.

Des Perceptions composées.

Si les perceptions inférieures nous mettent en communication avec les attributs des corps, on peut dire que les perceptions composées nous mettent en possession de la nature. C'est, en effet, par elles que nous saisissons les vastes ensembles, les scènes du monde, les harmonies des différens ordres qui affectent nos sens.

Ce sont les facultés qui perçoivent les groupes d'attributs qui nous donnent le sentiment de l'ordre et du beau. Ainsi, lorsque ces attributs sont combinés avec harmonie, nous jouissons dès que nos sens se trouvent en rapport avec eux, et cette jouissance s'élève en raison de la double perfection des objets et des sens. Ce plaisir peut arriver jusqu'au ravissement quand il s'empare simultanément de tous nos sens ; il peut aller jusqu'à l'ivresse, jusqu'à l'enthousiasme ; quand les passions affectives et rectrices s'en mêlent.

Non seulement, les facultés perceptives supérieures sont indispensables pour nous mettre à même de percevoir les phénomènes composés, mais elles le sont conséquemment aussi pour que nous puissions accomplir des travaux d'art, reproduire quelques-unes des belles et riches harmonies de la nature. Si c'est par les trois sphères de son activité que l'homme est en analogie constitutive avec l'univers, c'est par ses facultés intellectuelles qu'il se rapproche de la Divinité, puisque c'est par elles qu'il saisit les beautés du monde et qu'il devient créateur à son tour.

Sans les perceptions supérieures, il nous serait donc complètement impossible d'arriver à la culture des sciences et des arts, mais encore nos jouissances intellectuelles et artistiques seraient extrêmement bornées ; nous ne percevrions que des détails, des attributs isolés des corps.

Les perceptions supérieures sont comme autant de foyers de diverses facultés réceptives mises au service de chacun de nos sens.

Ainsi, les attributs ou les objets perçus viennent se groupper, s'arranger, se classer, s'opposer, se systématiser sous l'influence du *Calcul*, de la *Constructivité*, des *Localités*, de la *Gaieté*, ou mieux *Contrastivité*, de l'*Imitativité*, de l'*Eventualité*. Puis, toutes les modifications harmoniques du monde sensible et du monde insaisissable pour nos facultés ordinaires, ont leur miroir dans *l'Idéalité* et la *Merveillosité*. Toutes les facultés sans exception sont tributaires de ces deux dernières qui ont un eapplication intégrale.

D'après le tableau actuel des facultés, celles que nous considérons comme servant aux perceptions composées sont au nombre de huit. *L'Eventualité*, les *Localités*, le *Calcul*, la *Constructivité*, l'*Idéalité*, la *Merveillosité*, la *Contrastivité* ou *Gaîeté* et l'*Imitativité*.

On sera peut-être étonné de voir figurer le *calcul* parmi les facultés perceptives supérieures. Voici nos raisons : cette faculté ne sert pas qu'à percevoir des unités, mais aussi des groupes et des combinaisons de groupes d'unités. Eh bien ! ce n'est pas là la fonction d'une perception simple, puisque la faculté opère sur des séries d'élémens concrets ou abstraits. La notion de l'unité comme simple perception est bien le principe du phénomène; mais cette notion se multiplie et se combine par le propre mécanisme du calcul qui rend ses résultats saisissables pour les yeux de l'esprit.

Maintenant, reste-t-il des facultés perceptives supérieures à découvrir ? Nous ne saurions décider la question.

Cependant, cela est probable. Nous croyons que la région qui se trouve entre les organes du calcul, de l'Alimentativité, de la Constructivité, est digne de fixer l'attention des esprits explorateurs. Il nous semble qu'il existe là quelque chose qui n'a pas été aperçu.

X.

Des facultés réflectives.

Les facultés réflectives n'ont d'autre but que de féconder nos perceptions en les comparant entre elles et en déterminant leurs rapports. Ce sont elles qui constituent à proprement parler l'intelligence, puisqu'elles nous font découvrir la valeur et la loi des choses. Supposez un homme doué de bonnes perceptions et attentif, mais privé de la faculté de réfléchir, sa mémoire générale deviendra immensément riche, il apprendra et retiendra facilement et beaucoup, mais ce sera tout. Du moment qu'il faudra lier, systématiser ses connaissances, en tirer de hautes conséquences, en déduire des principes scientifiques et philosophiques, il se montrera impuissant. C'est là l'histoire de ces érudits verbeux et fatigants, bourrés de faits et de mots mal digérés, sortes de dictionnaires vivants remplis de vocables dont la définition n'est même pas toujours exacte.

Les fonctions des facultés réflectives se réduisent à deux : comparer et percevoir des rapports de cause à effet. Comme on le voit, c'est une espèce de perception qui a lieu à l'égard des autres perceptions, un travail supérieur qui résume et donne l'appréciation de celui de toutes les autres facultés.

Les perceptions de l'un ou de l'autre ordre ne font donc qu'amasser des matériaux pour les facultés réflectives ; en sorte que les opérations de ces facultés sont défectueuses quand les perceptions sont fausses, soit que cela tienne à leurs organes propres ou aux organes des sens qui font mal leur service.

La comparaison et la causalité, ou faculté de reconnaître les rapports, de remonter aux principes, aux causes, étant le seul moyen que nous ayions de nous rendre compte des phénomènes qui nous affectent, elles deviennent naturellement le motif déterminant de notre intelligence, la source de nos jugemens, les élémens de ce que nous appelons notre raison. En effet, la raison n'est autre chose que l'instrument au moyen duquel nous arrivons à la vérité dans n'importe quelle matière, pourvu que les facultés qui lui servent d'auxiliaires fonctionnent régulièrement et que les préjugés extérieurs ne l'étouffent point. La raison dépend donc uniquement des facultés réflectives, puisque ce sont ces facultés qui donnent lieu aux opinions que nous nous formons et aux jugemens que nous portons sur les choses, opinions et jugemens toujours relatifs à l'état et à la puissance de nos forces intellectuelles et au degré de nos connaissances, ainsi que nous l'avons dit au *paragraphe* 2 du *chapitre* V de la première Section.

Mais les facultés réflectives n'ont pas seulement à prononcer sur les facultés qui nous arrivent du dehors par les sens, elles jugent aussi de l'état de nos penchans et de nos affections. Ce sont ces jugemens purement intérieurs qui arrivent au *moi* par la conscience. Le sentiment de notre identité n'est même complet qu'autant que la réflexion concourt aussi à sa formation.

La raison qui, d'après Broussais, est la domination du *moi* sur toutes les facultés de l'homme convenablement développé, appartient donc bien réellement aux deux facultés supérieures de l'intelligence, la comparaison et la causalité. Et, en effet, la position des deux organes à la partie supérieure du front, indique suffisamment que la direction, que la lumière, dépendent de ces deux facultés. Elles se trouvent là au dessus des autres facultés intellectuelles et en avant des sentimens, occupant une situation mixte, comme pour prouver leur domination sur les unes et sur les autres.

Maintenant que nous avons reconnu et défini d'une manière générale le rôle des facultés intellectuelles de différents ordres, que nous ayons vu quelle place elles tiennent dans le mécanisme de l'intelligence, rien ne serait plus simple que de déterminer ce mécanisme qui a donné tant de tablature aux idéologues. On verrait alors quelle immense supériorité a la Phrénologie sur les différens systèmes philosophiques qui ont entrepris de rechercher l'origine des idées et les lois qui président à leur formation. Mais ce travail, qui est de rigueur dans un traité de la nature de celui-ci, se trouvera mieux placé, croyons-nous, après l'analyse détaillée des facultés perceptives et réflectives ; il en est d'ailleurs la conclusion directe et logique. Nous le renvoyons donc au chapitre huitième de cette section, qu'il terminera.

CHAPITRE V.

ANALYSE DES PERCEPTIONS INFÉRIEURES.

I.

Considérations préliminaires.

Nous confondons ici à dessein, sous la dénomination de perception, le principe spirituel et le phénomène auquel il donne lieu en fonctionnant. La même identification a lieu en philosophie, où l'on dit indifféremment perception pour faculté perceptive. Du reste, il n'est pas nécessaire d'insister longuement là-dessus, car l'intelligence du lecteur saura parfaitement discerner quel sens nous attachons à ces mots, suivant les déterminatifs qui les accompagneront.

Avant de procéder à l'analyse des facultés perceptives inférieures, dissertons quelques instants sur la situation et la dimension relative de leurs organes.

Le plus grand nombre des facultés servant aux perceptions simples, occupent la ligne inférieure du front et leurs organes sont rangés successivement derrière l'arc du sourcil.

Ce fait de l'entassement de cinq ou six organes derrière l'arcade sourcilière a été un motif d'objections pour plusieurs adversaires de la science. — « Comment est-il probable, ont-ils dit, qu'autant d'organes soient renfermés dans un aussi petit espace ? Quelle certitude peuvent avoir des expériences aussi minutieuses et aussi difficiles à faire ? L'imagination n'est-elle pas pour beaucoup, si non pour tout, dans cette prétendue classification ? Qu'on assigne un rôle aux grandes masses de l'encéphale, rien de mieux, car cela ne répugne pas à la raison, mais qu'on ne prétende pas pousser les choses jusqu'à des subdivisions microscopiques, car ce serait rendre la Phrénologie absurde pour avoir voulu lui faire trop prouver. »—Et nos critiques de se croire alors d'une admirable sévérité de logique et de raison. Cependant, sur quoi donc se fonderaient-ils pour démontrer sérieusement qu'une faculté ne saurait être ou fonctionner que moyennant qu'elle eût un organe d'un tel volume ? Où ont-ils donc appris à mesurer, à peser la quantité de matière nécessaire à la nature dans tel cas donné ? Cette nature serait-elle soumise par hasard à employer leurs procédés et à obéir à leurs calculs ? Ils n'ont pas encore osé nous le dire.

Pour nous qui croyons que Dieu peut placer la puissance intellectuelle dans les organismes infiniment petits comme dans ceux qui sont infiniment grands, nous ne voyons pas que l'objection que nous venons de formuler ait la moindre valeur.

Et puis d'ailleurs, c'est aux faits d'observation et d'expérience à prouver si les assertions des phrénologues sont ou non fondées. En pareille matière, les raisonnemens *à priori* ne doivent être comptés pour rien, puisqu'ils ne peuvent être alors appuyés sur aucune base fixe, mais uniquement sur des hypothèses purement arbitraires. Le seul moyen de trancher la question est donc d'étudier la nature ; et c'est ce que font les phrénologues. Leurs adversaires ne peuvent être dès lors recevables qu'autant qu'ils se soumettent consciencieusement à la même méthode, et leurs objections et négations ne peuvent valoir quelque chose qu'autant qu'elles découlent de faits bien observés et suffisamment nombreux.

Pour nous, nous croyons la nature tellement intelligente et puissante dans ses œuvres, qua la physiologie du cerveau viendrait nous dire que certaines facultés, jusqu'ici inaperçues, résident dans des circonvolutions presque imperceptibles, que nous nous garderions bien de nier, à moins que de longues et patientes expériences, faites dans les conditions les plus satifaisantes, ne vinssent plus tard prouver le contraire avec la dernière évidence.

« Il ne faut pas, dit Broussais, une grande différence des masses nerveuses pour produire d'immenses résultats dans les aptitudes. Vous le voyez par les insectes chez lesquels il n'y a que quelques petites parcelles de matière nerveuse de plus ou de moins ; cependant, on observe des différences immenses dans les actions de ces animaux. N'allez pas vous figurer qu'il vous faut des organes gros comme le poing pour donner des résultats ; une ligne de plus ou de moins produit des différences immenses; c'est un fait, ce n'est pas une échappatoire. La preuve, c'est que les organes intellectuels qui donnent de si grands résultats sont incomparablement plus petits que tous les organes d'instinct et de sentiment que nous avons parcourus. »

D'ailleurs, les organes des facultés perceptives inférieures de l'arc du sourcil, ne sont pas tellement petits qu'ils ne puissent plus être appréciables à l'œil ou au toucher, et la preuve, c'est qu'ils n'ont pas été découverts autrement. Le phrénologue le moins exercé peut, avec quelque attention, déterminer très exactement à la simple vue le développement relatif de chacun de ces organes.

Et puis, qu'on remarque bien que les facultés perceptives n'ont point à déterminer des mouvemens généraux extérieurs, mais simplement, comme le dit Broussais, à montrer aux instincts et aux sentimens le corps ou l'objet sur lequel ils doivent agir. On conçoit que là où il n'y a pas d'impulsion puissante à produire, il ne soit pas nécessaire qu'il y ait une masse nerveuse considérable.

C'est, au surplus, une grave erreur que de croire que le volume est toujours indispensable pour produire de bons résultats. Dans les choses intellectuelles, la perfection du mécanisme est principalement ce qui importe.

Il y a de certaines têtes sur lesquelles les facultés perceptives qui nous occupent sont extrêmement apparentes, car leurs organes donnent une forte saillie de la ligne inférieure du front. Les observateurs ont remarqué que ces organisations deviennent de plus en plus frappantes à mesure qu'on avance dans les régions méridionales. Nous avons déjà essayé d'indiquer la cause de ce phénomène phrénologique en disant qu'il tient aux circonstances générales du pays. Plus nous y réfléchissons et plus il nous paraît effectivement logique que les facultés de perception des individus soient en proportion de la luxuriance et de l'épanouissement de la nature au sein de laquelle ils se trouvent. La tristesse et la rigueur du climat, en resserrant la vie des sens, doit tendre., au contraire, à développer la réflexion chez les individus soumis à l'éducation.

II.

Individualité.

Cette faculté, qui doit son nom à Spurzheim, a pour but, dans son impulsion la plus générale, de faire percevoir un à un les êtres ou les objets du monde extérieur; elle n'avait pas même été soupçonnée par les philosophes et idéologues. Gall l'avait confondue avec l'éventualité qu'il appelait *éducabilité*.

Sans cette faculté, nous confondrions à chaque instant les individus et surtout leurs attributs; l'abstraction nous deviendrait tout-à-fait impossible; nos facultés perceptives s'éparpilleraient, en quelque sorte, cherchant les objets qui les attireraient davantage et ne pouvant jamais se concentrer sur un seul.

Ainsi, voici donc la véritable impulsion primitive de l'individualité : faculté de considérer isolément soit les corps, soit leurs diverses qualités partielles ou abstraites.

L'individualité est la première dans la série des facultés perceptives inférieures, parce qu'il faut nécessairement reconnaître l'existence des choses avant d'en examiner les aspects et la constitution.

Cette faculté est tellement indispensable, qu'elle est une de celles qui se développent les premières dans l'enfance. Aussi, voit-on tous les marmots avides de furetage. La simple perception des objets, quels qu'ils soient, est un plaisir extrême pour eux, lors même qu'ils n'en comprennent aucunement l'utilité et que ces objets ne renferment d'ailleurs rien qui puisse convenir à l'un ou à l'autre de leurs sens.

On ne sera pas étonné de l'activité extraordinaire de la faculté en question, chez les jeunes sujets, quand on se rappellera combien son organe est fort sur leur tête. En effet, tous les enfans ont la racine du nez très large et les yeux fort écartés. C'est l'individualité qui en est cause, car c'est là qu'est son siége. Il est donc tout naturel, d'après l'énorme développement relatif de cet organe dans le bas-âge, que les enfants soient portés à tout voir et à tout toucher.

L'organe de l'individualité, coté 22, se trouve donc immédiatement au dessus de la racine du nez, qu'il élargit et qu'il rend saillante quand il est fort. Il forme à l'intérieur deux petites circonvolutions, séparées par l'apophyse Crista-Galli, à la partie moyenne et inférieure des lobes antérieurs.

Pour les raisons que nous avons indiquées en terminant le paragraphe précédent, les peuples du midi ont l'organe de l'idividualité ordinairement plus fort que ceux du nord.

Toutes les facultés intellectuelles ont nécessairement une double application générale aux phénomènes concrets et aux créations idéales et abstraites. En conséquence, l'individualité ne recherche pas seulement les êtres ou les objets sensibles, mais aussi les distinctions métaphysiques et même les subtilités, quand elle est puissante. Les moindres détails prennent alors aux yeux du sujet des proportions exagérées, ils acquièrent une importance qui n'existe réellement que dans la faculté elle-même. La personne ainsi douée se complaît dans les divisions et les subdivisions, dans les distinctions les plus minutieuses, dans les descriptions alambiquées qu'elle confond trop souvent avec les enfantemens du génie.

Quoiqu'il en soit, cette faculté est éminemment précieuse pour l'étude des sciences naturelles, car c'est surtout à elle que nous devons l'exactitude et la sagacité de nos observations. Elle est également indispensable dans toutes nos œuvres de conception quelles qu'elles soient, pour nous empêcher d'omettre des détails importants.

On a prétendu que l'individualité servait à reconnaître les personnes. Nous le croyons, mais seulement quand elle est à un certain degré de force et qu'elle se combine avec la configuration, car son impulsion primitive ne la pousse d'abord qu'à distinguer une chose d'une autre. La question d'examen, d'analyse, de connaissance de cette chose est ensuite l'affaire des autres facultés spéciales. En un mot, l'individualité n'a pour but que de percevoir des unités plus ou moins réduites, suivant son énergie et sa délicatesse.

Cependant, ce qui semblerait indiquer que le sentiment d'un être ou d'un objet, se grave dans la mémoire de l'individualité, quand cette faculté est grande, c'est qu'il n'est pas rare que ceux qui l'ont faible ne reconnaissent pas les gens qu'ils ont déjà vus. Il y a des individus malheureux pour cela, tandis que d'autres, amplement pourvus de la faculté, comme Napoléon, par exemple, reconnaissent, à de longs intervalles, des personnes qu'ils n'ont rencontrées qu'une seule fois. Cette faculté qu'il possédait au suprême degré de se rappeler les visages et les noms de ses soldats comme des fonctionnaires qui avaient eu affaire à lui, était pour le peuple un motif de plus d'admirer le grand empereur.

Toutefois, répétons que la configuration doit nécessairement jouer le rôle principal dans ce phénomène qui consiste à reconnaître les personnes comme les objets. Ce qui ne saurait d'ailleurs laisser aucun doute à cet égard, c'est que les deux organes étant contigus, doivent toujours se trouver dans des proportions de développement analogues. Si celui de l'individualité est fort, celui de la configuration le sera également; s'il est faible, l'autre le sera aussi; vous rencontrerez donc toujours une double dépression chez les sujets qui confondent facilement les objets et les personnes, comme chez ceux qui manquent d'aptitude pour saisir et reproduire les formes, pour dessiner avec exactitude et correction.

Cette restriction que nous apportons à l'extension de l'individualité, quant à la remémoration des personnes pourrait bien amener plus tard à changer le nom actuel de la faculté en celui d'*abstractivité*, par exemple, ou autre.

Suivant qu'il se combine avec les autres perceptions inférieures ou avec la réflexion, l'organe de l'individualité donne lieu à des aptitudes d'observation toutes différentes par leur portée et leur fécondité. Ainsi, l'homme chez qui les perceptions inférieures dominent tout, n'est souvent qu'un analyste ennuyeux ; mais si elles sont secondées par les facultés réflectives, il peut devenir un savant ou un philosophe distingué.

Les auxiliaires les plus directs de l'individualité sont les facultés qui l'avoisinent : la configuration, l'étendue, etc., en un mot, toutes celles qui servent à percevoir les attributs des corps et, conséquemment, à les rappeler dans leur unité harmonique. Les facultés réflectives, en portant à la méditation, à la recherche des causes, à la curiosité scientifique, la stimulent aussi énergiquement, mais il faut alors qu'elle s'applique à des études matérielles. Au contraire, les sentimens trop expansifs et qui poussent à une excessive mobilité, doivent toujours lui nuire plus ou moins.

Les animaux ne sauraient pas plus que nous se passer de l'individualité pour distinguer les choses matérielles les unes des autres ; aussi, M. Vimont leur en a-t-il trouvé l'organe, qui siège chez eux à la partie la plus antérieure et interne des hémisphères cérébraux, vers les *sinus*.

III.

Configuration.

Il ne nous serait guère utile de savoir qu'il existe une multitude de corps, si nous n'avions en même temps des facultés propres à reconnaître et à distinguer leurs qualités diverses. La première qui nous frappe ordinairement chez eux est celle de la forme, de la figure. De là, *à priori*, l'existence d'une faculté spéciale au phénomène. Et comme la perception de la forme arrive après celle de l'objet, de là l'ordre logique qu'occupe sur la tête l'organe de la configuration, qui se présente immédiatement à la suite de celui de l'individualité.

En effet, l'organe de la configuration se trouve situé aux côtés internes des surfaces orbitaires, un peu au dessous du précédent, mais remontant cependant en manière de lame derrière l'arc sourcilier, afin de se trouver à cheval dessus. L'organe de la configuration porte le n° 23 sur la planche.

Il arrive, quand l'organe est très fort et développé en contrebas, qu'il abaisse le globe de l'œil du côté de l'angle lacrymal, de manière à mettre celui-ci au dessous du niveau de l'autre angle. Cet effet donne lieu à ce qu'on nomme les yeux à la chinoise; mais l'organe peut être très développé sans amener ce résultat; il occasionne alors une saillie considérable à la naissance de l'arc du sourcil, sur la même ligne que l'individualité. Au surplus, nous renvoyons sur ce sujet aux observations que nous avons faites dans le *paragraphe* 4 du huitième chapitre de la première section, page 226.

C'est au moyen de la faculté de configuration que l'image des corps, réfléchie sur la rétine, est perçue par le cerveau et offerte à la conscience ou vue spirituelle. La configuration saisit donc les contours; la forme en général, la physionomie des individus et des objets.

Si la faculté est puissante et conséquemment servie par un organe considérable, les perceptions sont plus vives, plus exactes, plus complètes, et il en résulte une mémoire fidèle et plus ou moins durable.

Comme l'individualité, ou plutôt en même temps qu'elle, la configuration s'applique à toutes les choses de la vie et à l'étude des sciences d'histoire naturelle; mais sa spécialité, quand elle est convenablement développée et éduquée, est l'art du dessin proprement dit. La configuration n'a que peu de rapport avec la science de la construction indispensable au statuaire et à l'architecte et avec celle de la distribution des couleurs, si nécessaire au peintre. Elle ne suffit donc pas, tant s'en faut, ainsi que l'ont prétendu avec légèreté quelques personnes, pour faire des artistes éminens dans ces trois genres. Mais il est certain, et des faits nombreux sont là pour le prouver, qu'il n'y a pas de grand dessinateur possible sans un bon développement de l'organe de la configuration.

Il nous paraît si évident que l'utilité de la faculté en question est en quelque sorte universelle, que nous ne nous arrêterons pas à énumérer toutes les professions pour lesquelles elle est d'un secours indispensable. Ce sont là d'ailleurs de ces aperçus que la moindre réflexion suffit à faire saisir.

Broussais et d'autres phrénologues se sont demandé, à l'occasion de la propriété qu'ont les facultés perceptives de reproduire, soit par la conception pure, soit par la réalisation sensible, les phénomènes qu'elles ont perçus; ils se sont demandé, disons-nous, si cette propriété parfaitement distincte et supérieure à celle de percevoir, ne provenait pas d'un double organe, ou, en d'autres termes, n'avait pas son principe dans une portion quelconque de l'organe, tandis que l'autre partie ne ferait que percevoir. Il y a là, en effet, un problème plus difficile qu'on ne croit à résoudre. Cependant, nous pensons en avoir donné les élémens, en disant que chaque faculté est elle-même un principe analogue aux degrés d'échelle génératrice de la classe de phénomènes pour laquelle elle est faite; ou, pour parler plus clairement, que chaque faculté contient tous les degrés de sensibilité correspondant à toutes les nuances du phénomène général et infiniment complexe avec lequel elle est en rapport.

Nous avons dit aussi que chaque faculté a sa mémoire, c'est-à-dire, une mémoire composée, correspondant à chaque degré de sensibilité. C'est là la source du phénomène de création.

Et, en effet, quand une faculté est puissante, ses émotions sont vives, ses appropriations de perceptions multipliées. Mais ces appropriations qui constituent pour la faculté une espèce d'aliment, la poussent à réagir, et comme cette réaction ne peut être analogue qu'à son principe, il en résulte que la faculté tend à créer à son tour de nouveaux phénomènes, semblables à ceux qu'elle a perçus.

Toute faculté en exercice, étant une source de jouissances, on conçoit que la réaction dont nous venons de parler, et qui a pour cause l'énergie même de cette faculté et la mémoire dont elle est douée, n'a d'autre but que de reproduire artificiellement ces jouissances. Ainsi, en même temps qu'une faculté jouit sous l'influence du genre de phénomènes qui lui est particulier, elle est aussi entraînée à créer ces mêmes phénomènes en mettant à contribution pour cela toutes les ressources intellectuelles dont elle peut disposer.

Toutes nos créations scientifiques ou artistiques ne sont que des imitations de la nature. C'est cette merveilleuse faculté que nous avons de découvrir les lois du monde et de les appliquer dans tel ou tel ordre de faits, qui nous constitue réellement le pivot de la création divine. Et ce rôle d'agent actif est tellement dans notre destinée, que nous sommes doublement heureux en l'accomplissant, heureux par les jouissances qu'il réveille en mettant nos facultés en œuvre, et heureux aussi par la gloire que nous attachons à notre triomphe sur la matière.

Ainsi, nous croyons qu'il n'est pas nécessaire qu'il y ait un double organe pour chaque faculté, l'un chargé de percevoir, et l'autre de commander la réalisation de phénomènes analogues à ceux qui ont été perçus. Ce dernier résultat n'est que le fruit de la puissance, de l'exaltation d'une seule et même faculté ; la fécondité productrice n'est, selon nous, que le plus haut degré de surexcitation, provenant du grand développement des organes ou de la direction générale qu'on nomme volonté.

Quand la création est purement intellectuelle, qu'elle ne passe point dans les actes, elle prend le nom de conception. Elle n'est alors que le résultat de l'intelligence, opérant sur des abstractions pures, abstractions qui lui suffisent pour construire idéalement tout ce qu'elle veut. Puis, quand l'homme désire réaliser d'une manière sensible ses conceptions, il dirige sur la matière l'action combinée de ses muscles et de ses organes ; il fait prendre à cette matière toutes les formes de sa pensée ; il meuble, en un mot, son domaine des œuvres de son génie.

Eh bien ! ce phénomène si complexe et si admirable

n'est, encore une fois, que le simple résultat de percepsions énergiques, alimentant les facultés jusqu'à les faire réagir, et leur procurant ainsi le double plaisir de l'émotion et de l'enfantement. Seulement, l'exercice de la faculté qui passe de la perception à la création, va du simple au composé, puisqu'elle n'obtient le second résultat qu'au moyen du concours des autres facultés, lesquelles, ont besoin à leur tour de s'adresser à la matière.

C'est par la mémoire des perceptions que les facultés de cet ordre guident l'intelligence dans son travail de création. Ainsi, par exemple, l'artiste qui compose un sujet ne fait que grouper des souvenirs, suivant son goût et la richesse de son imagination. Si les impressions étaient fugitives au point de ne laisser aucune trace dans la mémoire, il lui serait impossible de rien composer d'esprit. Un peintre de notre époque, Horace Vernet, qui possède à un degré éminent l'organe de la configuration a aussi une mémoire prodigieuse de la forme, et, à tel point, qu'il est arrivé, assure-t-on, à ce grand artiste de faire, de souvenir, des portraits parfaitement ressemblans.

Les organes perceptifs sont généralement plus forts chez l'homme que chez la femme, ainsi que nous l'avons déjà dit. Il ne faut donc pas s'étonner de voir celui de la configuration soumis comme les autres à cette loi. Cependant, l'éducation des femmes est tellement négligée sous le rapport des sciences et des arts, qu'on ne saurait déclarer d'une manière absolue que la nature a voulu qu'il en fût ainsi.

En vertu de la double application des facultés aux choses physiques et morales, les perceptions simples sont indispensables aux conceptions intellectuelles comme aux formes qu'elles revêtent dans le langage. Ainsi, dans ce dernier cas, nous pensons que la configuration n'est pas sans influence sur le style, pas plus que le coloris ; et ce qui nous confirme dans cette opinion, d'ailleurs admise par la plupart des phrénologues, c'est que tous les grands écrivains ou orateurs ont toujours la ligne inférieure du front, siège des organes perceptifs, assez avancée.

Les auxiliaires les plus naturels de la configuration sont : l'étendue, l'ordre, les localités, la constructivité, l'idéalité, l'imitation. Quant à ces antagonistes, ils paraissent assez difficiles à déterminer; il est même probable qu'elle n'en a point, car toutes les facultés quelles qu'elles soient ont besoin d'elle pour reconnaître et se rappeler leurs objets.

Les animaux n'ont pas moins besoin que nous de la faculté de configuration, soit pour distinguer les personnes ou les autres individus de leur espèce au milieu desquels ils vivent, soit pour reconnaître leurs ennemis ou les objets qui leur sont utiles ou nuisibles. Aussi, M. Vimont leur a-t-il trouvé l'organe de la configuration et d'autant plus développé que leur cerveau se rapproche davantage du nôtre.

IV.

Étendue.

L'*Étendue* est la faculté d'apprécier sans aucun autre secours que celui des sens, les rapports d'espace. Cette appréciation naturelle n'a pas pour but, on le comprend, de nous conduire à des résultats rigoureusement exacts, mais simplement de nous servir dans nos exercices ordinaires. Si cette faculté nous manquait, nous tâtonnerions à chaque instant et nous serions exposés à mille erreurs, souvent même à mille dangers. Tous les animaux doués de locomotion rapide, et obligés, dans de certaines circonstances, de franchir des espaces plus ou moins considérables, ne sauraient se passer d'un instinct plus ou moins développé de l'étendue, puisqu'ils doivent proportionner l'effort à la nécessité du moment.

La faculté qui, sous le rapport des exercices physiques, est souvent moins développée chez l'homme civilisé que chez certains animaux, l'est beaucoup plus à l'égard des observations purement intellectuelles. Ainsi, l'animal agit sous l'empire de l'instinct, tandis que l'homme se rend compte et rapporte les distances qu'il perçoit à une unité de mesure.

On voit des hommes d'art et souvent même de simples ouvriers montrer une précision extraordinaire dans l'appréciation des longueurs et des distances. Ceux-là, indépendamment de l'habitude, ont toujours l'organe de l'étendue assez fort. D'autres, au contraire, se trompent constamment dans de semblables opérations, et l'organe est faible sur leur tête.

L'étendue, qui est le troisième attribut de tout corps quelconque, devait nécessairement avoir, chez les animaux supérieurs, une faculté propre à la reconnaître et à l'apprécier, comme l'unité et la figure, ou forme, ont les leurs.

Reid, qui professe que ce ne sont point les sens qui nous font connaître les qualités des corps, admet néanmoins en l'homme la notion de l'étendue. Mais d'où lui vient cette notion, si elle n'arrive pas par les sens, et si elle ne possède pas dans le cerveau un siége particulier? La Phrénologie est autrement positive dans ses observations empiriques et dans sa méthode; elle ne part pas d'intuitions personnelles, mais, en même temps qu'elle découvre une faculté, elle en signale l'organe et met ainsi la confirmation à côté de la découverte.

M. Garnier, que nous avons déjà nommé, prétend que toutes les facultés perceptives révélées par les phrénologues ne sont que les différentes espèces de mémoires. Pour quiconque sait et veut réfléchir sérieusement, cette proposition est doublement fausse : 1° parce qu'il ne saurait y avoir de mémoire sans notion préalable, pas plus que de notion sans perception ; 2° parce que la notion, dérivant nécessairement d'une perception, suppose une faculté et celle-ci un organe.

Mais, admettons pour un instant que la notion des corps et de leurs attributs ne soit qu'une série de diverses mémoires, ces mémoires auront-elles chacune un siége particulier, un organe dans le cerveau ? Pourquoi cet organe se trouverait-il si loin, si ce sont les appareils des sens qui perçoivent ? Pourquoi aussi ces organes de mémoires multiples, si l'appareil de perception est un ?

Enfin, comment expliquer qu'il y aurait faculté et organe spéciaux pour chaque mémoire, quand il n'y en aurait pas pour la perception du phénomène qui donnerait lieu à cette mémoire? Est-il logique et rationnel de supposer que les facultés et organes nommés perceptifs par les phrénologues, n'existent point pour le principe des phénomènes de perception, mais uniquement pour la plus mince de leurs conséquences, à savoir la mémoire ? Pour nous, au lieu de nous noyer dans ces mystères philosophiques, nous préférons nous en tenir à la théorie qui considère les appareils des sens comme des instrumens destinés à faire arriver aux facultés perceptives les sensations que les corps et leurs qualités produisent sur eux. Nous voyons dans la perception cérébrale des sensations, dans l'opération des facultés réflectives sur les notions acquises par cette perception, dans la détermination produite chez les sentimens par suite de ce dernier acte intellectuel, un mécanisme beaucoup plus simple que celui, très incomplet encore, que nous expose la philosophie.

M. Vimont divise, mais fort à tort, ce nous semble, la faculté en question, en sentiment de distance et sentiment d'étendue, alléguant que l'étendue ne s'applique qu'à un corps, tandis que la distance s'applique à ce qui en sépare un d'un autre. C'est considérer deux aspects d'un seul et même phénomène, comme deux phénomènes essentiellement distincts et différents. En effet, nous n'avons l'idée de l'étendue d'un corps qu'en fixant ses deux points extrêmes, ce qui est tout-à-fait identique à l'opération qui consiste à prendre deux corps comme limites d'un espace quelconque.

L'étendue, en tant que sens géométrique, n'est pas seulement indispensable pour l'exécution d'une foule de nos mouvemens et de nos actes les plus usuels; elle est aussi une faculté précieuse pour les stratégistes, pour les peintres en tous genres, pour les chasseurs et artilleurs et même pour les jardiniers et les agronomes. Quant aux architectes, ingénieurs, géographes et arpenteurs, ils pourraient à la rigueur s'en passer plus facilement, puisqu'ils opèrent toujours à l'aide d'instrumens de précision. Cependant, les hommes spéciaux des deux premières professions, devant se rendre compte de l'effet en exécution de leurs projets, la faculté leur est en quelque sorte indispensable aussi. Et puis d'ailleurs, l'exercice de la faculté, tendant toujours à développer plus ou moins son organe, il est rare de le rencontrer faible chez tous ceux qui se sont occupés d'applications mathématiques.

Mais bien d'autres professions ont encore besoin de l'organe de l'étendue, entr'autres, celles des artistes musiciens. Il doit jouer un rôle excessivement actif chez les violonistes, violoncellistes, pianistes, enfin, chez tous les exécutans qui ont besoin d'une grande précision de tact pour manier d'une manière satisfaisante leurs instrumens. Aussi, ne voit-on jamais d'artistes distingués en ces genres, manquer absolument des organes perceptifs de l'étendue et de la tactilité. On peut remarquer, au contraire, qu'ils les ont assez fortement développés.

Le siège de la faculté de l'étendue se trouve situé au côté externe de la configuration, derrière le sourcil et porte le n° 24. Quand l'organe est fort, il forme une saillie dans la partie que nous venons d'indiquer. Quand il est tout-à-fait faible, le front rentre en cet endroit.

Il est inutile de faire ressortir la situation logique de la faculté destinée à percevoir le troisième attribut des corps ; on conçoit assez qu'elle ne pouvait que se trouver après la configuration. Plus spécialement consacrée au service de la vue qu'à celui du tact, de l'ouïe et de l'odorat, elle est donc bien là à sa véritable place.

Dans ses applications purement intellectuelles, l'étendue nous sert sans doute à mesurer les développemens que nous donnons à telles ou telles de nos conceptions et à les proportionner entre eux. Elle nous est aussi d'un grand secours dans l'étude de l'histoire et des évènemens.

Cette faculté doit être secondée, stimulée, fortifiée par la configuration, les localités et la constructivité. Les perceptions supérieures en emportant, quand elles dominent, l'esprit dans les sphères élevées, doivent, au contraire, modérer son action, comme celle des autres facultés d'observation matérielle.

V.

Pesanteur, Résistance.

Le fondateur de la Phrénologie ne soupçonna pas l'existence de cette faculté, dans le principe. Les observations qui servirent à sa découverte ne lui parurent même jamais suffisamment péremptoires. Cependant, tous les phrénologues français et étrangers l'admettent aujourd'hui comme parfaitement certaine, car les faits et les moyens de confirmation sont assez nombreux pour faire violence aux esprits les plus sérieux et les plus positifs.

Suivant Spurzheim, la faculté dont nous nous occupons serait celle au moyen de laquelle nous apprécierions approximativement la densité des corps; elle serait l'instrument propre à percevoir ce quatrième attribut de la matière. Ce sentiment du célèbre collaborateur de Gall, est à la fois un trait de lumière, une démonstration et une preuve.

En effet, d'après la théorie générale qui a été esquissée plus haut, on a vu qu'il faut à l'homme autant de facultés que les corps ont d'attributs. Or, si la densité est un fait, il a nécessairement une faculté correspondante parmi les perceptions; et cette faculté n'est autre que celle que les phrénologues ont désignée sous les noms, trop spéciaux peut-être, de *pesanteur et résistance*.

Les raisons qui servent de base à cette opinion sont extrêmement simples. D'abord, la densité est bien la quatrième qualité d'un corps, celle qui vient après l'unité, la figure et l'étendue, et la faculté dont il s'agit occupe une place exactement correspondante dans le classement des perceptions inférieures. D'un autre côté, c'est au moyen de la notion de densité, notion purement expérimentale, que nous avons l'idée de la pesanteur de tel ou tel corps, comme c'est aussi par un procédé à peu près analogue que nous mesurons la résistance en la rapportant à une unité de force. Ne peut-on pas conclure avec évidence, d'après ces données, que les phrénologues sont bien dans le vrai, 1° quant à l'existence de la faculté qu'ils signalent, et 2° quant à l'organe qu'ils attribuent à cette faculté. Nous ne demandons cependant pas qu'on s'en tienne là; nous en appelons aux observations empiriques, comme si les raisons que nous venons de déduire n'avaient aucune valeur sérieuse, du moins quant au double fait matériel de l'organe et de l'emplacement qu'il occupe...

La faculté de la densité est une de celles qui appartiennent au sens du tact, et c'est peut-être plutôt à la loi logique qui préside à l'organisation humaine, qu'à son importance particulière, qu'elle doit le rang qu'elle occupe à la partie inférieure du front, n° 25, au côté externe de l'organe de l'étendue. En effet, la température, la sensation voluptueuse ou douloureuse, celle de la sécheresse et de l'humidité paraissent plus essentielles à la vie que celle de la pesanteur et de la résistance des corps, bien que celle-ci soit indispensable aux moindres actions industrielles de l'homme. Mais l'organe de la densité, étant mixte par nature, devant servir à la fois le toucher et la vue, devant surtout correspondre au quatrième attribut des corps, ne pouvait être ailleurs que là où il est. Reste à savoir si les autres organes des facultés tactiles se trouvent à sa suite ou dans une autre région de la partie antérieure et inférieure du cerveau. Quoique manquant absolument d'observations à cet égard, nous inclinerions à croire qu'ils siégent également derrière l'arc du sourcil, soit dans une seule circonvolution, soit dans des subdivisions qui n'ont pas encore été aperçues.

Ce qu'on vient de lire suffirait à la rigueur pour donner une idée précise de la faculté de la *pesanteur* et de la *résistance*; mais une formule condensée sera plus saisissante pour le lecteur. Dans sa plus haute généralité, la faculté en question est donc l'aptitude à percevoir la densité des corps. Lorsque cette faculté est exercée par le tact et l'action musculaire, elle met à même d'apprécier à la vue la pesanteur des corps et la résistance des forces mobiles ou inertes...

Le but primitif de la faculté n'est pas, comme le disait

Broussais et quelques autres phrénologues, de se p'aire à apprécier la pesanteur et la résistance à l'effort; il est de permettre à l'individu de comparer ses forces avec les volumes qu'il peut vouloir soulever et de proportionner les mouvemens d'impulsion à la résistance ou à la pesanteur des masses. Ainsi, par exemple, nous avons besoin, quand nous écrivons, de proportionner l'effort d'impulsion au plus ou moins de mollesse du bec de la plume dont nous nous servons. Si nous touchons à un objet très fragile, nous devons, pour ne pas le briser, réduire considérablement notre action musculaire sur lui. Si au contraire, nous devons en soulever un quelque peu lourd, il nous faut encore proportionner notre action à son poids, afin de ne pas le laisser échapper de nos mains. Les personnes qui cassent beaucoup ont certainement l'organe de la pesanteur et de la résistance faible, de même que celles qui renversent les objets en les rangeant. Un grand nombre d'observations ont confirmé cette opinion. Voilà dans l'acte, dans les opérations manuelles, le vrai rôle de l'organe de la densité.

Maintenant, quant à ce qui est de déterminer à l'œil ou à la main la pesanteur d'un volume quelconque, chose qui est utile dans une foule de cas, c'est là, en quelque sorte, une fonction tout-à-fait accessoire de l'organe, bien que ce soit sans nul doute à elle qu'on doive la découverte de la faculté qui le met en jeu.

Ce que nous apprenons au moyen de la faculté de la densité et de l'expérience à l'égard des corps extérieurs, nous l'acquérons instinctivement et par les mêmes moyens, pour ce qui concerne notre être physique. Ainsi, pour tous les mouvemens isolés que nous faisons, marche, course, danse, voltige, etc., en un mot, pour tout exercice gymnastique, nous avons besoin de combiner nos efforts musculaires, pour obtenir les résultats que nous nous proposons. Ceux qui ne savent pas régler leurs mouvemens, font mal et dépensent une somme plus considérable de force qu'il n'est nécessaire. La juste mesure dans l'action des muscles et l'harmonie des mouvemens qui fait la grâce du corps, bien que ne tenant pas exclusivement à l'organe qui nous occupe, en annoncent cependant toujours un bon développpement.

C'est ici le lieu de relever encore une erreur des psychologistes qui tiennent absolument, on ne sait trop pourquoi, à se faire les ennemis de la Phrénologie. M. Garnier prétend que la perception de la résistance et de la pesanteur n'a lieu qu'à l'aide de la faculté motrice et qu'elle ne peut conséquemment pas avoir son siége parmi les organes des diverses espèces de mémoires. Rien n'est plus faux. La faculté motrice n'est faite que pour mettre en jeu le système musculaire, tandis que la faculté de la pesanteur et de la résistance n'est chargée que de percevoir des phénomènes spéciaux propres à éclairer et à guider la première, sans doute, mais aussi à rendre les mêmes services à l'intelligence. La faculté de la densité est si peu dépendante du mouvement, qu'un homme paralysé de tous ses membres pourrait néanmoins la posséder à un très haut degré. Et d'ailleurs, ce qui prouve mieux que toutes les raisons possibles son indépendance et sa nature purement intellectuelle ou rectrice, c'est qu'elle opère toujours antérieurement à toute contraction musculaire, et même sans que l'appareil du mouvement entre en action. D'un autre côté aussi, l'impulsion, l'effort actif, n'est pas nécessaire pour apprécier une résistance quelconque, puisqu'un poids ou une force peut peser sur nous en nous laissant absolument passifs. La faculté dont nous nous occupons est donc bien une perception, n'ayant d'autre but que de nous faire connaître toute la série des phénomènes dérivant du principe de la densité.

Une faculté aussi indispensable à tout être susceptible de faire des évolutions plus ou moins isolées, et de se livrer à des contractions musculaires plus ou moins compliquées, ne saurait pas plus manquer aux animaux qu'à l'homme. Aussi, M. Vimont l'a-t-il constatée chez plusieurs espèces; seulement, la situation de l'organe n'est pas la même chez les animaux où il l'a rencontré, que chez nous. Il en place le siége chez eux entre l'ordre et la constructivité, qu'il désigne sous le nom de sens géométrique.

Il y a, dans l'appréciation du volume de l'organe de la densité, car nous inclinons à croire avec Spurzheim que ce nom est peut-être celui qui convient le mieux à la faculté en question ; il y a, dans l'appréciation du volume de cet organe, à tenir compte, comme pour les trois précédens, du développement des sinus frontaux. Cette difficulté demande une grande précision d'observation et beaucoup d'examens comparés.

Nous avons vu que la faculté s'applique à tous les exercices gymnastiques, comme à toutes les fonctions mécaniques qui exigent une appréciation plus ou moins étendue de la pesanteur et de la résistance des corps. Nous pensons qu'elle a aussi ses applications intellectuelles et morales, les premières qui servent dans la tactique des opérations de l'esprit, quelles qu'elles soient, les secondes qui contribuent au tact et à la grâce du caractère. Quelques personnes trouveront peut-être nos opinions à cet égard bien hasardées ; mais les esprits indépendans qui croient à l'unité parfaite de l'homme, à l'harmonie de ses facultés et au concours qu'elles se prêtent mutuellement, quel que soit l'ordre auquel elles appartiennent, ceux-là admettront l'intervention intégrale de toutes les facultés sans exception.

VI.

Coloris.

La faculté du coloris fut découverte par Gall. La position de son organe, son apparence vivement accusée par l'angle qu'il fait décrire au sourcil, son caractère frappant chez les grands coloristes, tels que Rubens et autres, tout se réunissait pour rendre sa détermination crânologique facile et certaine. Et, en effet, aucune contestation sérieuse ne s'est élevée parmi les phrénologues au sujet de cet organe.

La faculté du coloris nous sert à percevoir les couleurs et à en avoir un sentiment d'autant plus délicat, qu'elle est plus forte et plus délicate elle-même. Elle se modifie selon les tons et les nuances qui viennent se refléter dans l'œil et réveille dans la conscience intellectuelle autant de sentimens correspondans.

La couleur est le cinquième attribut des corps, bien qu'il se présente quelquefois le premier à notre perception générale, soit dans l'enfance, quand nos facultés ne sont pas encore développées, soit quand les objets sont fort éloignés et que leurs contours se trouvent alors noyés dans le vague. Mais quand nous procédons à l'analyse des corps, nous signalons leur apparence colorée en quatrième lieu et cela est logique, puisque la nature a placé la faculté qui la distingue après celle que nous avons décrite dans le paragraphe précédent.

La faculté ne pouvant être contestée et la situation de son organe vers le milieu de l'arc sourcilier, sous le n° 26, étant très facile à constater, par l'avancement qu'il produit dans cette partie de la boîte osseuse, ou par l'élévation en manière d'angle qu'il donne au sourcil, il n'est pas nécessaire de s'arrêter à démontrer l'exactitude des observations phrénologiques.

Les personnes les moins expérimentées peuvent d'ailleurs remarquer que les individus qui possèdent un fort développement de la partie assignée à l'organe du coloris, saisissent effectivement bien les diverses nuances, même celles qui sont le plus douteuses, tandis que ceux, au contraire, qui ont une dépression dans le même endroit, confondent souvent les plus tranchées, et sont presque toujours incapables de décomposer les couleurs mélangées.

Nous ne reviendrons pas sur la théorie des propriétés de perception et d'imitation qui appartiennent à toutes les facultés perceptives. Ce double phénomène constitue, suivant nous, les deux pôles indispensables de toute faculté normalement développée. La même force qui rend l'organe de perception sensible, détermine aussi le mouvement qui appelle le concours des autres facultés dans la reproduction artificielle du phénomène perçu. C'est là ce qui donne lieu aux distinctions purement abstraites des philosophes sur la perception, la mémoire, le goût et l'imagination du coloris. Les créations intellectuelles ou artistiques dans lesquelles domine une faculté quelconque sont le fruit, l'enfantement, résultant de la fécondation de cette faculté par le fait avec lequel elle s'est trouvée en contact. Ainsi, de l'union intime d'un certain ordre de phénomènes avec la faculté qui lui est spéciale, doit naître ; si cette faculté est assez forte pour être féconde, un besoin plus ou moins impérieux de manifester un reflet, une image du phénomène perçu. Puis, cette manifestation qui ne peut s'effectuer d'une manière harmonique que par le concours de toutes les facultés intellectuelles, se proportionne naturellement à la richesse et à la puissance de celles-ci.

Les applications les plus directes de la faculté du coloris ont lieu à l'égard de toutes les professions qui exigent la connaissance et l'emploi des couleurs, mais plus particulièrement à l'égard de la peinture qui demande, sous ce rapport, une véritable science. Appliquée au langage, elle produit le style proprement dit, cette forme d'une expression colorée, chaude, si l'on peut s'exprimer ainsi, et qui sait donner à la vérité un aspect, une force qui la rendent plus saisissante. Du reste, toutes les facultés perceptives concourent, comme nous le verrons bientôt, à la formation du langage, qui n'est qu'une correspondance articulée ou graphique des idées qui dérivent des types, manifestés ou non, de la création.

L'imagination seconde puissamment la faculté du coloris et lui donne plus de vivacité et de richesse dans ses perceptions et reproductions. Mais elle ne saurait se passer des facultés réflectives et de l'harmonie générale qui fait les gens de goût, pour fonctionner convenablement, lorsqu'elle s'applique aux arts. Toutefois, la faculté étant unique et indépendante, elle ne saurait pas plus avoir d'auxiliaires que d'antagonistes directs. Son essor, plus ou moins heureux, ne tient qu'à ses combinaisons avec les autres facultés.

Broussais pense que les animaux, du moins les supérieurs, et c'est toujours de ceux-là que nous entendons parler quand nous les comparons à l'homme ; Broussais pense que les animaux ne sont pas insensibles aux couleurs et possèdent conséquemment la faculté du coloris. Il va même plus loin, et l'attribue aux insectes, tels que le papillon, l'abeille et autres qui vivent des substances qu'ils puisent dans les fleurs. Quant aux animaux supérieurs, la faculté qu'ils ont de distinguer, de reconnaître et même d'affectionner certaines couleurs, cela ne saurait faire l'objet d'un doute. Pour ce qui est des insectes, tout en considérant comme très plausible l'assertion de l'illustre docteur, il serait à désirer que des expériences fussent tentées dans cette voie.

VII.

Ordre.

Gall avait compris que l'ordre est une faculté bien réelle, mais il ne lui avait point assigné d'organe. Les observations suffisantes lui avaient manqué pour cela. Ce fut encore Spurzheim qui le découvrit.

L'organe de l'ordre, portant le n° 29, est situé au côté externe de celui du coloris, à l'extrémité du sourcil.

Le but primitif et la tendance la plus simple de l'ordre sont de saisir la place de chaque chose et de se la rappeler, afin de ne pas faire confusion à chaque instant. Sans cette propriété de l'intelligence, une foule d'opérations nous seraient effectivement impossibles, puisque nous ne serions jamais affectés à la fois par un seul objet et ses attributs.

Puis, en se développant et en se combinant avec d'autres forces intellectuelles, la faculté en question s'élève à des perceptions plus délicates, plus parfaites, beaucoup plus compliquées et devient ainsi un des élémens principaux de la vue considérée comme passion dans le clavier général que nous avons donné, pages 159 et 177.

La faculté de l'ordre perçoit donc en se trouvant dans de bonnes conditions, le classement méthodique, les analogies de contiguité, les arrangemens symétriques, et quand la faculté est forte, cette perception devient une jouissance et un levier intellectuel assez puissant. La notion du parallélisme dérive évidemment de l'ordre; en un mot, nous n'avons pas de moyen plus direct d'arriver à la connaissance des distributions sériaires et de la marche employée par la nature dans toutes ses œuvres. Prenant les corps avec leurs diverses qualités, perçues par les 6 facultés que nous venons d'analyser, l'ordre les groupe suivant leur importance relative, comme autant d'unités destinées à former des ensembles plus ou moins complexes. Mais ces unités sont encore matérielles, concrètes, et ne deviennent des abstractions que pour la faculté suivante qui est le calcul.

Pour réussir à classer méthodiquement les objets ou les individus, il faut que l'ordre soit à même de percevoir les similitudes, les rapprochemens comme aussi les disparates, et on conçoit que ce travail compliqué ne s'opère pas sans le concours des facultés réflectives. Mais ce qu'il y a de certain, c'est que l'ordre est affecté agréablement ou désagréablement, suivant la régularité ou la confusion qui règne dans les choses, et cela à première vue. Il est donc bien véritablement une faculté de perception.

L'ordre a des applications très multiples, depuis les choses les plus vulgaires de la vie, jusqu'aux arts et aux sciences. Il n'est pas plus possible, en effet, de s'en passer dans l'administration de ses affaires privées, que dans la culture de l'éloquence, des lettres, de la peinture, de l'architecture et des branches de l'histoire naturelle. Sans ordre dans les études et dans les travaux, quels qu'ils soient, le succès devient extrêmement difficile, car on pèche alors par le vice, le défaut de méthode. De même, dans la conduite morale et dans la direction de ses intérêts matériels, si on néglige de recourir à cette faculté, on s'expose beaucoup à perdre la considération publique et à compromettre, à ruiner sa position sociale.

Sans être précisément le principe de la logique, l'ordre lui est d'un grand secours en contribuant à la classification méthodique et à l'enchaînement régulier des idées. En opérant ainsi, l'esprit apprécie mieux les rapports et sait grouper les organes de manière à leur donner plus de puissance. L'ordre est enfin essentiel, indispensable à l'intelligence dans toutes ses fonctions, et quand il se joint à de hautes facultés, il obtient de très beaux résultats; aussi, le trouve-t-on généralement développé chez les hommes supérieurs, qui appliquent leur génie à la poursuite d'un but important.

L'ordre a pour auxiliaires naturels toutes les facultés perceptives qui se trouvent en rapport avec les qualités des corps et ont conséquemment pour but de nous les faire connaître. Le calcul et la constructivité le secondent aussi puissamment en l'éclairant sous les rapports d'étendue, de forces et de quantités. Les facultés réflectives lui sont encore d'un grand secours en déterminant les rapports de causes à effets.

Quant à ses antagonistes, ils se rencontrent d'ordinaire parmi les instincts qui demandent impérieusement à être satisfaits ; puis aussi parmi les facultés intellectuelles, dans la gaîté, l'imagination et même le merveilleux. Ces dernières facultés qu'on a nommées théâtrales, ne doivent cependant pas être considérées comme essentiellement opposées à l'ordre, puisqu'elles en ont elles-mêmes besoin; seulement, elles le paralysent dans les choses ordinaires de la vie pour le transporter dans les arts.

Les animaux possèdent à un certain degré la faculté de l'ordre, ainsi qu'on peut s'en apercevoir lorsqu'ils construisent ou arrangent leur gîte, quand ils voyagent par bandes, quand ils chassent, etc., etc.

Broussais se demande si c'est à la même faculté qu'il faut attribuer certaines habitudes de propreté et de coquetterie chez une foule d'animaux. Il demande aussi si les répugnances, les dégoûts, les aversions instinctives de quelques individus pour telle ou telle chose ne produisant pas la même impression sur d'autres, tiennent au développement de l'organe de l'ordre ou à toute autre faculté que les phréno'ogues n'auraient pas encore aperçue. Pour nous, nous ne voyons pas que les bizarreries qu'on nomme *idiosyncrasies* puissent être rationnellement rapportées à la faculté de l'ordre. Elles doivent puiser leur cause dans de certaines combinaisons générales des forces du cerveau, ou dans des altérations occasionnées par des émotions trop vives. Au surplus, nous ne nous flattons nullement de présenter ici les élémens du problème.

VIII.

Temps.

Gall avait admis cette faculté qui sert à mesurer la durée, à la diviser par intervalles, mais c'est Spurzheim qui en découvrit l'organe.

La faculté du *Temps* est un des élémens de la passion de l'ouïe, car la mesure dans les vibrations sonores, dans les gestes, les mouvemens, etc., est un principe de plaisir, une cause de jouissance. Mais le but de toute faculté est toujours double, réunissant l'utile et l'agréable. Or, en tant qu'instrument d'utilité, la faculté dont il s'agit sert à apprécier les intervalles, à diviser régulièrement la durée, à sentir en quelque sorte le temps marcher.

« La notion de la durée est due à la mémoire ; celle du temps absolu doit être rapportée à une autre faculté, dit Reid. »

Nous ne voyons pas trop pourquoi ces deux notions devraient chacune avoir un principe différent, puisque la première dérive nécessairement de la seconde. En effet, la durée n'est que l'intervalle qui sépare deux phénomènes existant dans le temps, comme le temps n'est qu'une durée sans commencement et sans limite. Ajoutons même que nous n'arrivons à cette dernière notion qu'en généralisant indéfiniment celle de la durée, bien que la durée soit subordonnée au temps. Il résulte de cela que nous n'avons pas besoin de faculté spéciale pour acquérir la notion du temps, tandis qu'il nous en faut une pour apprécier les intervalles qui séparent les divers phénomènes et en marque la succession. En un mot, la faculté du *Temps* fonctionne d'une manière tout-à-fait analogue à celle de l'étendue qui, au fond, n'a rien de commun avec l'immensité, avec l'infini, puisque son but n'est que de nous servir à apprécier les dimensions et à régulariser nos actes dans l'espace et parmi les corps, comme celle qui nous occupe n'est faite que pour nous aider à mesurer principalement les distances qui séparent les phénomènes d'acoustique. C'est là sa fonction la plus spéciale, son but le plus direct et le plus immédiat, ce qui ne l'empêche pas d'avoir une foule d'applications et même de nous conduire, avec le concours des facultés réflectives, jusqu'aux notions du temps et de l'éternité.

La faculté du *Temps* est à l'ouïe ce que *l'étendue* est à la vue, seulement, elle obtient, par l'exercice, des résultats beaucoup plus rigoureux que celle-ci. C'est par elle que nous nous rendons compte de tous les intervalles de durée, soit qu'il s'agisse des évènemens, soit qu'il s'agisse du mouvement des corps ou des vibrations, soit même qu'il s'agisse du nombre et de la cadence du langage. On voit que les applications de la faculté du temps sont innombrables et que son utilité est immense, indispensable.

Il n'y a pas de musicien possible sans un assez bon développement de l'organe du temps, car c'est principalement la mesure qui fait valoir la musique et lui donne son caractère.

L'organe du *Temps*, qui porte le n° 31, est situé aux parties latérales du front, dans la région moyenne, en dehors des *Localités*, au dessus du coloris et sous l'aplomb de la gaîeté. Il élargit le front en cet endroit, quand il est fort, ou il forme une saillie particulière verticale, si les autres facultés qui l'avoisinent extérieurement sont relativement faibles.

Les facultés de concentration et de réflexion peuvent être à la rigueur considérées comme des auxiliaires de celle du temps, puisqu'elles la mettent à même de fonctionner sans distraction, et conséquemment d'atteindre à son plus haut degré possible de puissance. *L'étendue* doit aussi la seconder très favorablement par suite des rapports nombreux qui existent entre la mesure de l'espace et celle du temps. Quant aux antagonistes de l'organe du temps, c'est sans doute, dans les sentimens susceptibles de nous passionner qu'il faut les chercher. Cependant, il est bon de faire remarquer qu'il n'y a rien d'absolu dans tout ceci, car, en tant que faculté perceptive propre à saisir les intervalles de durée et à les reproduire, le *Temps* peut être subordonné à l'intelligence et à la volonté pour contribuer, dans la musique, dans la parole et même dans le discours écrit, à l'expression des sentimens. Alors, la faculté du temps vient donner par le rithme le caractère qui convient à telles ou telles affections ; mais il ne faut pas oublier qu'elle n'agit plus seule en présence des phénomènes extérieurs ; elle est mise ici en action par les émotions et les sentimens qui viennent de l'âme, elle est aussi associée aux facultés poétiques et dominée par la volonté, en un mot, elle est élevée au degré puissanciel nécessaire à toute faculté qui passe de la simple perception à la reproduction des phénomènes qu'elle a pour but de connaître.

Des observations très faciles à faire sur les animaux, surtout sur ceux qui sont parmi nous à l'état domestique, ne laissent aucun doute sur l'existence en eux de la aculté du temps. En effet, qu'on leur fasse faire une chose à une heure déterminée, et on les y trouvera constamment prêts, si même ils ne la demandent, ainsi que le remarquent Broussais et M. Vimont.

IX.

Tons.

Comme élément de la passion sensitive qu'on pourrait appeler l'*Ouïsme*, la faculté des tons devrait peut-être passer avant celle du temps, car le son précède évidemment la durée. Mais nous avons vu que la force intellectuelle qui fait l'objet du paragraphe VIII n'a pas qu'une seule application à la musique et qu'elle est aussi, et même principalement, du domaine de la chronologie. C'est là sans doute la raison de sa situation à l'angle de la partie moyenne du front, au dessus des facultés qui perçoivent les principaux attributs des corps et dans le voisinage de celles qui saisissent les évènemens, c'est-à-dire de l'*Eventualité* et des localités.

Toutefois, comme la perception des sons qui constituent la mélodie ne saurait avoir de valeur que par la mesure, le rithme, les deux facultés des temps et des tons ont dû nécessairement se trouver contiguës.

La fonction primitive et indépendante de la faculté qui nous occupe est de saisir les bruits, de percevoir la nature intime des vibrations sonores, lesquelles ne sont que les attributs des corps en mouvement. Ces vibrations viennent ensuite se classer dans la gamme, en sorte que l'organe des tons est la meilleure démonstration du principe sériaire qui préside à la constitution de chacune de nos facultés, comme de toutes entre elles.

On ne peut, en effet, se méprendre ici sur la classification sériaire des phénomènes sonores et conséquemment sur les modifications correspondantes qu'ils produisent sur la faculté qui les perçoit. Or, puisque ces modifications marquent les degrés de sensibilité contenus dans la faculté, n'est-il pas évident que celle-ci peut et doit être alors considérée comme un appareil sériaire? C'est là aussi ce qui est en réalité, non seulement pour la faculté des tons, mais pour toutes les autres facultés, puisque les phénomènes qui leur sont propres peuvent être soumis à une classification identique.

Cependant, de toutes les facultés, ce sont celles des tons et du coloris qui révèlent le mieux la constitution sériaire, par suite de la disposition forcément graduée de leur objet.

Eh bien! comme nous l'avons déjà établi dans notre première section, la même loi de distribution et de hiérarchie existe non seulement à l'égard de chaque faculté, mais aussi à l'égard de leur ensemble; et le mécanisme de l'âme humaine pivote sur deux principes d'une extrême simplicité, celui de l'attraction et celui de la série; le premier qui est l'élément de la vie même, le second qui combine et multiplie cet élément de manière à lui donner une puissance progressive.

La faculté des tons suit la même marche que les autres perceptions pour reproduire les phénomènes qui lui sont propres, et ses manifestations sont aussi plus ou moins riches, suivant qu'elle est bien ou mal secondée par les facultés supérieures.

Broussais et la plupart des phrénologues prétendent que l'action primitive de la *tonalité* consiste à saisir les tons, ce qu'on appelle les airs, à les apprendre avec facilité. Nous croyons, nous, que c'est là un résultat qui n'a lieu que moyennant qu'il y ait un assez fort développement de l'organe et, de plus, un certain exercice de la faculté. La tendance réellement primitive ne serait donc encore une fois, suivant nous, que la perception des vibrations sonores, soit de la parole, soit des corps en mouvement, etc. Et le but premier de la faculté, son but utile, serait alors l'usage général du sens de l'ouïe, la faculté d'établir des communications intellectuelles et morales entre les membres de l'Espèce, au moyen des articulations vocales.

Alors, la musique qui, d'après les phénologues, est la première application de la faculté des tons ne viendrait plus qu'à la suite de plusieurs autres et comme une de ses manifestations les plus élevées. S'il en était autrement, il n'y aurait pas entre la musique des peuples primitifs et sauvages et celle des nations civilisées une différence aussi énorme. Les notions musicales, ou du moins la justesse et l'art naturel dans le chant seraient aussi beaucoup plus universels, tandis que c'est le plus petit nombre qui réussit à chanter convenablement. Avant de nous être donnée en vue de l'art, la faculté des tons qui devrait peut-être se désigner par un autre nom, a donc pour but spécial de percevoir simplement les phénomènes sonores. Et ce qui prouve l'exactitude de ce que nous avançons ici, c'est que la manifestation musicale ne peut avoir lieu qu'à un certain degré de puissance de la faculté, puis, la composition, quand d'autres facultés viennent se joindre à cette première condition.

Ce n'est pas l'oreille qui perçoit les tons, comme on le pense bien, elle ne fait que recevoir l'impression qui arrive par elle au cerveau, ou du moins à la partie du cerveau qui contient la circonvolution de l'organe dont il s'agit. Quand on parle de la justesse de l'oreille d'un musicien, c'est donc à la délicatesse de ses facultés musicales qu'on rend hommage.

Avec une bonne culture, la perception des tons peut

atteindre à une finesse extraordinaire, ainsi, qu'on le remarque chez les personnes exercées soit par profession, soit par goût, soit par nécessité, quand elles doivent suppléer à la vue par l'ouïe. Les observations faites avec soin dans cet ordre de faits peuvent nous révéler des choses insaisissables pour nos autres sens. Ainsi, un observateur habile reconnaîtra à l'inflexion de la voix, à ses plus légères émotions, quels sont les sentimens qui animent les personnes auxquelles il aura affaire, et c'est évidemment à la faculté des tons qu'il devra ces appréciations minutieuses.

Ce sont les émotions, les sentimens qui donnent lieu aux créations mélodiques, car elles ne sont qu'une espèce de langage, qu'une manifestation de l'état de l'âme. La tristesse, la gaieté, les passions tendres ou violentes, le sentiment religieux, en un mot, tout ce que l'homme peut éprouver est susceptible d'être exprimé par la musique, avec plus ou moins de vérité. Le compositeur qui approche le plus de la vérité dans cette expression est l'artiste supérieur, le génie sympathique par excellence ; mais répétons-le, les facultés musicales proprement dites ne suffisent pas pour atteindre à ce résultat, il en faut d'autres qui permettent à l'auteur de s'identifier par l'intelligence et le sentiment avec les situations qu'il veut traduire. En dehors de ces conditions, les productions manquent toujours de grandeur et d'originalité.

L'artiste, exécutant la musique des maîtres, a besoin de moins de richesse de facultés, et le rôle même qu'il accepte prouve assez qu'il n'attend pas son succès du génie de la composition. Et cependant, personne n'est ordinairement plus infatué de lui-même que l'artiste exécutant. Cela vient, s'il est doué de quelque talent, des applaudissemens et adulations de toutes sortes que lui prodigue le public. Les bravos qu'il recueille, l'argent qu'il moissonne abondamment, ne manquent presque jamais de lui donner de lui-même une opinion exagérée. Toutefois, les gens qui réfléchissent et raisonnent savent à quoi s'en tenir sur ces brillans mécanismes qui se croient des prodiges. En effet, sortis de leur spécialité, les artistes exécutans sont en général les personnages les plus dépourvus d'idées et les plus médiocres du monde.

Ce qui prouve que les faculté humaines sont bien réellement faites pour fonctionner harmoniquement, c'est-à-dire, avec une rigoureuse exactitude dans la reproduction des perceptions; comme dans les rapports qui doivent présider à ces manifestations, c'est que les improvisations musicales ne sont presque jamais fausses chez ceux-là même qui n'ont aucune notion de la science, moyennant bien entendu, que leur organisation ne soit pas défectueuse. Ce sentiment instinctif des accords et des combinaisons des sons, ne montre-t-il pas suffisamment, si toutes nos facultés sont réellement en parfaite analogie, que le procédé harmonique doit prendre part à toutes leurs opérations?

Mais la faculté des tons n'a pas seulement pour but ultérieur de nous conduire, secondée par celle du *Temps*, au type de toutes les harmonies naturelles, à la musique, elle a encore mille applications diverses ; entr'autres, au langage écrit et parlé. Ainsi, les tons jouent un rôle immense dans la déclamation qui consiste particulièrement dans les inflexions de la voix, lesquelles donnent une valeur aux idées et aux sentimens, nuancent le débit et l'empêchent de devenir monotone. La simple conversation elle-même ne saurait se passer de la faculté des tons, sans devenir triste, fatigante, insupportable. On sait combien deviennent ennuyeux à la longue les gens, même les plus intelligens, qui parlent sans modifier leurs intonations et sans cadencer quelque peu leurs phrases. Le discours pour se faire écouter a besoin d'être légèrement musical, c'est-à-dire, soutenu d'inflexions justes et de nuances artistement ménagées.

Il en est de même du style, il demande de l'euphonie, du nombre, pour exercer son prestige ; il veut que les à consonnances soient combinées avec goût, de manière flatter et à séduire l'oreille; il veut aussi que l'expression se colore d'une manière appropriée au sujet qu'on traite. Et ces diverses formes de style ne doivent pas être le résultat de la recherche et du désir de produire de l'effet, mais bien d'un sentiment juste du caractère des pensées dont on s'occupe. Voilà pourquoi toutes les règles sont ordinairement illusoires et ne font même le plus souvent que substituer le faux et le maniéré au naturel en matière de style.

Les écrivains et les orateurs ne sauraient se passer d'un développement convenable des facultés musicales pour atteindre au talent. Mais nous verrons, en nous occupant du langage, tout ce qui est nécessaire à l'homme qui veut bien parler et bien écrire.

L'organe des tons, n° 32, est situé à la partie latérale externe de l'os frontal, immédiatement en dehors de celui du temps, au dessus de la crête qui limite antérieurement l'insertion du muscle temporal, tenant le milieu entre l'ordre et la gaieté, en avant de la constructivité. Tantôt, l'organe se présente sous une forme arrondie, tantôt, il affecte la figure pyramidale. Il élargit la partie moyenne du front et est conséquemment très facile à reconnaître.

C'est cet organe qui acheva la conversion de Broussais à la science. « Avant d'avoir pris du goût pour la Phrénologie, j'étais un jour, dit-il, en consultation chez un marchand de musique. J'étais placé dans une salle au milieu de quarante portraits de musiciens; dans toutes les têtes, l'organe était prononcé. Cela me fit une impression si forte que j'y rêvai toute la journée. Je me dis : Gall n'est pas un fou. »

Le premier auxiliaire des tons est l'organe du *Temps*. Puis, s'il s'agit d'exprimer par l'art des sentimens et des effets de passion, toutes les facultés intellectuelles et affectives deviennent indispensables, car il faut, outre la science, ressentir ce qu'on veut rendre. Aussi, tous les grands maëstro sont-ils, comme tous les grands artistes, n'importe en quel genre, des hommes complets, de riches organisations. Néanmoins, les auxiliaires les plus directs sont le *Temps*, l'idéalité, la constructivité, l'ordre, le calcul.

Les antagonistes des facultés musicales, et, en général, des manifestations poétiques de l'esprit humain, se rencontrent parmi les instincts inférieurs qui arrêtent ordinairement l'intelligence dans son essor vers les régions de l'art.

Les expériences comparées de M. Vimont ont montré l'organe des tons plus développé chez les oiseaux chanteurs que chez ceux qui ne chantent point. Parmi les espèces qui chantent, l'organe est aussi toujours plus fort chez le mâle que chez la femelle.

Rien n'a pu être constaté à l'égard des quadrupèdes, mais nous ne voyons, *à priori*, aucune raison de leur refuser cette faculté, puisqu'ils perçoivent tous les bruits qui se font autour d'eux, et qu'ils reconnaissent les cris des divers animaux qu'ils affectionnent ou qu'ils redoutent.

X.

Langage.

Le mouvement des facultés humaines, quelles que soient les causes qui les mettent en jeu, produit des idées que l'homme éprouve ensuite le besoin de manifester autour de lui ; soit à titre de simple commerce intellectuel ou sentimental, soit pour arriver aux satisfactions qu'il ambitionne.

Les moyens de communication des idées sont multiples, car l'individu ne saurait en être absolument privé sans se voir menacé dans son existence même. Ces divers modes de relation s'appuient sur les sens et constituent, en quelque sorte, les différentes formes de langage. Les signes principaux qu'ils emploient sont les gestes, les articulations et les caractères ; mais on pourrait y joindre, moyennant conventions, des impressions tactiles, des sons purs et simples, des odeurs et des saveurs.

Toutefois, tous ces signes plus ou moins arbitraires ont besoin d'un centre commun, l'analogie. Sans elle, leur valeur conventionnelle s'évanouirait sur-le-champ, et leur expression diminuerait en même temps qu'augmenterait la difficulté de les apprendre et de les retenir.

Et cependant, cette analogie dont les traces se retrouvent partout, est extrêmement vague. On la sent assez généralement, mais on ne l'explique guère, bien qu'il soit impossible de concevoir une autre base aux langues. En effet, une foule de grands penseurs, tout en signalant cette vérité fondamentale, l'ont laissée stérile. Swedenborg la mit en œuvre dans ses applications exégétiques et essaya même de formuler les principes de ce que ses disciples appellent la *Théorie des Correspondances;* mais la science ne fut pas encore fondée, et les esprits philosophiques durent se contenter des belles interprétations bibliques et évangéliques que donna l'immortel Voyant.

Le seul homme de génie qui posa réellement les bases de l'analogie universelle, en tant que science, fut Ch. Fourier. Sa conception à cet égard est aussi simple que sublime. Elle consiste, l'homme étant considéré comme l'image de Dieu et de la création, étant analysé dans les forces constitutives de son âme, identiques aux forces constitutives de l'univers, à regarder tous les phénomènes possibles du monde matériel, comme analogues aux passions humaines et aux effets qu'elles peuvent produire dans leur jeu harmonique ou subversif. Et, en effet, on comprend qu'il ne saurait en être autrement, s'il y a réellement unité de système dans l'univers.

L'analogie, quoique sentie par tous les penseurs éminents, a malheureusement été trop négligée jusqu'aujourd'hui. Il serait temps de tenter dans cette voie de sérieuses explorations, car elle est un levier d'une puissance merveilleuse et dont l'esprit humain ne saurait se passer pour résoudre les problèmes les plus dignes de l'intéresser.

Sans nous arrêter davantage sur les principes de cette science, et sans chercher non plus à convaincre ceux qui la considèrent comme une hypothèse purement gratuite, nous dirons franchement, et nous ne sommes pas seuls de cette opinion, que la langue la plus parfaite que put parler une humanité, serait celle qui se rapprocherait le plus de la science des correspondances symboliques. Ajoutons que cette opinion est à la fois logique et rationnelle, puisque les forces de l'univers étant identiques à celles qui composent la série harmonique de l'âme, les mouvemens des premières, manifestés par la création, ne sauraient qu'être en parfait rapport avec les idées qui résultent du mouvement des secondes.

Tous les phénomènes du monde sensible sont donc en analogie avec les passions et effets de passions de l'être pivotal ou homme, et devraient conséquemment avoir des désignations en rapport avec leur valeur symbolique. Cela a lieu effectivement pour quelques-uns, mais le hasard en est souvent l'unique cause.

« L'âme humaine est une image de la pensée divine qui l'a créée, et l'univers est l'image du même verbe créateur; donc, l'homme et l'univers sont l'image l'un de l'autre, et tous les deux sont l'image de la pensée divine. »

« L'âme humaine ne peut réfléter dans sa pensée que des images de sa propre nature, ou des images de la nature ambiante; d'où il suit qu'un seul et même principe divin se réflète dans la parole parfaite, soit que l'image ait pour type objectif une partie de l'âme humaine elle-même, ou une partie de la nature ambiante, puisque ces deux ordres de révélation divine sont nécessairement l'image l'un de l'autre, et tous les deux, un reflet du même verbe créateur. », (1)

Maintenant, pour prouver que l'opinion que nous avons émise sur l'origine des langues et sur les données analogiques qui doivent servir à la formation de tout idiome parfait, n'est pas plus extravagante que nouvelle, nous allons citer quelques autorités.

Saint-Clément d'Alexandrie affirme que les anciens ne se servaient que d'un langage symbolique et énigmatique.

Le baron d'Eckstein dit que les premiers hommes voyaient dans la nature un monde archétype. Selon lui, l'univers, à l'époque patriarchale, s'ouvrait comme un livre où l'homme déchiffrait les mystères d'un ordre purement intellectuel.

« Toutes les formes des êtres, dit Bernardin-de-Saint-Pierre, expriment des sentimens intellectuels. »

« C'est une belle conception, dit Mme de Staël, que celle qui tend à trouver la ressemblance des lois de

_____
(1) Hugh Doherty. Phalange, août 1846.

l'entendement humain avec celle de la nature et considère le monde physique comme le relief du monde moral. Ce n'est point un vain jeu de l'imagination que ces métaphores continuelles qui servent à comparer nos sentimens avec les objets extérieurs, la tristesse avec le ciel couvert de nuages, le calme avec les rayons argentés de la lune, la colère avec les flots agités par les vents; c'est la même pensée du créateur qui se traduit dans deux langages différents, et l'un peut servir d'interprète à l'autre. Presque tous les axiomes de physique correspondent à des maximes de morale. Cette espèce de marche parallèle qu'on aperçoit entre le monde et l'intelligence est l'indice d'un grand mystère, et tous les esprits en seraient frappés, si l'on parvenait à en tirer des découvertes positives; mais toutefois, cette lueur, encore incertaine, porte bien loin les regards. »

« Non seulement l'homme, mais les animaux, les plantes, les minéraux, les productions de la nature et celle de l'industrie humaine sont des correspondances, dit Ed. Richer, dans un chapitre de son beau livre, où il rassemble lui-même la plupart des citations que nous reproduisons ici. Rien n'existe sans un antécédent; toutes les choses qui frappent nos regards ont donc une origine. Elles ne sont en être sur la terre que parcequ'elles sont en principe dans l'immatériel. »

Bernardin-de-Saint-Pierre, que nous avons déjà cité, et qui avait un sentiment très vif des analogies, remarque que les couleurs peuvent influer sur les passions et qu'on peut les rapporter, ainsi que leurs harmonies, à des affections morales.

Les philosophes allemands ont reconnu dans leurs recherches sur les anciens langages, que, plus l'idiome appartenait à une époque reculée, plus il était chargé d'images métaphoriques.

M. Ad. Garnier fait une remarque analogue à l'égard des langues des Berbères, des Wolfs, des Chirokees, qui offrent, dit-il, une complication et une richesse qui manquent à la nôtre, bien que ces peuples sont encore attardés dans la plus profonde barbarie.

Ces faits ne sembleraient-ils pas indiquer que les langues n'ont pas été originairement inventées par les hommes, mais qu'elles leur ont été transmises d'une manière mystérieuse, du moins dans leurs principaux élémens analogiques?

Si nous sommes entrés dans ces détails, c'est parceque nous voulons déterminer avec autant de précision que possible la faculté qui fait l'objet de ce paragraphe, sans lui donner ni plus ni moins qu'il lui appartient. C'est surtout parce que nous voulons qu'il soit bien entendu que nous ne la regardons pas comme le principe du langage, mais uniquement comme son instrument le plus direct.

Parmi les différens procédés au moyen desquels les hommes peuvent s'entendre, celui qui emploie les articulations vocales est, sans contredit, le plus facile et le plus complet; aussi, est-ce celui qui est le plus usité. Les autres qui lui prêtent leur concours dans une certaine mesure ne sont guère employés isolément que lorsqu'il y a urgence de le suppléer tout-à-fait.

Les articulations vocales ou syllabes dont se forment les mots sont un phénomène complexe qui résulte du son produit par l'air que chassent les poumons dans les organes de la voix, et par les mouvemens de la langue et des lèvres sur le volume d'air déterminant les vibrations sonores. L'homme, entraîné à utiliser toutes ses facultés dut nécessairement attacher un sens à ces articulations vocales; de là, les langues. Il dut primitivement y avoir un rapport plus ou moins exact entre les contractions nécessaires à la production des mots et les sentimens ou idées qui cherchaient à se manifester. Ce rapport sympathique se trouve encore dans les cris et exclamations arrachés par la douleur, l'effroi, la joie ou la surprise, cris et exclamations sur le sens desquels on se trompe rarement. Cependant, répétons-le, les peuples primitifs ne purent combiner assez d'articulations de la voix humaine pour construire logiquement leurs langues. Ils durent recevoir un secours quelconque, ou il existe alors pour l'homme un certain instinct qui le porte à exécuter des choses dont il ne se rend pas compte, comme cela arrive pour les animaux. Mais comme les hommes ont autre chose à se communiquer que des instincts confus et grossiers, et qu'ils ont en plus à donner un nom aux êtres et aux phénomènes du milieu dans lequel ils vivent, il s'ensuit que nous persistons à croire qu'il leur est communiqué des notions de linguistique plus ou moins vagues.

C'est en vain qu'on fera remarquer que les peuples enfants comme les individus qui se trouvent dans une position analogue sont naturellement portés à la comparaison métaphorique ; c'est en vain qu'on alléguera que le même fait se reproduit chez les campagnards de nos contrées méridionales principalement ; cela ne résout pas la difficulté, puisque ces observations sont toujours postérieures à l'établissement des langues, et qu'il faut bien admettre que l'invention d'un idiôme est infiniment plus difficile que la découverte de quelques rapports d'analogie. Et d'ailleurs, la perception des analogies est une chose tout-à-fait indépendante du langage. L'objection que nous venons de signaler prouve simplement que la faculté qui s'y rapporte domine pendant l'enfance des peuples.

Du reste, quelles que soient la signification et la valeur attachées, dans telle ou telle langue, aux articulations humaines ; quels que soient le principe et l'origine des idiômes, ce qu'il nous suffit de constater en ce moment, c'est que ces articulations existent et sont bien réellement un fait positif et naturel, pouvant et devant même se produire indépendamment de l'intelligence, comme chez l'enfant en bas âge, par exemple.

Puisque les articulations humaines constituent un ordre particulier de phénomènes ayant leur sens et leur utilité, il faut nécessairement une faculté propre à les percevoir, et cette faculté n'est autre que celle que les phrénologues appellent *langage*.

Le *langage* est spécialement fait pour saisir les consonnances articulées et les retenir, ce qui l'avait fait d'abord désigner sous le nom de *mémoire des mots*. C'est là, en effet, tout le rôle de cette faculté, si singulière, que le vulgaire l'a longtemps confondue avec le génie lui-même.

Comme les mots se composent de syllabes et renferment des idées, est-ce bien parmi les perceptions inférieures que nous devons ranger le *langage*, et ne mériterait-il pas une place plus élevée parmi les facultés intellectuelles? On le croirait d'abord au premier moment, à cause des espèces de prodiges qu'il accomplit. Mais en y réfléchissant bien, on est forcé de reconnaître qu'il n'a d'autre but que la perception pure et simple des vocables dans ce qu'ils ont de matériel.

En effet, cette faculté est parfaitement indépendante de l'intelligence et du jugement, et l'on voit des personnes qui l'ont très forte se borner à entasser mécaniquement dans leur mémoire des masses de mots, sans les comprendre et même sans chercher à s'en rendre compte. L'organe, dans ce cas, agit alors presque isolément ou n'obéit qu'à des facultés incapables de lui donner une haute direction. Ce qui vient encore corroborer ce que nous avançons ici, c'est qu'on voit ceux qui sont doués d'une mémoire extraordinaire apprendre presque aussi facilement des morceaux en langue inconnue qu'en langue familière. Quelle preuve plus frappante veut-on de la valeur presque exclusivement mécanique du langage?

Du reste, on conçoit, malgré cela, que lorsqu'on peut joindre à une faculté aussi précieuse un esprit élevé et pénétrant, elle devient un auxiliaire extrêmement puissant pour acquérir des connaissances et développer l'intellect. Mais en dehors de cette heureuse association, le *langage* ne fait guère, quand il est fort, que des bavards insupportables, enfilant des mots et des phrases pour ne rien dire.

La faculté du *langage* ne nous paraît donc être, en réalité, que la propriété de percevoir les mots par les syllabes qui les composent. Voilà son action primitive, sa tendance originelle, le caractère simple et élémentaire de sa fonction. On voit qu'il n'y a là rien qui puisse lui faire attribuer la création des langues et qu'il n'en est même que l'instrument secondaire, puisque l'intelligence doit le guider surtout dans le phénomène de reproduction. Car, bien que les personnes très verbeuses et sans jugement sembleraient prouver que la faculté agit absolument seule, il n'en est rien en réalité, et il y a toujours derrière elle des idées quelles qu'elles soient.

Cependant, convenons d'une chose : l'homme est entraîné dans ses émotions de plaisir ou de peine aux manifestations vocales, aussi bien qu'à celles des gestes, contractions nerveuses, etc. Il pourrait donc, et cela a effectivement lieu chez les enfants et chez les idiots, pousser des articulations dépourvues de sens pour tous les autres individus de son espèce et seulement en rapport avec les sentimens confus qu'il éprouve. Ici, la faculté du langage, non éduquée, agirait sous l'empire exclusif de l'instinct.

Nous avons vu plus haut que l'homme possède une série de procédés propres à la manifestation de ses idées, lesquels procédés dérivent des facultés qui desservent ses sens. Ces modes de manifestations se prêtent entre eux un mutuel concours, en sorte que l'expression des sentimens et des pensées s'anime, se complète, se perfectionne, sous leur influence combinée. Les résultats de cette association entre les divers moyens de manifestation de la pensée humaine sont la précision, la pureté, la couleur, la richesse et le nombre dans le langage écrit, toutes ces qualités, plus le jeu de la physionomie, l'harmonie des intonnations et des gestes, dans le langage parlé. En un mot, quand à la faculté du langage, se joignent toutes celles qui jouent un rôle dans l'intelligence et dans les tendances animiques supérieures, on est dans les meilleures conditions pour atteindre au style, à l'éloquence, à la poésie véritable.

Ainsi que nous l'avons fait entrevoir et qu'on le comprend *a priori*, le langage n'étant pas plus fait que les autres perceptions pour opérer isolément, donne autant de résultats divers qu'il peut rencontrer de combinaisons avec les autres facultés intellectuelles. De là, ces genres de talens d'écrivains et d'orateurs si variés, mais de là aussi la rareté des grands maîtres. Nous ne nous arrêterons pas à détailler les différents caractères que peut revêtir le langage écrit ou parlé, suivant les alliances dans lesquelles peut se trouver la faculté spéciale. La moindre sagacité suffira pour les embrasser d'un coup-d'œil.

Quelle que soit l'organisation générale, une perception facile des mots offre toujours de précieux avantages à celui qui en est doué. En effet, la faculté du langage aide beaucoup à traduire les idées par la foule des mots qu'elle tient à la disposition de celui qui la possède. On voit des gens doués d'une telle facilité d'élocution, qu'ils savent, en quelque sorte, exposer ce qu'ils ne connaissent pas parfaitement eux-mêmes, et qui apprennent ainsi, en enseignant, les choses qu'ils démontrent aux autres. Cette assertion paraîtra sans doute étrange aux esprits qui n'ont pas par devers eux beaucoup d'observations de cette nature, et cependant, elle est rigoureusement vraie. Hâtons-nous de dire que cette intuition qui tient de la merveille annonce toujours une assez grande sagacité d'intelligence.

Comme toutes les manifestations passent généralement par le langage et y aboutissent en quelque sorte forcément, on pourrait penser qu'il est le centre, le foyer de toutes les facultés perceptives. Il n'en est réellement rien ; il n'est que leur serviteur. Tout ce dont le langage s'enrichit lui est fourni par les diverses perceptions inférieures ou supérieures. C'est elles qu'il met à contribution selon les besoins de l'intelligence et de la volonté, auxquelles il est soumis comme la plus humble des forces de l'esprit. Quand on dit d'un homme qu'il a un beau langage, ce n'est donc pas à une faculté seule qu'on rend hommage, mais à toutes celles qu'il a fait briller en parlant.

La faculté du langage, soutenue d'une grande assurance, garantit ordinairement du succès dans le monde. On sait assez combien les beaux parleurs sont admirés par les esprits vulgaires, toujours en majorité dans toutes les réunions. Il n'est pas de si petit cercle qui n'ait son oracle favori en celui qui bavarde le plus, tant il est précieux, dans nos sociétés futiles, d'avoir son mot tout prêt et de savoir le glisser avec à propos. Et d'ailleurs, les gens verbeux sont comme les importuns, ils manquent rarement de venir à bout de leur dessein. Ils commencent d'abord par amuser, ils ennuient ensuite, puis on finit par s'habituer à eux et même par considérer leur débordement de paroles comme le résultat d'un besoin d'expansion, parfois même comme un témoignage de confiance qui flatte et séduit.

C'est le langage qui a fait de tout temps la fortune des avocats et le malheur des empires. C'est par les discours plus ou moins habiles et pompeux qu'on embrouille les questions les plus claires et les intérêts les plus évidents. Malheur aux peuples qui se laissent séduire par les périodes harmonieuses, ils sont bien près d'abdiquer la raison et leur dignité. Aussi, tous les grands hommes d'Etat ont-ils médiocrement estimé l'éloquence et les orateurs. Les régimes sociaux sous lesquels on discute le plus sont ordinairement ceux sous lesquels on agit le moins. Ce qui se passe en France depuis un demi siècle en est une bien triste preuve. (1)

L'homme qui parle bien, qui a l'art d'attacher à ce qu'il dit exerce toujours une grande influence sur les assemblées, car c'est sur lui qu'on compte pour traduire les sentimens et les idées qu'on croit les meilleures et les plus utiles. Et puis, indépendamment de tout calcul, on se laisse naturellement charmer par le langage d'un orateur instruit, habile, souple et gracieux. Le talent de la parole, qui s'acquiert assez facilement pourvu que la faculé du langage soit dans une bonne mesure, explique la puissance qu'ont eue de tout temps les avocats dans les gouvernemens. Moins les idées politiques sont précises, moins les nations sont éclairées, et plus les parleurs ont de chance pour s'imposer comme rouages indispensables. Heureusement, le crédit des avocats commence à tomber quelque peu parmi nous. La stérilité de leur dernier règne de 50 ans et l'avénement des principes organiques dans le domaine politique et social, achèvent d'affranchir la raison des masses.

On s'est fait, au surplus, et on se fait encore de singu-

---

(1) Les Egyptiens, chez lesquels l'histoire constate tant de témoignages de sagesse, avaient fait une loi par laquelle les affaires ne pouvaient être traitées que par écrit, afin que les juges fussent ainsi soustraits à l'influence de l'éloquence.

lières illusions sur l'intelligence nécessaire à l'improvisation. Il semblerait que c'est en vain que les anciens eux-mêmes ont reconnu et proclamé qu'on devient orateur, tandis qu'on naît poète (1). Pour parler en public, pour improviser, il faut bien sans doute quelques facultés intellectuelles, mais il n'est nullement nécessaire qu'elles soient supérieures, transcendantes, comme le pensent les bonnes gens. Quelques idées générales, un peu de préparation, de l'habitude, beaucoup d'aplomb, en voilà bien plus qu'il n'en faut pour faire un avocat. Le métier d'écrivain qui, aux yeux du vulgaire, a beaucoup moins de relief, demande en réalité bien d'autres connaissances et d'études pour être exercé avec quelque distinction. Un avocat parlera sur-le-champ de tout et sur tout, mais recueillez son discours ou faites le lui jeter sur le papier et vous verrez ce que deviendront toutes ces périodes à effet, tous ces mouvemens oratoires qui ont ému l'auditeur et enlevé ses bravos.

Il y a cependant des hommes assez richement organisés pour improviser aussi bien qu'on peut écrire, tant sous le rapport de la beauté du style, que sous celui de la méthode sévère des idées. L'admirable talent de M. Guizot en est une preuve. Aucun de ses discours ne perd à la lecture, ce qui est bien rare, même chez les plus grands orateurs. Eh bien ! ce fait est une nouvelle confirmation de ce que nous avons avancé plus haut, à savoir qu'il est réellement plus facile de parler que d'écrire, car les ouvrages de M. Guizot ont en général moins de valeur littéraire que ses harangues.

Nous ne voulons certainement pas faire le procès à

---

(1) Cet aphorisme des Anciens ne doit pas être considéré comme déniant absolument à l'orateur de certaines dispositions natives. Non, il signifie seulement que celui-ci doit nourrir son talent de l'étude de la philosophie, du génie des temps, des lois, de la méthode des juges, etc, tandis que le poète puise principalement ses inspirations et ses brillantes images dans le travail continu de son imagination. L'éloquence, elle, ne saurait se contenter de cette source intérieure; il lui faut la connaissance du cœur humain, des coutumes sociales et des faits de l'histoire. En dehors de cela, elle pourra plaire, mais elle ne convaincra jamais.

l'éloquence, car nous l'estimons infiniment quand elle est véritable et qu'elle se consacre aux causes saintes qui intéressent l'humanité. Cependant, qu'on nous permette de dire qu'elle a peut-être fait jusqu'ici plus de mal que de bien, puisqu'elle a plutôt été employée au service de l'erreur et de l'iniquité, que pour le triomphe des idées saines et des doctrines sérieuses d'émancipation. Cherchez, en effet, partout dans les œuvres de l'homme, qu'il s'agisse de religion, de philosophie, d'histoire ou de politique, et vous verrez presque toujours l'éloquence ou du moins les efforts de l'imagination, dévoués à des intérêts de corps, de coterie, de famille ou de personne, rarement aux grands principes susceptibles d'éclairer le genre humain dans sa marche à travers les ténèbres de l'ignorance et de la confusion. Aussi, examinez de près, analysez les morceaux qu'on recommande à l'admiration des lettrés: vous pourrez y rencontrer l'harmonie et la perfection de la forme, presque jamais la majestueuse simplicité, la noblesse ou le haut enthousiasme qui jaillissent des sources vives de l'âme humaine, grandie et exaltée au service des hommes et de Dieu.

Eh bien! cette éloquence fausse ou tout au moins bâtarde et rabougrie, qui n'a guère défendu jusqu'à présent que des vanités ou de mesquins intérêts, cette éloquence chauffée à froid, qui a plutôt été un abus qu'un noble usage des facultés de l'esprit humain, ne comptera plus désormais ses dupes par millions comme par le passé. Les progrès de la raison publique, l'étude des sciences fixes et l'expérience des choses suffiront à prémunir contre les beaux diseurs, bien plus préoccupés de produire leur effet ou de gagner leur propre cause, que de contribuer à l'universalisation du bien et du vrai.

L'organe du langage, n° 33, est situé à la partie antérieure et inférieure des lobes antérieurs du cerveau ; il forme une circonvolution allongée d'avant en arrière et reposant sur la paroi supérieure de l'orbite. Il résulte de cette situation que le globe de l'œil se trouve naturellement poussé vers l'extérieur, quand l'organe est fort. On reconnaît donc généralement sa présence dans une plus ou moins grande proportion, à la saillie de l'œil. Du reste, le globe de l'œil n'a pas toujours la même direction en s'avançant, et cela se conçoit, puisque l'organe du langage, comme tout autre, peut affecter diverses formes et positions. Tantôt, il chassera directement en avant l'organe de la vue, tantôt il le fera dévier soit à gauche, soit à droite, soit en dessous.

Ce signe des yeux saillants fut, comme on se le rappelle, le principe de la découverte de Gall, car il avait remarqué chez ceux qui le possèdent une singulière aptitude à apprendre par cœur, bien qu'ils n'eussent pas d'ailleurs un jugement supérieur à ceux qui offraient une conformation différente. Plus tard, quand le fondateur de la Phrénologie fit des observations dans cette voie, il crut devoir admettre deux facultés, une pour l'aptitude à l'étude des langues, l'autre pour la mémoire des mots. La division de Gall, qui provenait sans doute de ce qu'il était porté à voir dans le langage une faculté supérieure, n'a pas été adoptée par ses continuateurs. Et en effet, la simple perception des mots suffit, quand elle est facile, pour mettre à même d'apprendre aisément les langues.

L'organe du langage peut être encore fort, sans produire positivement le signe de la saillie de l'œil. Cela tient alors à une conformation particulière des os de la face. Ainsi, quand l'orbite est très ouvert de haut en bas et qu'il donne une grande distance entre l'arcade du sourcil et la pommette, l'organe du langage peut être assez considérable sans faire avancer le globe de l'œil, puisque l'orbite est presque toujours en même temps d'une profondeur proportionnée à son diamètre. Au surplus, cette conformation n'est pas plus difficile à apprécier que l'autre.

Comme la nature tend toujours à l'équilibre compensatif en toutes choses, on peut remarquer que l'organe du langage se trouve assez ordinairement développé chez les sujets dont le front est fuyant et déprimé. Il semblerait que la facilité des perceptions doit suppléer chez eux à la profondeur de l'esprit.

La faculté du langage est tellement importante, non-seulement pour approvisionner de mots, mais encore pour donner de la facilité d'élocution et mettre l'individu à même de traduire ses idées et d'exprimer ses sentimens, que quand elle vient à faire défaut, c'est-à-dire, à être faible, ainsi que les autres forces intellectuelles, il s'ensuit en quelque sorte une espèce de stupidité. Le sujet acquiert peu, rend fort mal ce qu'il éprouve et garde même le plus souvent le silence ; son vocabulaire est toujours très borné.

Cependant, il peut se trouver des intelligences peu favorisées sous le rapport du langage, mais capables néanmoins de bien rendre leurs puissantes conceptions en écrivant. Le style de ces hommes dépendra alors du travail des facultés supérieures. Toutefois, on a remarqué qu'ils ne sont jamais orateurs et qu'ils parlent assez ordinairement mal en public, s'ils osent s'y montrer.

Tout ce que nous avons dit suffit de reste à montrer que la perception du langage s'applique spécialement aux langues. Mais elle ne saurait, encore une fois, agir seule ; elle a indispensablement besoin de l'intelligence, puisqu'elle n'est qu'une faculté de manifestation et de traduction. L'impossibilité dans laquelle sont les idiots d'apprendre à parler, faute de comprendre la signification des mots, et la faiblesse ordinaire du jugement chez les personnes douées d'une mémoire prodigieuse, prouvent suffisamment que le langage n'est pas une faculté supérieure, ainsi que beaucoup pourraient le croire. Remarquons, néanmoins, qu'elle joue un rôle important parmi les perceptions, puisque le produit de celles-ci peut se réduire en signes d'expression propres à traduire des idées.

Les facultés réceptives inférieures qui font connaître la matière et ses attributs, les facultés perceptives supérieures qui nous mettent en relation avec les phénomènes composés des deux ordres physique et moral, sont les unes et les autres les auxiliaires directs du langage. Puis, les sentimens viennent à leur tour le seconder, dans de certains cas donnés, de leur influence. Enfin, comme le langage sert beaucoup plus à la manifestation extérieure des besoins, des affections et des idées, qu'à la perception même des signes vocaux ou graphiques, nous en concluons que toutes les facultés peuvent lui venir en aide dans telles ou telles circonstances.

S'il en est quelques-unes qui amènent parfois une gêne pour lui, ce sont là des cas d'exception. Ainsi, par exemple, la vénération et l'estime de soi pourront condamner un homme au silence, s'il se croit inférieur aux personnes qui l'entourent, comme les mêmes facultés pourront l'exciter à parler, élever même son verbe jusqu'à l'éloquence, s'il se trouve froissé dans son légitime orgueil ou si l'on attaque devant lui les objets de son culte.

La circonspection, surtout quand elle est poussée à l'excès, est peut-être le seul antagoniste sérieux de la faculté du langage, car pour parler avec liberté et surtout en public, il ne faut pas être trop préoccupé de l'idée qu'on peut mal faire. Ajoutons même que les orateurs qui réussissent le mieux sont ceux qui, à une intelligence saine, joignent une bonne opinion de leur propre mérite et une grande confiance dans la puissance de leur parole.

Un fait digne de remarque et qui prouve que les facultés perceptives jouent un rôle beaucoup plus important qu'on ne saurait croire dans l'étude des langues, c'est que les sujets qui montrent le plus de disposition pour l'idiome des hellènes, par exemple, ont ordinairement une conformation analogue au type grec, c'est-à-dire que l'individualité et la configuration sont généralement très saillantes sur leur tête, de manière à rendre la ligne du front et du nez aussi perpendiculaire que possible. Cette observation toute puérile qu'elle pourra paraître d'abord, est à nos yeux, parfaitement rationnelle et logique; puisque la manière de percevoir doit naturellement se refléter dans le langage et lui donner en quelque sorte sa forme essentielle. Et, en effet, l'exactitude, la richesse, la subtilité et l'harmonie de la langue grecque, supposaient de la part de ceux qui l'avaient créée, ou du moins perfectionnée, une grande finesse de perception. Rien donc de plus simple que ceux qui présentent une organisation analogue au type général du peuple grec, manifestent une espèce de disposition innée par l'intelligence de son idiome. Il y aurait à faire dans cette voie une foule d'observations curieuses. Sans les aborder, nous nous contenterons d'attirer l'attention des Phrénologues sur l'analogie qui pourrait exister entre les langues du nord et du midi de l'Europe et la conformation encéphalique des peuples qui habitent ces régions opposées. Peut-être arriverait-on à des résultats tout-à-fait surprenans.

On reconnaît desuite, dans les ouvrages écrits, la présence du *langage* chez leurs auteurs. Si les mots sont abondants, les adjectifs multipliés, la période ample et nombreuse, nul doute que le développement de l'organe soit considérable. Si les facultés réflectives sont faibles, les détails l'emporteront sur la logique et la vigueur des argumentations. Si les autres facultés intellectuelles sont aussi dominées par le langage, le style sera verbeux, mais sans richesse, sans beauté, sans correction et sans grâce ; la conception, la mise en scène, l'exécution, tout manquera à la fois, il ne restera qu'un travail sans utilité et sans agrément, indigeste, fastidieux, illisible.

Les mêmes réflexions s'appliquent naturellement à ces discoureurs pesants et intarissables qui, dans le monde, au barreau ou à la tribune, ont, pour le malheur de ceux qui les écoutent, l'habitude de mesurer l'éloquence à l'heure.

Sans avoir de langage articulé, les animaux, dumoins ceux qui se trouvent à la tête de l'échelle zoologique, ont des cris qui expriment les principaux sentimens qui les animent. « Les animaux, dit Broussais, ont en général, un accent pour exprimer la terreur, un autre pour appeler du secours, un pour exprimer le désespoir, un, je le crois, pour exciter la compassion, un pour exprimer la joie, un pour appeler à la curée, un ou plusieurs pour inviter à l'amour, d'autres encore peut-être ; mais ces modulations sont inspirées par des instincts qui agissent sur leur voix et qui émeuvent les mêmes instincts chez ceux de la même espèce qui les entendent, et jusque chez l'homme, vu leurs rapports d'organisation avec nous. Rien ne prouve qu'ils aient des dénominations convenues, applicables à chaque objet. Cela impliquerait la nécessité d'un apprentissage, et le poussin qui vient d'éclore interprète aussi bien le cri de sa mère qui l'appelle pour béqueter le grain, qu'il l'interprètera quelques semaines plus tard. Les animaux n'ont donc que des accents appropriés à chacun de leurs besoins, à chacun de leurs instincts ; pour chaque instinct, ils en ont de deux espèces générales, l'une pour exprimer que l'instinct est satisfait, l'autre pour signifier qu'il ne l'est pas ou qu'il y a des obstacles, et ces accents sont gradués suivant l'intensité des émotions instinctives. Voilà quel est leur langage. »

M. Vimont place le siège de l'organe du langage chez les animaux au même endroit que chez l'homme. Mais en général il est plus difficile de le reconnaître extérieurement que chez ce dernier, à cause de la conformation toute différente de leur crâne. Il y a cependant certaines espèces où il est fort apparent.

CHAPITRE VI.

ANALYSE DES PERCEPTIONS SUPÉRIEURES.

I.

Calcul.

Les phrénologues rangent ordinairement cette faculté parmi les perceptions inférieures. Ce classement tient-il à la fonction qu'ils lui attribuent ou à la place qu'occupe l'organe ? C'est plutôt à cette dernière raison qu'à la première qu'ils nous semblent céder. Cependant, l'organe du calcul, n° 28, ne siége pas précisément à la partie antérieure et inférieure du front et n'est pas non plus réduit à un volume aussi faible que celui des autres organes qui se tiennent derrière l'arcade sourcilière. Il est situé au côté externe de *l'Ordre* et évase plus ou moins la tête en cet endroit, suivant l'état de son développement. C'est par erreur qu'on le confine dans un fort petit espace, à l'extrémité du sourcil ; il s'étend davantage vers l'alimentivité, « en arrière de la partie antérieure de la crête de l'os coronal qui limite l'insertion du muscle temporal, » comme le fait remarquer Broussais, bien que la planche de son ouvrage ne s'accorde pas tout-à-fait avec cette localisation. La circonvolution de la matière du cerveau correspond à la face inférieure du lobe antérieur.

Les résultats étonnans obtenus par la faculté du calcul lui ont fait accorder, parmi les forces intellectuelles, une importance immense et réellement bien supérieure à son mérite. On l'a regardée long-temps comme le témoignage de la plus haute intelligence. C'est la Phrénologie qui a prouvé qu'elle n'était qu'une faculté spéciale.

Maintenant, cette science lui a-t-elle assigné le rang qui lui convient? Nous ne le pensons pas, et la définition qu'elle en a donnée elle-même nous fortifie encore dans cette opinion.

Voici, en effet, comment Broussais définit la faculté des *nombres*, dans son action primitive : « Distinguer les nombres : 1, 2, 3, 4......*les multiplier à un degré immense* ; calculer, c'est-à-dire, combiner diversement ces nombres, les multiplier, les diviser en groupes, les comparer les uns aux autres, faculté prodigieuse, mais qui a pour base l'unité. En effet, on multiplie jusqu'à 10 un nombre quelconque, et l'on réduit ensuite ces nombres à une unité complexe ; qu'on multiplie comme l'unité simple, pour faire une troisième unité qu'on multiplie de la même manière ; et ainsi, on ira jusqu'à l'infini ; faculté immense, faculté prodigieuse dont l'animal n'offre qu'une faible esquisse. »

La tendance primitive de la faculté du calcul est donc la perception des groupes d'unités et des diverses combinaisons qu'ils peuvent subir. Puis, la limite dans cette perception multiple est posée par la puissance de la faculté même. Si elle est grande et exercée, elle suivra des opérations qui paraîtront miraculeuses, ainsi qu'on l'a vu de la part de Mondeux, Prolong. au et autres sujets extraordinaires qui tous avaient l'organe des nombres puissamment développé.

« Gall avait remarqué, dit Broussais, un développement extrême chez des enfans de 9, 10 et 12 ans, qui n'avaient pas d'ailleurs de hautes facultés ; ils résolvaient, sans tracer de chiffres, les problèmes de pure arithmétique avec une extrême facilité. Quand il ne s'agissait que de nombres, ces enfans étaient merveilleux ; si l'on exigeait d'eux des raisonnemens indépendans du calcul, ils répondaient comme des enfans. Donc, l'organe est indépendant de toutes les facultés qui peuvent s'y associer. »

Nous pensons, nous, que l'ordre et la constructivité lui sont d'un grand secours, le premier pour suivre la perception des séries d'unités plus facilement, le second pour effectuer les opérations mécaniques sur les groupes de chiffres. Du reste, on ne voit pour ainsi dire pas de têtes sur lesquelles l'organe du calcul soit fortement développé, tandis que l'ordre et la constructivité sont faibles. Les facultés arithmétique et géométrique sont trop intimement liées à celle qui conduit à la méthode pour qu'on ne rencontre pas presque toujours leurs organes dans un développement proportionnel.

Les adversaires de la science ne manquent pas de dire qu'il peut se rencontrer des mathématiciens distingués parmi des hommes qui ne présentent pas un grand élargissement à la partie de la tête où nous plaçons l'organe du calcul. Cela est vrai, et c'est une preuve de plus que la faculté dont il est question ne doit pas être confondue parmi les facultés supérieures. Cela prouve aussi qu'il y a deux manières de résoudre les problèmes mathématiques, celle qui tient à la méthode, à la logique de l'esprit, puis celle qui tient à la perception de cette espèce de phénomènes. Les facultés réflectives sont indispensables dans le premier procédé, celle du calcul a seule à faire dans le second, ainsi que l'ont prouvé les exercices des jeunes mathématiciens naturels. Cependant, on peut être bien persuadé qu'on ne rencontrera jamais un grand calculateur avec une dépression de la partie du cerveau que la Phrénologie prétend correspondre au calcul. On pourra trouver des intelligences supérieures, vives, sagaces, comprenant facilement le nœud d'un problème, mais si la faculté spéciale leur fait défaut et qu'on leur demande de combiner de tête des nombres, elles n'en sortiront jamais.

La propriété de la faculté dont il s'agit, de saisir les masses d'unités et quelques-unes de leurs mutations, d'une manière purement mentale, ne nous a pas permis d'hésiter à la classer parmi les perceptions supérieures, malgré la situation qu'elle occupe sur la tête. Au surplus, sa position topographique n'est ni moins rationnelle, ni moins logique que celle de n'importe quelle autre faculté, car l'aptitude à combiner les nombres, ou à calculer, doit naturellement venir après celle des classifications. Nous verrons aussi bientôt quels sont les rapports de la faculté du calcul avec la *Constructivité*, qui la limite vers sa partie supérieure.

Bien que la faculté du calcul ne puisse pas être confondue avec l'intelligence proprement dite et qu'elle soit réellement spéciale, ainsi qu'on ne saurait en douter désormais; nous allons plus loin et nous disons : bien que les sujets qui ont la tête extrêmement élargie dans la partie antérieure, inférieure, perdent ordinairement sous le rapport de l'élévation de l'esprit, trop préoccupés qu'ils sont des choses positives et matérielles, la faculté du calcul n'en doit pas moins être considérée comme un puissant auxiliaire de l'esprit. C'est elle, en effet, qui l'empêche de s'égarer dans les chimères, qui le retient dans les choses pratiques. Aussi, ceux qui la possèdent à un bon degré, sont-ils en général très propres aux affaires, aux spéculations industrielles et commerciales, et y réussissent-ils ordinairement pour peu que l'ordre et l'acquisivité la secondent. Quand l'organe du merveilleux est également fort et que l'estime de soi est médiocre ou faible, la faculté du calcul peut être utilisée au jeu; et si la secrétivité et la circonspection viennent se joindre encore à cette combinaison, on a des hommes habiles dans cette funeste spécialité.

Le calcul n'est pas propre qu'aux seuls nombres, mais bien à tous les élémens qui peuvent être combinés en vue d'un résultat dépendant, du moins en partie, de l'intelligence humaine. C'est là ce qui le rend applicable aux faits et aux évènemens. L'individu favorablement organisé pour les opérations de cette nature, voit présents les élémens qui doivent servir à l'accomplissement de son but. Les abstractions prennent un corps à ses yeux et il les place, les déplace, les associe de mille manières devant son esprit, sans les perdre de vue un seul instant. Toutes les fois qu'on se livre à des opérations de calcul, de tête, on voit les chiffres comme s'ils étaient écrits devant soi. Cela est conforme aux observations qui ont été faites sur les sujets richement dotés sous le rapport de cette faculté. Nous avons donc eu raison de ranger le calcul parmi les élémens de la vue considérée comme passion.

Les auxiliaires du calcul sont les facultés perceptives au moyen desquelles on perçoit les corps et leurs attributs simples. L'ordre lui est aussi indispensable pour saisir les groupes de chiffres ou d'élémens quelconques dans leur disposition particulière. Le calcul n'opère en réalité que sur le produit des sens, puisque les abstractions elles-mêmes peuvent s'exprimer par des signes et sont toujours en définitive empruntées aux notions matérielles.

Le rôle mixte de la faculté du calcul entre les perceptions inférieures et les facultés réflectives en fait en quelque sorte le principe des sciences, car toutes ont besoin de lui pour déterminer les rapports et les lois qui président à leur constitution. Voilà pourquoi, nous disions en parlant de *l'ordre* que les unités perçues par cette faculté étaient encore matérielles et concrètes et ne devenaient des abstractions que pour la faculté suivante dans l'ordre topographique. Mais le calcul, ainsi qu'il a été reconnu, fait plus que de transformer les perceptions sensibles en entités, il les fait jouer comme bon lui semble, pour en tirer des conséquences positives. Toutefois, pour être fécond sous le rapport scientifique, le *calcul* ne saurait se passer des hautes facultés intellectuelles, qui deviennent ainsi alors de puissants auxiliaires pour lui.

A proprement parler, le calcul n'a pas d'antagonistes même parmi les facultés qui poussent le plus aux sentimens expansifs, seulement quand son organe est faible et que ceux de l'idéalité et des autres facultés dites théâtrales sont grands, ils le dominent au point de l'annihiler presqu'entièrement. Le sujet qui se trouve dans de semblables conditions, entraîné alors vers des émotions vives, prend en dégoût un exercice qui devient pour lui un travail pénible et répugnant; mais cela ne tient pas tant à la nature antipathique des facultés affectives et poétiques avec celle du calcul qu'à la disproportion qui existe alors entre elles. Les personnes qui, au contraire, ont en large dose les facultés qui s'adressent directement au monde physique et, en moyenne proportion, celles qui tendent aux phénomènes moraux, se plaisent dans l'étude des faits positifs et rencontrent d'ineffables jouissances là où les autres n'éprouvaient que de l'aversion.

Les animaux ont très probablement une esquisse de la

faculté du calcul. Georges Leroi, lieutenant des chasses dans l'ancien régime, rapporte dans *ses lettres à un physicien de Nuremberg sur l'instinct des animaux*, qu'un chasseur s'étant caché dans une cabane près d'un arbre où était le nid d'une pie, l'oiseau ne rentra que lorsqu'il vit son ennemi partir. Le lendemain, deux chasseurs s'embusquèrent, car on avait pensé que la pie, ne sachant pas compter, ne se méfierait pas du second quand elle aurait vu sortir le premier. Cependant, elle ne rentra pas au nid. On voulut continuer l'expérience et trois hommes se cachèrent le surlendemain, quatre le jour suivant sans plus de succès. Ce ne fut qu'au nombre de cinq que l'oiseau fut dérouté, et ayant voulu regagner son gîte après la sortie du quatrième chasseur, il fut tué par le cinquième.

Broussais n'hésite pas à accorder la faculté du calcul aux animaux. Il est évident que si les observations de Georges Leroi sont fondées, les animaux supérieurs doivent la posséder à un certain degré.

II.

Éventualité.

De même que toutes les perceptions simples pivotent sur l'individualité, de même aussi toutes les perceptions supérieures ont pour centre la faculté de l'*Éventualité*. Voici, en effet, les deux bases de toute manifestation vivante : la matière et ses changemens, les objets sensibles et les évènemens. Les facultés intellectuelles ne sauraient avoir d'autre point d'appui, qu'il s'agisse d'observations purement matérielles ou de métaphysique.

Le rapport que nous constatons entre ces deux facultés n'empêche pas, on le conçoit, que celle dont nous nous occupons en ce moment ne conserve sur l'autre sa supériorité relative. Elle règne à la fois sur les perceptions simples et sur les perceptions composées. L'individualité perçoit les corps dans leur stabilité, mais l'Éventualité les perçoit dans leur mouvement et leur succession. La même différence a lieu dans le domaine intellectuel. Mais il y a quelque chose de plus dans l'*Eventualité*, elle possède une activité qui la porte, en quelque sorte, à la rencontre des évènemens et les lui fait saisir sans effort, même avec plaisir.

On pourrait donc dire qu'elle est le principe du mouvement de l'intelligence, du progrès des connaissances et de l'éducation chez l'individu. Et, en en effet, s'alimentant de faits et d'évènemens, elle détermine chez le sujet qui la possède en bonne dose, une insatiable curiosité, un vif besoin d'apprendre.

La personne qui présente un fort dévelopement de l'individualité, aime, ainsi que nous l'avons remarqué, à s'occuper de détails analytiques ; celle au contraire chez laquelle domine l'*Eventualité* recherche principalement les évènemens, les faits historiques.

La faculté de l'*Eventualité* qui doit son nom à Spurzheim, est admise sans contestation par tous les phrénologues, car elle est aussi facile à constater par sa situation topographique que par ses tendances.

L'*Eventualité* siége à la partie moyenne du front, au centre, audessus de l'individualité, audessous de la comparaison et entre les localités. Elle porte le n° 30. Elle correspond dans le cerveau à deux circonvolutions placées sur la ligne médiane et séparées par la faux. Elle s'élève un peu audessus des localités, mais pas autant qu'on le croit communément.

L'impulsion primitive de la faculté consiste, comme on l'a déjà vu, à saisir les actions, les changemens, les modifications des corps dont l'existence a été reconnue par les perceptions inférieures. C'est cette propriété qui faisait dire à Spurzheim « que l'individualité cherche les corps ; les substantifs concrets que représentent les corps, les choses matérielles, tandis que l'éventualité s'adresse aux choses désignées par les verbes. » En un mot, l'*Eventualité* est le sens des évènemens, la faculté de percevoir les mutations, le mouvement dans les actes, soit matériels, soit intellectuels, la faculté d'acquérir conséquemment des connaissances, de l'expérience. Elle nous rattache au passé par l'histoire pour laquelle elle nous inspire de l'attrait, et à l'avenir par la curiosité qu'elle nous suggère pour tout ce qui tient à l'évolution des choses de la vie.

Quand la faculté est forte, elle rend avide de faits, de nouvelles de toutes sortes. C'est pour satisfaire aux besoins qu'elle crée qu'existaient autrefois, comme encore chez des peuples attardés, les conteurs et qu'existent aussi les journaux, la presse en général. Indépendamment de sa haute mission intellectuelle et de la protection qu'elle donne à tous les droits et à tous les intérêts, la presse correspond donc encore à un de nos attraits spéciaux, l'amour de la nouveauté, de l'imprévu.

En poussant l'individu à vivre dans les faits, à se mêler aux évènemens, ne fut-ce que par l'étude de l'histoire, l'éventualité est un puissant élément de sociabilité et de progrès; aussi, tous les hommes actifs, studieux, d'un esprit philosophique, l'ont-ils développée. C'est elle qui entasse dans leur mémoire les connaissances des évènemens, des faits, des lois, des mœurs, etc. et les met ainsi à même de réfléchir, de discuter et de pousser aux perfectionnemens sociaux.

L'humanité doit d'immenses progrès à l'Eventualité, car tous ses sages et ses grands politiques l'ont eue pour mobiles dans les belles et utiles conceptions dont ils ont doté leurs siècles.

« Les évènemens extérieurs se composent, » dit M. A. Garnier, de l'action des corps et de l'action des esprits: d'une part les changemens des figures, des couleurs, des sons, des mouvemens, etc., de l'autre le jeu des passions et des idées. Des facultés particulières étant consacrées à la connaissance et à la mémoire des formes, des étendues, des couleurs, des sons, etc., on ne voit pas la nécessité d'une faculté générale occupée à la connaissance et à la mémoire de la collection de ces phénomènes. »

En adressant cette objection à la Phrénologie, M. Garnier méconnait deux choses, la nature humaine et le sens réel que la science attache à l'éventualité. La nature humaine, car il semble ne pas faire attention qu'il existe en nous une force qui nous pousse à perfectionner notre être par l'accumulation des idées et des faits propres à satisfaire notre curiosité et à augmenter notre expérience; le sens attribué à la faculté dont il s'agit, car l'Eventualité ne se préoccupe pas de percevoir des formes, des étendues et autres qualités de la matière, mais seulement des évolutions, des faits composés auxquels peuvent donner lieu, dans leur mouvement, les corps, les idées et les passions. Sans cette faculté, non seulement nous ne saisirions pas l'ensemble des scènes qui nous frappent, l'unité des évènemens qui s'accomplissent, mais encore nous ne serions aucunement entraînés vers l'étude des connaissances générales; nous ne ferions notre éducation particulière que d'une manière très pénible et fort incomplète, et quant à notre éducation sociale, elle nous serait entièrement impossible.

En effet, l'Eventualité est en quelque sorte la faculté socialisante par excellence ; elle perçoit les faits de coutume, de mœurs, les usages établis dans le milieu où nous vivons, et nous y rend dociles. C'est cette remarque qui avait donné à Gall l'idée de lui rattacher l'éducabilité. Eh bien! nous le demandons, l'éducation sociale qu'il ne faut pas confondre avec l'instruction, ne résulte-t-elle pas d'une faculté parfaitement distincte, se montrant forte chez les uns, faible ou nulle chez les autres? Et comprend-on, en outre, si cette faculté n'existait pas, comment l'enfant qui naît dépourvu de toutes connaissances et habitudes, pourrait se plier si facilement et en si peu de temps aux progrès accomplis par nos sociétés supérieures? C'est l'Eventualité qui fait que chacun de nous peut, en quelques années, se trouver en harmonie avec les connaissances et les mœurs acquises ; c'est par elle que nous franchissons si miraculeusement l'intervalle qui sépare l'état de complète ignorance, de la science la plus élevée.

Un phénomène purement physiologique, et observable par tout le monde, ne permet d'ailleurs aucun doute sur l'existence et le rôle de la faculté en question. Ainsi, on sait que tous les jeunes enfans ont la partie moyenne du front très saillante, de manière à ce qu'elle surplombe considérablement la ligne inférieure. Cet avancement est donné par le développement de l'Eventualité. Or,

Voyons maintenant ce que les enfans en bas âge saisissent le plus facilement. Sont-ce les petits détails, les diverses qualités des corps, en un mot, ce qui fait l'objet des perceptions inférieures? Non, ce sont les mouvemens, les changemens qui ont lieu autour d'eux, ce sont les habitudes de ceux qui les élèvent, c'est surtout aussi le sens qu'on attache aux choses et aux mots. Et toutes ces perceptions composées arrivent spontanément aux enfans sans la moindre réflexion de leur part. En serait-il ainsi, s'il n'y avait pas une faculté spéciale propre à mettre directement l'individu en rapport avec le milieu vivant et mouvant dans lequel il se trouve? Nous osons affirmer que non.

Voici donc, encore une fois, la tendance primitive de l'Eventualité : saisir les mouvemens généraux, les changemens qui viennent imprimer un nouveau caractère aux perceptions qui fixent l'esprit. Saisir les phénomènes sociaux et par suite établir l'unité de l'individu avec la société, pour qu'il puisse profiter des progrès qu'elle a réalisés par le travail persévérant des générations.

Maintenant, comme toute faculté jouit par l'exercice, et cela en proportion de son développement, il en résulte que lorsque l'Eventualité est forte, elle ne se contente pas d'attendre les évènemens, mais qu'elle les recherche. Il en résulte encore qu'elle inspire la curiosité, le désir de s'instruire, la soif des connaissances. Mais n'oublions pas que son action primitive est l'aptitude à saisir les usages, les manières du monde et à s'y conformer, en un mot, à faciliter l'éducation proprement dite. L'étude de l'histoire et des sciences à laquelle elle conduit aussi est donc une de ses applications supérieures.

Si l'Eventualité est utile à tout le monde, elle est indispensable à l'historien, au romancier, au journaliste, au chroniqueur, etc. On a remarqué que son organe est toujours saillant chez les orateurs. Et en effet, l'homme politique ou le professeur a besoin d'avoir la mémoire meublée de faits et de saisir avec tact la disposition dans laquelle sont ses auditeurs. Sous ce dernier rapport surtout, l'Eventualité est éminemment précieuse en ce qu'elle donne le moyen d'apprécier la disposition des esprits sur lesquels on veut agir.

On peut considérer comme auxiliaires de l'Eventualité toutes les facultés intellectuelles puisqu'elles pivotent, en quelque sorte, sur elle, ainsi que nous l'avons déjà fait observer, puis encore tous les sentimens et instincts qui ont un rôle direct dans les passions animiques, puisque ces passions tendent constamment à modifier notre existence en la faisant passer par une succession d'évènemens. Cependant, les auxiliaires principaux, ceux dont l'influence se fait le plus immédiatement sentir, sont les perceptions qui l'avoisinent.

Broussais regarde la circonspection, la secrétivité, l'estime de soi, l'approbativité, comme des antagonistes de l'Eventualité. Elles le sont peut-être quand celle-ci se manifeste par le langage, mais non plus quand il s'agit seulement de son travail de perception, car, dans ce cas, ces facultés seraient plutôt des auxiliaires. Au contraire, les facultés qui procurent les émotions vives et rapides, telles que l'idéalité et la gaieté devraient être considérées comme antagonistes. Du reste, cette division des facultés n'a rien d'absolu, car toutes ont été évidemment créées pour jouer en parfaite harmonie. La classification en auxiliaires et antagonistes, quoique fondée par l'action incohérente actuelle de nos passions, est donc destinée, si non à disparaître tout-à-fait, au moins à se modifier profondément. Il est clair que, dans le chaos passionnel où nous sommes, nos facultés doivent, le plus souvent s'équilibrer à contre-sens et cela se conçoit, puisque la plupart se trouvent en essor subversif, surtout celles qui forment les élémens constitutifs des passions.

Les animaux ont comme l'homme la faculté de l'Eventualité, et d'autant plus forte qu'ils se rapprochent davantage de lui et sont conséquemment plus éducables. C'est très certainement à elle qu'il faut rapporter les résultats qu'on obtient dans leur domestication. Le singe, le chien, l'éléphant, ont l'organe de l'Eventualité assez généralement développé; aussi, fait-on à peu près ce qu'on veut de ces animaux, quand on sait les instruire habilement. Evidemment, la faculté doit se réduire chez l'animal à la simple mémoire des faits, c'est-à-dire, au souvenir des punitions et des récompenses dont on a fait usage à son égard pour le dresser.

III.

Localités.

Comme l'organe de cette faculté est un de ceux dont la localisation importe le plus pour bien fixer la situation relative de la plupart de ceux qui occupent la partie antérieure du crâne, nous allons entrer dans quelques détails sur la véritable place qui lui appartient. On se rappelle, sans doute, que nous avons mentionné, dans le huitième chap. de la première section, § 4, page 226 et suivantes, les inconvénients principaux qui peuvent résulter d'une topographie vicieuse. Déterminons donc bien la position qu'occupent les localités sur la tête humaine.

L'organe porte le n° 27. « Il est, dit Broussais, dans la partie antérieure et inférieure du front, de chaque côté de la ligne moyenne; les deux organes se touchent; il y a deux circonvolutions qui leur correspondent et qui ne sont séparées que par la faux, au dessus de l'apophyse *Crista galli.* Qu'elles soient plus ou moins plissées, elles existent toujours, et on les trouve dans tous les cerveaux.... L'organe est placé immédiatement au dessous des sinus frontaux..... Les rapports sont audessus des organes des formes et de la distance, audessous de l'Eventualité et du temps, parce que l'organe est allongé. »

Cette description est certainement assez précise pour qu'il ne soit pas possible de se méprendre sur la situation de l'organe des localités; cependant, on va voir, d'après celles qui concernent les organes de la comparaison, de la causalité, de la gaieté, et d'après la planche jointe au *Cours de Phrénologie*, qu'elle n'est pas aussi rigoureusement exacte qu'on le supposerait dabord.

On n'a pas oublié que l'Eventualité se trouve située à la *partie moyenne* du front, au-dessus de l'individualité, audessous de la comparaison, de l'aveu de tous les phrénologues.

Si nous cherchons le siége de la comparaison, Broussais

tions répond qu'il est à la partie antérieure, supérieure et *moyenne* du front, au-dessous de la racine des cheveux, quand *ils ne descendent pas trop bas*.

Voilà donc deux organes, l'Eventualité et la Comparaison, qui occupent *la partie moyenne du front* ou très peu s'en faut.

Maintenant, et la causalité, où habite-t-elle ? « Au haut du front : des deux côtés de la faculté précédente, ou de la Comparaison, apparaissent deux circonvolutions dirigées de bas en haut, qui sont réputées pour le siége de celle-ci, nous dit Broussais. L'organe est en rapport par son côté interne avec la Comparaison, par son côté externe avec la Gaîté, par son extrémité supérieure avec la mimique qui le surmonte, et par son extrémité inférieure avec l'organe du temps. »

D'après cette dernière description topographique, on voit que la Comparaison qui tient le milieu entre les deux organes de la causalité ne serait plus à la partie *moyenne* du front, mais bien à sa partie supérieure.

Veut-on encore une preuve de l'inexactitude avec laquelle la situation topographique de l'organe dont il s'agit est donnée ? Qu'on lise cette localisation de la Gaîté, d'après Broussais : « Elle est située aux parties antérieures, *supérieures* et latérales du front, entre l'Idéalité, la tendance au merveilleux, la Causalité, l'Imitation, *au-dessus* des Localités. Dans le masque de Voltaire, vous voyez, de chaque côté, des espèces de cornes presque *au haut* du front. » — Si la Gaîté se trouve à la partie *supérieure* du front et les Localités à la partie *inférieure*, quel est donc l'organe qui occupe la partie *moyenne* ? Et si cette partie présente une lacune, pourquoi dire que les deux facultés sont l'une au-dessus de l'autre ? Cette affirmation est au surplus contredite par la planche attachée au cours de Broussais; car c'est l'organe des sons, 31, qu'elle présente sous celui de la gaîté, 28, ainsi qu'on peut s'en assurer en la consultant.

Comment concilier ces diverses variantes ? Comment se faire une opinion exacte sur la véritable position des organes, en présence de toutes ces descriptions topographiques incertaines ? En s'aidant de l'observation sur la nature, puis des planches et des têtes marquées du naturaliste Guy.

Eh bien! non seulement ces têtes indiquent les organes des facultés réflectives à la partie supérieure du front, mais les lithographies elles-mêmes, et entr'autres, celle qui dépend du cours de Broussais, les montrent dans le même endroit, sur la figure de profil, ainsi que nous l'avons déjà fait observer. Sur la figure de face de la même planche, l'organe 27 s'élève bien de chaque côté de l'Eventualité, arrivant jusqu'à la partie inférieure de la causalité, marquée du n° 35. L'organe des localités est alors situé, comme d'après notre planche, entre l'Eventualité et le temps, et réellement dans la partie moyenne. On est donc parfaitement fondé, ce nous semble, à dire que l'organe dont il s'agit dans ce paragraphe, est positivement situé à la *partie moyenne* du front, considéré par son point central, et non pas à la partie inférieure.

Ce qui a jeté de la confusion dans la détermination topographique de l'organe des localités, c'est qu'il enveloppe, en quelque sorte, celui du sens des évènemens en passant par dessous. Mais ce point de réunion des deux organes des localités présente beaucoup moins de largeur que les parties qui s'élèvent parallèlement jusque sous la causalité, et c'est à tort, suivant nous, qu'on a fait descendre l'organe en pointe jusqu'à la ligne qui sépare la configuration et l'étendue, point qui correspond à la partie moyenne de l'individualité.

L'organe des localités, comme tout autre, n'affecte d'ailleurs pas toujours la même configuration. Tantôt il s'allonge en descendant sous l'éventualité; tantôt, au contraire, il semble s'en séparer complètement pour présenter deux saillies parallèles parfaitement rondes. Mais nous maintenons, tant par suite des observations qui nous sont propres, que par l'étude comparée des descriptions topographiques des autres organes qui l'environnent, descriptions qu'on vient de voir précédemment, que l'organe des localités est bien réellement situé à la partie moyenne du front. Cela, au surplus, qu'on y fasse bien attention, ne l'empêche pas de correspondre immédiatement avec l'individualité, la configuration et l'étendue, etc.; cela ne change rien à ses relations de voisinage, ni conséquemment à la théorie de son mécanisme, admise par les phrénologues.

Et, à cette occasion, nous croyons devoir revenir en insistant sur une déclaration que nous avons déjà formellement faite, à savoir qu'on ne saurait imputer au principe de la Phrénologie les erreurs de localisation qui pourraient avoir été commises et acceptées, quelle que soit d'ailleurs leur origine. Que nous ayons raison ou tort à l'égard des rectifications que nous indiquons, cela ne saurait donc devenir un motif sérieux d'objection contre la science. En effet, si nous avons raison, les petites modifications que nous proposons ne portent aucune atteinte au fond des travaux des phrénologues et laissent leurs observations psychologiques tout entières; si, au contraire, nous avons tort, la science n'est pas plus compromise, et nous ajoutons même que toutes les autres études dont se compose ce livre n'ont à répondre à aucune attaque en solidarité.

Avant de passer à la définition de la faculté, faisons remarquer que Broussais en établissant les rapports de contiguïté qui existent entre l'organe des localités et ceux qui l'avoisinent, ne parle pas du contact qu'il a avec la causalité, bien que sa planche l'indique franchement. Nous mentionnons ce dernier fait, comme une preuve de plus à l'appui de notre affirmation.

Abordons maintenant directement l'objet de ce paragraphe.

C'est à Gall que l'on doit la découverte de la faculté des localités et de son organe, et c'est un des mieux constatés. Le fondateur de la Phrénologie lui attribue la propriété de s'orienter, de reconnaître les particularités et les accidents des lieux qu'on a parcourus; mais avant de les reconnaître, il faut les percevoir. La faculté en question sert donc à percevoir les objets renfermés dans une étendue plus ou moins vaste, avec leur situation relative. On conçoit de suite qu'elle a besoin de la vue pour entrer en action. Cette aptitude à saisir les dispositions générales des lieux que l'on embrasse du regard et les divers accidents qui se trouvent répandus çà et là, est bien réellement une faculté spéciale, car à côté de gens qui la possèdent à un degré éminent et qui offrent alors une conformation crânologique particulière, on en rencontre d'autres qui en sont totalement privés et qui présentent une dépression à l'endroit assigné pour siège de la force perceptive dont il s'agit. Si l'observation vient constamment confirmer cette double assertion, touchant une tendance particulière de cette nature et un organe qui y correspond, il ne devrait y avoir rien à ajouter pour porter la conviction dans les esprits. Mais comme il y en a pour qui les choses les plus concluantes ne sont pas des preuves, voyons à répondre au moins à la principale de leurs objections.

« La localité, dit M. Garnier, n'étant qu'une combinaison de l'étendue et de la forme ; la mémoire de la localité n'a pas besoin d'un organe spécial. » — Sans doute, si la faculté n'est que ce que vous dites ; mais nous prétendons qu'elle est autre chose et qu'elle consiste principalement à s'orienter et à saisir les accidens des lieux, suivant leurs dispositions relatives, et les deux facultés que vous indiquez ne suffisent pas pour cela.

« Mais on attribue encore, dit le même auteur, d'autres fonctions à l'organe de la localité, fonctions qui sont inconciliables avec les premières ; c'est un *pouvoir de divination*, en vertu duquel certains animaux retournent à leur gîte par des chemins où ils n'ont jamais passé. » — Non, la Phrénologie n'avance rien de semblable, c'est une absurdité que vous lui prêtez gratuitement. Tous les phrénologues déclarent au contraire que les animaux voyageurs connaissent parfaitement, du moins ceux qui conduisent les bandes, les localités qu'ils parcourent et qu'ils veulent atteindre. Quant aux animaux domestiques abandonnés ou perdus dans des régions lointaines et qui sont revenus dans leur pays par des chemins qu'ils n'avaient jamais traversés ; quant aux pigeons de correspondance qui regagnent leur colombier à des distances considérables, cela ne veut pas dire qu'ils aient le don de divination, mais seulement qu'ils ont des moyens quelconques, soit par l'odorat, soit autrement, de s'orienter et de savoir la direction qu'ils doivent prendre pour se rapprocher du point qu'ils désirent.

Quelle que soit la cause déterminante de cette orientation chez les animaux, il nous paraît toujours inévitable d'admettre une faculté de la localité, puisqu'il y a évidemment perception de certains rapports locaux et que ni la forme, ni l'étendue ne suffiraient à la donner.

Enfin, M. A. Garnier, qui reproche à la Phrénologie de confondre bien des choses, incline lui-même à confondre la faculté de la localité avec celle de l'habitativité, attendu, dit-il, que l'instinct du gîte a besoin d'être guidé par la forme, la dimension et la couleur des objets. Nous ne voyons pas tout d'abord comment on pourrait arriver à une démonstration sérieuse de cette affirmation que l'observation vient à chaque instant démentir. Mais sans suivre le philosophe dans les pérégrinations plus ou moins fantastiques de son *moi*, établissons que la faculté des localités, parfaitement indépendante, n'a rien, ou du moins pas grand chose de commun avec l'attachement au pays. En effet, si l'*Habitativité* est la faculté, l'instinct qui nous retient dans les lieux que nous habitons, comment pourrait-on la confondre avec la *Localité* qui nous pousse à les quitter pour explorer des contrées nouvelles ? D'un autre côté, c'est une erreur manifeste de dire que l'instinct du gîte a besoin de la forme, de la dimension, de la couleur. L'habitude de vivre dans un endroit et les liens qu'on y contracte tiennent, en vérité, à des motifs bien autrement sérieux. Et d'ailleurs, répétons-le, la faculté dont il s'agit n'est pas une affection, mais une force purement intellectuelle, une perception supérieure qui perçoit dans leur rapport de situation les objets qui meublent l'espace. Voilà pourquoi elle s'applique spécialement à la topographie, à la géographie et à l'astronomie.

Mais, indépendamment de ces applications directes, elle en a encore une foule d'autres d'une immense utilité. Nous pensons aussi qu'elle est d'un puissant secours pour les opérations mathématiques.

Lorsque les localités sont fortes chez un sujet, il saisit et retient les moindres accidens des endroits qu'il parcourt; il s'oriente facilement et s'égare rarement. Cette aptitude à jouir de tout ce qui s'offre à la vue, inspire à ceux qui possèdent l'organe en grand développement le goût des voyages. Ils aperçoivent, à première vue, ce que d'autres ne voient même pas au bout d'un long temps, et l'on remarque chez eux une sorte de préoccupation continuelle à chercher les objets autour d'eux. Ainsi, nous avons connu à Paris une personne chez laquelle la faculté de localité était forte et qui ne pouvait sortir sans lire d'un bout à l'autre de son trajet les noms et enseignes qui se trouvaient à chaque maison.

Les organes de l'individualité, de la configuration, de l'étendue, en un mot, tous ceux qui ont pour objet d'apprécier les attributs de la matière, servent directement les localités. Le calcul ne doit pas non plus lui être étranger. Les facultés de gaîté, d'imagination, même de réflexion peuvent, dans de certains cas, nuire plus ou moins aux opérations des localités, par la distraction qu'elles leur apporte. Mais, ce ne sont pas là, à proprement parler, des antagonistes, puisque la volonté peut venir à bout de les faire taire.

Non seulement les animaux ont la faculté des localités, mais elle atteint même chez eux à des résultats prodigieux. Les oiseaux voyageurs sont ceux où elle se présente avec le plus d'évidence, mais elle se rencontre aussi chez un grand nombre de quadrupèdes. Le chien, le chat, le cheval, l'âne, l'écureuil et beaucoup d'autres animaux ont un instinct très vif des localités. On sait que le cheval reconnaît sa route là où il n'a passé qu'une seule fois.

Le siège de l'organe n'est pas le même chez les quadrupèdes et chez les oiseaux. M. Vimont l'a trouvé chez les premiers ordinairement au-dessous de la crête de l'os coronal qui se termine à l'angle orbitaire; chez les seconds il l'a remarqué en dehors de la constructivité qu'il désigne sous le nom de sens géométrique et formant avec cet organe une saillie dans la partie moyenne de l'arcade orbitaire. Un fait extrêmement concluant, c'est que plus les animaux sont voyageurs et plus l'organe est prononcé.

IV.

Constructivité.

Les phrénologues définissent ordinairement la *Constructivité*, la faculté de construire. Oui, sans doute, c'est là ce qui résulte directement du nom qu'ils ont donné à la force dont il s'agit ; mais toute construction est un produit de l'application de l'intelligence et de l'activité, et nous avons vu que les facultés ne s'élèvent à cette manifestation puissancielle qu'autant qu'elles atteignent une certaine proportion. Nous ne voyons pas pourquoi la constructivité dérogerait à cette loi que nous avons constatée pour toutes les autres facultés intellectuelles. En conséquence, il nous paraît donc évident, *à priori*, que la tendance primitive de la constructivité est purement et simplement de percevoir un certain ordre de phénomènes , avant que de pouvoir les réaliser par la conception ou matériellement.

Les phrénologues ne sont pas d'accord sur le classement de la faculté de construction. Le plus grand nombre la rangent parmi les instincts ; Spurzheim et Combe en font un sentiment. Enfin Broussais, tout en lui conservant la place qui lui a été donnée parmi les penchans, incline pourtant à penser qu'elle tient des facultés intellectuelles. Pour nous, cela ne fait l'objet d'aucun doute, et nous osons croire que les observations qui résulteront de l'analyse qu'on va lire justifieront d'une manière satisfaisante notre opinion. En attendant, qu'on nous permette de considérer la faculté qui nous occupe comme une perception supérieure.

En partant de cette hypothèse , quelle sera la nature des perceptions propres à la constructivité ? C'est là toute la solution du problème. Assurément , cette faculté ne sert pas plus à saisir les formes et les étendues qu'à apprécier les forces, les volumes et les résistances, puisqu'il y a déjà pour tous ces actes des facultés spéciales. Elle doit aussi conduire à autre chose, conséquemment, qu'à dessiner et copier des formes, comme le dit Broussais. Quelle sera donc, encore une fois, la nature particulière des perceptions de la constructivité, si on ne veut pas qu'elle fasse double emploi, comme on le lui reproche, avec quelques-unes des facultés perceptives de la ligne inférieure du front ?

Quelques adversaires de la science, qui prétendent que la *Constructivité* n'est qu'une espèce de superfétation illogique, supposent que cette faculté, exclusivement réduite à l'adresse manuelle, ne sert qu'à régulariser la force motrice qu'ils font résider dans l'organe de la pesanteur et de la résistance. Nous nous sommes déjà expliqués à l'égard de cette dernière opinion. Ils attribuent, de plus, à la configuration la *Conception* du plan sur lequel travail l'animal ou l'homme constructeur. C'est une nouvelle erreur.

La configuration perçoit les formes et porte à les reproduire, mais les facultés supérieures seules conçoivent. Quant à la faculté de la pesanteur et de la résistance, on a vu aussi quel est son rôle : apprécier les volumes, les efforts. Eh bien, la *Constructivité* n'a rien de commun avec ces deux fonctions ; ce n'est précisément ni la forme, ni la masse relative des corps qu'elle perçoit, mais ce sont les rapports des surfaces, des corps, des masses, des forces, en un mot, tous les effets de structure et de mécanisme. Nous ne voyons pas le moins du monde que cela fasse double emploi avec les deux facultés dont nous venons de parler.

En la désignant sous les noms d'organe de la mécanique et de *sens géométrique*, Gall et M. Vimont nous semblent avoir été plus près de son caractère et de sa véritable définition qu'aucun autre phrénologue, car la constructivité parait évidemment destinée à percevoir, non pas, encore une fois, les formes et les forces, mais les rapports de formes de forces ou, en d'autres termes, les faits de construction, d'équilibre et de mécanisme. C'est là, comme on le voit, quelque chose de tout différent et de bien supérieur aux opérations de la configuration, de l'étendue, etc. En effet, ces facultés s'appliquent aux attributs des corps isolés, tandis que la constructivité perçoit les corps rassemblés, combinés, selon leurs rapports de forme, de force ou de vitesse, et constituant ainsi des ensembles harmoniques et unitaires. Puis, après avoir saisi les têtes dans leur structure, dans leur mécanisme, la constructivité reproduit des faits analogues, c'est-à-dire, construit et édifie, soit des instrumens, soit des machines.

Mais ne l'oublions pas, avant de s'élever à cette manifestation, il faut que l'esprit ait perçu; car l'homme, au fond, n'invente rien, il ne fait qu'imiter ce qu'il a vu et compris. Les phrénologues nous paraissent donc s'être trompés quand ils ont accordé à la constructivité comme influence directe et primitive la faculté de construire. Nous savons bien qu'on va nous répondre que les animaux constructeurs ne sont nullement poussés par l'imitation et qu'ils obéissent simplement à un instinct d'utilité ; on nous parlera aussi sans doute des habitans de la nouvelle Zélande, qui sont très enclins à l'architecture, tandis que les Nouveaux hollandais qui en sont au même point de l'échelle sociale ne savent même pas s'abriter contre les intempéries. Pour ce qui est des animaux, lors même qu'ils agiraient sans conscience de ce qu'ils font, il n'y aurait rien à en conclure contre notre assertion, puisque la nature les conduit à l'accomplissement de leur destinée par l'instinct. Quant à l'aptitude à construire que l'on attribue aux habitans de la nouvelle Zélande, elle ne prouve pas le moins du monde non plus, que la tendance primitive n'est pas une perception.

D'ailleurs, en en faisant une force qui marche directement à la réalisation des conceptions architecturales et mécaniques, il est évident qu'on l'élève au premier rang des facultés, et alors, pourquoi la retenir en même temps parmi les penchans ou les sentimens? Les phrénologues nous paraissent donc, encore une fois, avoir commis une double erreur à l'égard de la constructivité, erreur quant à la détermination précise de son rôle, erreur quant à son classement.

Si les réflexions qui précèdent sont fondées, c'est évidemment un autre nom que celui de *Constructivité* qui conviendrait à la faculté en question, car ce nom indique plutôt sa réaction que son action ordinaire. Néanmoins, nous ne proposerons aucune modification à la nomenclature actuelle, sous ce rapport.

Les applications du sens mécanique sont extrêmement nombreuses. Elles s'adressent d'abord à la bonne économie et à l'harmonie des mouvemens du corps, puis à l'adresse des mains; aux procédés plus ou moins ingénieux dans l'exercice des actes personnels, aux opérations de l'esprit, à l'habileté de la conduite, en un mot, à toutes les choses qui concernent directement notre individu physique où moral. Pour ce qui est de notre action extérieure, il s'applique à la géométrie, à l'astronomie, à la mécanique, à toutes les sciences en général, ainsi qu'à tous les arts. Cette faculté nous est indispensable dans tous les exercices d'adresse qui demandent un tact très délicat des lois de l'équilibre et du mouvement. On conçoit, au surplus, qu'elle présente comme toutes les autres facultés une foule de combinaisons donnant lieu à des aptitudes spéciales.

L'organe de la constructivité, n° 9, est situé, de chaque côté, à la partie externe et inférieure de l'os frontal; au dessus du calcul et de l'alimentivité, au dessous de l'idéalité, en arrière des tons, en avant de la secrétivité et de l'acquisivité. Bien que recouvert par le muscle temporal, il n'en est pas moins très facile à saisir; même à la vue, quand il est quelque peu fort. La position de la constructivité est extrêmement remarquable et suffirait à elle seule à prouver son importance. Ce ne peut être effectivement sans but qu'elle se trouve contiguë, d'une part, au calcul et à l'ordre, de l'autre aux tons et à l'idéalité. Cela ne semble-t-il pas dire qu'elle est faite à la fois pour le positivisme de la science et les merveilles de la découverte, pour tirer parti des observations des sens, des combinaisons des nombres et de la perception des harmonies?

Cependant, cette faculté, d'une si haute utilité et d'une application si universelle, ne saurait se passer, pour arriver loin, du concours des autres forces intellectuelles. Il ne suffit pas d'être à même de percevoir les choses de construction, il faut pour les reproduire et pour les perfectionner une intelligence saine et forte, de bonnes facultés d'observation et de réflexion. L'homme qui ne possèderait dans un développement convenable que la *Constructivité*, serait plutôt un outil qu'un constructeur ; il pourra remplir avec beaucoup d'habileté une fonction parcellaire, mais il ne s'élèvera jamais à des conceptions qui lui soient propres, à des créations originales. Si la Constructivité est indispensable à l'ingénieur, on voit donc qu'il lui faut aussi d'autres facultés ; on peut même dire que c'est la profession qui en exige le plus grand nombre, puisque c'est elle qui embrasse le plus de connaissances.

Comme un assez grand développement de la destructivité, de la secrétivité et de l'acquisivité entraîne ordinairement aussi un développement plus ou moins prononcé de la constructivité, il n'est pas rare de voir une assez grande adresse mécanique chez les sujets qui cèdent à l'influence de ces facultés latérales. Aussi, la plupart des malfaiteurs se livrent-ils avec habileté à la fabrication de fausses clés, instrumens d'effraction, d'évasion, etc. Les annales du crime sont remplies de prodiges de cette nature.

De même que toutes les facultés ont besoin de la *Constructivité* pour atteindre au succès dans leurs phénomènes de reproduction, de même aussi celle-ci rencontre à son tour d'utiles auxiliaires dans presque toutes, mais principalement dans le calcul, l'ordre, la configuration, les localités, l'idéalité. Les travaux purement intellectuels ne peuvent pas plus se passer d'elle que ceux qui sont relatifs aux arts et à l'industrie proprement dite. L'influence de la *Constructivité* se remarque dans les conceptions de l'intelligence, quand elles offrent une bonne méthode et une unité logiquement et solidement établie, c'est-à-dire, quand toutes les idées s'enchaînent bien et se prêtent un mutuel appui.

Un certain nombre d'animaux sont doués de la faculté de construire, mais au lieu d'avoir comme chez l'homme des applications très variées, cette faculté n'a chez eux qu'une seule direction en rapport avec leur destinée.

Ainsi, les animaux constructeurs obéissent, chacun dans son espèce, à une impulsion constamment la même. L'art de faire leurs nids, de fouiller leurs terriers ou de construire leurs édifices, ne résulte pas chez eux de l'éducation, ni de l'imitation, c'est un instinct primitif inné, invariable et indestructible.

Chez les animaux constructeurs, il y a une foule de degrés dans l'art qu'ils apportent à leurs travaux, mais tous sans exception possèdent l'organe de la constructivité, ainsi que l'a constaté M. Vimont, par de longues et minutieuses observations. Au contraire, il ne l'a jamais rencontré chez ceux qui ne sont pas doués de la même aptitude. N'est-ce pas là un fait concluant, et qui ne permet aucun doute sur l'existence d'une faculté spéciale ? N'est-il pas extraordinaire qu'il se trouve des hommes qui, en présence d'expériences de ce poids, aussi faciles à répéter, s'obstinent néanmoins à nier qu'il existe une faculté de cette nature ? Il semble pourtant que, sauf la fixation bien précise du caractère et du rôle de la constructivité, chose tout-à-fait accessoire, les observations de la Phrénologie comparée suffisent au moins pour prouver son existence de la manière la plus évidente.

V.

Idéalité.

Cette faculté, que Gall découvrit et appela *talent poétique*, a vivement préoccupé tous les phrénologues qui ont compris son immense importance. Beaucoup d'opinions diverses et même contradictoires ont été émises touchant son action ou influence directe. Les uns ont prétendu qu'elle poussait à l'invention, à la création de formes qui n'existaient pas dans la nature ; d'autres qu'elle embellissait seulement la réalité; d'autres qu'elle inspirait les images poétiques en personnifiant les objets, les sentimens, les idées; d'autres encore qu'elle conduisait à pénétrer l'essence même des choses. C'est ordinairement de cette dernière façon que le vulgaire conçoit l'imagination.

Quant à Broussais, il a vu dans l'Idéalité « la passion de produire ce qui excite l'admiration avec l'émotion qui y est attachée. » L'Idéalité, dit-il encore, est l'*impulsion* vers ce qui excite l'émotion et l'admiration passionnée ; c'est en vertu du désir qui les y pousse, que les artistes cherchent toujours la perfection et tendent sans cesse à se surpasser eux-mêmes. »

Cette opinion se rapproche assez de celle de Spurzheim, mais celle de ce dernier nous paraît cependant plus complète et plus près de la vérité; la voici :

« Cette faculté paraît consister dans une manière particulière d'envisager la nature : une description des objets tels qu'ils sont, n'est pas ce qu'on appelle poésie ; celle-ci les considère comme ils devraient être, elle exige de la vivacité, de l'exaltation, de l'imagination. Je crois qu'un sentiment particulier produit ces modifications. Cette faculté n'agit pas seulement sur les poètes ; *elle s'applique aux idées, aux sentimens et à toutes les fonctions et autres facultés ;* elle les vivifie et elle leur donne une teinte particulière ; *elle fait naître le goût du sublime dans les arts ;* elle inspire de l'enthousiasme et cherche partout la perfection et l'idéal. »

Spurzheim, qui vint après Gall, proposa de modifier la nomenclature à l'endroit de la faculté en question, que le fondateur de la Phrénologie, qui l'avait surprise dans ses applications les plus saillantes, avait désignée sous le nom de *poésie* ou *talent poétique*. Spurzheim, ayant reconnu que cette faculté s'appliquait en général aux arts, et même, comme il le disait, aux fonctions des autres facultés, proposa de l'appeler *Idéalité*, nom qui fut immédiatement accepté par la grande majorité des phrénologues.

Cette désignation accusait évidemment un progrès dans la manière d'envisager la faculté, mais devait-elle néanmoins se fixer définitivement dans la nomenclature? On l'a pensé jusqu'aujourd'hui. Nous oserons cependant élever un doute à cet égard et dire qu'elle ne nous paraît pas encore assez large pour exprimer bien exactement la fonction primitive de la faculté. Toutefois, sans proposer pour le moment un autre vocable, on verra dans la suite si notre opinion, touchant l'insuffisance de celui d'*Idéalité*, est fondée. En attendant, qu'on remarque bien que nous n'avons nulle intention de critiquer pour critiquer et que nous n'entendons pas faire le procès aux pères de la science qui ont dû, dans les conditions où ils se trouvaient, agir comme ils l'ont fait.

Le mot d'*Idéalité* n'est peut-être pas d'ailleurs trop loin de l'exactitude nécessaire à la science. En effet, il veut dire perception de l'idéal, de l'image parfaite, et l'*imagination* des philosophes ne signifie sans doute pas autre chose non plus. Or, qu'est-ce qu'imaginer un être, un objet, si non le comprendre dans les rapports qui le constituent ce qu'il est et lui donnent son caractère propre, son originalité? L'expression *idéalité* peut donc être, à la rigueur, conservée pour désigner la perception des harmonies de la nature, harmonies qui se répètent dans chaque partie de l'infini et toujours conformément aux mêmes lois.

Maintenant, l'Idéalité est-elle bien un sentiment, ainsi qu'on le prétend généralement? Nous ne le croyons pas, car, même en admettant la définition des auteurs que nous venons de citer, ce à quoi nous nous refusons, on ne saurait la considérer comme élément principal de l'une des quatre passions affectives. Or, c'est aux rapports intimes que peut avoir une faculté avec une de ces grandes forces animiques, qu'on peut réellement distinguer si cette faculté appartient à la classe des sentimens. Bien que nous ayions mentionné l'idéalité parmi les facultés qui constituent la passion de l'amour, nous ne nous croyons pas engagés pour cela à déclarer qu'elle fait partie des sentimens. Nous aurions pu tout aussi bien l'appliquer à l'amitié et au familisme, voire même à l'ambition, puisqu'elle prête son concours à toutes les autres facultés, en mettant les sujets à même de percevoir les harmonies poétiques qui existent dans les affections du cœur. C'est au surplus la détermination du rôle qu'elle est appelée à remplir qui peut seule nous fixer sur la nature essentielle de l'Idéalité.

Pour prouver clairement, ce nous semble, que son véritable rôle n'est pas celui que lui assigne Broussais, et que l'illustre docteur a confondu un des effets de la faculté avec sa tendance primitive, il suffira de faire remarquer que le sentiment qui porte à rechercher ou à entreprendre ce qui excite l'admiration passionnée, vient, s'il s'agit de l'admiration des autres, de l'approbativité ou de l'estime de soi, et, s'il s'agit de la sienne propre, du besoin de jouir de tout ce qui est beau. Mais ce dernier besoin, extrêmement général, ne saurait constituer une faculté, ou s'il est l'expression d'une force intellectuelle ou sentimentale particulière, il reste à définir ce qu'on doit entendre par le beau, l'Idéal, en un mot ce qui lui correspond. Eh bien, non seulement Broussais ne dit pas en quoi consiste le beau, quel est son principe, mais il n'affranchit même pas l'esprit de ses lecteurs de toute équivoque relativement au point de départ de l'admiration dont il parle.

D'un autre côté, pour être affecté en soi ou hors de soi de ce qui excite l'admiration, il faut nécessairement pouvoir percevoir ce qui est beau, soit au physique soit au moral. Or, quelle faculté sera chargée de cette fonction? L'idéalité évidemment. Elle n'est donc plus dès lors un sentiment, mais bien une perception d'ordre supérieur.

Et maintenant, comme le beau doit nécessairement aussi résulter de quelque chose, ne serait-ce pas ce quelque chose, formant les élémens du beau, que l'idéalité percevrait primitivement en s'appuyant, bien entendu, sur les facultés qui nous mettent en relation avec les corps et tous les phénomènes du monde extérieur?

Ainsi, en procédant par cette voie analytique, on arriverait donc, en partant toutefois de l'existence d'une faculté de l'idéal, à définir nettement cette faculté et ses fonctions. Essayons de cette méthode.

Ce qui ne permet pas de contester l'existence d'une faculté ou du moins d'une organisation spéciale propre aux grands artistes, c'est que l'observation montre invariablement un certain développement sur leur tête. C'est ce fait qui servit de fondement à la découverte d'une faculté artistique quelconque. Cette protubérance, appartenant évidemment à un organe, se trouvant toujours forte chez les individus atteignant à une perfection plus ou moins complète dans n'importe quelle manifestation de l'art, il était dès lors tout naturel d'en tirer une conséquence. C'est, en effet, ce que firent les phrénologues et à bon droit.

Il existe donc bien réellement une disposition organique particulière de l'encéphale chez les poëtes et les artistes.

Cette organisation, donne-t-elle lieu, d'une manière tout-à-fait indépendante, aux manifestations poétiques et artistiques? En consultant l'analogie relativement à ce qui se passe pour les autres facultés intellectuelles, nous ne voyons aucune raison de le croire. Pour qu'il y ait manifestation, production d'œuvres d'art, il faut donc qu'il y ait préalablement perception de ce qui constitue la beauté dans les formes, les couleurs, le langage, etc. Cette perception sera évidemment alors la tendance directe et primitive de la faculté dont l'existence a été reconnue.

Voyons maintenant en quoi peuvent consister les élémens du beau dans les arts, aussi bien que dans le domaine intellectuel et moral. Ce sont évidemment les rapports harmoniques établis en vertu du plan éternel de l'auteur des choses. Quand ces rapports existent dans un ordre de faits quelconque, ils donnent lieu à ce que nous nommons la perfection, le beau idéal. Le sujet qui sera organisé de manière à percevoir aussi facilement que possible ces rapports, aura donc un sentiment vif et vrai des harmonies de la nature et s'élèvera à la poésie, à l'art réel en manifestant ensuite le résultat de ces mêmes perceptions.

Et comme il existe, non seulement des rapports harmoniques entre les choses analogues, mais aussi entre les ordres de faits qui paraissent jusqu'à un certain point étrangers les uns aux autres, il en résulte que la faculté d'idéalité doit encore percevoir les analogies, quand elle est élevée à un certain degré de puissance. Ce sont ces analogies qui donnent lieu aux métaphores et aux comparaisons poétiques.

Quand l'idéalité est puissante, elle imagine et crée en

surexcitant les perceptions et en empruntant ainsi à leur mémoire des souvenirs et des impressions. C'est aussi par le même procédé qu'elle invente ou qu'elle grossit les objets dans de certaines circonstances. On appelle cela voir à travers son imagination, parce que les perceptions simples ou les facultés réflectives ne rectifient point alors les opérations de l'Idéalité. Comme on le voit, rien n'est plus facile à expliquer que les excentricités de la folle du logis.

Ainsi, voici donc la tendance première de l'*Idéalité* : percevoir les rapports harmoniques, les accords, les harmonies de la nature pour en jouir d'abord, puis, en les reproduisant sous une forme quelconque, pour en faire jouir les autres,

Si les choses se passaient autrement, ce que l'on appelle les œuvres de l'imagination seraient inexplicables, puisqu'il faudrait admettre qu'elles ont leur principe en l'homme même qui les créerait de rien, ou que, en supposant leur source dans la nature, on ne pourrait dire comment elles arriveraient à l'esprit. Or, l'homme n'invente rien ; c'est là une vérité que le simple bon sens nous rend évidente, et quant à nos communications avec les harmonies de la nature, si elles n'ont pas été expliquées jusqu'aujourd'hui, ce n'est point une raison pour qu'elles demeurent éternellement mystérieuses.

Maintenant, en tant que perception supérieure, l'idéalité peut nous servir à saisir les harmonies de l'âme humaine dans le monde sensible ou en d'autres termes, les harmonies morales. C'est ainsi qu'on arrive à l'idéal du sentiment dans les passions qui ont pour but de nous rattacher à nos semblables.

L'Idéalité ayant pour fonction de percevoir les harmonies de n'importe quel ordre, puis d'en permettre la reproduction, on voit que les distinctions de la philosophie en *imagination des formes*, *imagination du coloris*, *imagination des tons ou du rhythme*, etc, etc, tombent d'elles-mêmes ; il n'est plus besoin de recourir à ces subtilités absurdes.

Ce qui constitue les différents genres d'imagination, ce sont les diverses associations dans lesquelles se trouve l'idéalité avec les autres facultés. Ainsi, elle se manifestera par la peinture, si elle s'allie à une configuration et à un coloris puissans; par l'architecture et la statuaire, si on y ajoute la constructivité; par l'éloquence et la poésie, si elle se combine avec une forte faculté de langage, etc. Il nous paraît évident, toutefois, que la versification, qu'il ne faut pas confondre avec la poésie proprement dite, demande aussi, en plus de l'idéalité et du langage, un certain développement des tons et du temps; mais la beauté des harmonies mesurées dans la forme, doit surtout dépendre de l'idéalité.

La faculté qu'a l'idéalité de pénétrer dans l'essence même des choses, est le principe de la vérité qui se reflète dans nos manifestations artistiques et occasionne ensuite l'émotion chez ceux qui en sont témoins. Eh bien, si riches que soient les facultés d'un homme, quand il ne peut pas s'identifier complètement avec son sujet, il laisse froids ceux sur lesquels il veut agir. On peut admirer le fini, la perfection de l'œuvre, mais la vérité et la vie qui résultent des rapports harmoniques et de l'expression manquant, l'enthousiasme devient impossible. En même temps que cette faculté est une source féconde de vives jouissances pour celui qui la possède, elle est donc aussi indispensable au succès dans une foule de branches de l'activité humaine, mais surtout dans les arts.

Les perceptions supérieures ayant besoin du concours des perceptions inférieures dans leurs fonctions, il en résulte qu'elles sont plus exposées que celles-ci à s'égarer quand elles veulent opérer seules; c'est pourquoi elles ont aussi plus besoin de la direction des facultés réflectives pour atteindre à des résultats exacts. La preuve de ceci se rencontre tous les jours chez les hommes qui sont habitués à se fier à une imagination trop riche et trop féconde. A côté de travaux remarquables de poésie, ils commettent des illogismes et des erreurs souvent ridicules. Le vulgaire peut alors se laisser prendre au brillant et admirer, mais les esprits sérieux voient avec peine que de belles facultés se fourvoient ainsi, faute de moyens de rectification. Les hommes qui cèdent si facilement à l'empire de l'imagination acquièrent rarement une grande autorité sur leurs semblables. On veut bien leur décerner la couronne du poè'e et de l'artiste, mais on se garde, et avec raison, de leur confier la conduite des intérêts publics. D'ailleurs ; les émotions que leur procurent le monde des harmonies dans lequel ils vivent et les succès remportés par leurs talens, les mettent réellement hors d'état de suivre attentivement les spéculations relatives aux choses du monde social. Du reste, on conçoit qu'il s'agit ici des sujets chez lesquels domine presque sans partage la faculté d'idéalité.

Il y a encore un autre inconvénient à abandonner les rênes de la raison pour s'en remettre aveuglément à l'idéalité, c'est que cette faculté, si elle se trouve associée à des sentimens grossiers et égoistes, peut fonctionner en mode subversif, c'est à dire, s'appliquer à découvrir les harmonies du laid et du mal pour les manifester ensuite, ce qui est toujours plus ou moins contagieux pour les esprits faibles ou peu enclins au bien. De certains abus littéraires, trop connus dans le genre romantique, ont prouvé que ce danger n'est pas absolument chimérique.

L'organe de l'idéalité est situé près la ligne du bord inférieur de l'os frontal à l'endroit où se termine l'insertion du muscle temporal, au dessus de la constructivité, près de la merveillosité. Il porte le n.° 19. Quand il est fort, il évase la tête aux parties latérales antérieures et supérieures et donne au front de l'ampleur et de la puissance. Sa position entre les tons, la constructivité, la propriété, l'espérance, le merveilleux et la gaieté, est parfaitement logique, puisqu'elle a pour fonction de saisir toutes les harmonies qui sont en nous et hors de nous, de représenter à notre esprit, sous les couleurs les plus vives et les plus vraies, les choses dans leur essence intime et leurs rapports analogiques. Evidemment l'idéalité devant s'alimenter du produit des facultés qui nous mettent en relation avec les phénomènes du monde extérieur, nous y rattachent ainsi qu'aux choses de l'avenir et même de l'autre vie, l'idéalité ne saurait être mieux placée que là où la Phrénologie l'a reconnue,

L'application de l'idéalité est générale, car nulle faculté n'est déshéritée de certaines harmonies plus ou moins élevées dans ses fonctions. Cela explique surtout le beau rôle qu'elle joue dans la carrière des passions affectives, principalement dans l'amour. Et même, c'est une erreur de penser qu'elle est indifférente ou nuisible dans les opérations scientifiques. Loin de mettre obstacle aux progrès de la science, l'idéalité, bien dirigée, peut au contraire les seconder puissamment en poussant en quelque sorte à la divination de certaines lois. Ce que l'on appelle la hardiesse des savants, hardiesse malheureusement assez rare, car le plus grand nombre se condamnent à la sèche observation des choses physiques, ce que l'on appelle la hardiesse, la témérité des savants, n'est autre chose que le secours que leur prête l'idéalité dans leurs explorations. Tous les hommes de génie qui ont fait d'importantes découvertes, même dans le domaine exclusivement positif, devaient être très certainement doués d'une grande vivacité d'imagination. Quand elle s'allie à de bonnes facultés d'observation et de réflexion, on peut dire qu'elle emporte l'intelligence sur ses ailes et lui fait atteindre à des hauteurs auxquelles elle n'arriverait peut-être jamais seule.

Toutefois, sans exclure l'idéalité du domaine de la science, nous reconnaissons avec les phrénologues, que son application principale se rapporte aux arts proprement dits, qu'elle a pour mission de conduire au beau, à l'idéal de la perfection.

Il résulte de ce qui précède que toutes les facultés sans exception viennent, au besoin, payer tribut à l'idéalité. La réflexion et la circonspection ne l'arrêtent dans son essor et ses manifestations, qu'autant qu'elles donnent la conscience de son infériorité, ou que se combinant avec une estime de soi faible, elles mettent l'artiste dans l'impossibilité de s'apprécier lui-même ou le rendent trop difficile. C'est probablement le cas où se trouvait Virgile, quand, peu satisfait de son Enéide, il voulait la livrer aux flammes.

VI.

Gaieté ou Contrastivité.

Il a déjà été question dans nos *considérations générales*, page 215, de l'impropriété du nom sous lequel on désigne en phrénologie la faculté dont nous allons nous occuper. Le mot de *gaieté*, ainsi que nous l'avons dit à la fin du paragraphe auquel nous renvoyons, n'exprime qu'un effet, qu'un résultat, et nullement l'action d'une force cérébrale quelconque. Il demande donc à être remplacé, soit par celui que nous proposons, soit par un autre analogue, tel par exemple, que celui de *discrimination* dont se sert M. Vimont. Du reste, nous osons croire qu'une précision aussi exacte que possible de la faculté sera la meilleure démonstration de l'opinion que nous émettons touchant la nécessité de changer le nom sous lequel elle est généralement connue.

Gall qui découvrit le premier l'organe de la *contrastivité*, désigna sous le nom d'esprit proprement dit, ou de causticité, la faculté qu'il dessert. Ce ne fut que plus tard que Spurzheim, d'après de nouvelles observations, l'appela *esprit de saillie ou gaieté*. En se généralisant, le nom de la faculté se rapprochait naturellement du vrai, mais il n'y était pas encore rendu, selon nous.

Quant à l'existence d'une faculté portant à la gaieté par les manifestations piquantes qu'elle suggérait, une conformation analogue et toujours constante chez les satiriques renommés et les personnes douées du même esprit, ne permettait pas d'en douter. Aussi l'admission de la *gaieté* ne fit-elle aucune difficulté parmi les phrénologues.

Mais, comme nous l'avons déjà fait remarquer, une faculté peut être certaine, incontestable, et, en même temps, être mal définie et mal nommée. C'est là, ce nous semble, ce qui est arrivé. On va en juger.

L'influence ou impulsion primitive consiste, suivant Broussais, « à considérer la question du côté plaisant ou du côté ridicule, c'est à dire qui fait rire, ce qui est la même chose...... »

« Le projet ou l'intention de faire rire est le fondement de la faculté, continue-t-il. Même observation à faire touchant les remarques du plaisant sur l'aspect, la tournure, le costume des personnes qui ne parlent pas; il n'a pas toujours l'intention de les déprécier, mais il a nécessairement celle de provoquer votre rire par des *oppositions*, des *contrastes* ou des *ressemblances* auxquelles vous ne pensiez pas. »

Et ailleurs encore : « chez les satiriques, le plus souvent l'organe s'exerce aux dépens des personnes, avec plus ou moins d'intention malveillante ; mais il se satisfait plus fréquemment, dans la multitude, par la recherche des *oppositions*, des *contrastes*, qui ont aussi la propriété de provoquer les mouvemens du rire, sans que personne soit en droit de s'en offenser. »

« Les phrénologistes pensent, avons-nous dit, que la gaieté n'est caustique que par son association avec la destruction. »

Enfin, revenant à sa première idée, le même auteur dit plus loin : En somme, besoin de rire, satisfaction de ce besoin, innocemment ou avec méchanceté, suivant la prédominance des autres facultés : voilà la fonction de l'organe. »

Examinons maintenant cette opinion qui résume à peu près toutes celles qui ont été émises par les phrénologues sur cette faculté.

Et d'abord pour rendre notre analyse plus nette et plus sûre, dégageons la de l'action du rire qui n'est qu'une conséquence, qu'une manifestation des émotions produites par l'exercice de la faculté dont il s'agit.

En effet, en supposant si l'on veut, que le rire, phénomène nerveux plus ou moins agréable, soit le but direct et unique de la *gaieté*, il n'en est pas moins vrai qu'il existe nécessairement entre cette force et le but ultérieur pour lequel elle est faite, de certains phénomènes intermédiaires indispensables. Or, avant d'arriver à ce but ou plutôt à ce résultat final de son action, il faut bien que la faculté s'arrête aux objets plaisans, aux opposi-

tions, aux *contrastes*, et les mette en lumière. L'action primitive de la gaieté ne peut donc être que de conduire à la connaissance, de percevoir ces phénomènes de contrastes et d'oppositions, puis ensuite de les rendre, de les manifester à l'aide des facultés d'expression. Ainsi pour nous, la *gaieté* n'est autre chose qu'une perception supérieure propre à saisir les contrastes, les ressemblances, les analogies piquantes, tous faits complexes se composant de deux termes plus ou moins distants ou même opposés.

Maintenant, quant aux jouissances attachées à l'exercice de la faculté et se traduisant ordinairement par le rire, c'est là, encore une fois, une chose tout-à-fait distincte de la fonction même de la force spéciale. La perception de ce qui est plaisant est nécessairement antérieure à l'hilarité qui en résulte, et cette perception constitue si bien la fonction première de la faculté, que la joie qu'elle fait éclater lui est toujours proportionnée. Le rire n'est donc pas, encore une fois, le but primitif de la gaieté.

Ce qui a conduit les phrénologues à cette opinion erronée, c'est qu'ils ont dû dans le principe chercher la constatation des facultés chez les sujets où elles se trouvaient le plus développées et, conséquemment, donnaient lieu aux manifestations les plus saillantes.

Toutefois, Broussais en disant que la gaieté recherche les contrastes et les oppositions, s'est beaucoup rapproché de son vrai caractère. Il ne lui a manqué que d'envisager la faculté comme une perception pour arriver tout à fait à sa définition exacte.

La nature essentielle de la gaieté est donc son attraction pour les contrastes, les oppositions, les analogies contrastées, les dissonnances, tandis que l'idéalité, au contraire, est en rapport direct avec les accords et les harmonies. Mais comme les facultés s'aident entr'elles, il en résulte que l'idéalité prêtant son concours à la gaieté, peut répandre le beau sur ses manifestations. C'est effectivement ce qui a lieu dans les œuvres des grands comiques, où la nature est si bien saisie et si bien reproduite, qu'on ne sait lequel admirer le plus de l'art ou du génie.

Tout ce qui précède nous paraît suffisant pour établir que le classement de la gaieté n'a pas été assez réfléchi et que cette faculté appartient réellement à la région intellectuelle. Broussais avait encore un instinct de cela quand il disait : « Pour moi, c'est un phénomène de sentiment, *ampliatif des facultés de l'intelligence...* c'est une faculté qui s'applique aux actes aussi bien qu'aux discours ; enfin, un sentiment qui va partout cherchant des moyens pour se satisfaire dans les hommes, les animaux, les choses, les *comparaisons et les rapprochemens* les plus extraordinaires, que le commun des hommes *attentifs aux qualités essentielles des objets* n'apperçoit pas. » N'est-il pas contradictoire d'appeler sentiment une faculté qui s'adresse aux comparaisons et rapprochemens qui ne peuvent évidemment dépendre que des perceptions, puisque, d'après l'auteur même que nous venons de citer, tous *n'aperçoivent* pas ces mêmes comparaisons et rapprochemens ?

Pour nous, c'est donc bien positivement parmi les facultés supérieures de réception qu'il faut placer la gaieté ; et les raisons que nous avons données n'existeraient-elles pas, que le rôle immense qu'elle joue dans les deux passions dites *cabaliste* et *papillonne*, suffirait pour ne nous laisser aucun doute.

En effet, le caractère que nous avons reconnu à la *contrastivité* tend à établir une espèce de mouvement triple dans les fonctions de l'intelligence, puisque, en même temps que les perceptions s'opèrent régulièrement et d'une manière simple, par les facultés inférieures, elles se dirigent aussi par l'*idéalité* et la *contrastivité*, vers les rapports harmoniques et contrastés. Or, la passion qui nous sollicite à l'alternance dans l'emploi de notre activité, conduit directement à ce but. La faculté qui nous occupe peut donc être considérée comme l'élément principal de la *papillonne*, ainsi que nous l'avons consigné au tableau de la page 178.

La mobilité est tellement inhérente à la *contrastivité* que ceux qui la possèdent en dose considérable sont ordinairement incapables d'une attention longue et soutenue. Ce fait se remarque surtout chez les enfants qui presque tous sont fort enclins à la gaieté, et sur la tête desquels l'organe est toujours relativement assez fort. Cependant cette faculté est plutôt chez eux à l'état d'instinct que de perception, car l'enfant rit souvent sans savoir pourquoi, tant est grand son besoin d'expansion. Néanmoins, on ne saurait contester l'extrême facilité de l'enfance à saisir les travers, les ridicules qui concernent les personnes qui ont autorité sur elle. Les mœurs des écoliers sont là pour prouver que rien ne lui échappe quand il s'agit de s'égayer aux dépens des maîtres et professeurs.

Le rire n'est pas une conséquence forcée de l'action de la faculté en question. Il y a des gens très habiles à saisir les contrastes piquants et à exciter l'hilarité chez les autres, qui ne rient pourtant pas eux-mêmes. Parmi les acteurs, les comiques ont besoin de se maîtriser à cet endroit, autrement ils manqueraient tous leurs effets. Il existe aussi des esprits sardoniques qui font de la gaieté à froid et dans le seul but de déprimer des rivaux, des ennemis ou des personnes qui leur déplaisent. Le persifflage spirituel est souvent un moyen plus dangereux de nuire qu'une attaque sérieuse et directe. Le ridicule est une chose dont on ne se relève guère et ceux qu'on a pu en couvrir ne sont plus à craindre. Du reste, quand la *contrastivité* arrive à ces résultats, elle n'obéit plus à sa seule influence, mais bien à celle de plusieurs autres facultés et passions. Les combinaisons de cette nature expliquent clairement comment surtout avec la définition que nous avons donnée de la faculté dont il s'agit, comment des personnes avec un fort développement de la *contrastivité* ne sont réellement pas gaies et même ne rient jamais. L'objection à la phrénologie, qu'on pourrait faire à cet égard, tombe donc d'elle même.

La gaieté franche et loyale, la gaieté de bon aloi a longtemps été le caractère distinctif de notre nation ; mais ce côté de notre esprit a faibli comme tant d'autres de nos qualités nationales, sous l'influence de la corruption politique et sociale. Sous notre ère glorieuse de libertés perfectibles, il n'est pas permis de s'amuser sur tous les sujets; le domaine politique a été singulièrement réduit, et les ridicules de nos *bons bourgeois* sont presque seuls chargés de défrayer les rieurs.

D'un autre côté, soit caducité, soit impuissance de notre civilisation, nous ne savons plus guère rire à propos comme jadis. Ainsi aujourd'hui, ce n'est plus tant la bizarrerie, le ridicule, qui excite notre causticité, que les choses nouvelles. Tout ce qui se présente à nous pour la première fois, idées ou faits de n'importe quelle importance, nous commençons par l'accueillir par des quolibets et des sarcasmes, et nous croyons avoir vaincu quand nous avons ri avec plus ou moins d'esprit. Cette fantaisie que nous poussons souvent beaucoup trop loin en France, nuit considérablement à nos progrès, car le temps que les nouveautés utiles, sont obligées d'employer à combattre les rieurs est autant de perdu pour les bienfaits dont elles nous feraient jouir si nous les accueillions avec intelligence. Il en résulte d'ailleurs un fait qui s'est répété mille fois; c'est que l'idée que nous avons honnie, sans la connaître, passe à l'étranger où elle reçoit son application et que nous n'en profitons qu'en dernier lieu. En revanche, nous acceptons avec empressement et sans examen préalable tout ce qui nous arrive du dehors. Cet autre travers n'est-il pas l'aveu même et la condamnation de notre légèreté?

Ne semblerait-il pas, en vérité, quand on voit chez nous toutes les grandes conceptions, toutes les idées neuves poursuivies avec acharnement par les plaisants, que nous manquons absolument de sujets pour nous exercer? Il ne se fait donc pas assez de bévues? Nos événemens, nos mœurs et nos coutumes fournissent donc trop peu pour alimenter notre gaieté? Nous n'avons certainement pas ici l'intention de condamner le besoin très naturel et même très utile de s'égayer; mais nous voudrions qu'on apportât toujours un esprit progressif et de la circonspection dans la satisfaction de ce besoin; afin de ne pas s'exposer à nuire aux choses réellement bonnes dans le fond.

La faculté de la perception des contrastes s'applique spécialement aux arts et à la littérature. C'est elle qui donne à notre esprit et à nos passions une teinte et un caractère particuliers. C'est elle aussi conséquemment qui répand le comique, le piquant, dans les œuvres des artistes, écrivains, peintres ou sculpteurs.

Indépendamment des perceptions inférieures, la *contrastivité* a pour auxiliaires principaux l'imitation, l'idéalité, la secrétivité, trois facultés qui la poussent surtout à se manifester.

Quant à ses antagonistes, on les rencontre principalement dans la circonspection qui empêche d'aller trop loin dans la plaisanterie; dans l'estime de soi qui considère, comme peu digne, de rire à tout propos ; enfin, dans la bienveillance qui craint de causer quelque peine à ceux qui prêtent aux traits malins.

Broussais penche tout-à-fait en faveur d'une impulsion analogue à la faculté dont nous venons de traiter, chez les animaux. Ce serait elle qui, d'après lui, porterait les petits à jouer et à faire mille feintes dans leurs ébats. C'est effectivement le même phénomène d'expansion que celui qu'on remarque chez les enfants : mais ce besoin d'agir, de jouer, dépend-il bien de la faculté désignée sous le nom de *gaieté* par les phrénologues, ou ne serait-il pas plutôt le résultat d'une exhubérance d'activité ? Suivant nous, cette dernière explication est la meilleure, car on peut être fort enclin à l'agitation bruyante, au jeu, sans être réellement gai; de même qu'on peut se montrer très rieur sans être très apte à saisir les oppositions, les contrastes qui font la jouissance des esprits fins et caustiques. Les manifestations des enfants et des jeunes animaux ne nous paraissent donc pas du tout tenir à l'influence de l'organe de la *contrastivité* puisqu'elles ne sont nullement déterminées par les phénomènes que cette faculté a pour but de connaître. Quand les enfants en sont venus à se moquer de leurs maîtres et à caricaturer leurs ridicules, ce n'est plus l'amour du jeu qui les guide, mais le désir de se dédommager d'une discipline qui leur pèse ou de se venger d'un joug qui les fatigue. Il est même probable que la position fastidieuse qu'on fait aux jeunes sujets dans notre milieu social, est la principale cause pour laquelle ils appellent si vite à leur secours la perception des travers.

Toutefois, comme le simple sentiment d'un homme tel que Broussais a toujours une valeur, nous ne voudrions pas nier absolument que tous les animaux fussent privés de l'organe de la *contrastivité* ; mais s'il en est quelques-uns qui les possèdent, ce ne peut être que ceux qu'on appelle moqueurs, et encore faudrait-il, avant de l'affirmer, avoir par-devers soi des observations bien faites et suffisamment nombreuses.

VII.

Imitativité.

La fixation de la tendance directe et du rôle spécial de la *mimique*, ainsi que Gall, qui le premier observa cette faculté, l'avait nommée, n'a pas été sans difficulté pour les phrénologues. Les uns en ont fait une faculté de traduction, d'expression, d'autres n'y ont vu que la propriété d'imiter et de reproduire la pantomime. Il y a du vrai dans ces deux opinions résultant d'une observation sagace de la nature ; mais elles ne rendent cependant pas suffisamment compte de la tendance primitive de la faculté. En effet, qu'elle serve uniquement à imiter les gestes et caractères distinctifs des personnes ou à exprimer nos pensées et nos sentimens par des signes, il n'en est pas moins vrai qu'il faudra, dans un cas comme dans l'autre, qu'il y ait perception préalable, par un moyen quelconque, des phénomènes qui seront reproduits. Or, quelles facultés seront chargées de percevoir les poses, attitudes, inflexions de voix, tics, etc., des personnes? Les facultés spéciales de la forme, des tons, de l'idéalité, de la contrastivité, assurément. Mais dès qu'il s'agira de concentrer, d'*unitariser*, en quelque sorte, tous ces élémens pour en former le cachet particulier d'un individu, ne naîtra-t-il pas un nouveau phénomène complexe qui pourra prendre le nom général de ton? Eh bien, la faculté d'imitation de la phrénologie ne semble pas destinée à autre chose qu'à percevoir, puis à reproduire les manières, le ton d'autrui; quand il convient ou même quand on l'a constamment sous les yeux. L'*Imitativité* serait donc encore une perception supérieure applicable à un ordre de faits composés, c'est à dire aux diverses expressions du langage, aux habitudes, etc.

Si l'on réfléchit de quel secours la faculté de percevoir les faits et gestes des individus et d'être porté à les imiter, est pour les enfants; si l'on remonte, par la pensée, aux immenses résultats que peut amener un semblable attrait dans l'éducation de la jeunesse; enfin si l'on pense que c'est en nous calquant les uns sur les autres que nous arrivons à l'unité de mœurs, du moins apparente, dans nos sociétés, on sera immédiatement convaincu 1.° de la nécessité et, conséquemment, de l'existence d'une faculté analogue à celle dont nous parlons, 2.° que la fonction que nous attribuons à l'imitativité est bien réellement celle qui lui appartient.

L'enfance est, comme l'on sait, extrêmement portée à l'imitation. Rien de ce qui se fait autour d'elle ne lui échappe et elle aime beaucoup copier, singer ce dont elle est témoin. Autant elle est peu attentive aux paroles qu'elle ne comprend pas toujours, autant les actions attirent et captivent ses regards; mais l'intérêt qu'elle porte aux choses est toujours en raison des moyens qu'elle peut avoir de les imiter. Ainsi, par exemple, le jeune enfant saisira mieux ce que fera celui qui vient immédiatement après lui par rang d'âge, que ce que pourra faire une grande personne. Cette faculté précieuse est déjà mise en œuvre de nos jours dans certaines salles d'asile et éco'es; on ne tardera pas à reconnaître qu'elle peut être très avantageusement utilisée comme principe de l'éducation naturelle et attrayante de la basse enfance surtout.

Du reste, ce qui vient à l'appui de cette idée, c'est que l'organe de la faculté d'imitation est toujours ordinairement fort sur la tête des enfants, ainsi que celui de l'éventualité. Ce fait remarquable, ne semblerait-il pas prouver à *priori*, que toute l'éducation intellectuelle de la basse enfance doit priver sur ces deux facultés, même principalement sur celle de l'*imitativité* ?

De même d'ailleurs que l'organe de l'éventualité, celui de la faculté qui nous occupe se réduit ensuite habituellement avec l'âge, à mesure que le caractère se forme et acquiert l'originalité à laquelle donne lieu l'organisation générale. Il faut bien qu'il en soit ainsi pour que les individualités puissent se trancher et se distribuer en échelle graduée par titres, conformément au tableau que nous avons donné à la page 166. Ainsi, tant que le sujet a besoin d'imiter ses semblables pour s'éduquer et se mettre au ton commun, l'imitativité exerce sur lui une énergique influence ; dès qu'il a suffisamment acquis pour marcher seul et se trouver en harmonie plus ou moins intime de manières avec la société à laquelle il appartient, la faculté n'exerce plus sur lui qu'une action purement accessoire. C'est alors qu'elle reçoit des applications beaucoup plus variées sans être aussi saillantes et qu'elle peut devenir une source féconde de jouissances personnelles.

Mais nous allons plus loin et nous disons que cette faculté devant avoir, par le rang et la position qu'elle occupe sur la tête, une haute utilité, correspond à un but bien supérieur. Elle ne tend pas seulement à l'éducation et à des satisfactions purement égoïstes; elle répond à un fait social d'une immense importance, à savoir : l'unité de ton dans l'espèce, en vue de la fusion des classes ou du moins de leur ralliement. En la donnant à l'homme, Dieu semble avoir voulu que tous, entraînés à s'imiter dans ce qu'ils ont de beau et de bon, arrivassent à effacer ces différences d'éducation, ces contrastes de manières, ces aspérités de formes qui seules justifient et perpétuent les catégories. Cela ne veut pas dire, bien entendu, que la fusion des classes dépende essentiellement de la généralisation de l'aptitude à imiter, à constituer l'unité de ton. L'éloignement des classes les unes pour les autres tient aux conditions même de l'ordre social et ne cédera qu'à la transformation de ces conditions; mais l'*imitativité* n'en sera pas moins un moyen puissant d'éducation pour l'espèce, quand elle sera définitivement organisée de manière à former une seule famille.

En attribuant à l'*imitativité* la perception des divers

modes d'expression employés par les individus, elle ne se trouve nullement faire double emploi avec l'*éventualité*, comme on pourrait le croire d'après un coup d'œil superficiel. En effet, si cette dernière faculté s'applique aux évènemens en général, l'autre n'a affaire qu'aux mouvemens d'expression, aux inflexions de la voix, aux gestes, aux attitudes, à la physionomie des personnes, ce qui est bien différent. Et ce que nous disons là est si vrai, qu'on a remarqué que les personnes qui ont l'organe de la *mimique* faible, manquent d'expression dans la manifestation de leurs idées et de leurs sentimens; elles sont monotones, immobiles, sans action sur ceux qui les regardent ou les écoutent. Cela explique à quoi tient ce qu'on appelle l'effet, le jeu chez les acteurs; ce n'est autre chose que l'art d'exprimer, de rendre fidèlement les pensées et les émotions.

Une autre raison qui nous paraît sans réplique, à l'égard du rôle que nous attribuons à l'*imitativité*, c'est le langage naturel des sourds-muets, langage qui s'est formé sans le secours d'aucuns signes artificiels et qui est également intelligible pour les sujets de toutes les nations, bien qu'ils soient demeurés sans communication les uns avec les autres. Cela prouve manifestement, ce nous semble, non seulement qu'il existe des rapports réels d'analogie entre les gestes et les idées, mais encore que l'homme possède une faculté propre à les percevoir, à les comprendre et à traduire ensuite ses pensées par les mêmes signes. Assurément si ce ne sont pas là les fonctions principales de la faculté dont il s'agit, nous ne voyons pas dans quelle direction il faut les chercher.

On demandera peut-être maintenant comment il se fait, si elle est réellement une perception, qu'il y ait des individus, surtout des enfants, qui paraissent portés d'instinct à imiter tout ce qu'ils voient faire, tandis que d'autres n'y songent même pas. Cela tient évidemment au degré de développement de l'organe qui ne détermine, comme nous l'avons dit, une réaction que lorsqu'il est arrivé à une certaine puissance. Les phénomènes produits par l'imitativité sont donc parfaitement conformes aux lois qui régissent toutes les autres facultés perceptives.

L'*Imitativité* s'applique en général à tous les arts, mais principalement à la littérature et à l'art dramatique qui n'ont pas seulement à être vrais sous le rapport de la correction, mais aussi dans les études de caractères, de passions, de mœurs et d'habitudes de toutes sortes. Elle est donc surtout indispensable aux comédiens.

En tant que faculté intellectuelle, la *mimique* est donc comme toutes celles de même nature, à la fois personnelle et sociale, servant aux jouissances particulières de l'individu et à celle de la masse, contribuant à la double perfection des individus et des sociétés. C'est là un caractère mixte que n'ont ni les penchants, ni les sentimens qui constituent les principaux élémens des passions.

On a remarqué que l'*Imitativité* est plus forte chez les peuples du midi que chez ceux du nord. Leurs gestes et leurs moyens d'expression sont aussi beaucoup plus nombreux et plus énergiques. On a conclu de l'observation que nous venons de rappeler, que la faculté est alors en rapport avec l'activité nerveuse. La remarque est évidemment juste; nous devons ajouter qu'il doit en même temps exister aussi un rapport avec le développement général des perceptions, et que c'est même probablement à cela que les peuples méridionaux doivent la prédominance que conserve, sur leur organisation, l'*imitativité*. S'il en est ainsi, et cela nous paraît incontestable, c'est une présomption de plus en faveur de l'opinion que nous avons émise, à savoir que la faculté dont nous nous occupons en ce moment n'est pas un sentiment, mais bien une perception supérieure.

L'*Imitativité* est secondée par toutes les facultés perceptives et aussi par la sécrétivité qui la stimule puissamment dans de certains cas ; en un mot, comme toute faculté intellectuelle, elle est tantôt au service des passions, tantôt secourue par leur influence.

L'organe de l'*Imitativité*, qui porte le n.º 21, est situé à la partie supérieure et antérieure de la tête, de chaque côté de la bienveillance, en avant de l'espérance, derrière la causalité et au côté interne du merveilleux. En s'étendant latéralement vers ce dernier, il tend, quand il est fort, à niveler cette partie du crâne.

La faculté de percevoir l'expression générale des individus n'est pas entièrement étrangère à l'animalité. On en rencontre l'organe sur la tête de plusieurs oiseaux et sur celle des quadrumanes, principalement des singes. On connaît la faculté proverbiale de ces derniers pour grimacer et imiter ce qu'ils voient faire ; ils ont, en cela, une curieuse analogie avec les jeunes enfants sur la tête desquels on rencontre aussi, comme nous l'avons fait remarquer, l'organe assez développé. Quand, à des observations psychologiques bien faites, viennent se joindre de pareils témoignages matériels, n'est-on pas forcé d'ajouter foi aux affirmations de la science ?

VIII.

Merveillosité.

La tendance naturelle et invincible de certains esprits vers les choses mystérieuses, vers les causes cachées, a été admise par les phrénologues seuls comme une faculté humaine. La philosophie ne l'avait pas même soupçonnée ; et si l'on trouve chez elle quelques idées qui semblent s'y rapporter, ce ne sont que des explications étroites, incomplètes, erronées, des phénomènes de vision et autres analogues. Ainsi, par exemple, Stewart cherchant à donner la raison de l'hallucination et de l'extase, dit que c'est un résultat de l'extrême activité d'une conception. A ce compte, la folie serait toujours un signe de supériorité dans un ordre quelconque de facultés. On voit, malgré l'attention de M. A. Garnier à mettre cette définition vague et insignifiante en regard de la *merveillosité* de Spurzheim, combien la doctrine écossaise, si à la mode de notre temps, est loin des observations et des découvertes de la Phrénologie.

Avant que Spurzheim, à qui on doit le mot de *merveillosité*, eût fait de la tendance au merveilleux une faculté distincte, Gall, avec son génie sagace et profond, l'avait admise, car il en avait remarqué les effets ; mais n'ayant pu en saisir l'organe particulier, il l'enveloppait dans la circonscription qu'il affectait au *sens poétique*, inclinant même à en faire un de ses modes d'activité, une espèce d'application puissancielle.

On conçoit qu'il dut y avoir beaucoup de tâtonnemens à faire avant d'arriver à reconnaître d'une manière positive la tendance directe et distincte de la faculté qui nous occupe, car elle semble s'entourer elle-même de mystère dans ses fonctions, et cela s'explique assez, puisqu'elle tend vers des objets ordinairement insaisissables pour nos sens. Rien donc de plus naturel qu'elle n'ait pas d'abord été aperçue comme force essentielle et primitive, puis, que la nomenclature ait dû se modifier à son égard. En effet, ce n'est pas sous le nom de *merveillosité*, mais bien de *surnaturalité* que Spurzheim avait d'abord désigné cette faculté.

Cependant l'irrationalité du terme ne tarda pas à choquer son inventeur lui-même. Il comprit qu'il était absurde de supposer une faculté ayant pour objet des faits impossibles, des choses non existantes, car le surnaturel n'est qu'illusion et néant. C'est alors qu'il imagina le substantif *merveillosité* qui, sans être peut-être suffisamment clair, a du moins une signification plus intelligible.

Nous disons que le nouveau terme n'offre peut-être pas une exactitude assez rigoureuse, parceque le mot merveilleux a non seulement plusieurs acceptions, mais encore parce qu'elles sont toutes plus ou moins vagues. Le vocable *merveillosité*, très heureux par sa composition, ne répond donc pas à un ordre de phénomènes suffisamment déterminés et laisse alors l'esprit livré à la recherche, aux controverses et aux incertitudes, ce qui prouve évidemment un vice de nomenclature. Nous verrons plus bas, en déterminant la tendance directe et absolue de la faculté, quel autre nom il conviendrait de lui donner. Quant à présent, nous croyons devoir faire remarquer que la signification du mot employé par Spurzheim ne répond vraiment à rien de précis. En effet, qu'entend-on par ce qui est merveilleux? Quelque chose d'étonnamment admirable. Mais cela n'indique rien de particulier, puisqu'il peut se trouver des choses admirables dans tous les ordres de faits auxquels correspondent les facultés qui nous sont déjà connues. D'un autre côté, en prenant le mot merveilleux dans sa véritable acception, il semblerait que la faculté qu'il désigne fait double emploi avec l'Idéalité. Il faut donc de toute nécessité, ou le changer, ou lui donner une acception nouvelle nettement déterminée.

Broussais, ne paraissant pas tenir compte des raisons qui avaient décidé Spurzheim à remplacer la première désignation qu'il avait affectée à la faculté, la définit « *la disposition à croire aux merveilles,* à ce qui est *hors des lois de la nature*, aux miracles, aux sortilèges aux revenants, aux démons, à la magie, etc. » Il y a dans cette appréciation deux erreurs capitales. D'abord, une faculté ne peut pas disposer à croire, puisque l'acte de foi n'est pas un fait primitif, mais bien une conséquence de l'application de plusieurs facultés emportant l'adhésion de la raison et de la volonté. Ensuite, comment admettre qu'une force naturelle de l'encéphale aurait pour but des choses purement imaginaires? Comment admettre, quand l'utilité de toutes nos autres facultés est évidente, qu'il s'en trouverait une dont l'unique fonction serait de nous tromper, de nous jeter dans les erreurs les plus fâcheuses? Qu'on suppose que la *merveillosité*, se trouvant hors d'équilibre avec les facultés réflectives, puisse conduire à des illusions, à des égaremens, on le conçoit; mais nul esprit raisonnable ne croira que ce soit là la tendance primitive de cette force, car ce serait nier la sagesse dans l'organisme de l'homme, le chef d'œuvre de la création. La tendance directe de la *merveillosité* ne saurait donc être, à *priori*, la disposition à croire à ce qui est hors des lois de la nature.

D'ailleurs l'expression de *merveillosité* n'emporte pas nécessairement l'idée du surnaturel; ce à quoi Broussais ne semble pas avoir suffisamment fait attention.

Le même auteur, constatant, d'après l'opinion assez générale des phrénologues, que l'étonnement est une des formes de manifestation de la faculté, attribue cet effet à l'ignorance. Cela ne nous paraît pas exact, car tout en remontant aux causes des accidents, on peut être frappé de certains faits singuliers de coïncidence et y chercher de mystérieuses analogies. Cette tendance n'est nullement de la sotte crédulité et ce qui le prouve, c'est qu'on la rencontre chez les plus grands esprits, toujours plus ou moins pourvus de l'organe de la *merveillosité*.

« Les hommes dominés par ce sentiment, dit-on encore, aiment à réaliser les chimères........offrez-en une à un de ces hommes, il la croira présente, il la réalisera, il se laissera séduire, et plus elle sera extraordinaire, plus il sera enchanté, plus il sera transporté. » — Non, à moins d'être fou, aucun homme ne confondra une chimère avec une réalité. Quand il admettra une erreur comme un article de foi, c'est qu'il y aura au fond de cette erreur un principe juste ou tout au moins spécieux; c'est qu'il apercevra certains rapports entre elle et quelques vérités générales admises par la conscience de l'humanité; c'est, enfin, que cette erreur ne sera pas hors de toute logique, car, autrement, il n'y aurait pas seulement illusion, mais, encore une fois, folie bien positive, bien réelle, ce qui ne saurait résulter du jeu normal, de la tendance primitive d'une faculté, puisqu'elle tournerait alors, dans ce dernier cas, contre l'homme lui-même.

Et si on nous objectait que Broussais n'entendait parler, dans les passages que nous avons rappelés, que des effets de la faculté dans un développement extrême, nous répondrions qu'il devait alors s'abstenir d'établir sa définition sur de semblables données, attendu qu'elles la faussent nécessairement en l'exagérant outre mesure. Il est effectivement arrivé pour la *merveillosité* ce qui est arrivé pour la plupart des autres facultés, c'est que, ayant dû naturellement la surprendre dans ses résultats les plus extrêmes, la caractérisation a dû s'en ressentir.

Toutefois, la vérité est si lumineuse en phrénologie, qu'il est en quelque sorte impossible de se tromper du tout au tout. Ainsi Broussais lui-même après avoir déprécié vivement la faculté qui nous occupe, ne put s'empêcher de lui rendre plus de justice en terminant le long paragraphe qu'il lui avait consacré. « La *merveillosité*, dit-il, nous paraît, comme l'idéalité, une ampliation de l'intelligence, une faculté destinée à multiplier les jouissances intellectuelles, par le plaisir qui est attaché au sentiment du beau et du sublime, de ce qui excite l'admiration. Il en résulte un élan sentimental qui ne saurait être défini, car on ne peut que le sentir; mais qui vient parfois, tout à coup, donner aux traits une expression extraordinaire, en quelque sorte radieuse, et au langage une expression sublime, entraînante, par des images, des rapprochemens, des comparaisons qu'aucune autre faculté ne peut suggérer. Le merveilleux est donc une sorte de parure de l'intelligence; mais il est essentiel qu'il ne l'emporte pas sur cette dernière, que le sujet apprécie bien la valeur de la merveillosité, et qu'il ne s'en serve que dans des circonstances opportunes, pour obtenir des résultats conformes à la raison et au vœu des autres sentimens supérieurs. Aussitôt que ces bornes sont dépassées, et c'est surtout la faiblesse de l'intelligence qui permet à la faculté de les franchir, il n'y a plus que divagation et folie. La vie n'est plus qu'un délire perpétuel, que l'état de veille et les impressions multipliées des objets réels ne peuvent dissiper. »

Broussais attribue aussi le sentiment de l'adoration, sentiment qui a bien sa racine dans la nature humaine; puisqu'il est exprimé dans toutes les langues, à l'association de la *merveillosité* et de la vénération. Cette opinion de l'illustre docteur, qui nous paraît parfaitement fondée, est à la fois la preuve de l'immense importance de la faculté en question, la condamnation de la fausse tendance qu'on lui a longtemps attribuée et l'indice du caractère véritable qui lui appartient.

Maintenant, cherchons à déterminer nous-même la tendance réelle, l'objet direct et le classement de la merveillosité.

Toutes nos facultés sont faites pour les deux mondes, bien que nous n'en ayions pas la conscience dans notre condition terrestre actuelle. En effet, la religion seule nous enseigne que nous emportons notre intelligence et nos affections dans l'autre vie.

Eh bien, en partant de cette hypothèse comme d'un fait démontré, n'est-il pas évident qu'il nous faudra alors une faculté propre à percevoir les harmonies spirituelles, comme nous en avons une, l'idéalité, qui nous met à même de jouir des harmonies de la nature sensible? N'est-il pas évident qu'il faudra à nos perceptions spirituelles un juge analogue à celui que possèdent, dans la faculté supérieure que nous venons de nommer, nos perceptions appliquées à la matière? Si la théorie que nous avons faite à l'égard de l'idéalité est juste et si l'on veut admettre pour un instant notre hypothèse, ce que nous venons de poser n'a pas besoin de démonstration.

Cependant, comme on ne saurait trop insister sur un fait de cette nature, essayons de faire comprendre ce que nous entendons par les perceptions de l'ordre transcendant, ou puissancielles. Elles consistent dans les relations que peuvent avoir nos facultés avec les phénomènes du monde spirituel ou des causes. Ces relations ne pouvant avoir lieu que par exception, puisque nous vivons ici bas, avant tout, pour les créations sensibles, il en résulte qu'elles demeurent toujours plus ou moins contestables pour le vulgaire et même pour les esprits supérieurs, mais sceptiques, et qui sont dans l'habitude de ne s'appuyer que sur les faits matériels.

Les perceptions extraordinaires sont donc, relativement aux conditions dans lesquelles nous sommes ici bas, le plus haut degré de l'échelle que forme chacune d'elles. Cela nous semble suffisamment établi par les faits d'hallucination et d'extase, qui portent l'empreinte d'un caractère imposant. Maintenons donc pour un moment l'hypothèse que nous avons d'abord posée et poursuivons-en le développement.

Si les perceptions transcendantes qui s'adressent à l'ordre des choses invisibles étaient une réalité, n'est-il pas vrai qu'elles devraient avoir un foyer où se réfléchiraient leurs harmonies, comme les perceptions des choses matérielles en ont un dans l'idéalité? La faculté supérieure désignée par les phrénologues sous le nom de *merveillosité* serait donc alors indispensable.

Eh bien! en l'absence de faits d'expérience suffisants, voici les deux grandes raisons principales sur lesquelles se fondent, suivant nous, la valeur de la théorie que nous esquissons : 1.° Il existe deux mondes, celui des principes, des causes, et celui des manifestations sensibles, des effets, et l'âme humaine est faite pour ces deux mondes, douée de facultés propres à en percevoir les phénomènes.; 2.° la perception des phénomènes de l'ordre spirituel qui ne peut avoir lieu qu'exceptionnellement pour l'homme terrestre, tient à la plus haute manifestation possible de ses facultés.

Et pour ceux qui refusent absolument de croire à une double vie, il reste toujours le domaine des causes universelles, nécessairement systématisées, et la possibilité de percevoir quelques-unes des harmonies qu'elles forment. Cette opération qui peut avoir lieu, dans une certaine limite, à l'aide de l'induction analogique, se fait directement au moyen des facultés de degré transcendant. C'est là ce qu'on appelle la faculté prophétique, *la seconde vue* ou propriété d'être affecté par des choses qui n'existent pas pour ceux qui ne se trouvent pas dans un état identique.

Maintenant, quelle que soit la manière dont peuvent fonctionner les facultés en degré transcendant, degré si rare que lorsqu'il cesse d'appartenir aux facultés d'induction proprement dites qui constituent alors le génie, il devient un sujet de doute et de contestations pour le plus grand nombre ; quelle que soit la manière dont peuvent fonctionner les facultés perceptives en mode puissanciel, on n'en conçoit pas moins la possibilité de cette fonction. Mais comme ce mode franchit les limites de ce que nous nommons la matière pour s'adresser aux phénomènes qui échappent à nos sens dans leur état ordinaire, il s'ensuit encore une fois, qu'il doit y avoir une faculté générale propre à saisir les ensembles divers constitués par ces mêmes phénomènes.

Ainsi la force intellectuelle que les phrénologues désignent par le mot de *merveillosité*, ne serait donc autre chose qu'une faculté perceptive supérieure destinée, sur le travail des perceptions simples élevées au plus haut degré de puissance, à percevoir les harmonies spirituelles toujours plus ou moins mystérieuses. Elle servirait à arriver à la connaissance des choses du monde-type, à la perception des splendeurs ou des misères de l'autre vie. En un mot, ce serait une espèce de faculté mixte, *amphimondaine*, ayant pour but de rattacher l'homme à la vie céleste et de fortifier en lui le sentiment de l'analogie universelle.

Bien que ne pouvant se passer du secours des facultés des sens, dans les faits de vision, d'extase, etc., la *merveillosité* peut cependant les stimuler par voie de réaction, quand elle est puissante, et les élever ainsi au dégré transcendant. Quand elle n'arrive pas à ce résultat, mais qu'elle est néanmoins forte, ce sont les facultés de combinaison, de logique, de réflexion, d'intuition qu'elle met à son service. Alors ses tendances directes sont en quelque sorte mystérieuses.

On ne va pas manquer de remarquer, en admettant par hypothèse, l'existence, le caractère et les fonctions de la faculté dont il s'agit, qu'il est étrange alors, non seulement que les choses de la vie céleste soient aussi vagues et aussi confuses qu'elles le sont, mais encore qu'elles rencontrent autant d'incrédules ou au moins de douteurs qu'il s'en trouve, s'il y a dans la nature humaine des forces qui leur correspondent. Ce fait est pourtant fort simple à expliquer.

En effet, tant que l'humanité n'est pas arrivée à la découverte de sa vraie destinée, tâche qui lui est exclusivement réservée et que Dieu lui-même ne saurait accomplir pour elle, puisqu'il irait alors contre l'ordre qu'il a établi; tant que les lois de la vraie destinée terrestre ne sont pas trouvées, les perceptions relatives à l'autre vie ne peuvent être claires et complètes, car les choses étant supérieures dans cette vie, il s'ensuivrait que nous apprendrions, autrement que par l'intelligence, à perfectionner nos sociétés. La découverte et l'établissement des lois divines parmi nous ne serait plus notre œuvre, le but de l'évolution humanitaire se trouverait dérangé; l'espèce humaine jouirait, dans sa condition terrestre, de ce qu'elle n'aurait pas elle-même conquis et, conséquemment, de ce qu'elle n'aurait pas mérité.

C'est pour ces raisons, qui ont déjà été indiquées rapidement dans le 1.er chapitre de cet ouvrage, que les perceptions des phénomènes ultra-mondains sont toujours vagues et incertaines pour le plus grand nombre, pendant les phases sociales subversives. La foi seule, prenant sa source dans des organisations plus ou moins disposées à saisir ou à concevoir des faits analogues, la foi seule fait leur valeur, car pour se rendre compte de l'exactitude et de la portée de telles ou telles révélations, par le travail indépendant de l'esprit, il faut avoir une théorie exégétique coordonnée aux lois générales de l'univers, et cet auxiliaire est déjà l'affranchissement de la subversion, l'entrée en plein domaine de la destinée vraie.

C'est le vague, l'extraordinaire, l'incohérent, l'incompréhensible, compagnons ordinaires des perceptions ultra-mondaines qui, d'une part, ont fait rejeter les diverses révélations merveilleuses par les esprits forts, et, de l'autre, ont fait croire aux phrénologues que la *merveillosité* conduisait à l'illusion, à l'égarement, à l'erreur et à la folie. Sans doute, la faculté peut tromper si elle est hors d'équilibre et que l'intelligence ne la rectifie point ; mais n'en est-il pas de même de beaucoup d'autres ? Ne voit-on pas, pour des causes analogues, de véritables actes de démence. Qu'on ne s'étonne donc pas, si la *merveillosité* domine des facultés intellectuelles faibles et qu'elle soit en même tems surexcitée par des sentimens exaltés, qu'elle conduise à la superstition, à des croyances erronées et mêmes ridicules. C'est là, encore une fois, une conséquence de la disposition générale des organes du cerveau, et non pas un fait qu'on puisse imputer à la faculté en elle-même.

Et puis, qu'on ne l'oublie pas, la *merveillosité* a dû fonctionner en mode confus et subversif aussi longtemps que l'humanité s'est trouvée en dehors des lois de sa destinée. Ce fait n'a pas peu contribué à égarer les phrénologues dans leurs définitions, touchant la faculté qui nous occupe.

Néanmoins, cette faculté est si essentiellement inhérente à la nature humaine, si générale et si puissante, que c'est presque sur elle seule que repose le sentiment religieux, ou du moins les croyances relatives à notre destinée ultérieure. C'est, en effet, les croyances sur l'immortalité, les conditions qu'on établit sur la vie future; qui servent de sanction aux religions, on pourrait même dire qui en constituent l'essence. Enlevez cette partie des religions et elles ne présenteront plus qu'un dogme à peu près uniforme; ce sera une espèce de philosophie, ce ne seront plus des conceptions religieuses distinctes et originales.

Maintenant, la *merveillosité*, qui a nécessairement dû faire les frais de la partie descriptive de toutes les religions, est si bien une faculté réelle, agissant sur des phénomènes non moins réels, que tous ses produits, à n'importe quelle époque, ont en eux un fond de vérité. Toutes les différences consistent dans le plus ou moins d'élévation du point de vue auquel sont faites les révélations extatiques, c'est-à-dire dans le caractère terrestre qu'elles empruntent forcément aux époques où elles ont lieu. La forme est alors plus confuse et plus bizarre à mesure qu'on remonte le cours des âges et qu'on se plonge plus avant dans l'ignorance de l'humanité. Voilà pourquoi les révélations chrétiennes sont supérieures en précision et en rationalité aux révélations bibliques, comme celles-ci le sont à leur tour aux communications qui leur sont antérieures. Voilà pourquoi encore les visions et interprétations prophétiques de Swedemborg, qui appartiennent en quelque sorte à notre temps, sont réellement un progrès immense sur la manière de comprendre le Christianisme. Mais toutes ces conceptions, reposant sur les perceptions de la faculté du merveilleux, permettent plus ou moins de doute, malgré l'imposante vénération dont les peuples les ont instinctivement entourées, car il n'y a aucun moyen de vérifier la certitude des principes qui leur servent de base, et c'est par la foi seulement qu'il faut les accepter.

Or, s'il a dû en être ainsi pendant les phases subversives de l'humanité, c'est-à-dire pendant les temps où incertaine sur sa destinée, elle croupissait dans le désordre et le malheur, il en sera évidemment tout autrement dès qu'elle possèdera les véritables lois de l'ordre et du bonheur et qu'elle pourra marcher ici bas à l'accomplissement des plans providentiels. En effet, l'unité qui existera alors entre les deux mondes, permettra d'arriver à la vérification exacte, par l'analogie, de toutes les perceptions spirituelles ou célestes. D'un autre côté, les connaissances précises qu'on pourra ainsi acquérir sur l'ordre universel, n'auront plus le moindre inconvénient à l'égard de la liberté humaine, puisqu'elle ne seront que des moyens de confirmation et que l'on connaîtra par induction les conditions réelles de la vie céleste. Seulement, dans ces époques fortunées, la *merveillosité* rendue à son essor normal, fonctionnera parallèlement à l'idéalité en nous rendant accessibles les plus hautes harmonies de la vie ultra-mondaine, sans jamais nous conduire aux chimères, à la divagation, à la démence.

A l'aide de la méthode sériaire, la *merveillosité*, unie aux facultés d'induction, et s'appuyant sur les lois générales de la création, parviendra à expliquer rigoureusement toutes les traditions religieuses. Les diverses conceptions qui ont marqué le progrès de l'humanité, apparaîtront alors comme une vaste série dont tous les termes, s'engendrant successivement, offriront chacun leur raison d'être et leur utilité.

La première application de la faculté qui nous occupe concernera donc les harmonies de la vie spirituelle ou céleste, puis les questions les plus élevées de la cosmogonie. Nous sommes encore en pleines ténèbres à l'égard de toutes ces choses, car loin de savoir ce qui peut se passer dans la double existence des autres globes, c'est à peine si nous pressentons notre propre destinée d'ici bas. Les applications persévérantes de la *merveillosité* aux plus grands problèmes que puisse se poser l'homme, nous dévoileront des mystères auxquels nous n'oserions même pas songer aujourd'hui.

En attendant, la faculté joue un rôle fort important dans le domaine de l'art et principalement dans la littérature où elle répand, suivant l'originalité des écrivains, de l'imprévu et de l'extraordinaire, deux choses qui, lorsqu'elles sont ménagées à propos, donnent tant d'intérêt aux conceptions.

Maintenant, c'est aux lecteurs à voir si l'on peut légitimement conclure, de tout ce qui précède, à la nécessité de changer le nom proposé par Spurzheim. Pour nous, il nous semble qu'il n'est ni assez précis, ni assez expressif quant au but direct de la faculté. Nous ne nous dissimulons pas néanmoins combien il est difficile de rendre par un seul mot, exact et bien fait, la perception des harmonies du monde invisible. Peut-être pourrait-on exprimer cette force de l'âme par le vocable composé *hyper-Idéalité*; mais nous ne proposons rien de positif à cet égard. Si nos observations paraissent justes aux hommes compétens, ils aviseront.

Le siége de la *merveillosité* est situé aux parties supérieures et latérales du front, entre la *mimique* et l'idéalité. L'organe forme une circonvolution horizontale et allongée portant le n.o 18 sur la planche. Il est borné antérieurement par la contrastivité et une partie de la causalité, vers la région médiane du crâne par l'*imitativité*, à l'opposé par l'idéalité et postérieurement par l'*espérance*. Cette position particulière de la *merveillosité* au milieu des plus hautes facultés intellectuelles et sentimentales, ne permet pas qu'on se méprenne sur l'importance du rôle qui lui est réservé, rôle parallèle à celui de l'idéalité, mais relatif à un ordre de choses tout différent.

La *merveillosité*, donnant un sentiment plus ou moins vague de l'existence des principes invisibles, dispose assez, il faut bien le reconnaître, à admettre l'extraordinaire, surtout quand les facultés logiques ne sont pas fortes. D'un autre côté, comme l'homme, dans son enfance, ne saurait concevoir le doute et qu'il ne lui arrive que par l'expérience, il est rationel que l'organe de la faculté en question soit relativement assez développé sur la tête des jeunes sujets, et c'est, en effet, ce qui a lieu. Aussi les enfants sont ordinairement fort crédules et admettent sans réfléchir tout ce qu'on leur raconte. Ce n'est qu'à force d'être trompés et à mesure que se forme leur jugement qu'ils se débarrassent de cette extrême crédulité par laquelle ils débutent dans la vie. On a constaté que le développement de l'organe de la merveillosité suit des phases analogues et qu'il se ralentit progressivement, jusqu'à l'époque de la maturité, quand l'éducation du sujet est ce qu'on appelle positive. Cela ne prouve-t-il pas d'une manière évidente que la faculté, dans un état moyen, ne conduit pas à une sotte crédulité, mais qu'elle peut seulement amener ce résultat dans de certains cas exceptionnels? L'exaltation d'un sentiment peut bien produire la folie, pourquoi donc des facultés d'imagination hors d'équilibre n'influeraient-elles pas aussi sur l'intelligence? Est-on obligé, pour cela, de conclure à la malfaisance originaire de ces diverses forces encéphaliques? Ce serait, à notre sens, fort mal raisonner.

D'ailleurs, il y a une différence entre la crédulité aveugle qui vient du défaut absolu de science et de réflexion, comme chez l'enfant, et la disposition à croire à des puissances mystérieuses et invisibles, mais jusqu'à un certain point conciliables avec la raison. Si la *merveillosité*, donne par la nature même de ses fonctions, cette dernière disposition, et que les facultés d'analyse et de réflexion soient suffisamment fortes pour la contenir et la rectifier, cette tendance loin d'être dangereuse, est au contraire essentiellement progressive et utile.

Toutefois, en admettant comme parfaitement fondée l'observation des phrénologues à l'égard du mouvement de croissance de l'organe, on ne saurait, ce nous semble, la réduire en loi, car le ralentissement qu'éprouve la *merveillosité* pour son développement, à partir d'un certain âge, nous paraît tenir beaucoup plus au système général de notre éducation, au cours actuel de nos idées, qu'à la marche régulière de la nature. Le penchant au merveilleux, loin d'être stimulé, cultivé, est au contraire comprimé, étouffé comme dangereux. Cette nécessité très légitime de notre époque peut être dès lors considérée comme la cause, ou du moins comme l'une des causes du fait observé par la Phrénologie.

Cependant, nous n'entendons pas contester que ce qui arrive pour l'*éventualité*, par exemple, ne puisse arriver aussi pour l'organe du *merveilleux*, car si l'homme individu ou l'espèce doit partir de la foi et de l'affirmation ou plutôt de l'inertie intellectuelle, il est également vrai que la raison doit régner souverainement, doit tout soumettre à son examen, à son contrôle, à l'époque de la maturité.

Un fait assez remarquable et qui prouve, de la part des anciens, un singulier instinct d'analogie, c'est que Moïse est représenté avec des rayons lumineux précisément placés à l'endroit où siége la *merveillosité*, cette faculté vraiment prophétique. Assurément, le premier qui aperçut ce phénomène chez l'auteur de la Genèse ou qui imagina de le lui attribuer, devait être un extatique, doué de la faculté de percevoir les cordons ou jets de fluide magnétique qui irradient de l'appareil cérébral. C'est aussi, sans nul doute, à la même cause qu'il faut attribuer les auréoles lumineuses dont on environne la tête des saints.

La *merveillosité* forme, comme les autres facultés, des associations de toutes sortes, mais il est pourtant des combinaisons qui l'exaltent plus particulièrement. Ainsi par exemple, quand elle s'allie à une puissante imagination et à une grande espérance, elle se trouve naturellement surexcitée au point de dominer toute la vie du sujet. Il se jettera volontiers alors dans le mysticisme et dans la contemplation ; la culture des idées métaphysiques l'absorbera presque entièrement. Si la vénération vient se joindre à la combinaison, l'individu éprouvera le besoin de se livrer aux pratiques en rapport avec ses croyances. Enfin, si la bienveillance et la conscience sont également fortes, la justice et la charité qui en résulteront seront d'autant plus stables qu'elles rencontreront un principe et une sanction dans des convictions religieuses.

Comme on le voit, l'idéalité et les plus hauts sentimens, ceux qui rattachent l'homme à son espèce et à l'ordre universel, sont les auxiliaires directs de la *merveillosité*. Mais elle sait mettre toutes les facultés à contribution ; elle s'en sert et les subjugue, ainsi que le fait observer Broussais. Nous ne nous arrêterons pas à décrire tous les effets qu'elle peut produire dans ses combinaisons variées, soit avec les perceptions, soit avec les sentimens, soit avec les penchants ; on les comprend facilement dès qu'on a une idée bien précise et bien nette de la fonction de l'organe du merveilleux.

« Tous les hommes seraient des fous si cette faculté

prédominait constamment dans l'espèce humaine », dit l'illustre docteur que nous venons de nommer. — Cette opinion est plus spécieuse que juste ; car ce qui les ferait paraître tels, c'est qu'ils tendraient à négliger les phénomènes du monde sensible pour courir après des perceptions plus ou moins vagues ou confuses, mais non pourtant sans réalité. Cet état intellectuel serait anormal sans doute, mais on ne saurait néanmoins avoir le droit de le confondre avec la folie, puisque ceux qui s'y trouveraient pourraient être néanmoins dans la plénitude de leurs facultés logiques.

Si la circonspection nous oblige à examiner dans notre intérêt et dans celui de la vérité, la nature de nos opinions avant de les émettre, on ne peut pas dire pour cela qu'elle soit précisément l'antagoniste de la *merveillosité*. Elle peut sans doute la retenir dans ses écarts, dans ses incertitudes, même dans ses manifestations les plus consciencieuses, quand elle les croit inopportunes ou dangereuses, mais elle ne saurait être absolument et primitivement son ennemie, car, encore une fois, les facultés sont faites pour fonctionner en harmonie et non pour se combattre.

On a remarqué l'absence de la *merveillosité* sur la tête de la plupart des suppliciés ; ce qui est une preuve de plus qu'elle est une des hautes facultés de la nature humaine, un des auxiliaires indispensables du génie et des grandes âmes.

L'organe manque aussi sur la tête des animaux qui, n'étant que des tableaux anologiques des passions humaines et de leurs effets, pour ainsi dire des types d'expression, secondaires dans l'ordre des destinées universelles, n'ont pas d'existence spirituelle réelle et, conséquemment, nul besoin d'une faculté qui y corresponde.

CHAPITRE VII.

ANALYSE DES FACULTÉS RÉFLECTIVES.

I.

Caractère général de ces facultés.

Comme nous l'avons dit dans le paragraphe X du chap. IV de cette section, le rôle des facultés réflectives est de féconder les perceptions en déterminant leur importance et leur valeur par la comparaison et la fixation des rapports qui peuvent exister entre elles. Cette double opération constitue l'intelligence proprement dite, puisque c'est seulement par elle que l'homme se rend compte de la nature des phénomènes au milieu desquels il vit.

Mais l'application des facultés de réflexion est générale, c'est à dire qu'elle a lieu aussi bien à l'égard des affections et des instincts, que des perceptions qui dérivent des organes des sens. La réflexion, ou l'effort de l'esprit dans le but de rechercher les rapports et les causes, domine les phénomènes internes et externes de la vie humaine ; c'est à elle qu'il appartient de découvrir le lien des choses et, par suite, l'unité qui les rallie dans le plan de l'ordre universel.

Cette fonction supérieure indique assez que le caractère des facultés réflectives est essentiellement philosophique et qu'elles forment une classe véritablement à part.

Il n'y aurait effectivement pas, sans elles, de lien possible entre les séries d'idées. Les rapports analogiques, ceux de causes à effets, ne sauraient non plus exister, l'intelligence proprement dite ne serait pas, puisque les déterminations auraient toujours lieu, comme chez l'animal, d'après le fait présent et non en vue de résultats plus ou moins éloignés, mais saisissables pour l'esprit.

Ainsi, le caractère général des facultés réflectives est l'unité de l'esprit humain avec l'ordre établi dans les plans éternels, l'identité de l'intelligence de l'homme avec l'intelligence divine, sauf, bien entendu, la différence incommensurable qui sépare le relatif de l'absolu.

Sans la faculté de comparer et de saisir les rapports de cause à effet, il n'y aurait pas de logique possible, toute la vie se bornerait à des sensations et à des émotions, aucune destinée, pas même terrestre, ne se révèlerait à l'homme, qui descendrait du rang glorieux qui lui a été assigné dans la création.

On peut donc affirmer que ce sont surtout les facultés réflectives qui constituent l'homme le pivot de la création, le coopérateur de la Divinité, car lui seul peut comprendre ses desseins et travailler à les accomplir dans la limite de la tâche qui lui a été départie.

II.

Des facultés réflectives en elles-mêmes.

La réflexion se composant de deux opérations seulement, deux facultés suffisent pour les effectuer. Les phrénologues qui leur ont constaté un siège dans l'encéphale, les ont nommées d'après les fonctions qu'elles remplissent. L'une s'appelle *Comparaison* et l'autre *Causalité*.

Maintenant, comme la nature suit toujours dans ses œuvres la marche la plus simple et la plus unitaire, il doit s'ensuivre que les facultés réflectives fonctionnent au moyen d'un procédé analogue à celui des autres facultés. Or, comment se comportent les forces que nous avons rencontrées dans la constitution spirituelle de l'homme ? En obéissant à la loi suprême de l'attraction, c'est-à-dire en recevant une impression des phénomènes pour lesquels elles sont faites, laquelle impression les met en jeu, les fait d'abord agir, puis ensuite réagir pour donner naissance à des faits analogues, mais artificiels. Eh bien, la comparaison et la causalité ne sont point en dehors de cette loi universelle et c'est également par voie de perception qu'elles opèrent. Seulement, comme leur fonction est différente et supérieure, elles s'adressent à des phénomènes différents. Ces phénomènes ne sont autre chose que le produit des perceptions de divers ordres. Ainsi, entre deux ou plusieurs perceptions de n'importe quelle nature, la *comparaison* percevra les analogies, les ressemblances ou les différences relatives, comme dans une série de faits ou d'idées connues, la causalité percevra les rapports de cause à effet. Ces deux facultés n'ont donc pas d'action immédiate sur les corps mais seulement sur les matériaux que leur présentent les autres facultés d'après leur propre travail. Comme on le voit, c'est à elles qu'appartiennent les plus hautes et les dernières opérations de l'entendement, bien qu'elles soient néanmoins aussi simples, dans leur mécanisme, que la plus humble des facultés perceptives.

Il y aurait peut-être quelques observations critiques à présenter sur la désignation des facultés réflectives, principalement à l'égard de celle de *comparaison*. Ce mot a le double inconvénient d'exprimer un résultat plutôt qu'un acte et d'être peu en harmonie par sa désinence avec la plupart de ceux qui composent la nomenclature phrénologique. Du reste, ce dernier grief est fort peu important en lui-même. Le principal, c'est qu'on s'entende bien sur la fonction des facultés et sur le sens des mots dont on se sert pour les désigner. Quant à l'harmonie linguistique des termes de la nomenclature, elle naîtra pour ainsi dire d'elle-même, dès que les idées seront nettement fixées. Nous ne nous arrêterons donc pas à examiner si le terme de *Comparativité* ou tout autre conviendrait mieux que celui de *comparaison*, et nous continuerons notre tâche analytique.

On pourrait se demander, avant d'entrer dans l'étude détaillée des deux facultés dont il s'agit, si elles suffisent bien à l'accomplissement de l'acte que nous appelons réflexion ; mais la réponse à cette question nous paraît résulter si naturellement de l'analyse de la comparaison et de la causalité, que nous la renvoyons après elle. Elle n'en sera évidemment que plus concluante.

III.

Comparaison.

Gall ayant observé les hommes qui parlent par sentences, par paraboles, leur trouva une conformation crânologique particulière et conclut de là qu'il existait une faculté propre à ce genre de phénomènes intellectuels. Il désigna cette faculté sous les noms de *sagacité comparative*, *d'esprit comparatif*. Les études qui furent faites ultérieurement par ses successeurs, confirmèrent pleinement l'existence de la faculté qu'il avait découverte.

« La faculté de comparaison, dit Spurzheim, compare les actions des autres facultés, connaît leur différence et leur similitude.... Elle produit l'esprit de combinaison, de généralisation, d'abstraction. »

« La comparaison, dit Broussais, consiste à *percevoir* les ressemblances, les similitudes, les analogies qui existent entre les perceptions, les sentimens, les instincts, les notions; tandis que l'individualité se contente de les distinguer ; de plus, à se servir de la comparaison pour faire mieux comprendre ce qu'on pense de ces phénomènes, c'est à dire à réduire ses pensées en sentences ou en apologues fondés sur la comparaison. »

L'opinion de Georges Combe est exactement semblable à celle de Broussais.

Est-ce bien là la tendance directe et réelle de la comparaison? Pour nous, cela ne fait l'objet d'aucun doute, car une faculté générale, propre à comparer le produit de nos perceptions, nous paraît indispensable pour tirer des inductions, nous faire une idée exacte des choses, en un mot, pour raisonner.

Et maintenant, comme le fait remarquer Broussais, cette faculté *perçoit* les ressemblances, les similitudes, les analogies qui existent entre les perceptions, les sentimens, les instincts et les notions.

La *comparaison* est donc une perception d'ordre supérieur, une perception qui opère sur le travail de toutes les autres facultés, dont l'application, au lieu d'être réduite à tel ou tel ordre de faits, est absolument générale.

Quant à son but, il est facile à saisir, c'est de déterminer les jugemens dans tous les cas où il s'agit de rapports de ressemblance, de similitude, d'analogie ou de différence, car le résultat de la comparaison de deux choses peut être de constater leur identité ou leur opposition.

On le voit, cette faculté est parfaitement rationnelle et ne saurait être confondue avec aucune autre. C'est donc une critique sans fondement qu'on lui a opposée, quand on a prétendu, comme M. Garnier, qu'elle faisait double emploi avec l'éventualité, qu'elle rentrait dans la *faculté interprétative* ou dans la faculté d'induction que les phrénologues n'ont pas connue, assure-t-on.

En effet, quoi de commun entre l'Eventualité qui perçoit les mouvemens, les changemens intérieurs et extérieurs, et la comparaison qui perçoit les résultats du travail des autres facultés? Quoi de commun entre ce qu'on appelle la faculté *interprétative*, faculté purement imaginaire, formée par M. Garnier au moyen d'une espèce d'impôt prélevé sur chacune des forces intellectuelles, et la comparaison, qui tient en présence, qui superpose, en quelque sorte, deux ou plusieurs idées, pour mettre l'esprit à même de se rendre compte des rapports qui les rapprochent ou les différencient?

D'ailleurs, en supposant que la propriété d'interpréter les manifestations diverses des facultés n'appartiendrait pas à ces mêmes facultés, source de ces derniers phénomènes; en supposant qu'il existerait réellement une *faculté interprétative*, pourquoi donc les actes de comparaison seraient-ils de son ressort? Est-ce que comparer est la même chose qu'interpréter? L'induction que l'on tire d'une comparaison peut-elle être logiquement confondue avec ce dernier acte? Pas le moins du monde. Comparer, n'est pas autre chose que voir simultanément deux phénomènes quelconques, et c'est ensuite les facultés spéciales qui sont chargées d'apprécier la nature des similitudes ou des différences.

La *comparaison* ne constitue pas non plus à elle seule ce qu'on nomme la faculté d'induction. L'induction qui consiste à aller, dans le raisonnement, d'une idée, d'un fait, d'une notion à une autre, est une opération qui dépend des deux facultés supérieures de l'intelligence, la *comparaison* et la causalité. C'est quand on a perçu des rapports de similitudes, de cause à effet, de différences, etc, qu'on peut s'avancer, par voie d'induction, dans le champ de l'inconnu. Les notions acquises par les deux facultés supérieures deviennent alors des points de repaire et souvent même des guides.

Comme on le voit, la Phrénologie en s'appuyant toujours sur des observations positives, arrive à des conséquences autrement claires et importantes que celles qui découlent de la philosophie, dont les méthodes et les bases sont encore presque entièrement arbitraires.

La *comparaison* s'applique à tous les ordres de phénomènes indistinctement, à tous les faits qui ont un caractère de généralité, car les facultés spéciales, dans les perceptions simples, jouissent aussi, d'après le mécanisme sériaire que nous leur avons reconnu, d'une espèce de sentiment de comparaison; c'est à-dire, par exemple, que deux nuances voisines perçues en même temps par le coloris ne seront pas confondues, sans qu'il soit néanmoins besoin de recourir à la comparaison générale, pour cela. Ici, le coloris suffira pleinement pour apprécier la différence de ton, tandis qu'il ne pourra jamais saisir le rapport analogique, par exemple, entre telle couleur et tel sentiment.

La fonction de la faculté qui nous occupe s'élève donc au dessus des perceptions particulières de tel ou tel ordre pour s'appliquer à tous les phénomènes complexes possibles. D'où l'on peut conclure de quel immense secours elle est dans la recherche des analogies universelles, ces rapports harmoniques qui dérivent de l'unité de l'univers.

Le caractère même que nous avons reconnu à la *comparaison*, nous dispense de prouver qu'elle forme des associations plus ou moins intimes avec toutes les autres facultés intellectuelles et même avec les sentimens et instincts. Il est évident qu'elle doit s'appliquer de préférence aux choses vers lesquelles nous entraîne notre organisation. Ainsi, elle recherchera les harmonies poétiques, si l'idéalité et les sentimens supérieurs dominent, les harmonies matérielles si ce sont au contraire les penchants et les facultés d'observation directe, etc. Ces phénomènes de tendance générale constituent ce que le vulgaire appelle les différens genres d'imagination.

Quand un fort développement de la *comparaison* s'allie avec un langage également fort, elle se manifeste alors à chaque instant par le discours. C'est particulièrement cette combinaison qui a mis Gall sur la voie de la découverte de la faculté, car c'est en examinant la tête des hommes très enclins à la métaphore qu'il a rencontré l'organe de la comparaison.

Le langage étant le moyen de manifestation le plus général, le plus facile et conséquemment le plus usité, c'est lui qui met ordinairement en relief les facultés saillantes que nous possédons; et d'ailleurs, il n'en saurait être autrement, puisque ces facultés impriment à l'esprit une direction qu'il n'est pas maître de rejeter, ni souvent même de modifier. Rien donc de plus simple que le sujet qui jouit d'une faculté de comparaison puissante, la révèle dans ses discours et dans toutes les manifestations de ses pensées.

Quoique l'une des deux facultés supérieures, la *comparaison* a besoin d'être surveillée et rectifiée par les perceptions et même par les sentimens; car si l'on s'y abandonne sans contrôle, elle peut être la cause de beaucoup d'erreurs, en présentant comme analogues des objets qui sont réellement fort différents. C'est là en effet, l'écueil des gens, qui, à une immense facilité de comparer, joignent une imagination ou une légèreté qui ne leur permet pas d'être sévères de jugement ou profonds d'analyse. Ils sont exposés à chaque instant à fonder leurs raisonnements sur de fausses analogies et à arriver conséquemment à des conclusions non moins fausses. Une forte estime de soi et une conscience scrupuleuse sont toujours d'un grand secours dans de pareilles circonstances.

Nous ne croyons pas possible, d'après ce qui précède que l'on confonde la fonction de la *comparaison* avec celle de *l'idéalité* ou de la *merveillosité*. Elles diffèrent essentiellement. Ces deux dernières facultés ont pour rôle de percevoir les rapports harmoniques dans tels ou tels ordres de phénomènes, soit physiques, soit intellectuels, soit moraux, soit même purement spirituels, tandis que la *comparaison* perçoit les rapports d'analogie générale entre des êtres, des objets, des unités complexes, enfin, de toutes sortes, sans acception d'ordre, de classe, etc. Assurément, ce sont là des fonctions très tranchées et qui n'ont rien de commun l'une avec l'autre. Il faudrait donc apporter le plus mauvais vouloir pour affirmer que les trois facultés que nous venons de nommer font confusion et double emploi.

Comme le fait remarquer avec raison Broussais, la comparaison ne se borne pas à agir sur les perceptions, elle s'adresse aussi à nos sentimens, à nos instincts eux-mêmes. Du reste, en reconnaissant qu'elle donne lieu au langage métaphorique, tous les phrénologues avaient implicitement admis l'extension que signale Broussais. En effet, personnifier nos qualités morales, nos passions, nos appétits, leur trouver des analogies, dans les règnes inférieurs, c'est évidemment leur avoir fait l'application de la faculté de comparaison.

Les applications les plus générales de la *comparaison* concernent les sciences, la poésie, la littérature, l'art oratoire. Les rapprochemens analogiques n'ont pas seulement pour but d'orner et d'embellir le discours, ils servent aussi à le rendre plus intelligible, plus saisissant quand ils sont exacts et bien amenés. La *comparaison* devient alors un puissant levier pour l'intelligence, un moyen non moins puissant pour agir sur les esprits et leur faire arriver des vérités qu'ils n'auraient peut-être pas reconnues, si elles leur eussent été présentées simplement et toutes nues.

Mais, si le rôle de la *comparaison* est tel que nous venons de le dire, dans les choses usuelles, si l'on peut s'exprimer ainsi, du domaine de l'intelligence, il est évidemment dans sa destinée définitive d'avoir une portée plus haute encore. C'est elle, principalement, qui conduira l'esprit humain à la détermination des analogies universelles ou science des causes et des fins; c'est elle qui, aidée de la méthode sériaire, ouvrira cet immense trésor du ralliement des effets à leurs causes, ou de la connaissance des plans éternels de la création.

L'organe de la *comparaison*, coté n.° 34, est situé au milieu du front à la partie antérieure et supérieure, à l'endroit qu'on peut considérer comme l'angle du crâne. Relativement, il est placé immédiatement au dessous de la bienveillance, au dessus de l'éventualité et entre les deux éminences de la causalité. Sa position est aussi facile à déterminer qu'à reconnaître.

Les facultés réflectives étant essentiellement neutres, eu égard aux autres forces de l'encéphale, il en résulte qu'elles n'ont, à proprement parler, ni auxiliaires, ni antagonistes. Si elles peuvent être influencées dans leurs opérations par les passions, ce doit être assez rarement, puisqu'elles ne concourent à former la volonté qu'autant que les sentimens supérieurs s'adressent franchement à elles. Cependant elles s'appuient sur toutes les facultés perceptives et principalement sur celles qui nous mettent directement en rapport avec les attributs des corps.

Broussais considère la *causalité* comme l'antagoniste de la *comparaison*, parce que, « il est évident, dit-il, que lorsque le sentiment des causes ou des rapports est juste, on répugne à des comparaisons qui ne le sont pas, et il y en a rarement qui le soient. » Le célèbre docteur en écrivant ces lignes étranges, était assurément bien loin d'avoir, de la faculté de comparaison, l'opinion que nous venons d'en émettre; il est même certain qu'il ne lui soupçonnait pas la fin que nous lui avons assignée, de conduire directement à la détermination des analogies de la création, analogies qui sont l'expression de son système unitaire. Mais il aurait dû tâcher d'éviter l'erreur dans laquelle il était tombé relativement à la *Mer-*

veillosité, en supposant qu'une faculté peut être créée pour fonctionner d'une manière fausse. Loin donc de regarder la causalité comme l'antagoniste de la *comparaison*, nous croyons qu'on doit au contraire la considérer comme son auxiliaire, car les rapports sont un des élémens importants de l'analogie dans les choses.

D'ailleurs les deux facultés réflectives, destinées aux opérations supérieures de l'esprit, doivent nécessairement marcher d'accord et se prêter constamment un mutuel concours.

Si la causalité ne peut pas être regardée comme un antagoniste de la *comparaison*, nous ne voyons pas qu'aucune autre faculté le puisse être davantage, car les facultés réflectives planent au dessus de toute l'organisation dans leur suprême neutralité. Une imagination trop vive, des penchants trop impérieux peuvent troubler l'intelligence et l'empêcher de fonctionner régulièrement quand les principales forces qui la composent sont faibles; mais cela tient tout simplement à un défaut d'équilibre et non à l'opposition que peuvent rencontrer la *Comparaison* et la *causalité* dans telle ou telle autre faculté. Pour admettre le contraire, il faudrait établir, démontrer l'opposition de tendance directe de certaines forces cérébrales avec les deux dont nous nous occupons.

D'après M. Vimont, les animaux supérieurs tels que le chien, l'ours et l'orang-outang, posséderaient l'organe de la comparaison. C'est surtout à cela, d'après le même auteur, que le chien serait redevable de l'avantage qu'il a sur tant d'autres espèces. Pour nous, il nous paraît hors de doute que les animaux supérieurs aient au moins une esquisse des facultés réflectives.

IV.

Causalité.

Gall qui n'avait pas eu besoin de chercher ailleurs que sur sa tête pour découvrir l'organe de la causalité, désigna d'abord la faculté sous le nom *d'esprit philoso-*

phique. Toute profonde que pouvait être cette désignation, elle montrait cependant que la tendance directe de la force n'avait pas encore été bien saisie, car l'esprit philosophique se compose de plusieurs élémens et non pas d'une seule faculté.

En nommant *causalité* la force intellectuelle dont il s'agit, on l'a définie et caractérisée à la fois. Voici, en effet, comment Broussais établit son action primitive : « Le sentiment de cause, et d'effets, dans les rapports : La comparaison saisit les rapports généraux, comme vous savez ; eh bien, la causalité va au-delà de ces rapports, au-delà de la juxta-position. Elle *voit* des rapports de causes à effets entre les objets comparés. Elle saisit l'action d'un objet sur un autre et *voit* sortir des effets. Cette opération intellectuelle lui appartient et n'appartient qu'à elle. »

Le mot *voit* dont se sert l'auteur que nous venons de citer, mot que nous avons souligné à dessein, prouve manifestement que Broussais considérait bien encore la causalité comme une perception, ou du moins comme procédant d'une manière analogue à celle qu'emploient les facultés auxquelles on a donné ce nom spécial.

Mais, de même que la comparaison, la causalité est à une distance immense des perceptions inférieures. Ainsi, il ne s'agit plus pour elle de reconnaître tel ou tel attribut de la matière, tel ou tel phénomène d'une apparence simple, il s'agit de découvrir la relation intime qui existe entre un fait quelconque et sa cause et de déterminer alors la loi qui a présidé à la génération de ce fait. Cette opération qui s'accomplit presque spontanément pour les choses ordinaires, demande parfois de véritables efforts de génie.

Quand l'effet ne suit pas immédiatement la cause, qu'il se trouve entre eux une lacune matérielle, que le phénomène de la génération de l'un par l'autre, ne peut pas enfin être perçu, l'opération à laquelle est obligée de recourir la causalité se nomme induction. L'induction a lieu en remontant de proche en proche les anneaux de la chaîne des faits jusqu'au principe. La causalité n'est satisfaite qu'autant qu'elle y a atteint, d'où l'on peut dire que c'est elle qui achève les opérations de l'intelligence et qui donne à nos opinions et à nos croyances un fondement aussi solide que possible. « La causalité, dit Broussais, couronne l'œuvre du jugement en fécondant les rapprochemens que vient de faire la comparaison. C'est une espèce de génésie ou d'*engendrement* intellectuel. »

« On a observé, continue-t-il, que les individus de l'espèce humaine chez qui l'organe qui correspond à la causalité était fort, conjointement avec l'organe de la comparaison, comparaient et jugeaient en saisissant bien l'enchaînement des causes. On a remarqué que ceux chez qui l'organe de la comparaison dominait seul, comparaient beaucoup, mais ne trouvaient pas les rapports de causes à effets. Enfin l'on a trouvé que ceux chez qui l'organe de la causalité était fort, sans qu'il y eût un organe de comparaison correspondant, dominés par la manie de trouver des causes à tout, en indiquaient le plus souvent de fausses. »

Broussais accorde une telle importance intellectuelle à la causalité, qu'il n'hésite pas à lui attribuer la notion de Dieu, que Gall avait fait principalement dériver du sentiment de la vénération. « Dans la métaphysique, dit-il, en s'occupant de ses applications diverses, elle se replie, comme on dit vulgairement, sur elle-même, en agissant sur ses propres inductions, et remonte de cause en cause, de force en force, de puissance en puissance, jusqu'à la cause, la force, la puissance première et nous donne la notion de Dieu..... Il est impossible de l'arrêter jusqu'à ce qu'elle soit arrivée à ce point ; c'est son terme. Quand les autres facultés intellectuelles ont contemplé tous les accords, elle en conclut malgré nous à l'existence d'un moteur primitif. Ce n'est donc pas la vénération qui nous procure cette notion, que l'on a mal à propos qualifiée d'idée et nous trouvons avec Spurzheim, qu'il n'y avait pas assez de profondeur dans les vues de Gall, lorsqu'il l'avait attribuée à la vénération, qu'il désignait par le titre de théosophie. Peut-être fût-il revenu de cette opinion s'il avait vécu plus long-temps, car il était assez grand pour sacrifier son amour-propre à la vérité. »

Nous croyons avec l'auteur de ces belles paroles qui répondent victorieusement à la calomnieuse imputation d'athéisme si souvent répétée contre le grand homme, que la causalité peut suffire pour faire croire à l'existence de Dieu. Effectivement, pour les esprits rigoureusement logiques, la notion de la cause suprême, qui contient tous les admirables effets qui se déroulent à nos yeux dans la création, est identique avec celle d'un Dieu dirigeant le mouvement universel et gouvernant les mondes, puisque rien de ce qui se rencontre dans les effets ne peut manquer à la cause qui les produit. Cependant notre génération actuelle n'est pas habituée à raisonner ainsi. Prenant la création, non pas dans les lois qui lui servent de fondement, mais dans les manifestations plus ou moins irrégulières qu'elle présente dans l'état actuel, elle juge par ce qui est au lieu de juger par ce qui devrait être ; elle demeure, dans le domaine des perceptions aulieu de s'élever à celui de la réflexion ; elle refuse, ou plutôt manque de vigueur et de génie pour appliquer la causalité à l'étude intégrale de l'homme et à la constitution des sociétés humaines. Il résulte de cette infirmité intellectuelle, que l'opinion ne peut s'élever à un idéal d'ordre, d'harmonie, de bonheur, qui lui permette d'affirmer l'existence d'un Etre suprême et providentiel. Pour arriver à une notion large, sérieuse, vraiment philosophique de Dieu, il faut donc pénétrer les lois de la vie, par l'observation et la réflexion, examiner si rien ne les contrarie dans les faits, déterminer le résultat de leur application intégrale et prouver que ce résultat est la perfection dans les choses, le règne du bien et du beau. Eh bien, aucune des facultés intellectuelles n'est de trop dans cet immense travail, et si la causalité l'achève et le couronne, on ne saurait cependant en attribuer la gloire à elle seule.

Il est inutile de parler des applications de la faculté, car on a dû comprendre d'après le caractère et le rôle qui lui appartiennent, qu'elles sont universelles comme celles de la *comparaison*. Dans tous les ordres de phénomènes, soit physiques, soit intellectuels ou moraux, il y a effectivement à rechercher des rapports de cause à effets.

L'organe de la *causalité* a son siége au haut du front, des deux côtés de la *comparaison*. Par sa partie supérieure, il confronte à la *mimique*, par son côté externe à la *contrastivité* et par son extrémité inférieure avec les *localités* et le *temps*. L'organe de la *causalité* porte le n.° 35.

Bien que la réflexion soit pour ainsi dire interdite à l'enfance, elle ne laisse pas que d'avoir l'organe de la *causalité* assez fort relativement, ce qui fait faire à Broussais la remarque, qu'il ne s'effacerait pas si souvent chez l'homme, si on avait soin de cultiver la faculté dès la jeunesse. C'est la *causalité* qui pousse instinctivement l'enfant à demander à chaque instant le pourquoi des choses, comme c'est l'*éventualité* qui le pousse à fureter partout. Toute l'éducation intellectuelle et pratique roule donc principalement sur ces deux facultés, et la seule observation de la nature aurait dû mettre sur la voie des meilleures méthodes d'enseignement. Au lieu de bourrer la mémoire des jeunes sujets, de mots et de règles qu'ils ne comprennent presque jamais, on devrait s'appliquer uniquement à leur enseigner des faits et des rapports. Ce sont là les deux centres vers lesquels viennent converger tous les détails des connaissances humaines. Quand les hommes spéciaux voudront prendre la peine de refondre dans ce sens tous nos systèmes vicieux d'éducation, ils rendront aux sociétés modernes un des plus grands services qu'elles puissent attendre. Il serait digne d'un ministre philosophe d'entreprendre la réalisation très facile d'une semblable idée.

Nous avons déjà vu l'avantage qu'on retire d'un bon développement de la *causalité*, quand elle s'harmonise convenablement avec les autres facultés intellectuelles. Le jugement est alors sain et solide, l'esprit philosophique et fécond. Mais la causalité peut avoir ses excès comme toute autre force, quand elle ne rencontre pas d'équilibre suffisant dans les perceptions. L'intelligence devient alors extrêmement systématique et peut même aller jusqu'à bâtir des théories sans fondement sérieux ; car, quelles que soient les matières dont on s'occupe, il est toujours indispensable d'avoir des perceptions exactes sur les corps, puisque nos preuves et nos confirmations ne peuvent être tirées d'ailleurs.

Si au contraire, la causalité est trop faible, les opérations intellectuelles se font sans doute encore, mais seulement dans une limite beaucoup moins étendue. L'esprit manque alors de profondeur, de puissance, de fécondité; il peut se méprendre facilement sur la valeur de certains faits ou de certaines idées et tomber dans les plus misérables erreurs.

Cependant, comme la faiblesse des facultés réflectives, comme les infirmités de l'intelligence, n'empêchent pas l'amour-propre de se faire illusion, au contraire, il arrive fréquemment que des gens sans valeur sérieuse, sans portée, tranchent et jugent à tort et à travers, condamnant sans appel des conceptions qu'ils sont hors d'état d'apprécier. « Ces raisonneurs, dit Broussais, traitent de vains systèmes toutes les grandes vues phylosophiques, économiques, politiques et morales qui sont fondées sur la perception de cause et d'effet. Pour eux, tous les hommes supérieurs sont des visionnaires, des fous, plus charitablement, des utopistes. Quelques-uns de ces sophistes sont riches en faits ; car, avec notre organe faible, on peut avoir toute la série inférieure qui correspond aux faits, très développée. On peut posséder de plus le langage et l'imagination. Alors on vous accable la jeunesse de faits qui témoignent en même temps pour et contre la cause que l'on veut infirmer ; on l'étourdit de sophismes ou de fausses conclusions qu'elle ne peut réfuter faute d'observations, d'exercice et d'années; ou on la détourne des grandes vues qui reposent sur le sentiment de la causalité, car c'est à ce sentiment qu'est attachée la prévision qui produit les conceptions les plus étendues et qui les rectifie toutes. »

Il est des nations chez lesquelles, ainsi que nous avons eu déjà l'occasion de le voir, dominent plus particulièrement tels ou tels organes. Les facultés réflectives ne font point exception à ce fait, et on a remarqué que les Allemands et les Anglais, par exemple, possèdent généralement à un assez haut degré la comparaison et la causalité. Au contraire, plus on avance vers le midi et plus les facultés de perception et d'imagination l'emportent. Cela explique le contraste qui existe entre le caractère des peuples du nord et celui des peuples méridionaux. Les premiers sont plus méditatifs, plus rêveurs que les seconds, et ceux-ci beaucoup plus artistes que les autres. Cette différence doit tenir, comme nous l'avons déjà fait remarquer, aux attractions qui, du monde extérieur, agissent sur nos sens. Néanmoins, toutes les nations présentent des hommes supérieurs dans les diverses carrières; toute la différence est du plus au moins.

Pour ce qui est des auxiliaires et antagonistes de la causalité, nous ferons les mêmes observations que pour la comparaison. Elle s'aide de toutes les facultés perceptives, sans exception, moyennant qu'elles ne soient pas absolument dominantes, car alors elles tendent à distraire de la méditation et à gêner la perception des rapports de cause à effet. Toutes les facultés, perceptions, sentimens ou instincts, peuvent donc être tour-à-tour, suivant l'état de leur développement relatif, auxiliaires ou antagonistes de la causalité.

M. Vimont accorde à l'orang-outang, à l'éléphant et au chien un certain sentiment des rapports de causalité et il en signale l'organe à la même place que sur le cerveau humain. Broussais partage entièrement la conviction, d'ailleurs très rationnelle, de l'auteur que nous venons de nommer, en s'appuyant sur ses propres observations et surtout sur la nécessité d'une analogie plus ou moins rapprochée d'organisation entre nous et les animaux supérieurs, analogie sans laquelle il leur seraient impossible d'entrer en rapport avec nous et de nous entendre.

V.

Mécanisme de la réflexion.

Ce qui a été dit dans les paragraphes précédens suffirait certainement, à la rigueur, pour faire comprendre comment s'opère la réflexion. Il est bon cependant d'insister sur la nature intime de son mécanisme pour mieux faire ressortir la haute valeur des fonctions des deux facultés aux quelles est consacré ce chapitre.

La réflexion, consistant à déduire des conséquences des perceptions de similitudes, de différences, de rapports de causes à effets, est une espèce de mirage intellectuel, de vue supérieure et d'ensemble, de foyer au sein duquel viennent converger toutes les autres facultés.

C'est par la réflexion que nous reconnaissons la valeur des choses, que nous jugeons, car c'est par elle que nous réunissons simultanément sous les yeux de l'esprit: 1º les qualités essentielles des objets, au moyen des perceptions inférieures, 2.º les rapports harmoniques des diverses parties constituantes de ces objets, au moyen de ce que nous avons nommé les perceptions supérieures, 3.º les rapports des objets entre eux, par la comparaison et la causalité. La réflexion se compose donc le plus ordinairement d'une perception triple et graduée puissanciellement, c'est à dire, allant du phénomène considéré comme simple au phénomène composé et surcomposé.

En regardant l'homme comme une intelligence pure, on voit que cette intelligence se compose de trois séries de forces ou attractions hiérarchisées correspondant exactement aux phénomènes de la nature et à leur constitution.

Maintenant, la supériorité de l'intelligence est en raison directe de la prédominance des facultés réflectives, puisque ce sont elles qui fécondent les opérations des deux autres séries de perceptions, en arrivant à découvrir les lois qui président à la production des phénomènes et les rapports qui peuvent exister entre eux.

Le mécanisme de la réflexion est donc extrêmement simple et en parfaite unité avec celui des autres ordres de facultés. Toute la différence consiste dans le mode.

Quand les hautes facultés de l'intelligence ont perçu les rapports pour lesquels elles sont faites, les conséquences de leurs opérations se détachent en quelque sorte d'elles-mêmes, comme des fruits mûrs tombent de l'arbre qui les a produits. Ces conséquences, déductives ou inductives, sont d'autant plus profondes que la comparaison et la causalité sont plus fortes et qu'elles sont mieux servies par les perceptions qui leur fournissent les données sur lesquelles elles opèrent. C'est, comme nous l'avons déjà dit plusieurs fois, la limite à laquelle peuvent atteindre les facultés de divers ordres, dans leur jeu combiné, qui différencie les intelligences. Les plus vastes et les plus vigoureuses sont celles qui s'avancent le plus loin dans la carrière, et elles constituent le génie; les plus étroites et les plus faibles sont celles qui ne dépassent point le *minimum* des connaissances humaines, par l'impossibilité où elles sont de saisir les rapports de l'homme avec la nature, au-delà d'une certaine limite. Entre les deux termes, modifiables suivant les milieux sociaux, s'agite la masse qui renferme une foule de degrés.

Les opérations supérieures de l'intelligence, qui dépendent principalement des facultés réflectives, sont l'apanage exclusif de l'homme. Aussi nul être ne présente-t-il un développement de la partie antérieure et supérieure du crâne égal au sien. L'orang-outang, véritable type de transition, est de tous les animaux, celui qui se rapproche naturellement le plus de l'organisme humain, mais on peut dire qu'il ne possède guère qu'une esquisse de la comparaison et de la causalité, et cette esquisse lui suffit, car il n'entre pas dans sa destinée de s'élever à la connaissance de la loi des choses. C'est donc la réflexion, surtout appliquée à l'ordre universel, à la recherche des lois de la nature, à la solution du problème de la destinée, c'est cette réflexion philosophique, cette haute raison, qui constitue, avec la conscience, la royauté de l'homme.

Broussais attribue principalement le phénomène du *moi*, ou de notre identité, à la causalité. Nous avons déjà effleuré ce sujet en traitant de la conscience. En le rapportant à la faculté qui nous sert à saisir ce qui est et ce qui se passe en nous, il est évident que nous avons entendu le faire résulter de toutes les forces qui font de notre âme une espèce de faisceau harmonique. Cependant, il faut reconnaître que le sentiment de la personnalité ne s'élève, de l'égoïsme brut, au moi intelligent et bien compris, qu'autant que les facultés intellectuelles et réflectives se trouvent présentes et à un certain dégré de développement. Mais qu'on ne l'oublie pas, l'enfant, avant de pouvoir se comparer aux autres êtres et se distinguer d'eux, a l'instinct de son individualité par les attraits qui le sollicitent à jouir. Il est même certain que l'animal doit aussi posséder, par les mêmes raisons, un instinct analogue.

Le sentiment de la personnalité dépend si bien de l'ensemble des facultés de l'être, qu'il peut s'affaiblir et même disparaître par l'altération d'une ou de plusieurs d'entre elles, ainsi que le prouvent un grand nombre d'observations et, tout récemment, celles auxquelles a donné lieu l'état mental de Donizetti, qui, tout en conservant une certaine conscience des faits extérieurs, avait complètement perdu celle de ce qui existait en lui-même, puisqu'il se croyait mort.

L'unité des facultés, réfléchie dans la conscience, est donc ce qui, selon nous, constitue notre identité. Quant aux mots *je* ou *moi* dont on se sert pour désigner cette identité, nous concéderons volontiers, si l'on veut, qu'ils sont un résultat acquis du travail de la réflexion, les signes créés pour représenter le phénomène de la personnalité vivante, active ou passive.

CHAPITRE VIII.

Conséquences directes de l'Analyse.

—

I.

Considérations particulières.

Ce qui, dans les analyses qu'on vient de lire, a dû frapper le plus le lecteur quelque peu initié aux travaux phrénologiques, ce doit être assurément le point de vue qui a présidé à la définition et à l'étude de chacune des facultés. En effet, au lieu d'être appréciées d'une manière relative, c'est à dire conformément aux premières observations qui ont mis sur la voie de leur découverte, conformément aussi aux résultats plus ou moins irréguliers et incomplets qu'elles produisent dans nos conditions sociales actuelles, on a vu qu'elles le sont d'une façon entièrement indépendante, absolue. Ce mode d'appréciation offre donc le double avantage d'obtenir une plus grande somme de vérité et de laisser infiniment moins de prise aux objections et à la critique.

Mais ce ne sont pas les seules conséquences utiles qu'il présente; il conduit aussi à la rectification de la nomenclature et de la hiérarchie des organes, deux choses éminemment importantes.

On nous dira peut-être, à ce propos, que nous avons traité bien timidement ces deux sujets et que nous aurions pu nous montrer plus hardi, plus résolu. Voici les raisons qui nous ont déterminé à agir comme nous l'avons fait : D'abord, nous n'avons pas voulu paraître dédaigner des auteurs qui se recommandent à la fois par leurs études et leur génie, en bouleversant tous leurs travaux; ensuite, ne nous faisant aucune illusion sur notre autorité, et bien convaincu, d'ailleurs que la reconstitution intégrale d'une science comme la phrénologie appartient plutôt à tous qu'à un seul, c'est bien plus un livre de transition qu'un ouvrage définitif que nous avons entendu faire.

Au surplus, si les idées que nous avons produites touchant la topographie, la classification et la définition des facultés, sont jugées bonnes et utiles, nous croyons que la forme quelque peu indécise, sous laquelle nous les avons présentées parfois, ne pourra qu'être favorable à leur acceptation. Les phrénologistes plus ou moins instruits y trouveront au moins l'avantage de n'être pas entièrement déroutés.

Et puis, il y avait, ce nous semble, à éviter de paraître absorber la Phrénologie au profit d'une conception nouvelle, ce qui n'eût pas manqué de jeter dans l'esprit des partisans quelque peu exclusifs de la science, de fâcheuses préventions contre l'essai que nous publions. Tout bien considéré, nous ne pensons pas avoir failli à notre tâche pour avoir plutôt posé des indications qu'établi rigoureusement la classification nouvelle qui résulte de la base psychologique d'où nous sommes parti et cela d'autant mieux, qu'il sera toujours facile, si nos données sont exactes, de déterminer l'ordre de cette même classification.

II.

Mouvement général des facultés humaines.

L'analyse des facultés a rendu le mécanisme de la vie beaucoup plus intelligible que n'avaient pu le faire les chapitres et paragraphes que nous avions consacrés à ce problème dans notre première section. Aussi ne faudra-t-il que peu de mots pour jeter les plus vives lumières sur cet admirable système de la triple existence de l'homme.

Nous savons que l'homme ici bas n'est qu'une série harmonique de forces ou attractions, appliquée à un organisme correspondant, lequel lui sert à la fois de point d'appui, de moyen de manifestation et d'instrument. Sans cet organisme, il ne saurait y avoir de vie sensible et matérielle pour nous. La première chose, pour continuer d'être dans nos conditions terrestres, est donc d'entretenir notre corps et de l'empêcher de rompre son association avec l'âme. Or, pour atteindre ce but, il est indispensable de satisfaire ses besoins, c'est à dire, de le mettre à même de remplir ses fonctions physiologiques.

Les fonctions de cet ordre, peuvent être à la rigueur réduites aux seuls phénomènes de la nutrition et de la digestion, dans lesquels les facultés de l'encéphale n'ont réellement rien à faire. Ce n'est que lorsque la vie sensuelle s'étend qu'on commence à les voir apparaître.

Les penchants inférieurs et les passions sensitives, quoique ne pouvant rencontrer une pleine satisfaction que dans l'état de société où existent l'industrie et l'art, ne tendent directement qu'à l'individualisme. Ainsi nous avons vu, en traitant des perceptions inférieures, qu'elles n'ont d'autre but que de nous conduire à la connaissance des corps, de leurs qualités et à leur appropriation. Seules, les facultés perceptives suffiraient pour nous permettre de jouir des phénomènes les plus simples de la nature, mais non pour créer et produire, car il faut pour cela le concours des perceptions supérieures et de la réflexion.

Mais l'homme n'est pas fait pour vivre isolément, et Dieu a mis en lui des ressorts qui ont pour but de le pousser vers ses semblables pour former différents groupes régis par les passions affectives. Les sentimens, voilà donc les principes de la vie sociale, les forces qui attirent tour-à-tour l'individu dans les relations d'amitié, d'amour, d'ambition et de famille. Nous avons vu *comment* se comportent les facultés qui servent d'élémens aux quatre grandes passions de l'âme et *comment* elles ont recours aux penchans et aux perceptions pour se satisfaire dans leur côté sensuel ou mode mineur.

Enfin, l'analyse de certaines facultés généralement peu comprises et mal classées, mais d'une réalité incontestable, a prouvé la vérité de l'arbre passionnel que nous avons adopté comme type. En effet, *la combattivité, la secrétivité, la destructivité, la gaieté, l'idéalité, la merveillosité, l'éventualité, l'imitativité*, rentrent bien, d'après les définitions que nous en avons données dans les trois passions *distributives* ou rectrices, dont le rôle est de faire passer l'homme successivement dans tous les groupes et par toutes les fonctions que comportent ses aptitudes et ses goûts.

Les trois passions n'étant pas connues jusqu'aujourd'hui et leurs essors subversifs devant être naturellement condamnés, les facultés qui concourent à leur formation devaient être conséquemment aussi mal appréciées et calomniées. Nous avons tâché de leur restituer leur vrai caractère et d'indiquer leur emploi normal dans l'avenir, sans nous dissimuler que nous laissions encore beaucoup à dire et à faire dans cette voie.

Toutefois, nous ne voulons point passer outre sans faire remarquer quelles lumières la psychologie de Fourier a projetées sur l'analyse des facultés qui concourent à former les passions dont le but est de conduire l'Espèce aux combinaisons sériaires, facultés qui, encore une fois, n'avaient pu être définies jusqu'à présent que d'une manière tout-à-fait inexacte et souvent même à contre-sens.

Pour ce qui est des applications de certaines forces cérébrales, elles avaient dû être limitées aussi, faute de les considérer au point de vue d'un idéal social parfait. Ainsi, par exemple, la *Sécrétivité* et la *Destructivité* telles qu'elles avaient été comprises jusqu'aujourd'hui par les phrénologues, faisaient supposer que l'homme aurait toujours à se défendre contre ses semblables par la ruse et par la violence ; mais nul n'aurait songé à avancer que leur rôle se transformerait et qu'elles pourraient, dans un milieu donné, l'une pousser à la production, au perfectionnement de l'industrie, activer la vie en la semant d'intrigues attrayantes; l'autre, entraîner à une consommation considérable, à la dépense, à la dissipation qui est aussi naturelle et aussi légitime dans les caractères, que l'esprit de conservation et d'économie.

Quant à la réflexion ou perception des rapports et des lois qui lient à divers degrés les phénomènes de la nature, nous avons vu en quoi consiste son mécanisme. C'est à l'intervention de cet ordre de facultés que l'homme doit son caractère d'être raisonnant et raisonnable; sans la réflexion, il ne serait qu'un animal supérieur, extraordinaire, si l'on veut; c'est la réflexion qui en fait le roi de la création, le représentant et le coopérateur de Dieu sur la terre.

Et maintenant les différens ordres de facultés qui composent le système passionnel de l'homme se meuvent combinément, se lient entre eux de manière à produire l'harmonie des trois sphères d'activité, équilibre qui constitue le bien et le beau dans l'individu.

D'après la loi qui préside au mouvement général de la vie dans l'homme, les appétits ou penchants, ainsi que les affections, mettent en jeu l'intellect et le poussent aux mille applications de l'industrie.

Si les sentimens dominent sur les instincts et qu'ils soient secondés par de fortes perceptions supérieures, c'est sous la forme de l'art que se manifeste le mouvement intérieur de l'âme.

Enfin, si toutes les facultés intellectuelles l'emportent sur les deux autres sphères, la vie se révèle principalement par les conceptions de l'esprit et les résultats positifs de la science.

Suivant la constitution passionnelle, reflétée par l'organisation, telle ou telle sphère, et, dans celle-ci, telle ou telle passion apparaissent conformément à la loi qui distribue les caractères, d'après toutes les combinaisons possibles des facultés.

Le mouvement bien harmonisé de toutes les facultés, ou plutôt, dans notre monde actuel, le parfait équilibre des organes qui forment la masse encéphalique, équilibre qui est bien plus un privilège de naissance, pour parler le langage vulgaire, qu'un résultat de l'éducation, le parfait équilibre des organes est le signe des caractères *unitéïques*, c'est-à-dire chez lesquels dominent le besoin de l'unité, le sentiment du beau et du bien, du dévoûment à l'ordre et au bonheur général. Chez ces natures d'élite, le mouvement général des facultés est toujours soumis au double empire de la justice et de la raison. Dans les sociétés malheureuses, les hommes à caractères titrés en *unitéisme*, ne sont pas seulement ceux qui travaillent le plus volontiers au progrès de l'humanité, on peut dire aussi qu'ils sont les seuls qui s'appartiennent véritablement, qui sachent préférer le devoir à l'intérêt, la vérité et l'équité aux honneurs et à la fortune; en un mot, ceux chez qui cette suprême passion domine, ne sont pas seulement disposés à obéir aux plus nobles mobiles qui puissent déterminer l'homme de bien, mais ils ont encore la force de faire taire leurs instincts égoïstes. Les organisations de cette espèce qui, aujourd'hui, fournissent les plus beaux exemples, atteindront dans l'avenir à l'idéal de l'unité du mouvement des facultés humaines.

Il ne faut pas croire cependant que cette grande et belle passion des âmes nobles ne puisse pas être viciée par les milieux sociaux, quand ils sont organisés à contresens. Un sentiment passionné de l'unité, quand il ne peut pas s'exercer au double avantage de celui qui le possède et des autres, peut dégénérer en un égoïsme monstrueux, servi par une ambition effrénée ; mais telle est l'excellence du caractère de l'unitéisme qu'il produit encore de bons résultats même lorsqu'il agit en mode subversif. C'est ainsi, par exemple, que les souverains et les conquérants qui l'ont en forte dose contribuent toujours puissamment aux progrès de l'unité de la famille humaine, tout en ne cherchant qu'à servir leurs propres intérêts.

III.

Des théories diverses sur l'entendement.

L'homme moral et intellectuel a été de tous temps le premier objet d'étude de la philosophie. Tous les sages se sont efforcés de pénétrer l'énigme du cœur humain, de sonder les profondeurs de l'âme, car on sentait instinctivement que la solution de ce problème conduirait à dévoiler tous les autres mystères de la nature.

Cependant, aucune des doctrines philosophiques qui se sont succédé depuis que l'humanité pense et cherche, n'a offert une analyse complète et satisfaisante des forces et facultés qui constituent notre être spirituel. On peut même dire que, de toutes les investigations de l'esprit humain, celles qui ont été dirigées de ce côté ont été les plus stériles. Ainsi, non seulement les théologiens, philosophes et psychologues n'ont pas pu parvenir à déterminer rigoureusement la série des élémens passionnels de l'homme, mais nul n'a même su donner une bonne théorie de l'entendement, du mécanisme de l'intelligence.

Fouillez, en effet, dans tous les traités de philosophie et d'idéologie, interrogez toutes les conceptions les plus monumentales dans ce genre, vous pourrez rencontrer des aperçus ingénieux, des observations fines et sagaces, des vérités de détail; mais n'espérez pas obtenir une doctrine absolue, une science réelle et positive, car l'idéologie, malgré ses prétentions, n'en est encore qu'à de vagues et incertaines affirmations que des esprits sérieux ne sauraient admettre que sous bénéfice d'inventaire.

D'ailleurs, le point de départ et les méthodes des idéologues n'ont rien de fixe, de scientifique. Tous commencent par se retrancher dans leur *moi* pour suivre, dans le recueillement, sa manière d'agir, ses opérations intérieures et extérieures. Sans doute avec un grande profondeur de réflexion, il n'est pas impossible d'arriver par ce procédé à quelques résultats satisfaisants. Néanmoins, ce seront plutôt des conjectures que des observations démontrées qu'on obtiendra; et la meilleure preuve que l'opinion que nous émettons en ce moment n'est pas un préjugé, c'est que les différentes écoles qui se partagent le domaine philosophique sont fort loin de s'entendre entre elles, même sur les points les moins importants. Or, d'où vient qu'il n'y a encore rien de fixé, non seulement à l'égard des facultés humaines, de leur hiérarchie et de leurs fonctions, mais encore à l'égard des nomenclatures et des principes? D'où vient, quand on s'occupe de philosophie depuis des milliers d'années, qu'on n'ait pas encore pu réussir à s'entendre sur ses élémens, et les fixer ? Cela vient de ce qu'il n'y a eu jusqu'à présent rien d'expérimental, de matériel dans les observations qui devaient servir de bases à l'édifice qu'on voulait élever touchant la science de l'homme.

Eh bien, la Phrénologie qui se flatte aussi, elle, de présenter l'explication de tous les phénomènes intellectuels, moraux et instinctuels de la nature humaine, offre-t-elle véritablement des principes supérieurs à ceux de l'idéologie et de la philosophie ? Cela n'est pas douteux pour ceux qui ont une simple idée des travaux auxquels elle a donné lieu. Effectivement, la Phrénologie rallie tout d'abord à elle les esprits les plus positifs, en établissant par l'observation que toute force ou faculté est pourvue d'un organe pour agir dans notre monde sensible ; ensuite, elle montre par le classement même des organes la hiérarchie des facultés et conséquemment la marche logique de leurs opérations. Comme on le voit, il n'est plus question ici d'observations mentales purement internes, et par là même toujours plus ou moins arbitraires ; il est question d'expériences physiques faisables par tout le monde et alors d'une valeur confirmative irrécusable.

Cependant, comme les plus solides vérités ne sont pas toujours les mieux accueillies, surtout quand elles viennent déranger les faux systèmes qui ont servi à fonder des réputations et de hautes fortunes, on cherche querelle à la Phrénologie précisément à l'endroit de ce qui fait sa force et sa gloire. Ainsi, on l'accuse d'être matérialiste parce qu'elle n'admet pas de fonctions possibles sans organes. Nous avons déjà amplement répondu à ce reproche et nous n'y reviendrons pas. Mais nous croyons devoir mentionner un autre rapprochement qui ne nous parait pas non plus suffisamment fondé, nous voulons parler de l'espèce d'identification que quelques personnes cherchent à établir entre la Phrénologie et la théorie des sensations, de Condillac. Sans doute il existe bien une espèce de point de contact entre la science de Gall et l'idée du philosophe que nous venons de nommer, c'est que l'organisme a besoin d'être affecté par les phénomènes du dehors pour entrer en mouvement et donner lieu aux opérations de l'esprit ; mais ce point de contact est loin d'avoir la valeur qu'on lui accorde, ainsi que nous allons le prouver tout à l'heure.

Et d'ailleurs Gall n'a jamais songé, que nous sachions, à s'appuyer sur la conception de Condillac ni sur aucune autre pour fonder sa doctrine des fonctions du cerveau. Parti de l'observation empirique, il ne pouvait puiser que là ses principes et ses conséquences et c'est, en effet ce qu'il a fait avec cette puissance de génie qui le distinguait.

Toutes les théories de l'entendement humain, à quelle que conception philosophique qu'elles se rattachent, n'ont donc, au fond, absolument rien de commun avec la science phrénologique, qui leur est incontestablement supérieure. Le paragraphe suivant va contribuer, croyons-nous, à mettre plus nettement cette opinion en lumière.

IV.

De l'École sensualiste.

Si nous consacrons un paragraphe particulier à ce sujet, ce n'est pas seulement parce qu'il se rattache directement aux matières phrénologiques, mais aussi parce que plusieurs adeptes de la science voient une grande connexion entre la *théorie des sensations*, de Condillac, et les conséquences philosophiques qui résultent de la doctrine sur les fonctions du cerveau. Le fait de parenté entre les deux conceptions a même paru si réel, que la société Phrénologique de Paris a cru devoir proposer un prix pour le mémoire qui serait composé sur *l'origine et la formation des idées en général*, d'après le plan de la théorie de Condillac. Il est vrai que le but de la société était surtout de faire constater par ce travail les progrès immenses que la méthode phrénologique a fait faire à la science de l'homme considéré dans ses facultés mentales. Toutefois, comme le programme du concours déclare que « l'œuvre de Condillac n'est guère défectueuse que parce qu'il a ignoré les organes ou sens, découverts par Gall et ses disciples; et que son idée principale est toujours vraie et demeurera, » on jugera sans doute avec nous qu'il n'est pas inutile d'examiner rapidement les principes de l'école sensualiste.

Pour quiconque a lu attentivement le traité des sensations, il résulte que toute l'idée de Condillac repose sur un fait général, à savoir que nos sens sont créés pour recevoir les impressions diverses des phénomènes de la nature ; que les idées, dans notre monde, ne peuvent être relatives qu'à ces phénomènes, et, conséquemment qu'elles ne nous arrivent que par les sensations. Voilà toute cette théorie de Condillac, qui a fait tant de bruit.

Sans doute, le point de départ ne manque pas de justesse, puisque toute la création est coordonnée à l'homme qui en forme le centre et le pivot ; mais il y a dans cette création un côté qui échappe à nos sens ordinaires, tout un mode d'existence que nous ne percevons qu'au moyen de facultés transcendantes et qui ne se révèle alors qu'exceptionnellement à nous. Cependant, il y a aussi des idées qui se rapportent à ce monde invisible. Nous arrivent-elles également par voie de sensation, mais de sensation élevée à une certaine puissance ? Condillac n'en dit absolument rien.

Et maintenant ce principe fondamental, que l'organisme humain doit correspondre exactement au monde extérieur, est-il nettement posé, lumineusement établi dans le *traité des sensations* ? Non, il faut l'y deviner en quelque sorte et il n'y a à cet égard aucune démonstration sérieuse. Malgré le puissant instinct qui guidait le philosophe, tout dans sa conception, est vague, incertain, souvent même faux et absurde et on ne saurait, sans une excessive bonne volonté, affirmer qu'il ait eu réellement une doctrine. Du reste, Destutt-Tracy, son continuateur, convient lui-même de cette vérité, sans mieux réussir à présenter un corps de système.

Une des grandes erreurs de la théorie des sensations, c'est de confondre les appareils sensitifs avec les facultés, tandis qu'ils ne sont que des instrumens de communication entre les phénomènes extérieurs et ces mêmes facultés.

Une autre erreur non moins grave qu'elle commet encore, c'est de prétendre que les idées se produisent par la conscience et la comparaison. Mais, qu'est-ce que la conscience ? Qu'est-ce que la comparaison ? Sont-ce des facultés distinctes ? Sont-ce des résultats de sensations ? Il eut au moins été utile de s'expliquer préalablement sur ces points fondamentaux. — « On compare, dit l'Ecole de Condillac, par l'attention donnée aux sensations par les sens eux-mêmes. » Qu'est-ce que l'attention d'un sens ? N'est-ce pas lui concéder bien gratuitement une propriété, sans la définir ? Mais, s'il faut en croire l'Ecole, c'est aussi par le même procédé qu'on arrive à juger. Ainsi, les plus hautes opérations de l'esprit comme les plus inférieures, la simple perception des choses comme celle de leurs différens rapports, dépendraient absolument des mêmes instrumens. Toutes les facultés, suivant Condillac et ses disciples et continuateurs, se trouveraient donc dans chaque sens; et il n'y aurait plus la moindre différence entre réfléchir et sentir.

Eh bien ! tout ceci est confus, vicieux d'analyse, antiscientifique et surtout complètement stérile. Les adeptes de l'Ecole sensualiste, non seulement n'ont pas compris que leur conception exigeait impérieusement qu'ils s'appliquassent à déterminer les ressorts et les opérations de chaque sens; ils n'ont pas même su classer les foyers généraux auxquels correspondent nos facultés intellectuelles de différents ordres.

Mais ce qui fera mieux apprécier, que toutes les critiques les plus minutieuses, la confusion des idées de Condillac, c'est qu'il attribue à la sensation, le ressouvenir, l'attention, la comparaison, le jugement, le discernement, l'imagination, l'étonnement, les idées abstraites de la durée, du nombre, la connaissance de vérités particulières et générales, la volonté, la crainte, l'espérance, la haine, l'amour, le désir, les passions enfin. Ainsi, opérations de l'intellect, fonctions des sentimens, passions, réelles ou factices, tout est confondu dans une origine commune, la sensation. On voit que si le philosophe avait l'instinct de l'unité de loi dans l'accomplissement des fonctions des facultés de l'âme humaine, ce vague sentiment était noyé dans des observations plus vagues encore et dépourvues de toute systématisation sévère.

En prenant l'École sensualiste telle qu'elle peut être aujourd'hui, avec les progrès qu'elle a réalisés depuis Loke et Condillac, nous trouvons ses doctrines extrêmement inférieures à celles auxquelles a donné lieu la découverte de Gall ; que serait-ce donc si nous avions à chercher le point de comparaison entre le traité des sensations et la Phrénologie à notre époque. Ce serait vouloir établir le rapport presque impossible d'un ambryon informe avec un homme presque entièrement développé. Qu'on s'appuie donc, malgré l'imperfection de l'œuvre, sur l'autorité de son auteur, pour montrer que l'idée de l'indispensabilité de l'organisme pour l'acquisition des connaissances et les fonctions de l'intellect, n'est pas une nouveauté sans racine et sans précédens, rien de mieux, les confirmations traditionnelles ne sont jamais à dédaigner. Mais qu'on n'essaie pas de refaire, d'après les données de la science Phrénologique, un nouveau traité des sensations et de la formation des idées, sur le plan de celui de Condillac, car ce serait une entreprise au moins puérile.

Ce que nous allons dire, en terminant ce chapitre, va, du reste, servir à établir à la fois les points principaux qui différencient la théorie de Condillac de la Phrénologie, et font la supériorité immense de cette dernière.

V.

Supériorité des doctrines Phrénologiques.

En découvrant les facultés perceptives et leurs organes, ainsi que le classement naturel de ces derniers dans l'encéphale ; en découvrant de même les affections et penchans, la Phrénologie n'a pas présenté, comme Condillac et les partisans de l'École sensualiste, que des hypothèses plus ou moins ingénieuses ou plus ou moins fausses ; elle a donné des faits positifs, irrécusables, que chacun a été à même d'examiner et de vérifier. Or, n'eût elle fait, dans cette voie que le dixième du travail qu'elle a accompli jusqu'aujourd'hui, nous soutenons qu'elle aurait encore rendu de beaucoup plus grands services à la science de l'homme, que tous les observateurs du *moi*.

Effectivement, en prouvant que chaque sens est un appareil propre à mettre les différentes séries de nos facultés en relations avec les phénomènes du monde extérieur ; en indiquant l'ordre symétrique de ces facultés et de ces séries entre elles, la Phrénologie rend extrêmement facile la détermination du mécanisme de l'intelligence. Mais, ce n'est pas tout : elle offre le même avantage quant aux vies affective et instinctuelle, en montrant dans le cervelet et dans une notable portion du cerveau, le siége de nos appétits et de nos sentimens. Il n'y a plus, dès lors, moyen de confondre les actes de l'esprit avec ceux des passions ; les trois sphères d'activité de l'homme se trouvent nettement séparées et limitées, mais le principe de leur mouvement combiné, unitaire, est en même temps aussi mis en grand relief.

Nous n'entreprendrons pas ici la démonstration des propositions qu'on vient de lire : elle est tout entière dans l'exposition analytique qui a rempli cette troisième section.

Il ne suffirait pas à la Phrénologie d'avoir une supériorité incontestable sur les traités de logique qui cherchent à expliquer les fonctions de l'esprit humain et à en déterminer les facultés par le seul examen des opérations de l'entendement, il faut encore qu'elle se montre supérieure à toutes les psychologies qui ne reposent pas sur d'autres méthodes d'observation. Eh bien ! nous croyons qu'on ne saurait lui disputer sérieusement ce caractère, car, lors même qu'on ne voudrait pas admettre comme réels les organes qu'elle indique sur le crâne, on serait encore forcé de reconnaître que sa classification des facultés, les définitions qu'elle en donne, les explications qu'elle fournit sur leur mécanisme sont beaucoup plus rationnelles et infiniment plus précises que tout ce qu'à pu faire la philosophie sur ces mêmes sujets.

Maintenant, quant aux doctrines qui dérivent des données de la science phrénologique, on a pu voir qu'elles offrent partout aussi un caractère frappant de précision et de certitude. Ainsi, par exemple, elles s'expliquent nettement sur la constitution passionnelle de l'homme, sur la tendance générale des diverses séries de ses facultés, conséquemment, sur sa destinée terrestre. Or, de ces connaissances fondamentales aux moyens pratiques propres à atteindre le but pour lequel est créé l'homme, il n'y a pour ainsi dire qu'un pas, surtout quand on sait déjà que le système des facultés constitutives de la nature humaine est en parfaite analogie avec l'ordre universel. Dès lors, la Phrénologie ne se tient plus seulement dans le domaine spéculatif, mais elle conduit directement aux meilleures méthodes de culture et de développement de l'homme, comme aussi à l'organisation la plus convenable du milieu dans lequel il doit vivre.

Tout ceci, encore une fois, n'est pas à démontrer, puisque l'ouvrage entier n'a pas eu d'autre but que de mettre en relief la haute valeur théorique et pratique de la Phrénologie; néanmoins, il était utile d'obliger le lecteur à opérer un retour de réflexion sur les développemens qui lui ont été soumis, afin qu'il en saisît mieux les conséquences fécondes.

Et maintenant, si nos forces ne nous ont pas trahi, si nous avons su mettre vraiment en lumière les principes puissants, les observations profondes, les aperçus ingénieux de la science de Gall, cette science n'est-elle pas autorisée, dès aujourd'hui, à se dire supérieure aux diverses théories psychologiques qui ont eu la prétention d'éclaircir les mystères du moral humain? Nous en appelons aux méditations consciencieuses des esprits qui auront bien voulu parcourir ces pages.

CONCLUSION.

I.

Bases positives de la théorie nouvelle.

Voyons maintenant quelle est la conclusion des études générales que nous avons exposées durant cet ouvrage. Et d'abord, comme point culminant, nous ferons remarquer que nous avons essayé de donner à la Phrénologie une base scientifique plus large que celle sur laquelle elle a reposé jusqu'à présent. Ainsi, l'observation partielle, isolée, était son unique fondement. Nous avons cherché à la faire rentrer sous l'empire des lois universelles de la vie, la loi d'attraction et de distribution sériaire. Nous avons tâché de démontrer que le système des forces encéphaliques, ou l'unité harmonique qui constitue l'âme humaine ; que l'organisme nerveux qui dessert ce système de forces ; que les fonctions de ces forces et de cet organisme, n'ont et ne peuvent avoir que deux principes générateurs : l'attrait, ou l'amour même, qui est la vie essentielle en Dieu, et la série, qui n'est autre chose que la règle en vertu de laquelle se meut cette vie même dans l'éternité. Nous avons tâché de rendre aussi évidente que possible cette vérité, que, en dehors de cette unité de l'organisation humaine avec l'ordre universel, il n'y aurait pas de systématisation possible pour la Phrénologie et conséquemment qu'elle ne saurait s'élever à l'état de science et de certitude.

Mais les deux lois, les deux grands principes sur lesquels nous nous sommes appuyé pour indiquer comment on pourra arriver à la constitution de la Phrénologie, en tant que science, nous ont aussi, comme on l'a vu, servi à définir, à analyser, à expliquer les diverses facultés de l'encéphale. C'est par leur moyen que nous nous sommes dirigé dans les régions encore quelque peu obscures des applications ; enfin, c'est à l'aide de ce double levier

t

que nous sommes parvenu à franchir le point de vue relatif pour nous élever jusqu'au point de vue absolu dans la détermination du rôle et de l'emploi des facultés.

Nous n'osons croire que les essais que nous présentons soient suffisamment nets et concluants pour tous les lecteurs. Peut-être nous aurait-il fallu apporter plus de hardiesse et de rigueur dans nos classifications pour atteindre à ce résultat. Toutefois, bien que la théorie nouvelle que nous avons appliquée à la Phrénologie, ne soit en quelque sorte qu'ébauchée, nous espérons qu'elle suggérera au moins quelques réflexions utiles aux esprits méditatifs et impartiaux, convaincus que la science n'a pas encore accompli ses derniers progrès.

La loi sériaire dont l'image nous a été fournie par le clavier passionnel, nous a aussi mis à même de hiérarchiser les facultés mieux qu'elles n'avaient pu l'être jusqu'à présent. Ainsi, non seulement nous leur avons conservé leur grande division en trois classes, mais nous avons essayé de les grouper par séries, conformément à notre analyse psychologique.

C'est parce que nous sommes profondément convaincu que l'organisation encéphalique ne saurait être hors d'unité avec le système universel de la création, puisque l'homme est l'abrégé de l'univers, que nous avons insisté sur les propriétés des deux lois d'attraction et de distribution sériaire; au risque de paraître étrange aux yeux des personnes qui n'ont pu réfléchir sur l'unité harmonique du mouvement. Mais les esprits élevés qui comprendront que la psychologie de l'homme ne saurait avoir d'autres bases que celles qui servent de fondement à l'ordre éternel, entreverront certainement avec plaisir la tentative de constitution scientifique que nous avons faite à l'égard de la Phrénologie.

En donnant pour cadre à la science de Gall le clavier passionnel dont on a vu le tableau à la page 159, nous ne l'avons pas seulement rendue plus précise, mais nous avons encore prévenu toute erreur grave dans l'analyse des facultés particulières quelles qu'elles soient. Ainsi, par exemple, aucune d'entre elles, dans sa marche régulière, ne saurait aller contre les tendances si nettement déterminées des forces passionnelles. Dès lors, quand l'observation paraît indiquer des résultats plus ou moins malfaisans, on peut toujours être sûr qu'il y a anomalie et que les facultés fonctionnent à contre essor, c'est-à-dire sont troublées par des défauts d'équilibre, provenant de compressions exercées à l'égard d'une ou de plusieurs passions.

En rangeant les facultés découvertes par les phrénologues, sous les tendances passionnelles déterminées par Fourier, nous n'avons entendu présenter qu'un essai plus ou moins modifiable par suite des recherches qu'on pourrait poursuivre dans cette voie. Un médecin écossais a, dit-on, dressé aussi un tableau de concordance entre cette même série des passions et les facultés connues par la Phrénologie. Nous aurions consulté avec intérêt ce travail, mais il nous a été impossible de nous le procurer.

Sans croire à la possibilité d'établir encore la série régulière, la classification définitive des facultés phrénologiques, puisque plusieurs sont encore à découvrir et d'autres à déterminer d'une manière absolue dans leur tendance primitive, nous pensons cependant qu'on peut présenter à cet égard une approximation assez satisfaisante pour l'état actuel de la science. Nous avons essayé de le faire dans le tableau suivant, beaucoup plus complet que celui de la page 177, puisqu'il résume la synthèse de la théorie générale que nous publions. Sans doute, plusieurs esprits trouveront encore à redire dans ce tableau, mais nous sommes persuadé qu'ils reconnaîtront en même temps que la tâche était difficile, vu l'insuffisance des élémens actuels.

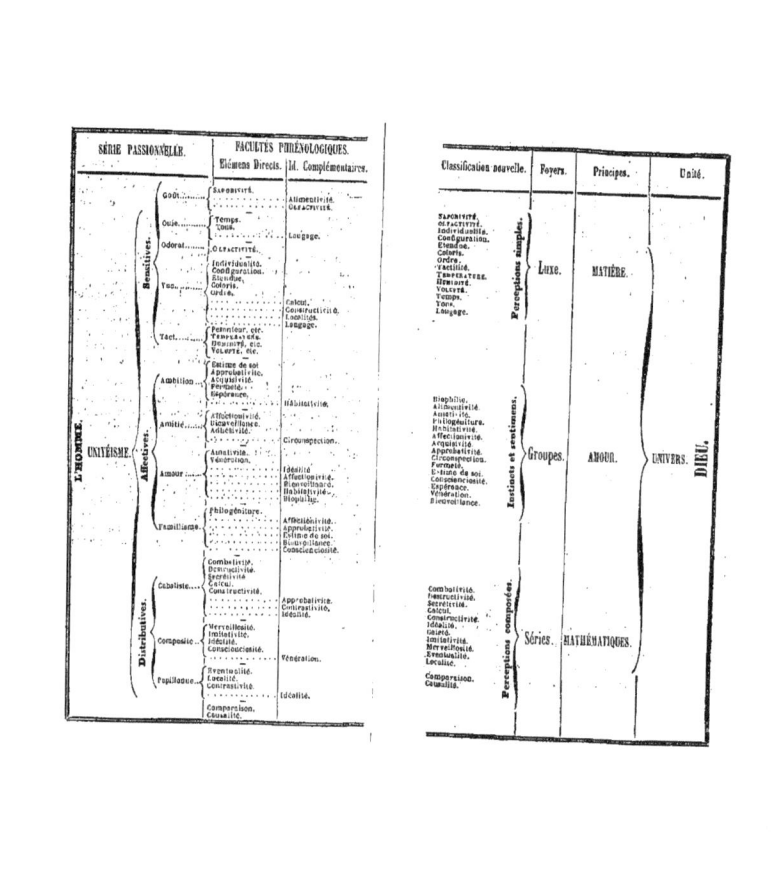

La classification nouvelle qui résulte du tableau qu'on vient de lire aurait pu être, on le conçoit, disposée autrement. On aurait pu la présenter en série mesurée avec ses pivots et ses transitions, sauf à laisser en blanc la place des facultés manquantes. Nous avons cru devoir réserver pour plus tard, s'il y a lieu, ces nouveaux essais de détermination que nous nous sommes borné à faire pressentir.

Une chose qui aurait pu être aussi considérée comme assez concluante par quelques-uns, mais peut-être comme puérile par le plus grand nombre, c'est l'analogie des diverses parties constituantes de l'encéphale et du crâne avec les mouvemens ou règnes de la nature et les passions animiques. Assurément, ce travail aurait pu jeter de vives lumières sur la localisation des foyers passionnels dans les différens centres nerveux de l'encéphale, ainsi que sur les facultés qui fonctionnent le plus souvent en mode subversif, et que d'autres conditions sociales sont peut-être appelées à transformer. Si nous n'avons pas essayé de traiter spécialement ce point qui, encore une fois, ne manque pas d'importance à nos yeux, c'est que nous avons cru que le chapitre V de la 2ᵉ section, relatif aux diverses formes de la tête humaine, y suppléait suffisamment. En effet, en étudiant avec quelque attention les paragraphes de ce chapitre, on peut assez facilement conclure que chacune des principales parties du crâne correspond directement à telle ou telle passion.

II.

Conséquences philosophiques.

Maintenant, il résulte, tant des considérations que nous avons émises dans la première partie de cet ouvrage, que des analyses qui ont rempli la troisième, que la Phrénologie et la Psychologie peuvent parfaitement se concilier, se soutenir mutuellement en se ralliant dans une conception supérieure, la théorie de l'unité universelle.

Et ce ralliement est d'autant plus précieux, que c'est particulièrement à son absence que l'on doit attribuer la lenteur des progrès des doctrines phrénologiques. Ainsi, par exemple, la plupart des phrénologues qui ont écrit sur la matière, se sont placés à un point de vue presque exclusivement matérialiste, ce qui les a généralement empêchés de s'élever à un horizon suffisamment vaste et à des doctrines suffisamment compréhensives pour satisfaire tous les esprits et rendre la science acceptable par toutes les croyances et toutes les opinions.

D'après les développemens que nous avons consacrés à établir que le mécanisme nerveux de l'encéphale n'est que l'instrument de manifestation des fonctions de la série des forces passionnelles, que le point d'application de ce système de forces, propre à le mettre en relation avec notre monde extérieur, nous osons croire que les vérités et les faits découverts par la Phrénologie doivent soulever infiniment moins de répugnance chez les spiritualistes et que ces derniers doivent même plutôt les regarder comme confirmatifs de leurs doctrines que comme leur étant véritablement opposés. Mais les matérialistes qui ont pu parcourir ces pages ont dû reconnaître aussi que les théories phrénologiques présentées telles que nous l'avons fait, mettent en grand relief ce qu'il y a de fondé et de vrai dans leur système trop exclusif, à savoir que l'homme ne saurait réellement exister pour notre monde et conséquemment y remplir des fonctions, sans organisme matériel.

Quant à l'ordre des choses invisibles dont nous avons franchement admis l'existence, c'est l'analyse des facultés qui sont plus particulièrement faites pour y correspondre, qui a pu prouver si nos opinions à cet égard sont réellement dépourvues de bases et de raison. Du reste, quelle que soit l'importance que nous attachions à cette partie de notre travail, précisément comme un des points de ralliement avec la psychologie, on peut la regarder comme purement accessoire et la tenir, dès lors, hors de toute discussion.

En établissant par des faits irrécusables, par des observations phrénologiques bien constatées, l'existence, l'innocuité et les fonctions des facultés qui constituent la triple vie de l'homme, on n'arrive pas seulement à la confirmation de la psychologie fondée sur la loi sériaire, mais encore à l'explication de tous les mystères du cœur humain, à la pénétration des mobiles qui nous poussent parfois aux actions les plus extraordinaires et, conséquemment, à la détermination d'une morale toute nouvelle et vraiment absolue. En établissant que la normalité des fonctions des forces encéphaliques ne peut résulter que de l'équilibre de ces forces, toutes faites pour le bien et l'harmonie, la Phrénologie s'affranchit aussi du reproche qui lui a été adressé d'être réduite au fatalisme aveugle ou à l'inconséquence et de ne voir guère plus loin que la morale civilisée. Non, la Phrénologie bien comprise, constituée sur ses bases véritables n'en est pas là, tant s'en faut. Elle ne condamne pas plus l'humanité à l'anarchie qu'à un fatalisme implacable et stupide ; elle fait au contraire de l'homme un être essentiellement progressif, destiné à parcourir les voies de l'amour et de la science pour arriver au bonheur. Mais ceci nous amène à ses conséquences pratiques, dont nous allons dire quelques mots.

III.

Conséquences pratiques.

Jusqu'à présent la Phrénologie n'a pour ainsi dire été qu'une science de pur attrait philosophique, se bornant presque uniquement à projeter quelques lumières sur les mobiles des actions humaines et sur les élémens de l'idéologie ; mais ne proposant réellement aucun procédé applicable au classement des individus, à la rectification ou à la reconstruction de nos sociétés si peu faites pour le bonheur de la masse. En un mot, la science de Gall, n'étant pas constituée sur ses véritables bases, n'étant pas reliée unitairement autour d'un principe absolu, propre à déterminer le système des forces encéphaliques et à expliquer tous les problèmes possibles du moral humain, la science de Gall ne pouvait conduire à aucune conséquence vraiment féconde dans le domaine pratique.

Il fallait pour cela qu'elle donnât la solution complète de la nature de l'homme, qu'elle révélât intégralement le mécanisme des forces qui le composent, qu'elle démontrât que ce mécanisme, en parfaite analogie avec la constitution même de l'univers, peut être et doit être transporté dans le monde social, et que c'est là le seul moyen d'arriver à établir l'unité, si vainement cherchée jusqu'aujourd'hui, de l'homme avec Dieu, la nature et lui-même. Or, la Phrénologie est-elle en mesure maintenant de répondre à ces hautes questions? Nous croyons que notre livre l'a prouvé.

Ainsi, en effet, si elle a découvert les principales facultés humaines; si elle a établi d'une manière irrécusable, non seulement leur innocuité, mais encore leur indispensabilité absolue, n'est-il pas évident qu'elle a prouvé et consacré du même coup les droits de l'homme, lesquels consistent à pouvoir exercer successivement toutes ses facultés pour son plus grand bonheur? Et certes, il est impossible d'entendre plus largement les droits de notre nature.

Maintenant, ce n'est pas tout : par là même que l'homme est un, malgré la multiplicité de ses facultés et de ses organes, il s'ensuit que ces mêmes facultés et organes se trouvent savamment systématisés en lui. Or, d'après quelles lois cette systématisation doit-elle avoir lieu? Assurément d'après celles qui président au mouvement universel des choses, si l'homme est vraiment l'abrégé de la création, le petit monde, ainsi qu'on l'a toujours cru et que la science l'a de mieux en mieux démontré.

Mais la connaissance du système des facultés humaines implique nécessairement celle de son mécanisme et de son harmonie dans les fonctions diverses pour lesquelles il est fait. La Phrénologie bien comprise enseigne donc de quelle manière doit vivre tel individu donné, jouissant de telle organisation, pour être heureux et accomplir sa destinée particulière.

Quand on sait ce qu'il y aurait à faire pour marcher vers un but nettement indiqué; quand on connaît les moyens d'obtenir l'harmonie dans les fonctions instinctuelles, animiques et intellectuelles d'un être, on peut très certainement apprécier la nature des obstacles qui peuvent s'opposer à la réalisation de cette harmonie, et il n'y a plus qu'à chercher comment ou les détruira. Mais comme ces obstacles ne peuvent alors avoir leur principe qu'en dehors de l'individu, il en résulte qu'on a déjà, par induction, la certitude qu'il existe un vice d'unité entre l'individu et le milieu dans lequel il est destiné à vivre. Cette nouvelle donnée indique donc directement le problème à résoudre, indirectement la solution même de ce problème, puisqu'il ne s'agit que d'établir l'unité de l'homme avec la société en appliquant à cette dernière les mêmes lois qui président à la constitution intime et à l'harmonie de l'autre.

Ainsi, comme on le voit, dès que la Phrénologie s'élève à l'état de science positive et constituée, elle entraîne forcément une foule de conséquences pratiques du plus haut intérêt. Non-seulement, elle donne des bases fixes à la psychologie, non seulement elle concilie le spiritualisme et le matérialisme, mais elle montre encore clairement à l'homme sa vraie destinée, en même temps qu'elle lui fournit tous les moyens de l'accomplir. Et ces moyens ne sauraient être méconnus et éludés, car en révélant la nature essentielle de l'homme, la Phrénologie enseigne nécessairement ce qui lui convient le mieux et pousse conséquemment à la recherche de la science propre à organiser son milieu normal. D'un autre côté, ce milieu ne pouvant être établi que d'après les lois même de l'ordre universel et l'homme réfléchissant ces lois, il s'ensuit qu'il est naturellement le type le plus parfait de la science sociale et que la Phrénologie en est la formule indirecte.

IV.

Caractère supérieur de la science phrénologique.

Nous croyons avoir établi par les développemens contenus dans ce volume, que la Phrénologie est bien réellement une science fixe, ayant ses principes fondamentaux, ses démonstrations, ses confirmations, et pouvant dès aujourd'hui se trouver constituée.

Nous croyons aussi avoir établi qu'il découle de cette science une doctrine d'ordre et de justice, souverainement bienfaisante dans ses applications et dans ses conséquences pratiques.

Il n'est pas nécessaire, ce nous semble, de revenir sur le caractère éminemment scientifique que nous avons reconnu et signalé dans la Phrénologie.

Mais nous considérons comme utile d'insister une dernière fois, en terminant, sur un caractère supérieur qui appartient aux doctrines auxquelles elle donne lieu.

Ce double caractère d'ordre et de justice apparaît lumineux, frappant.

Ainsi, par là même qu'on peut apprécier les aptitudes, le caractère, les passions naturelles et légitimes de l'homme, on peut aussi constater et proclamer ses droits; et de là au classement hiérarchique, à l'organisation normale de la société, il n'y a qu'un pas.

D'un autre côté, tout en reconnaissant l'inégalité devant la naissance, indépendamment des rangs et des conditions, bien entendu, par là même que la Phrénologie prouve le droit de chacun à la culture de ses facultés, à l'éducation, elle tend évidemment à établir le règne de l'égalité proportionnelle et de l'équité sociale.

Et comme ces conséquences pratiques ne prennent leur point d'appui que dans la nature et ses lois, il s'ensuit qu'elles ne tendent à passer dans les faits que par la science, toujours pacifique dans ses moyens, toujours sûre dans ses promesses et ses résultats.

Et comme la véritable science, celle qui se rallie à l'ordre universel, ne saurait être en scission avec l'amour divin qui transmet la vie aux mondes, les soutient et les pousse dans les voies de leur destinée, il en résulte que la Phrénologie est empreinte du plus haut caractère d'unité possible, caractère assez compréhensif pour concilier toutes les doctrines les plus divergentes, touchant le triple mode d'activité de la nature humaine, en un mot, caractère à la fois scientifique et religieux.

FIN.

APPENDICE.

L'introduction qui suit l'avis placé en tête de ce volume peut être considérée comme non avenue et franchie par le lecteur.

Page 8, 3ᵉ alinéa. Nous n'ignorons pas combien est pauvre notre esquisse de classification des races, mais nous n'avons pas eu l'intention de présenter sur ce sujet un travail achevé, ni même une ébauche complète. Nous avons simplement voulu réunir comme types principaux les quatre qui offrent les différences les plus tranchées dans les formes de la tête.

Les races humaines peuvent être classées analogiquement de la manière suivante :

Violette.............	Australienne.
Indigo..............	Malabare.
Bleue..............	Esquimaux, peut-être.
Verte...............	Malaise.
Jaune..............	Mongole.
Orangé } Rouge }	Américaine.

Comme pivot direct de la série les races blanches.
Comme pivot inverse de la série les races noires.

On aurait donc ainsi la série analogique des principaux types humains, ce qui faciliterait immensément la classification générale des races. Et si cette série se trouvait pleinement confirmée par l'étude, elle ne pourrait manquer d'ouvrir un vaste champ à l'observation.

Puisque nous revenons sur cette question des races, nous rectifierons ici une assertion que nous avons posée à la page 12, premier alinéa, relativement à l'identité des races noires de l'Asie et de l'Afrique. La première est probablement celle qui figure au tableau ci-dessus sous le ton indigo, ainsi qu'on nous l'a fait remarquer depuis peu.

En vérité, il est bien à désirer que la méthode sériaire et l'analogie portent leur flambeau au sein des observations anthropologiques des savans.

Page 36, 3ᵉ alinéa, et page 342, id. Cette affirmation empruntée à Broussais, que les indiens ne vivent guère que de végétaux, est erronnée. Ils consomment beaucoup de volailles qu'ils tuent eux-mêmes. Il est même à croire qu'ils n'ont pas non plus la tête aussi déprimée qu'on le dit, dans les parties latérales, car ils sont assez querelleurs et batailleurs, ce qui prouverait que la *combativité* ne leur manque au moins pas. Du reste, cela n'est qu'un fait isolé qui n'implique en rien la responsabilité des principes de la Phrénologie.

Page 45, formules du principe de la Phrénologie. Il est entendu qu'il est ici question du sujet dans un état normal et parfaitement sain. Car on conçoit que les applications du principe varient dès que l'état physiologique se trouve différent. Ainsi, sans contredire le principe de la puissance proportionnelle au volume, une grosse tête non cultivée ou appartenant à un sujet malade, pourra donner des résultats inférieurs à ceux d'une tête moins forte, mais plus saine et mieux dirigée. Et puis il ne faut pas oublier que la forme générale de la tête qui indique le titre passionnel du sujet détermine sa fonction sociale, sa destinée dans la famille humaine. Or, quelque soit le volume de l'encéphale, plus le titre caractériel, ou la dominance de telle ou telle passion, sera élevé, et plus le sujet aura de distinction, d'aptitude à un rôle supérieur. On conçoit que la disposition organique la plus parfaite n'empêche pas la masse du cerveau d'être considérable ; mais quand cette double condition se réalise, elle produit les hommes de génie. En dehors de cela, c'est le titre passionnel qui décide presque toujours, sinon de la capacité absolue des sujets, du moins de leur valeur comme caractère et comme instrument social. Ainsi, sans nous arrêter à démontrer cette thèse, nous ferons remarquer que les hautes passions de l'ambition et de l'unité, par exemple, conduisent parfois ceux qui les possèdent à un certain degré de puissance, à des résultats que leurs autres facultés n'auraient jamais atteint avec une autre combinaison.

Une autre observation : la puissance de l'appareil nerveux encéphalique est d'autant plus grande que les forces qui le constituent sont mieux harmonisées, se secondent mieux entre elles. Ainsi, par exemple, les facultés intellectuelles qui seront énergiquement soutenues par les sentimens de fermeté et d'estime de soi pourront donner des résultats supérieurs, dans de certains cas, à ceux qu'on aurait pu attendre d'un appareil cérébral en apparence plus considérable.

Si toutes les forces sont en parfait équilibre, les effets qu'elles produisent sont encore plus merveilleux, car elles se multiplient en quelque sorte l'une par l'autre.

Les formules que nous posons à la page précitée ne sont donc point contredites par les concessions que nous faisons plus loin dans plusieurs endroits à la disposition, à la qualité, à l'activité de la matière nerveuse.

Page 59. En parlant du but d'agrément auquel conduit la loi de l'attraction, nous avons cru devoir citer quelques extraits des ingénieux essais de M. A. Toussenel. Nous ne l'avons pas fait pour en tirer une conséquence scientifique, mais seulement pour faire entrevoir tout le charme que peut offrir à l'esprit ce nouveau champ d'investigation. Malgré toute l'importance que nous accordons personnellement à l'analogie, nous désirons donc que nos lecteurs considèrent seulement ce que nous en disons comme des détails de pure fantaisie.

Autre remarque : comme il n'a pas encore été question de la *dualité d'essor* et que cela peut être obscur, inintelligible pour plusieurs lecteurs, on doit considérer le premier alinéa de cette citation comme non avenu.

Au surplus, nous ne dissimulons pas que tout ce paragraphe manque de développement et demanderait à être mieux étudié et plus complet, s'il avait à remplir un rôle dans la démonstration générale des thèses du livre.

Page 66. Le tableau qui figure dans ce paragraphe troisième n'est qu'un type de la série, propre au mouvement du temps et au classement. Mais on aurait tort de croire que la série n'a pas d'autres aspects, d'autres applications, n'affecte pas d'autres formes. La série est universelle ; aussi, au lieu d'un titre tout-à-fait général, aurions-nous dû mettre celui-ci: une *image, ou une idée de la série.*

Page 84, 3ᵉ et 4ᵉ §. L'idée qu'on se forme généralement de ce qu'on nomme facultés intellectuelles nous porte à les refuser aux animaux ; mais ils en ont certainement une esquisse plus ou moins large, suivant l'espèce à laquelle ils appartiennent. Ce qui leur manque, c'est l'intégralité de la série et encore le singe doit-il beaucoup en approcher, ainsi que l'indique sa forme.

Page 90, premier alinéa. On pourrait nous demander ici pourquoi il n'y aurait pas d'idées premières, essentielles, dans la sphère de l'intelligence, comme il y a des sentimens premiers et essentiels dans la sphère affective. La réponse nous paraît simple, c'est que l'intellect est neutre de sa nature et fait, conséquemment, pour agir sur des objets qui lui sont extérieurs. En partant de ce point de vue, les manifestations de l'esprit, inspiré ou en extase, ne sont, suivant nous, que le fruit de mystérieuses perceptions, mais nullement le résultat d'idées innées.

Page 111, §. VII, 2ᵉ alinéa. Il est ici question de la matière sensible de nos organes, mais nullement de celle, plus subtile, qui sert de premier point d'application à nos facultés et sans laquelle elles ne pourraient se manifester. Au surplus, c'est par excès de précaution et pour éviter les récriminations des physiologistes que nous faisons cette remarque, car le 3ᵉ alinéa de la page 112 explique assez ce que nous entendons précédemment par l'affranchissement *presque complet* de la matière dans l'état de somnambulisme.

Page 120. Les opérations qui ont été de nouveau pratiquées depuis peu par le docteur Loysel à Cherbourg, prouvent que l'usage du magnétisme pourrait dès à présent être répandu avantageusement.

Page 146. A l'occasion des citations des œuvres de madame Guyon et de divers faits de possession, nous supposons que nul ne se méprendra sur notre but qui n'est pas de juger ces faits, mais seulement de les produire à l'appui de la théorie que nous avons exposée relativement aux perceptions spirituelles plus ou moins confuses et même erronées. Il ne s'agit donc pas de savoir si le père Surin et madame Guyon se sont ou non trompés ; il ne s'agit que de constater qu'ils s'attribuaient des perceptions extraordinaires.

Page 173 et 174. Les facultés qui se trouvent groupées sous chacune des passions peuvent paraître ici l'être tout-à-fait arbitrairement, attendu qu'il n'en est donné aucune raison. Ce n'est que plus loin, dans l'exposition analytique, que se trouvent les motifs qui nous ont déterminé à considérer ces facultés comme les élémens des passions auxquelles elles correspondent. Que le lecteur diffère donc jusque-là son jugement.

Page 177. Dans la colonne des facultés à découvrir, on a sans doute remarqué que les mots *saveurs et odeurs* s'accordent peu avec la consonnance presque uniforme de la nomenclature. Assurément, nous aurions pu écrire *saporivité et olfactivité* ; mais nous ne sommes pas cru obligé de fixer les termes à l'égard de facultés dont les organes sont encore inconnus. La même observation s'applique naturellement aux mots *température, sécheresse, volupté,* etc.

Page 219. C'est par erreur que cette analyse, complétement inexacte sous tous les rapports, a été citée dans ce paragraphe.

Si le lecteur tient à avoir, sur cet intéressant sujet, quelque chose d'admirablement scientifique, si l'on peut s'exprimer ainsi, qu'il consulte le n° de décembre 1846, de la *Phalange*, pages 304 et suivantes.

Page 268. En citant ici M. Cousin comme un homme distingué, on pourrait croire que nous sommes en contradiction avec ce que nous en avons dit précédemment à la page 194. Il n'en est cependant rien. Un homme peut avoir du talent comme écrivain, comme orateur et n'être pas un profond, un grand philosophe. Nous croyons que c'est là le cas de M. Cousin. Au surplus, nous confessons que nous aurions pu nous dispenser de prononcer son nom la première fois. Nous voudrions qu'il nous fût possible de retrancher plusieurs passages de ce livre, dirigés sans une utilité réelle contre des personnes.

Page 272. Aux personnages qui sont cités en cet endroit comme ayant la ligne du front assez inclinée, on peut ajouter : Wéber, Rossini, Ingres, Berryer, Alfred de Musset, etc.

Page 330. Les deux premiers alinéa de cette page, consacrés aux besoins qu'éprouvent certaines personnes relativement aux dispositions intérieures et extérieures de leurs habitations, sembleraient plutôt se rapporter au luxe qu'à la faculté même dont il s'agit, l'*habitativité*. Cependant, indépendamment des exigences des sens ou du luxe, nous persistons à croire qu'il y a un certain instinct qui n'est pas étranger à la manière dont les individus se casent, en général.

Du reste, nous ne défendons pas d'une manière absolue les deux alinéa dont il vient d'être question. Nous reconnaissons volontiers qu'ils sont loin d'indiquer l'application première, la tendance directe de l'*habitativité*, et, dans notre pensée, nous ne voulions parler que de ses applications les plus éloignées.

Page 337, 2ᵉ alinéa. La proposition qui termine cet alinéa se rapporte comme on peut le comprendre au double essor de la faculté, propriété dont elles sont toutes en possession.

Page 341. 2ᵉ alinéa. On nous a fait observer que le combat à l'arme blanche tient plutôt à un violent plaisir de cabaliste qu'à la destructivité même; que si les militaires qui l'emploient n'étaient dirigés que par cette dernière faculté, c'est l'artillerie qu'ils préféreraient à la baïonnette. Cette réflexion est peut-être fondée; mais nous croyons néanmoins que la destructivité joue un fort grand rôle dans ce besoin de certains individus, de voir de tout près le carnage et de tremper en quelque sorte leurs mains dans le sang de l'ennemi.

Page 344, dernier alinéa. Comme l'enfant est généralement goinfre plutôt que gastronome et que nous avons attribué plus haut à l'alimentivité la faculté d'analyser les mets, on pourrait supposer qu'il y a entre ces deux assertions une espèce de contradiction. Il n'en est rien, car on conçoit que les facultés dans le bas-âge, ne sauraient avoir la même précision , le même raffinement que lorsqu'elles sont entièrement développées.

Page 352, 2ᵉ alinéa. Il s'agit encore ici, manifestement, de l'essor subversif de la faculté, essor qui est presque le seul qu'on connaisse à la secrétivité dans les sociétés imparfaites.

Page 370, 2ᵉ alinéa. A proprement parler, *l'estime de soi* est plutôt un des aspects de l'ambition que son centre même, car cette passion qui se compose de deux élémens, l'un majeur et l'autre mineur, les rencontre bien évidemment dans *l'estime de soi* et *l'acquisivité*. Néanmoins, dans les sociétés subversives, *l'estime de soi* pouvant seule donner quelque noblesse à l'ambition, elle a pu et peut être encore considérée comme son élément principal.

Page 379, 3e alinéa. A l'appui de l'opinion exprimée par Gall relativement à l'influence qu'exerce sur certains animaux ce qu'il appelait *le sentiment des hauteurs*, voici un fait des plus curieux : Le cardinal, oiseau rouge écarlate, qu'on trouve à Maurice et aux Indes, et qui est certainement un emblème d'ambition, ne perche jamais que sur l'extrémité des branches nues les plus élevées. Il y aurait maintenant à examiner s'il a la tête forte à l'endroit qu'on assigne à l'organe de l'estime de soi. S'il en était ainsi, on confirmerait du même coup l'idée de Gall et l'analogie qui fait de cet oiseau un emblème d'ambition.

ERRATA.

Page 4, lignes 34 et 35, au lieu de : nuances *impossibles à fondre*, lisez : nuances *bien tranchées*.

Page 5, ligne 11e, au lieu de : c'est même là, etc., lisez ; c'est certainement là une des causes nécessaires, providentielles, etc.

Page 20, lignes 23 et 24, au lieu de : il a fallu les intrigues de l'Angleterre et les prédications fanatiques *d'un Pritchard*, lisez : il a fallu les intrigues rivales et les prédications fanatiques *des européens*, etc.

Page 45, 1re formule, au lieu de la *somme*, lisez : la *puissance*.

Page 47, 1er alinéa, au lieu de : la science positive par *son* représentant *le plus* éminent, lisez : par *l'un* de ses représentans *les plus éminens*.

Page 63, 2e alinéa, au lieu de préjugés *moraux*, lisez simplement : préjugés.

Page 84, 1er aliéna, 9e ligne, ajoutez après le mot moyen : des organes situés à la base du cerveau et particulièrement.....

Page 84, 4e alinéa, au lieu de : sans accorder positivement aux animaux supérieurs des facultés intellectuelles, lisez ; sans accorder aux animaux *plus qu'ils ne doivent avoir*.

Page 91, 2e alinéa, 11e ligne, au lieu de : se refuser ainsi un secours, etc., lisez : se refuser ainsi un concours, etc.

Page 98, 1er alinéa, 2e ligne, au lieu de : et nous subissons tous plus ou moins son influence enivrante, lisez : l'influence enivrante de ce dernier....

Page 100, 2e alinéa, 2e ligne, au lieu de : sur le sommet, lisez : sur *la partie supérieure* de la tête.

Page 108, au lieu du chiffre V, c'est VI qu'il faut au paragraphe du *pressentiment*.

Page 136, 2e alinéa, 9e ligne, c'est à tort qu'il est dit que Gall avait nommé la merveillosité *surnaturalité*. Il avait confondu cette faculté avec le *sens poétique*. C'est Spurzheim qui l'en sépara et qui la désigna sous le nom de *surnaturalité*, puis de *merveillosité*.

Page 146, § XI, 5e alinéa, au lieu de : c'est de la fermeté que dépend, lisez : c'est de la *concentrativité et de la fermeté* que dépend, etc.

Page 174. Aux facultés qui sont indiquées comme composant la passion de l'ambition, ajoutez: la *circonspection*.

Page 174, ajoutez aussi la *combativité* à celles qui forment les principaux élémens de la cabaliste.

Page 177. Ajoutez la *circonspection* aux facultés qui sont comprises dans l'accolade de l'ambition.

Page 178. Ajoutez la *combativité* à celles comprises dans l'accolade de la cabaliste.

Page 179, 1er alinéa, au lieu de : on comprend qu'il est ici question, etc., lisez : on comprend qu'il est ici *plus particulièrement* question de la morale sociale, de la morale du monde, que de celle, etc.

Page 179, 2e alinéa, lisez ainsi la première phrase : Néanmoins comme toute morale quelconque ne peut avoir en définitive d'autres bases, etc.

Page 192, 6e ligne, au lieu de : *il n'a qu'une voix*, lisez : il n'y a, etc.

Page 203, § VI, ligne 10e au lieu du mot *recherche*, lisez celui *découverte*.

Page 210, ligne 32e au lieu de *dention*, lisez : *dentition*.

Page 230, ligne 7e, au lieu de *vie matérielle*, lisez : *vie individuelle*.

Page 233, 35e ligne, au lieu de : n'est qu'une conséquence, lisez : n'est qu'un *complément* de la Phrénologie.

Page 272, ligne 31e au lieu de : *savants*, lisez : *analystes*.

Page 284, 4e alinéa, ligne 3e, au lieu des mots : *sensitives et sensuelles*, lisez : *affectives et sensitives*.

Page 351, ligne 14e, après le mot *auxiliaires* placer ceux-ci : ou même une des faces, etc.

Page 382, ligne 37e, au lieu de: jouissance personnelle, lisez jouissance privée.

Page 382, ligne 39e, au lieu de: affections sensuelles, lisez: *affections personnelles*.

Page 404, 3e alinéa, lignes 19e et 20e, au lieu de : par suite de la *solidarité* de notre raison, lisez : par suite de la *solidité*.

Page 410, ligne 5e, au lieu de *cette nature*, lisez: *ce genre*.

Page 425, § VII, 1re ligne, au lieu de: Et puis d'ailleurs l'importance des sens, lisez: Et puis d'ailleurs *l'imperfection*.....

Page 434. 1er alinéa, 2e ligne, au lieu de: prononcer sur les *facultés*, lisez : prononcer sur les *perceptions*.

Page 479. — C'est par omission du dessinateur que le n° 33 n'a pas été porté sur la planche — sa place est sur le globe de l'œil.

Page 482, ligne 34e, au lieu de *substibilité*, lisez: *subtilité*.

Page 483, ligne 40e, au lieu de *par* l'intelligence, lisez: *pour* l'intelligence.

Page 503, ligne 4e, au lieu de : après avoir saisi les *têtes*, lisez : après avoir saisi les *êtres*.

Page 503, ligne 11e, retranchez *donc*.

Page 571, § IV, ligne 10e lisez : pour le *meilleur* mémoire.

Page 575, 17 ligne, au lieu de *spéres* lisez : *sphères*.

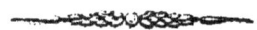

TABLE DES MATIÈRES.

Avis indispensable............... Page v
Introduction......................... 1

PREMIÈRE SECTION.
Considérations générales et principes.

CHAPITRE Ier.
De l'homme en général.

I. Du genre humain........................ 3
II. Des races humaines..................... 7
III. De l'homme............................ 12
IV. Analyse générale de l'homme........... 13
V. Destinée de l'homme................... 13
VI. Chute et Rédemption.................. 17

CHAPITRE II.

De la Phrénologie.

I. Du siége des facultés humaines............	24
II. Caractère de la Phrénologie,.............	25
III. Historique de la Phrénologie............	28
IV. La Phrénologie repose sur l'observation....	34
V. De la Phrénologie comparée..............	35
VI. La Phrénologie est-elle constituée........	41
VII. Du principe de la Phrénologie...........	43

CHAPITRE III.

Des lois de la vie.

Considérations préliminaires................	46
De l'Attraction.	
I. De l'Attraction en général...............	51
II. L'Attraction, loi unique.................	53
III. L'Attraction, attribut de la vie...........	53
IV. L'Attraction, levier divin................	54
V. L'Attraction, boussole sociale.............	55
VI. L'Attraction passionnelle................	56
VII. Caractères principaux de l'Attraction......	57
VIII. Buts généraux de l'Attraction...........	58
IX. Causes et fins........................	61
X. Mouvement passionnel...................	62
XI. Etude de l'Attraction passionnelle.........	62
XII. Ressorts de l'Attraction passionnelle......	63
De la loi sériaire.	
I. Variété dans l'unité.....................	64
II. La Série loi ordonnatrice................	64
III. Image de la Série.....................	66
IV. Universalité de la loi sériaire............	67
V. Propriétés principales de la Série..........	69
VI. Division générale des séries.............	71
VII. Base de la théorie de l'unité............	71
Considérations rétrospectives...............	73

CHAPITRE IV.

Des facultés humaines.

I. Les trois sphères d'activité..................	74
II. De la faculté en elle-même.................	75
III. de l'Instinct.............................	79
IV. Du Sentiment............................	80
V. Des facultés intellectuelles.................	83
VI. Les facultés sont de divers degrés..........	85

CHAPITRE V.

Phénomènes intellectuels généraux.

I. Fonctions de l'Intellect.....................	89
II. De la Raison.............................	92
III. De la Folie..............................	94
IV. Etats nerveux extraordinaires..............	105
V. De l'Inspiration...........................	106
VI. Du Pressentiment........................	108
VII. Du Somnambulisme.....................	111
VIII. Du Magnétisme vital....................	113
IX. De l'Hallucination.......................	121
X. De l'Extase..............................	124
XI. De la concentration des facultés..........	146
XII. De la Volonté...........................	147
XIII. De la Liberté...........................	149
XIV. De la Sociabilité........................	152

CHAPITRE VI.

Des Passions.

I. Vague des définitions anciennes............	154
II. Définitions nouvelles......................	155
III. Loi d'association des passions............	164

IV. Analyse détaillée des passions............ 178
V. Impuissance de la morale sur les passions... 170

CHAPITRE VII.

Influence de la société sur l'individu.

I. Qu'est-ce qu'une société.................... 180
II. Droits et devoirs de la société............. 193
III. De la vertu dans nos sociétés............. 192
IV. Effets contrastés des passions............. 197
V. Y a-t-il des organisations vicieuses........ 199
VI. Inégalité des organisations................ 203

CHAPITRE VIII.

Critiques et observations.

I. De la nomenclature........................ 212
II. Tous les organes sont-ils découverts 215
III. Organes à découvrir..................... 220
IV. De la localisation phrénologique......... 225
V. Disposition logique des organes........... 229
VI. Unité physiologique de l'homme.......... 231

DEUXIÈME SECTION.

Physiologie de l'Encéphale.

CHAPITRE I.

De l'Encéphale.

I. Formation du centre encéphalique......... 241
II. De la matière nerveuse.................... 244
III. Propriété de la matière nerveuse......... 246
IV. Constitution organique de l'Encéphale.... 249
V. Du Cerveau............................... 250

NOTIONS DE PHRÉNOLOGIE.   605

VI. Du Cervelet.................................... 253
VII. De la proturbérance annulaire............ 254
VIII. De la moëlle vertébrale..................... 254
IX. De l'unité organique du cerveau........... 256

CHAPITRE II.

De la partie osseuse de la tête.

I. De la nature des os............................ 258
II. De la boite osseuse............................ 259
III. Forme de la boite osseuse 261
IV. Du développement de la boite osseuse..... 263

CHAPITRE III.

Du volume de la tête.

I. L'Encéphale humain est-il le plus considérable... 266
II. De l'Encéphale chez les deux sexes......... 269
III. Des variations de volume de l'Encéphale.. 272
IV. Moyen d'apprécier exactement les têtes... 274

CHAPITRE IV.

Des formes de la tête humaine.

I. Forme générale du crâne...................... 277
II. De la ligne du front........................... 278
III. Des différentes formes de la tête........... 280
IV. Y a-t-il un type unique...................... 282

CHAPITRE V.

La forme de la tête détermine l'individu.

I. De la prédominance des masses.............. 284

II. Prédominance des parties postérieures et la-
   térales...................................... 285
III. Prédominance de la partie supérieure..... 287
IV. Prédominance de la partie antérieure..... 289
V. Secours que se prêtent les masses encéphaliq. 290
VI. Avantages d'un galbe régulier............. 293

CHAPITRE VI.

Topographie du crâne.

I. Développement des organes................. 297
II. Dispositions topographiques générales...... 300
III. Développement successif des organes..... 303
IV. Influence de l'âge sur l'organisation....... 308
V. Méthode pour étudier la topographie crânienne. 309
VI. Grande division des organes............... 310
VII. Moyen d'arriver à des conséquences justes. 311

TROISIÈME SECTION.

Exposition analytique.

CHAPITRE I.

Plan général de l'Exposition.

I. Distribution des chapitres.................. 313
II. Méthode particulière...................... 414
III. Objet de l'analyse des facultés............ 316
IV. Digressions éventuelles................... 318
V. Considérations relatives aux penchants..... 318

CHAPITRE II.

Des Penchants ou Instincts.

I. Amativité................................. 320

II. Philogéniture 325
III. Habitativité 328
IV. Affectionivité 333
V. Combativité ou Réactivité............... 335
VI. Destructivité.......................... 340
VII Alimentivité.......................... 343
VIII. Biophilie............................ 347
IX. Secrétivité............................ 350
X. Acquisivité............................ 353
XI. Circonspection........................ 363

CHAPITRE III.

Des Sentimens.

I. Estime de soi........................... 369
II Approbativité.......................... 376
III. Bienveillance.......................... 381
IV. Vénération 388
V. Fermeté, Persévérance.................. 394
VI. Conscience............................ 397
VII. Espérance............................ 403

CHAPITRE IV.

Des facultés intellectuelles en général.

I. Considérations générales................. 412
II. Définitions............................ 413
III. Classement des facultés intellectuelles..... 414
IV. Des sens.............................. 418
V. Hiérarchie des sens..................... 420
VI. Imperfection actuelle des sens........... 423
VII. Éducation des sens.................... 425
VIII. Des perceptions simples............... 428
IX. Des perceptions composées.............. 430
X. Des facultés réflectives.................. 432

CHAPITRE V.

Analyse des facultés perceptives inférieures.

I. Considérations préliminaires	435
II. Individualité	438
III. Configuration	441
IV. Etendue	446
V. Pesanteur, Résistance	450
VI. Coloris	454
VII. Ordre	457
VIII. Temps	460
IX. Tons	462
X. Langage	468

CHAPITRE VI.

Analyse des perceptions supérieures.

I. Calcul	485
II. Eventualité	490
III. Localités	496
IV. Constructivité	503
V. Idéalité	509
VI. Gaieté ou Contrastivité	517
VII. Imitativité	524
VIII. Merveillosité	529

CHAPITRE VII.

Analyse des facultés réflectives.

I. Caractère général de ces facultés	544
II. Des facultés réflectives en elles-mêmes	545
III. Comparaison	547
IV. Causalité	553
V. Mécanisme de la réflexion	559

CHAPITRE VIII.

Conséquences directes de l'analyse.

I. Considérations particulières..............	563
II. Mouvement général des facultés humaines..	564
III. Théories diverses sur l'entendement humain	568
IV. De l'École sensualiste..................	571
V. Supériorité des doctrines phrénologiques ..	574

CONCLUSION.

I. Bases positives de la théorie nouvelle.......	577
II. Conséquences philosophiques............	582
III. Conséquences pratiques................	584
IV. Caractère supérieur de la science phrénologique............................	587
Appendice................................	591
Errata...................................	601

www.ingramcontent.com/pod-product-compliance
Lightning Source LLC
Chambersburg PA
CBHW060410230426
43663CB00008B/1434